Marcia Gladwin

Michael Bagby

第 5 版

临床口腔材料
理论、实践与病例解析

Clinical Aspects of
Dental Materials
Theory, Practice, and Cases

Fifth Edition

主 编 〔美〕 玛西亚·格拉德温
        迈克尔·拜格贝

主 译 李 潇

天津出版传媒集团
天津科技翻译出版有限公司

著作权合同登记号：图字：02-2019-107

图书在版编目（CIP）数据

临床口腔材料：理论、实践与病例解析/（美）玛西亚·格拉德温（Marcia Gladwin），（美）迈克尔·拜格贝（Michael Bagby）主编；李潇主译. —天津：天津科技翻译出版有限公司，2023.1

书名原文：Clinical Aspects of Dental Materials：Theory, Practice, and Cases，5th Edition

ISBN 978-7-5433-4264-4

Ⅰ.临… Ⅱ.①玛… ②迈… ③李… Ⅲ.①口腔科材料 Ⅳ.①R783.1

中国版本图书馆 CIP 数据核字（2022）第 141378 号

Marcia Gladwin, Michael Bagby: Clinical Aspects of Dental Materials: Theory, Practice, and Cases, 5th Edition. ISBN: 978-1-4963-6008-3

授权单位：Wolters Kluwer Health, Inc.
出　　版：天津科技翻译出版有限公司
出 版 人：刘子媛
地　　址：天津市南开区白堤路 244 号
邮政编码：300192
电　　话：(022)87894896
传　　真：(022)87893237
网　　址：www.tsttpc.com
印　　刷：天津海顺印业包装有限公司
发　　行：全国新华书店
版本记录：889mm×1194mm　16 开本　30.5 印张　650 千字
　　　　　2023 年 1 月第 1 版　2023 年 1 月第 1 次印刷
　　　　　定价：328.00 元

（如发现印装问题，可与出版社调换）

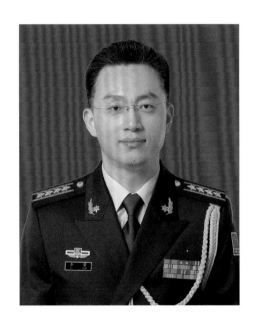

　　李潇,博士,主任医师,中国人民解放军南部战区总医院口腔科主任,博士毕业于原第四军医大学,博士后研究在华南理工大学完成,硕士研究生导师。

　　长期从事口腔美容修复和种植修复的临床诊治和相关研究,擅长综合利用多种治疗方法进行口腔美容修复的系统设计和治疗,特别是复杂性牙列缺损、缺失的美容修复治疗。

　　先后主持和参与国家级、省部级和军队级科研项目14项,获得军队科学技术奖励2项,发表科研论文40余篇,参编专著1部,主译专著2部,培养研究生10余名,获批国家发明专利和实用新型专利3项,享受军队优秀专业技术人才二类岗位津贴。

　　曾任中华口腔医学会全科口腔医学专业委员会常务委员、材料学专业委员会委员;广东省口腔医学会理事、老年口腔医学专业委员会副主任委员、修复学专业委员会常务委员;全军口腔医学专业委员会委员。广东省科技项目评审专家、广州市科技项目评审专家、广州市劳动能力鉴定专家、广州市医疗事故鉴定专家。

译者名单

主　译　李　潇　中国人民解放军南部战区总医院

副主译　魏辰轩　美国密歇根大学牙医学院
　　　　　吕欣蔚　中山大学附属口腔医学院

译　者　(按姓氏汉语拼音排序)
　　　　　曹志龙　南方医科大学附属口腔医院
　　　　　陈宇航　南方医科大学口腔医学院
　　　　　李　潇　中国人民解放军南部战区总医院
　　　　　李伶俐　深圳市口腔医院
　　　　　林鹭君　暨南大学附属顺德医院
　　　　　吕欣蔚　中山大学附属口腔医学院
　　　　　罗琴琪　襄阳市口腔医院
　　　　　魏辰轩　美国密歇根大学牙医学院
　　　　　谢明杰　广东省第二人民医院口腔科
　　　　　张文云　中国人民解放军联勤保障部队第九二〇医院

Marcia Gladwin, R.D.H., Ed.D.
Professor Emerita
Department of Dental Hygiene
School of Dentistry
West Virginia University
Morgantown, West Virginia

Michael Bagby, D.D.S., Ph.D.
Professor
Department of Pediatric Dentistry
School of Dentistry
West Virginia University
Morgantown, West Virginia

Linda Bagby, B.A., B.S.
Consultant
Morgantown, West Virginia

Michael Bagby, D.D.S., Ph.D.
Professor
Department of Pediatric Dentistry
School of Dentistry
West Virginia University
Morgantown, West Virginia

Caren M. Barnes, R.D.H., M.S.
Professor (retired)
College of Dentistry
University of Nebraska Medical Center
Lincoln, Nebraska

Cathryn Frere, B.S.D.H., M.S.Ed.
Professor (retired)
Department of Dental Hygiene
School of Dentistry
West Virginia University
Morgantown, West Virginia

Aurora M. Graves DeMarco, BA, RDH, CDA
Dedicated to Mary Anne Butler, DMD
Private Practice
Orlando, Florida
Ancillaries

Christine Nathe, R.D.H., M.S.
Professor and Director
Division of Dental Hygiene
Vice Chair
Department of Dental Medicine
University of New Mexico

Albuquerque, New Mexico

Ashlee Sowards, M.S.D.H., T.T.S.
Assistant Professor
Department of Dental Hygiene
School of Dentistry
West Virginia University
Morgantown, West Virginia

Carol Spear, B.S.D.H., M.S.
Professor Emerita
Department of Dental Hygiene
School of Dentistry
West Virginia University
Morgantown, West Virginia

Marcia (Gladwin) Stewart, R.D.H., Ed.D.
Professor Emerita
Department of Dental Hygiene
Department of Periodontics
School of Dentistry
West Virginia University
Morgantown, West Virginia

Michele R. Sweeney, R.D.H., M.S.D.H.
Professor
Sarah Whitaker Glass School of Dental Hygiene
West Liberty State College
West Liberty, West Virginia

Andrea Warzynski, R.D.H., M.Ed.
Technical Advisor
Patterson Dental
Pittsburgh, Pennsylvania

1~4 版编者

Marylou Gutmann, R.D.H., M.A.
The Texas A&M University
College Station, Texas

Joan Gibson Howell, R.D.H., Ed.D.
Cambridge, Ohio

Jacqueline Harper, R.D.H., M.S.
West Virginia University
Morgantown, West Virginia

William R. Howard, D.D.S., M.P.H.
Western Kentucky University
Bowling Green, Kentucky

James overberger, D.D.S., M.S.
West Virginia University
Morgantown, West Virginia

Norton P. Smith
West Virginia University
Morgantown, West Virginia

"工欲善其事,必先利其器",口腔材料就是口腔医务工作者临床实践和科学研究的有力武器。对口腔材料基本知识的深刻理解与掌握,有利于最大限度地发挥各类口腔材料的性能,提高临床治疗的水平。而口腔医学的发展在很大程度也依赖于口腔材料和技术的发展,并相互促进。

随着现代科技和口腔医学的快速发展,各种新型口腔材料在临床的使用愈加广泛,如何选择并合理、有效地使用琳琅满目的口腔材料,是每一名口腔医务工作者都面临的现实问题。而口腔材料学也和任何一门科学一样,存在着不断充实和更新的过程。随着各类相关学科和技术的发展,新的材料和技术不断涌现并应用于口腔临床实践,原有的材料可能会被更先进的材料所替代。因此,口腔材料学知识的持续学习和巩固很有必要。

《临床口腔材料:理论、实践与病例解析》是 Marcia Gladwin 和 Michael Bagby 两位知名教授带领的专业团队精心撰写并多次充实和更新的一部口腔材料学的经典之作;也是立足于口腔材料基础理论知识、服务口腔临床实践、助力口腔技能持续提高的理论与实践密切结合的精选之作。主编和参编成员都是来自口腔基础医学、临床医学和口腔公共卫生等多个专业的资深人士,理论知识和临床经验都十分丰富。

大多数口腔临床工作者对于口腔材料在理论指导下的实践应用,要求可能更为迫切。本书以此为切入点,着重阐述了口腔材料与临床使用相关的理论基础、临床使用范围、注意事项等,针对性强、实用性高,可以有效指导临床实践。特别是经过 5 版的更新与精雕细琢,加入了许多近年来的新材料,更贴近目前的临床实践,满足了多方的需求。

全书共分为 3 个部分,第 1 部分是理论观点,第 2 部分是技工室和临床应用,第 3 部分是病例研究。内容基本涵盖了口腔临床实践中的每一类材料,并且加入了一些新出现的材料,还通过病例实践详细讲解了材料的使用情况,内容丰富、翔实,图文并茂,深入浅出,通俗易懂。在每章后面都有一些精选的问题,密切结合临床,并附有答案,可使读者加深对每一类材料的理解和掌握。

我和团队成员在不断的学习过程中,历时一年半才完成本书的翻译工作,期间又经过翻译成员和编辑部的数次认真审校,但由于认识水平和学识有限,书中难免还会有各种疏漏和不妥之处,敬请各位读者予以指正。

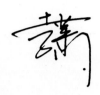

2022.8

前 言

《临床口腔材料:理论、实践与病例解析》(第 5 版)的目标是,首先提供了着重于临床的口腔材料学基础知识;其次介绍口腔材料学的基本概念。我们希望读者们通过阅读该书,能够更加熟悉口腔材料的实践操作过程。

在很多情况下,口腔临床医师和口腔卫生士的工作是分离和脱节的。作为口腔医疗团队的一员,口腔卫生士应该是口腔医学的宣传者。虽然龋齿、牙周病和口腔病理学的知识是口腔卫生士日常工作的基础,但掌握口腔临床和口腔材料的一些基本知识,可以使其在团队中的工作更有效。

鉴于新型口腔材料和技术层出不穷,很难完全跟上新产品、新改良和新应用的发展,而职业责任要求口腔卫生从业者要进行终身学习。这种与时俱进的能力,也包括口腔材料学的学习。我们需要理解材料的性能,如何对这些口腔材料进行操作,以及如何评估患者的口腔状况。这些知识有助于我们对患者进行治疗和宣教,从而使他们获得良好的口腔健康。

作者希望本书的出版能够为相关领域人士的终身学习奠定基础。

结构

全书依然分为 3 个部分:理论观点、技工室和临床应用、病例研究。所有章节都经过了重新审校和更新。增加了两个新的病例。6 个章节有明显的修订,包括第 4 章:粘接材料;第 7 章:口腔水门汀;第 10 章:固定间接修复体;第 16 章:抛光材料和磨损;第 19 章:口腔器械的维护;第 31 章:活髓牙的漂白。

全书包括两个附录:附录 1 提供复习题及病例研究的答案及解析,附录 2 包括第 2 部分"技工室和临床应用"所对应的能力表现和评估表。

本书特点

目标:所有章节都罗列出了读者在阅读后应该获得的知识。

总结:每章结尾处都有单独的总结回顾章节的主要内容。

学习活动:第 1 部分的 1~22 章,包括学习活动相关的内容,以促进对章节内容的理解和应用。

复习题:每章的多选题可以增强读者对章节内容的理解。

注意事项和临床操作建议:第 2 部分"技工室和临床应用"的第 23~39 章,包含"注意事项"和"临床操作建议"的框。"注意事项"提高了材料使用的安全性,"临床操作建议"有助于获得材料的最佳性能。

复习题及病例研究的答案和解析:附录 1 包括第 1~36 章复习题和病例研究的答案和解释。

能力评估:附录 2 包括第 2 部分"技工室和临床应用"的评估表。这些表格可以供读者进行自我评估。

致教师

全书以大纲格式编写,提供了清晰的主题结构,便于掌握理论和实践。许多章节的某些部分被标记为选读。教师可以视具体情况指定可选部分。

学习内容可以作为家庭作业,以及技工室或课堂中的个人或小组活动。某些活动也可以作为技工室实践考试的一部分。

附录 2 中的技能评估表将作为在技工室中能否正确使用某种材料的标准清单。本书第 2 部分的章节可以作为这些材料的实验手册。

通过复习问题、答案和解析(附录 1),我们不仅解释了为什么答案是正确的,而且还解释了为什么其他答案是不正确的。这一部分是一个额外的学习机会。在学习测验和考试时,可以引导学生参加。

希望"第 16 章:抛光材料和磨损"包含在您的课程主题大纲中。这一关键章节与牙齿卫生实践相关。它包括各种抛光剂、与牙齿磨损有关的抛光过程,还提供了气动粉末抛光、抛光与牙齿磨损的关系,以及牙粉的知识。

致学生

口腔材料教学的现实是,教学者可能没有足够的教学时间来涵盖教材中的所有章节(虽然作者希望如此)。教学者会根据特定的口腔卫生计划,制订口腔材料课程并选择要教授的章节。如果是这种情况,我们希望您可以阅读两个特定的章节,"第 19 章:口腔器械的维护"(因为您可能为这些材料花费了很多钱)和"第 37 章:对新晋口腔卫生士的建议"(因为它让您对口腔卫生实践的"真实世界"有所了解)。这些可能不会被指定为必修课程,但可以让您更好地准备成为专业口腔科团队的一员。

此外,如果没有讨论章节末尾的病例研究和复习题,可以自行使用书中相关的问题以准备测验及相关考试。如上所述,附录 1:复习题及病例研究的答案和解析,不仅提供了正确的答案,而且对各个选项进行了详细解析。这可以被视为"额外"复习材料,以帮助您做更充分的准备。

总结

通过我们的共同努力,不仅重新校订和更新了本书的章节,而且还考量和改进了许多编著者的建议。我们还联系了另外两位学者来修改现有章节中的内容,并添加了新的病例,以使本书成为"更好"的教学工具。

我们希望第5版《临床口腔材料:实践、理论与病例解析》更易于使用,适当更新,有助于学生对口腔材料有基本的了解。祝愿所有教学者和学生们学有所获!

谨以本书献给：

所有希望通过和其他课程一起学习，努力掌握口腔材料基本原理和操作技术的口腔专业学生，有努力和决心相伴，一定会实现你的职业目标！

口腔材料学教学者，本书可提供持续更新的资料，以准备实验课程、操作技术示教，以及在实验室对学生进行评估和提供帮助。

我们经历过同样的挑战!

致 谢

作者对以下编者表示感谢：

对于为本版提供专业知识的 8 位参编者，感谢您接受我们的建议和校订。对于那些长期支持者，感谢你们在繁忙的日程安排中对本项目的持续合作和奉献。对于两位新成员，Andrea 和 Ashlee，感谢你们花费时间和精力并以自己丰富的知识来改进和充实最终的版本。

特别感谢长期参编者 Caren M. Barnes 女士，她已从内布拉斯加大学医学中心退休。在口腔和口腔卫生教育领域，她做出了巨大的贡献，编撰了 5 个版本的教科书，30 多个其他的教科书章节和超过 90 篇的专业期刊文献。她抱病修改了本书中一个重要的章节。我们祝愿她在未来一切顺利。

团队中的 Jonathan、John 和在 Wolters Kluwer 集团的 Amy、SPi 的 Dharma 以及幕后的所有其他人，都做出了极大的贡献。

最后，我们的朋友兼退休英语教育家 Karen Gierach 女士，她一直是我们的私人编辑。她在语法和词汇方面的专业知识不止一次"拯救"了我们。衷心感谢她付出的所有时间和精力。

目　录

第 1 部分

理论观点

简介

第 1 章

学习目标

1. 总结口腔卫生士应该对口腔材料学有所了解的原因。

2. 解释生物材料与口腔材料的区别。

3. 讨论产生口腔恶劣环境的一些因素。

4. 确定口腔材料在口腔环境中生存所必须具备的四个特征或特性。

5. 解释下列组织如何对口腔药物、材料、仪器和设备进行评估和(或)分类。

   - 美国牙科协会(ADA);
   - 美国食品和药物监督管理局(FDA);
   - 国际标准组织(ISO)。

6. 说出口腔材料的三种分类方法,并分别讨论。

7. 具体讨论所有6类龋洞的分类、位置和各自适用的修复材料。讨论包括以下内容:

   - 前和(或)后;
   - 包括切角;
   - 包括邻面;
   - 平滑表面和点隙窝沟。

引言

什么是"口腔材料"？它是材料科学的一个子集，是一门将化学、物理学、工程学和少量生物学相结合的应用科学。材料科学的其他重要示例包括食品科学、部分药理学和纺织业。毕竟，我们希望薯条是酥脆的，定时释放的药物可以缓慢溶解，彩色织物可以保持鲜亮。在口腔科，我们不希望充填物折断、磨牙溶解，也不希望切牙"变黄"。了解是什么让一种材料变得坚固而坚硬，同时又使另一种材料有弹性并可快速恢复到原始形状，将有助于我们利用各种口腔科产品来治疗患者。

一、研究口腔材料的理由

"口腔材料"是口腔卫生课程中的众多必修课之一。它主要介绍用于预防和治疗口腔疾病、促进健康的物质和产品。口腔卫生士的实践范围包括向患者提供治疗、教育和预防性的服务。口腔卫生实践中使用的材料包括由常用工业材料制成的器械、治疗药剂和用于预防疾病的口腔生物材料。有时，治疗性口腔产品和预防性材料会有所重叠。

口腔卫生的预防包括一级预防和二级预防。一级预防指努力减少疾病的发生，二级预防指尽量限制疾病造成的破坏。口腔卫生预防的两个方面都涉及器械(由材料制成)和口腔材料的应用。

口腔卫生士应该熟悉口腔材料学，有以下4个原因。

(一)理解材料的性能

这将有助于为患者提供优质的管理。口腔卫生士必须明白为什么特定材料有其特有的作用，以及为什么它们具有某些特定功能而被用于特定位置，以修复缺失的口腔组织。例如，正确放置封闭剂可以防止龋齿。正确的牙齿修复和修复体的维护将限制龋齿和牙周疾病的破坏性影响。消毒和灭菌时，仪器的正确保养和维护(防止腐蚀)非常重要。口腔材料的正确使用是口腔医学艺术和科学的基础。

(二)正确处理材料

预防性和修复性口腔医学在很大程度上依赖于适当应用生物材料。虽然我们大多数人都会烧水，但再加热的比萨饼只有在适当加热下(尝试使用低温煎锅，并且耐心等待)，才不会产生糊状的硬皮。

生物材料是人造材料，用来代替组织或与活体组织紧密接触。口腔材料是在口腔内或口腔周围使用的生物材料。口腔卫生士可能会也可能不会参与修复体的放置，但其在放置预防性材料和维持修复体方面发挥重要作用。口腔材料的正确处理非常重要，因为不适当的处理可能会对其物理、化学和机械性能产生不利影响。反过来，这可能会影响对患者的整体服务。

因此，正确处理口腔材料是其应用成功或失败的主要因素。本文的目的是从临床角度介绍口腔材料及其操作。材料适当混合和放置，将会改善患者的管理。

(三)评估和治疗患者

口腔卫生士必须能够识别出口腔中存在的所有口腔材料。这些可能在临床上和(或)影像上可见。正确地识别非常重要，这样它们就不会被误认为龋齿(X线摄影)或进行不正确的维护。例如，全瓷冠的临床识别。酸化磷酸盐氟化物(APF)凝胶能够腐蚀一些陶瓷材料的表面。对于应用陶瓷修复体的患者，禁用APF凝胶，而应使用中性氟化物凝胶。

(四)教育患者

在很多情况下，患者可能会向口腔卫生士咨询不同口腔材料的特征和性能，这两种材料都可能是患者的合理选择。患者也可能会向口腔卫生士询问制造某种修复体所涉及的步骤，或者询问家庭护理方案(例如，"我将如何护理我的新固定桥")。对口腔材料的了解是至关重要的，这样口腔卫生士才能为患者提供专业、完整和正确的答案。

二、生物材料与口腔环境

(一)口腔组织作为生物材料

无论材料是作为预防性用途，还是修复性用途，口腔环境都会对材料的使用有很大的限制。当人们意识到口腔组织本身就是生物材料时,各种各样的性质和功能就显而易见了。所有的口腔组织必须在口腔恶劣的环境中起作用。

1.牙釉质

牙釉质是一种坚硬、耐磨的表面材料。它能够抵抗咬合的压缩力,但其对于弯曲以及食物被磨牙磨碎时产生的其他力量的抵抗较弱。牙釉质受牙本质的良好支持。如果 pH 值过低,牙釉质会溶解在口腔液体中;龋齿就是这种酸性腐蚀的结果。牙釉质也是牙齿美观的原因。

2.牙本质

牙本质是牙齿的主要组成部分。它充当了易碎牙釉质的缓冲垫,并提供力量以抵抗咬合时产生的复杂力量。牙本质比牙釉质更容易受到酸性腐蚀。

3.牙髓

牙髓是含有神经和血管的结缔组织。它为牙本质提供营养,并会对疼痛或敏感的刺激做出反应。

4.牙周组织

牙周组织支持牙齿处于稳定而动态的位置,并对置于牙齿上的力提供反馈。牙周组织包括牙周韧带、牙骨质和牙槽骨。

5.牙龈组织

牙龈组织的一个非常重要的功能是将口腔中许多有害物质封闭在外。牙龈组织可以防止化学物质和微生物进入牙周组织和身体深层组织。牙龈组织围绕并附着在牙齿上,形成屏障。虽然口腔是在身体内部,但在许多方面它更像是在身体外部。放置于口腔内的生物材料与植入体内的装置有非常不同的要求。

(二)口腔组织替代材料

1.材料使用限制

当口腔组织缺失时,口腔专业人员试图用口腔材料修复它。替代材料要模仿口腔组织的功能,并且必须能够承受相同的恶劣环境。口腔环境的生物性质和口腔大小限制了材料的使用。 这些限制包括以下内容。

(1)咬合力可能会使牙齿和修复材料断裂。

(2)降解:

- 材料,如金属的腐蚀;
- 牙齿,如龋齿。

(3)温度变化导致修复体的收缩和膨胀方式与牙齿不同,还会导致修复体周围的渗漏以及牙齿敏感。

(4)生物相容性(对患者没有有害影响)。

(5)患者的美学要求。

2.口腔材料和口腔环境的相互影响

口腔卫生士必须了解口腔材料的特征和性能。这些知识将提供有关口腔材料如何影响口腔环境的见解。正畸矫治器使口腔卫生的保持变得困难,并且会增加患者对牙龈炎症和龋齿的易感性。口腔环境也会影响口腔材料。酵母菌或其他微生物可能会在义齿上定植,导致其散发难闻的气味。这些特征和性质也可能限制口腔材料的选择和使用。

三、口腔材料的历史与选择

(一)历史

为什么选择某些特定材料而不是其他材料作为口腔修复材料?事实上,历史上的许多东西都是经过反复试验得到的。按照 C.S. Lewis 的说法,"经验是最残忍的老师。" 在古代,人们使用黄金不仅是因为它的耐腐蚀性,还因为它的"可加工性"或易于加工。几个世纪以来,人类一直试图用珠宝和化妆品等来改善外观。更换失去的牙齿是一种古老的做法。一开始,它更偏向美学而不是功能性。随着时代的发展,功能性变得更加重要。所使用的一些材料包括雕刻的象牙和烧制成牙齿形状的瓷器。到了 19 世纪,口腔科成了一门具有科学基础的学科。新材料发展的步伐加快。一种银充填材料——银汞合金经常被使用。瓷器可以制作成嵌体和冠。

20 世纪,口腔材料科学已发展成为独立的学科。大量的材料和技术得以发展。精密铸造技术被开发用于很多金属。聚合物和复合材料几乎适用于每种口腔材料需求。在 21 世纪,新的陶瓷材料和加工技术已被口腔学所采用。计算机辅助设计和制造与其他数字技术一样普遍。口腔材料开发的速度如此之快,以至于一些口腔材料在发表之前就已经过时了。

幸运的是,材料科学的基本概念及其使用不会改变。医学生和执业医生都需要了解他们使用的材料性能。毕竟,他们必须从相当长的可能性列表中选择一种产品。

(二)口腔材料和产品的选择

在口腔材料课程中获得的知识将有助于产品的选择。制造商可以快捷地提供有关强度和各种其他性能的数据。有时,他们也提供短期临床试验的结果。这些信息有多可靠?更重要的是,这些信息有多有用?口腔材料科学家的目标是从材料的强度和其他力学性能来预测材料的性能。不幸的是,成功是难以捉摸的。临床试验是大多数产品最可靠的信息来源。临床医生必须评估产品信息,但同时也必须考虑信息的来源。

四、口腔材料标准

与其他行业一样,口腔医学行业也制订了口腔材料标准。标准描述了产品的特性,以便用户可以为特定用途选择合适的材料。标准在日常生活中很常见。例如,汽油的辛烷值、DVD格式、螺母和螺栓的尺寸、计算机通信协议,甚至鸡蛋的大小。在美国,标准由美国国家标准协会(ANSI)发表和管理。许多行业都有一些组织在ANSI的指导下开发和管理该行业产品的标准;美国牙科协会(ADA)是代表牙科的机构。

(一)美国牙科协会科学事务委员会

在美国,评估牙科产品的标准和准则由ADA科学事务委员会制订和管理。委员会评估牙科药物、材料、仪器和设备。一项成功的评估最终会被授予ADA的认可印章。申请人(例如,牙膏公司或任何牙齿相关产品的制造商)根据ADA指南提交他们产品的数据。经批准后,申请人可以使用ADA的认可印章。印章如图1.1所示。它通常在公认的牙膏和牙刷品牌上出现。ADA印章授予期限为3年,之后申请人必须重新提交产品数据。此外,获得ADA认可印章产品的广告也会被ADA审查。

一些ADA的准则对实验室测量的物理和机械性能有非常特殊的要求,被称为规范。目前,已为许多(但不是全部)口腔材料制定了规范。可惜的是,研究人员还没有能够开展一系列充分预测许多口腔材料临床表现的测试。因此,认可程序会依靠临床数据来评估许多牙科产品。如果产品被证明是安全有效的,则可以给予认可印章。

ADA的认可程序是自愿的。制造商并不是需要认

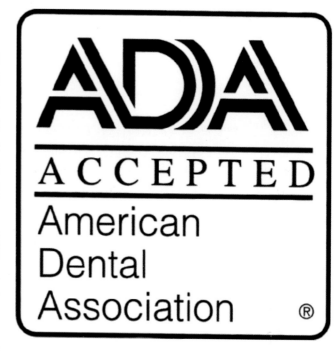

图 1.1　美国牙科协会认可印章。(Courtesy of the American Dental Association, Chicago, IL.)

可印章才能在美国销售牙科产品。虽然产品可能被美国食品和药物监督管理局(FDA)批准出售,但有些产品在测试时却不符合ADA的规范。ADA专业的产品测评是口腔材料及其特性的一个极好总结。

(二)1976年《医疗器械修正案》

联邦政府在美国FDA的支持下,拥有1976年医疗器械修正案赋予的权力,以确保所有医疗器械的安全。美国FDA认为口腔材料是医疗器械。医疗器械分为三类:

1. Ⅰ类

这些设备受到的监管最少。只需要有良好的生产操作规范即可,如抛光糊剂和抛光刷。

2. Ⅱ类

在被证明与目前使用的产品相同后,Ⅱ类设备可获得FDA的批准。等效性可通过满足性能标准来证明,如ADA的认可程序。一些牙科产品由于在1976年以前上市销售,因此已被注册在内。复合材料和银汞合金修复材料是Ⅱ类产品的两个范例。

3. Ⅲ类

这些设备是最受管制的,它们上市前需要批准。在出售Ⅲ类设备之前,必须将临床数据提交给美国FDA

进行评估。如果数据支持设备的安全性和有效性,则美国 FDA 会批准销售该产品。骨移植材料是这类产品的常见范例。

(三)国际标准化组织

许多其他国家都有牙科规范或标准以及政府法规。为了简化大量的规定,国际标准化组织(ISO)试图在其成员国统一标准。在与 ADA 国际地位等同的国际牙科联合会的指导下,许多口腔材料的 ISO 标准已经制定(并将继续发展)。

许多牙科产品在包装上都带有欧盟的"CE"标志,如图 1.2 所示。CE 代表"符合欧洲标准",在欧洲大部分地区都需要标记。CE 标志表示牙科产品符合 ISO 标准和欧盟营销要求。

(四)选择产品

口腔科医生是幸运的,因为一些产品通常能满足特定临床情况的需要。选择和使用能够为患者提供优质服务的材料非常重要。同样的产品可能并不适用于所有的从业者。根据操作特征、公司的声誉和服务或包装来选择产品是可以接受的。如果两种产品已被证明具有良好的临床表现,那么类似"感觉"或"操作"这种不明确特征可能是导致其被选择的最终标准。一个有"正确感觉"的产品可能会给患者带来更好的使用感和服务。用佛罗里达大学 Karl Soderholm 博士的话说,"材料必须是你的朋友。"

重要的是要认识到,对于大多数产品来说,从业者可能需要一些时间来学习正确使用它们。如果临床医生总是改变产品以拥有最新、最好的"小部件粘接剂",那他可能会花费大量时间学习使用新产品,患者的管理可能会受到影响,而且,临床医生的抽屉、壁橱和冰箱里面也会装满昂贵的、部分使用过的牙科产品。

五、口腔材料的分类

像口腔组织一样,口腔材料可以发挥各种功能。一些材料替代了失去的牙齿结构,并恢复了牙齿的功能。这些材料必须能够承受咬合力,因此具有一定强度和耐磨性。其他的印模材料用于制作口腔组织的复制品。许多印模材料比较柔软,从口中取出时可延展很多。与其他学科一样,口腔材料的性能必须与材料的使用相匹配。口腔材料可以多种方式分类,但通常按其使用或功能分类。修复材料也按制作成型的部位或使用期限进行分类。

(一)按用途分类

用来代替失去的口腔组织的材料被称为修复材料。如前所述,那些替代失去的牙齿结构并恢复牙齿功能的材料必须具备强度和硬度(图 1.3 至图 1.5)。一些修复材料会模拟被替换的组织外观(图 1.6 和图 1.7)。修复材料模拟的组织包括牙釉质(充填物和牙冠)、牙周组织(义齿)的黏膜,甚至面部的皮肤(颌面部假体)。牙齿颜色的材料通常被称为美学材料。

1.修复体

根据牙齿的破坏程度,使用不同的修复体或充填物来代替失去的牙齿结构。一些修复体取代了一小部分到中等程度的牙齿结构,并由剩余的牙齿结构支撑。这种修复体通过倒凹(机械锁)、粘接,或两者同时应用以保持在牙齿中。嵌体是一种在口腔外,通常是牙科技工室中制成的修复体。嵌体没有倒凹,并被粘接或"黏结"到牙齿中(图 1.3)。

修复体被缺失牙齿结构的物理尺寸所限制。过大的修复体可能会影响言语或患者的咬合,或使咀嚼肌过度劳累。

2.冠

当大量牙齿结构缺失时,牙冠被用来修复牙齿。牙冠环绕并支撑剩余的牙齿结构(图 1.4)。牙冠与嵌体粘连的位置相似。如果牙冠或充填物过大或外形过凸,则会对牙龈组织的健康造成不利影响。

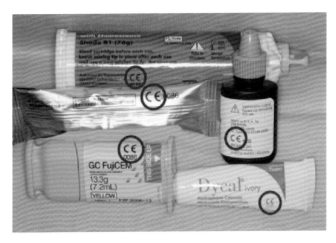

图 1.2　图片为多家公司的带有 CE 标志符号的牙科产品。

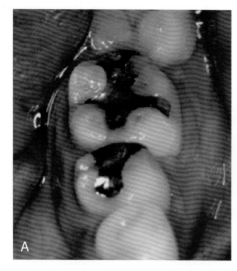
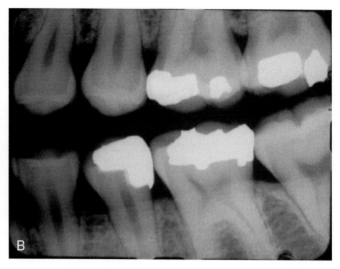
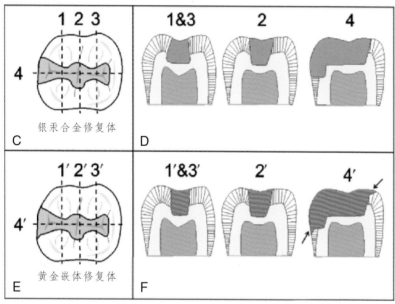

图 1.3 (A,B)照片和X线片代表嵌体(牙齿 #20)和银汞合金修复体(牙齿 #19)。示意图说明两种材料准备工作的聚合度与发散度。(C,D)银汞合金在1和3处具有多个会聚壁(底切)。(E,F)嵌体在1'、2'和3'处仅具有发散壁。箭头显示金属嵌体的斜面。

3.桥

桥修复体代替失去的单个或多个牙齿(图1.5)。典型的桥修复体很像河上的一座桥。桥的每一端由一个称为基牙的牙齿支持。预备好每个基牙,然后用一个称为固位体的牙冠修复。缺失的牙齿被称为桥体的义齿替代。桥体是替代牙齿,但只有牙齿的冠部被替换。桥体和基牙牢固地连接在一起,因此咬合力不会破坏桥修复体。与牙冠或嵌体一样,桥修复体粘接在预备的基牙上。桥的物理尺寸也像其他修复体一样受到口腔生理学和解剖学的限制。

4.全口及局部义齿

由于龋齿或牙周病的侵袭,一些人失去了许多或全部的牙齿。如果所有的牙弓缺失,牙齿则被称为全口义

齿的假体取代,如图1.6所示。假体是一种替代丢失的器官或组织的人造装置。牙齿丢失或拔除后,义齿可取代缺失的牙齿、骨和牙龈。全口义齿由覆盖上颌骨或下颌骨的黏膜组织支撑并且精确地置于其上。全口义齿的功能包括咀嚼食物、正确发音和美学。通常,义齿可改善患者的自尊、外观和口腔功能。

如果牙弓中存在一些牙齿,则更换的假体称为局部义齿。桥通常被称为固定局部义齿,因为它被粘接就位(图1.5)。可摘局部义齿有时被称为"部分",替换很少或多个牙齿。患者可以像全口义齿一样放置和移除可摘局部义齿(图1.7)。通常,可摘局部义齿具有几个金属卡环,环绕固定于几个剩余的牙齿,使得假体得以稳定,有点像固定桥的基牙。可摘局部义齿的替代牙非常像全口

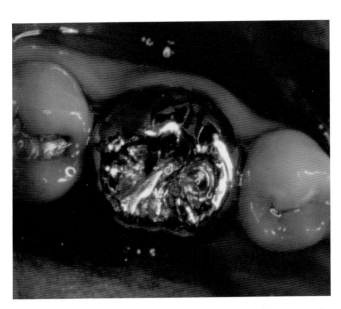

图 1.4　全金牙冠的照片。

义齿的一部分。与全口义齿一样，其模拟牙齿和牙龈组织，可以为患者制造美观的假体。其余的天然牙齿可以极大地稳定局部义齿并显著改善功能。

5.印模、牙模和模型

当在牙科技工室中制作修复体或假体时，需要患者支持组织的精确模型。为了制作模型(或阳模)，需要对预备后的牙齿或剩余的牙槽嵴进行印模。然后向牙齿印模(或阴模)充填可固化形成模型的材料，如图 1.8 所示。

在复制品上制作的修复体，则称为铸型。如果得到的复制品被用来研究口腔组织的大小和位置，就被称为研究模型或诊断模型。患者口腔组织的复制模型经常用于两种功能。首先，它被用来研究牙齿和其他口腔组织的位置。其次，它被用作对颌牙的模型，以帮助修复体的制作。

牙科使用各种印模材料。大多数牙模和模型都是用石膏材料制成的，这些石膏材料非常类似于熟石膏。

可生成数字印模的口内光学扫描仪的应用越来越广泛，如图 1.8 所示。数字印模可用于在口腔科诊所中通过 CAD / CAM 技术制作修复体或送至口腔技工室。数字印模还可以与 3D 数字 X 线片"接口"，用于正畸或种植体植入的治疗计划。

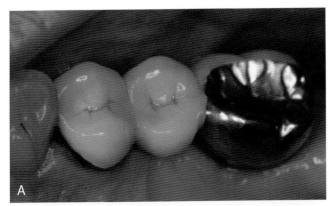

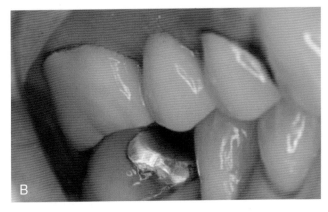

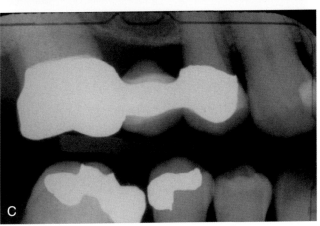

图 1.5　照片(A,B)及 X 线片(C)显示金瓷熔附桥。牙齿 #2 和 #4 是固位体。#3 是桥体。

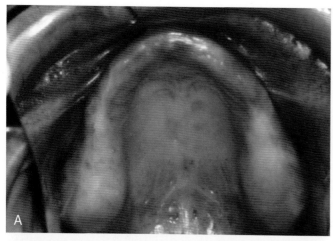

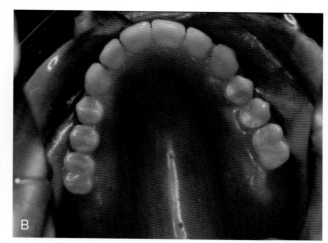

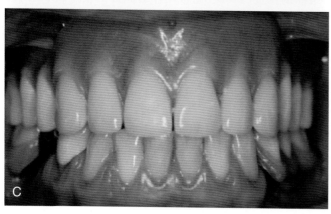

图1.6 (A)无牙上颌牙槽嵴。(B,C)义齿就位。(Courtesy of Dr. Henry Miller, Greenburg, PA.)

6.水门汀

（1）作为粘接剂

牙冠完成后，必须将其固定（或"黏结"）到预备好的牙齿上。黏结是将两个物体粘在一起，也被称为粘接。粘接剂通常被称为牙科水门汀。水门汀将牙冠固定在预备好的牙齿上，并充填牙齿和牙冠之间的微小间隙。混合后，水门汀必须像稀薄的液体一样流动，以便精确制作的牙冠能够准确就位。凝固后几分钟，水门汀会变得坚固，不易溶于口腔内液体。牙科水门汀的要求非常严格。正确处理所有材料，特别是牙科水门汀，对于成功的患者护理至关重要。

（2）作为基底和垫底材料

许多用于粘接冠、桥或嵌体的材料也可用于其他目的。这些措施包括保护牙髓不受刺激性物质（如酸）的影响，或在金属修复体下作为绝缘层。金属导热和冷的速度比牙本质和牙釉质快得多。在金属修复体下面（牙髓和充填物之间）使用基底或垫底可以减少或消除对冷、热食品和饮料的敏感性（图1.9）。基底意味着一定程度的强度和隔热性，而垫底则不然。历史上，基底和垫底是不同的材料群体，但现在存在很多重叠。这两个术语的应用本身就最好地诠释了这两种材料的功能。垫底是一层相对较薄的材料，用于保护表面下的牙本质免受化学刺激。基底具有更大的体积，用于恢复部分缺失的牙齿结构和隔热。

7.临时材料

（1）临时冠

当牙冠在牙科技工室制作时，口腔科医生和患者必须等几天或几周才能把它固定到位。需制作牙冠的牙齿要提前做什么准备工作？首先要从牙齿上去除表面层。去除的表面层厚度取决于将用于修复牙齿结构的材料。通常，大部分没有被腐蚀破坏的牙釉质都应被去除。如果牙齿是活髓牙，且牙冠准备时不以某种方式予以保护的话，患者在吃、喝，甚至呼吸时都可能会感到疼痛。许多时候，准备制作牙冠的前牙在外观上也不能接受。如何解决这个问题？可在患者离开诊室之前，为患者做一个临时冠（图1.10）。

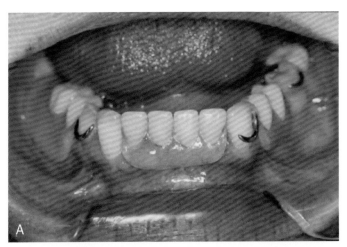

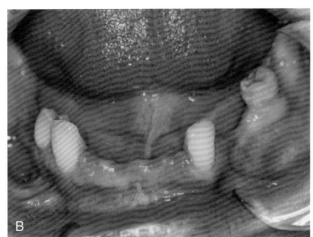

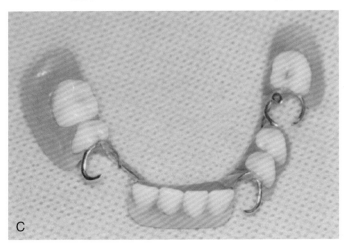

图 1.7　(A)患者可摘局部义齿就位的照片。(B)患者可摘局部义齿未就位照片。(C)可摘局部义齿照片。

在牙冠准备完成后,临时冠的制作和粘接在同一时间进行。临时冠没有永久性修复体坚固或美观,但可以在永久牙冠制作期间为患者提供充足的服务。临时冠通常用塑料在口内制成。这些复制品与缺失的牙齿结构十分接近。其他类型的临时冠由金属或塑料壳(形状像牙冠)组成,并内衬相同的塑料材料。临时冠的制作参见第 35 章。

在粘接永久冠时,临时冠必须移除。临时冠可用"较弱的"临时粘接剂粘接,以便其容易移除。

(2)临时修复体

有时,口腔科医生对患者或某一特定牙齿的最佳治疗是不确定的。根据患者的症状,牙髓的确切状况可能并不明显。口腔科医生可以从牙齿上去除全部或部分龋齿,然后放置临时修复体,以便在确定需要的特定治疗之前给牙髓时间愈合。

8.预防材料

几种材料主要用于预防疾病或创伤。包括以下内容:

(1)窝沟封闭剂,预防龋齿(图 1.11)。

(2)防护牙托,防止在运动过程中受伤(图 1.12)。

(3)定制的氟化物托盘,适用于牙齿局部治疗。定制的氟化物托盘看起来像定制的防护牙托或漂白托盘(图1.12;参见第 18 章)。

9.抛光材料

在牙科的实际操作中,大量的时间被用于抛光牙齿、修复体和器械。使用带有研磨剂的橡胶杯称为抛光,但其主要功能是去除牙齿表面的污渍、牙菌斑和碎屑。真正的抛光是在物体表面上移动研磨剂以去除薄薄的一层材料。这样可以使表面干净、光滑、有光泽。牙科专业人员使用许多不同的设备和材料来抛光牙齿和修复体。理解抛光过程对于达到预期结果很重要,这将在第 16 章中介绍。

10.种植体

牙科种植体被认为是牙科修复的一部分,但由于其特殊性质,将它们与其他材料分开讨论。牙科种植体通

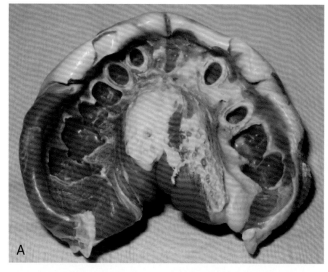

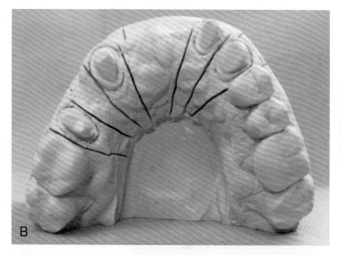

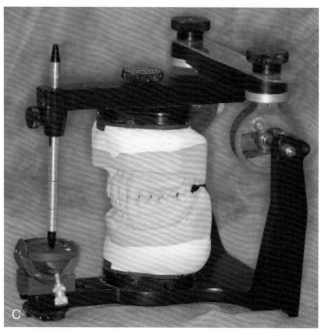

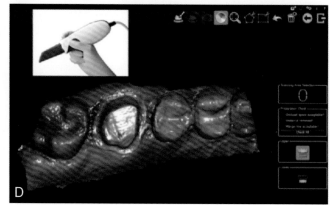

图1.8　(A)印模。(B)牙模。(C)牙模安装在咬合架上。(D)口内扫描仪和数字印模。(D,courtesy of Carestream Dental LLC–North America.)

常是螺钉或桩,固定在牙槽骨中并穿过牙龈伸入口腔。牙科种植体的插图参见第12章。种植体被用来代替失去牙齿的根部。种植体是独特的,因为它们同时位于体内(在牙槽骨中)和体外(暴露在口腔中)。保持口腔内容物不会沿着种植体表面渗入支持骨,一直是一个非常困难的问题。幸运的是,如果制造和处理得当,可以使用多种材料来解决这个问题。

牙科种植体用于支持多种修复体或假体。牙科种植体可以支持单冠、桥和义齿。通常,颌面部假体是口内部分和口外部分组合的假体,例如人造鼻/义齿组合,通常由口内和口外种植体固位。当传统的修复治疗不能提供足够的功能时,种植修复将对患者治疗产生非凡的影响。

11.专科材料

许多口腔科专科都有该领域独有的产品和材料。有时,这些产品重叠(如缝合线),而另一些产品严格限于该专业(如用于正畸的"橡皮筋"或橡皮圈)。很多时候,口腔外科和牙周病专科使用相同(或非常相似)的材料进行骨再生。这些用于口腔专科的材料将在第13章中进一步讨论。

(二)按材料制作成型的部位分类

1.直接修复材料

有些修复体直接在口腔中制作,称为直接修复材

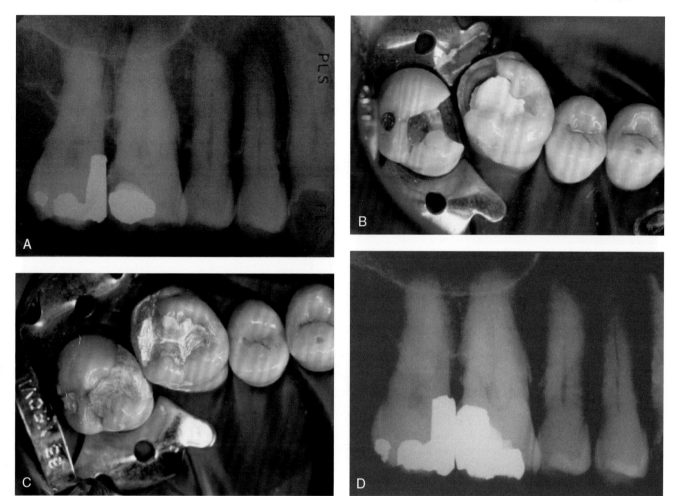

图 1.9　基底和银汞合金修复体的范例。(A)复发性龋齿 #3 的远端术前 X 线片。(B)牙齿 #2 和 #3 中空腔准备的照片。牙齿 #3 的基底。(C)完成的银汞合金修复体。(D)术后 X 线片。(Courtesy of Dr. Henry Miller, Greenburg, PA.)

料。一种典型的直接修复材料是口腔科医生在清除龋齿时放置于"钻出"的"窝洞预备"中的材料(图 1.9)。

每种材料对窝洞预备的设计都有自己的要求。放置初始时，直接修复材料是一种类似油灰的材料，然后会变成硬而坚固的材料。直接修复材料包括以下内容：

(1)银汞合金，一种金属材料，通过将液态汞与粉末金属结合而形成。新混合的银汞合金直接放置在预备的窝洞中，雕刻成类似缺失的牙齿结构，然后变硬(图 1.3 和图 1.9)。

(2)复合材料，是在口腔中聚合的美学材料。以糊剂形式放置在预备的窝洞中，并通过特定的化学反应固定(图 1.13)。

(3)玻璃离子聚合物和其他水门汀，它们是通过口腔中的酸碱化学反应凝固而成的砂浆状材料(图 1.13)，并且与牙齿材料相似。

2.间接修复材料

另一些材料必须在口外制作，因为许多材料的加工条件会损害口腔组织。这种材料被称为间接修复材料，是间接在患者口腔组织的复制品上制成的。间接材料包括以下内容：

(1)"金"冠和嵌体，它们是通过熔化金属并将其浇注到每个患者所需的精确大小和形状的模具中(图 1.3 和图 1.4)而制成的修复体。

(2)陶瓷材料，通过多种技术进行加工。很多时候，陶瓷粉末在很高的温度下烧制，变成固体物质(就像烧制黏土罐一样)。瓷冠就是一个范例(图 1.10E,F)。

(3)间接修复聚合物，通常是在高温和高压下加工或固化的塑料。一个范例是义齿的粉红色"牙龈"部分

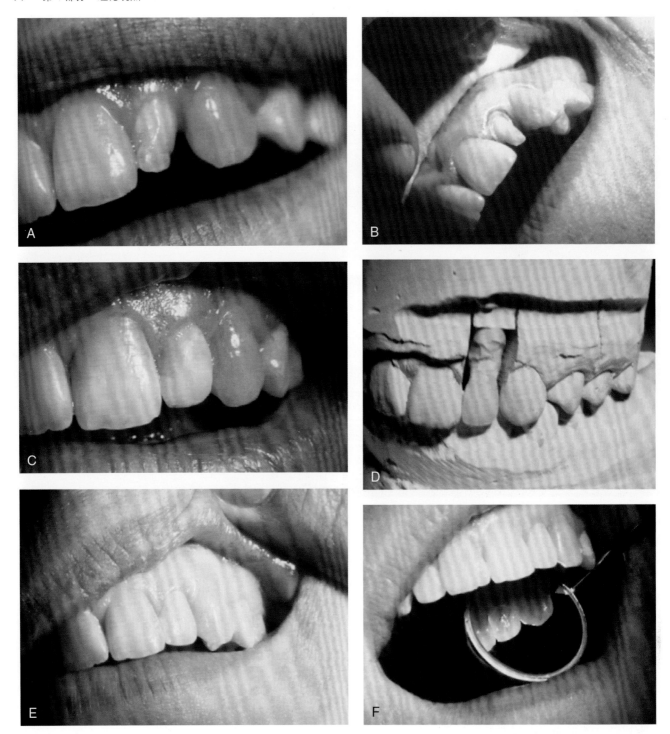

图 1.10　修复系列照片。(A)术前"钉状"侧切牙。(B)牙冠准备。(C)临时冠。(D) 具有永久性全瓷冠的铰接模型。(E,F)牙冠粘接到位。

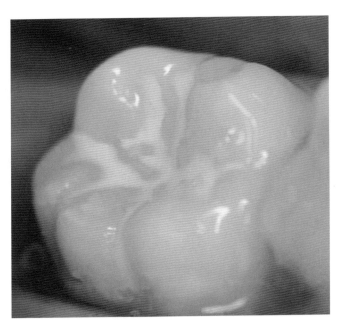

图 1.11 牙齿 #19 的照片,带有不透明的密封剂。

(图 1.6 和图 1.7)。

(三)按使用期限分类

1.永久修复体

永久修复体是那些在特定时间段内不打算替换的修复体。虽然它们被称为永久性的,但其实并非如此。充填物、冠、桥和义齿不会永远保存。所有口腔科修复体都会磨损和失去效用!然而,在维护良好的口腔中,优质的口腔科修复体可为患者提供多年的服务。最好通过积极的口腔预防措施来防止牙齿的修复体和替换体更换。牙齿修复和再修复的周期目前已成为口腔科

临床实践中的一个重要因素。必须同时考虑患者当下的口腔科需求和长期口腔健康的最佳治疗方式。。

2.临时修复体

临时修复体是计划在短时间内(例如,1 周或 1 个月)被替换的修复体。如前所述,在牙冠预备永久冠后及在口腔科技工室进行修复体制作时会放置临时冠,用于保护牙齿(图 1.10C)。临时修复体有时称为暂时修复体。

3.过渡修复体

有时,牙科治疗需要长期的临时修复体或过渡修复体。一个例子是前牙折断并需要冠修复,但目前正在接受正畸治疗的患者。在正畸治疗完成或牙齿接近其最终位置之前,较大的复合树脂修复体可能足够满足患者需求,然后再制作永久冠。

六、龋齿和修复体的分类

龋齿在口腔中分布不均匀。牙齿的某些表面对龋齿病损特别敏感,而其他的地方几乎免疫。19 世纪末,G.V. Black 医生将最常见的龋齿部位分类。他的分类系统充分描述了最简单的龋齿病损。在高龋患者中,单个牙齿可能有不止一个病损。这些病损可能属于同一类别或不同类别。有时,广泛的病损可以被描述为两个类别的结合。

(一)Ⅰ类

牙齿的窝沟,特别是后牙,最易发生龋齿病损。窝沟龋被称为Ⅰ类病损,并且相关的修复体被称为Ⅰ类修复体。图 1.14 和图 5.10 显示了磨牙的Ⅰ类龋齿和修复体。

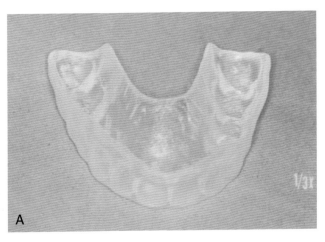
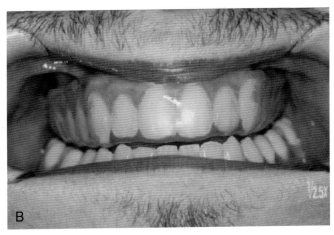

图 1.12 (A)防护牙托。(B)防护牙托就位。

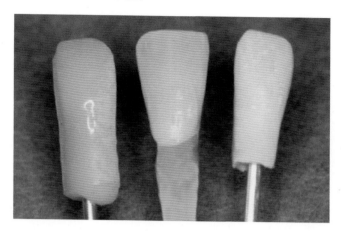

图 1.13 照片中从左到右依次为复合树脂样本、拔除的牙齿和玻璃离子聚合物样本。

(二) Ⅱ类

牙齿邻面接触区的下方也容易受到龋齿的影响。如果这种病损发生在后牙，它被称为Ⅱ类病损。图 1.3、图 1.9、图 1.14、图 6.10 和图 15.6 显示了磨牙和前磨牙中的Ⅱ类龋齿和修复体。

(三) Ⅲ类

如果邻面龋发生在前牙，则被称为Ⅲ类病损。牙科

X 线片和临床检查通常用于诊断Ⅲ类病损。图 1.14 和图 1.15 显示了Ⅲ类龋齿和修复体。

(四) Ⅳ类

如果Ⅲ级病损未得到治疗，可能会进展并累及前牙切角。涉及前牙切角的病损称为Ⅳ级病损（图 1.14）。如图 5.9 和图 13.1B 所示，Ⅳ类修复体也用于修复因创伤而断裂的前牙切角。

(五) Ⅴ类

当患者口腔卫生不佳或高糖饮食时，前牙和后牙颊侧和舌侧表面的齿龈 1/3 易患龋齿。Ⅴ类龋齿和修复体如图 1.14、图 5.12 和图 6.13 所示。

(六) Ⅵ类

Ⅵ类病损是 Black 分类的后续补充。如图 1.14 所示，Ⅵ类病损累及牙齿的牙尖或切缘。事实上，Ⅵ类龋齿病损非常罕见。然而，由于大多数人在生命后期还保留大量牙齿，牙尖和切缘的磨损并不少见。当磨损导致牙本质暴露时，它比周围牙釉质磨损得更快，因为牙釉质比牙本质坚硬得多。图 1.16 显示了导致"中间凹陷"的磨损牙本质区域。一些临床医生称这些磨损的尖牙尖端和切缘的修复体为Ⅵ类修复体。

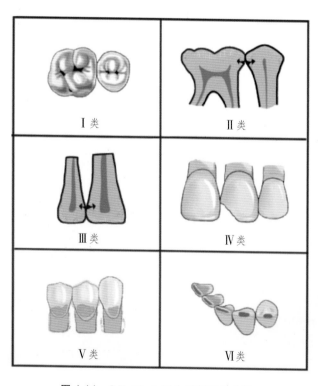

图 1.14 G.V. Black 医生对龋齿的分类。

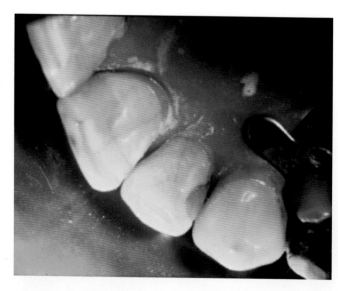

图 1.15 照片显示牙齿 #7 远中的Ⅲ类染色复合材料和牙齿 #8 远中的Ⅲ类病损（白色亚变区）。(Courtesy of Dr. Birgitta Brown, Stockholm, SE.)

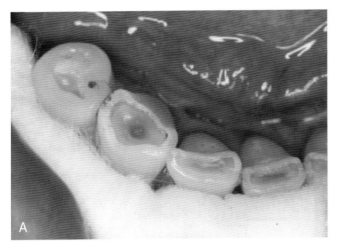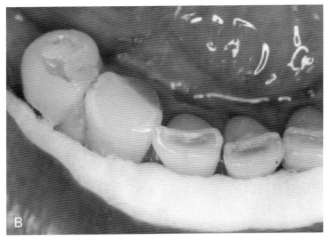

图 1.16　(A)严重磨损的牙齿照片。(B)保护牙齿 #27 牙本质的复合修复体。(Courtesy of Dr. Birgitta Brown, Stockholm, SE.)

总结

　　口腔卫生士应该具备口腔材料科学知识的原因有以下几个。应该清楚为什么某种修复材料规定用于一种修复而不是另一种修复。应该基于材料的特性来为患者选择最佳的材料和服务。正确的处理将提高置于患者口内的材料的功能和寿命。卫生士必须能够识别所有的口腔材料，以便能够以适当的方式进行维护。另一个原因是能够对患者进行教育并回答有关口腔材料的特征和性质的问题。

　　口腔科专业人员必须记住，口腔组织，如牙釉质、牙本质、牙髓、牙周组织和牙龈组织是生物材料，并且它们在口腔复杂的环境中发挥作用。这种环境限制了可以用来代替口腔组织的口腔材料。这些限制包括咬合力、牙齿和材料的退化、温度变化、生物相容性和美学。

　　在美国，由美国国家标准协会(ANSI)制定相关标准并进行监管。其他组织在其指导下开展工作，制订和管理其行业产品的标准。美国牙科协会(ADA)

科学事务委员会就是这样一个组织，它制定了牙科产品的标准和评价牙科材料的指南。1976 年医疗器械修正案确保了所有医疗器械的安全。美国食品和药物监督管理局(FDA)认为口腔材料是医疗器械，其中有三类。ISO 试图统一其成员国在世界各地的标准。

　　口腔材料可以按三种方式分类：按用途、按制作成型的部位，或按使用期限。当按用途分类时，口腔材料可分为：修复体，冠，桥，全吸局部义齿，印模、牙模和模型，水门汀，临时材料，预防材料，抛光材料，种植体和专科材料。当按制作成型的部位分类时，口腔材料可分为：①直接修复材料，直接在口内制作，包括诸如银汞合金、复合材料和玻璃离子聚合物等材料；②在口外制作的间接修复材料，包括金、陶瓷和特殊聚合物等材料。当按使用期限分类时，口腔材料可分为：永久修复体、临时修复体和过渡修复体。

　　龋齿和修复体也分为六类。这些分类是由 G.V. Black 医生在 19 世纪晚期制定的，至今仍在使用。

学习活动

1.讨论日常生活中使用产品的其他例子,具有我们依赖于其安全性和有效性的标准。

2.在临床中,两人一组,并使用手和(或)口镜,寻找不同种类的牙科材料,如修复体、密封剂、正畸保持器和临时修复体。

3.使用 Black 分类系统对活动 2 中找到的修复体进行分类。

4.利用大量拔除的牙齿,试图确定每一个龋齿或修复体的 Black 分类(Ⅰ~Ⅵ)。

5.根据制造成型部位(直接或间接)对活动 2 中发现的修复体进行分类。

6.使用去识别化患者病历和 X 线片来寻找修复体和其他口腔材料。

7.在药店中,看看有多少种不同种类的非处方牙科产品带有 ADA 的认可印章。

8.参考以下修复体列表,简要讨论患者维持最佳口腔健康所需的具体家庭护理指导:

- 4 单位固定局部义齿;
- 种植体;
- 可摘局部义齿;
- 金属熔附烤瓷冠。

 复习题

1.在美国,口腔材料的标准由以下哪个机构制定和管理:

a.FDA(美国食品和药物监督管理局)

b.ADA(美国牙科协会)

c.AADR(美国牙科研究协会)

d.OSHA(美国职业安全与健康管理局)

2.以下所有情况都是口腔卫生士对口腔材料有所了解和理解的原因,除了:

a.解释可供患者使用的不同类型的修复材料

b.评估患者的口腔情况

c.确定哪种材料最适合患者的修复

d.了解口腔材料的性能

3.位于牙齿 #3 齿龈 1/3 处的银汞合金修复体是____类修复体。

a. Ⅰ

b. Ⅱ

c. Ⅲ

d. Ⅳ

e. Ⅴ

f. Ⅵ

4.口腔环境的生物特性和口腔的大小限制了口腔材料的使用。其中一个限制是修复体的退化。

a.第一句话正确,第二句话错误

b.第一句话错误,第二句话正确

c.两句话都正确

d.两句话都错误

5.当口腔温度变化时,牙齿和大多数修复材料的膨胀和收缩的量相同。修复体周围没有泄漏。

a.第一句话正确,第二句话错误

b.第一句话错误,第二句话正确

c.两句话都正确

d.两句话都错误

6.以下哪种口腔组织可以向个人提供有关牙齿受力的反馈?

a.牙髓

b.牙本质

c.牙周组织

d.牙龈组织

7.当大量牙齿缺失时,可以使用下列哪种修复体?

a.冠

b.桥体

c.种植体

d.固定局部义齿

8.窝洞预备的设计有助于保持修复体。当嵌体的壁会聚时,银汞合金制备的壁发散。

a.第一句话正确,第二句话错误

b.第一句话错误,第二句话正确

c.两句话都正确

d.两句话都错误

9.如果修复体是在患者牙齿复制品(正性复制品)上制作的,则它被称为:

a.学生模型

b.铸型

c.诊断模型

d.以上均可使用

10.间接修复材料的一个例子是:

a.银汞合金

b.玻璃离子水门汀

c.复合材料

d.陶瓷(烤瓷)

11.根据 1976 年《医疗器械修正案》,医疗器械分为三类。哪类器械最受管制?

a. I

b. II

c. III

d. IV

12.根据图 1.9A 和 D,以下哪一个选项最能描述牙齿的根部?

a.牙齿 #2 的远中面可见结石

b.几个牙根上可见结石

c.牙根在 X 线片上缩短

d.牙根在 X 线片上伸长

第2章

材料科学与口腔医学

学习目标

1. 列出材料分类的相。讨论每相分子和原子之间不同的吸引力。回顾每相的差异特征。
2. 解释初级键和次级键之间的基本差异。
3. 给三种初级键命名并描述它们之间的差异。
4. 总结了次级键的相同点和不同点,包括永久偶极子、氢键和波动偶极子。
5. 对比金属、陶瓷、塑料和复合材料的粘接特性。
6. 对比胶体和乳剂的异同。

引言

许多不同种类的材料被用于制造我们在日常生活和口腔行业中使用的产品。了解材料的习性对于口腔材料的选择、使用和维护非常重要。任何给定材料的习性都基于该材料中的原子和原子键。许多人会认为本章所涉及的材料对口腔卫生学生而言过于理论化。如果是这样，建议您跳过本章并在最后阅读摘要。

一、材料科学

材料科学是物理科学的一部分，旨在通过检查材料的内部结构来解释材料的性质和性能。材料科学是化学、物理学和工程学的结合，而不是单独的科学领域。材料科学试图根据材料中的原子和分子，以及这些原子和分子之间存在的键来解释材料为什么会这样表现。材料科学还试图了解制造工艺对材料的影响，以及在产品使用年限内可能发生的材料变化。在口腔医学中，有关材料科学的分支已经发展起来，称为口腔材料，是较大的生物材料领域的一部分，有时被称为口腔生物材料。然而，无论我们使用什么术语，目标都是了解材料的习性以及临床医生如何最大限度地提高这些材料的性能。

本书中将强调口腔材料的处理(加工)，并且还将对基础材料科学进行讨论。有时，简单的记忆程序步骤似乎要容易得多，但了解它们的性质将简化目前市场上大量材料的使用。除了新材料的开发和这些材料的创新使用方式之外，科学探究的其他任何分支都不会对我们的日常生活产生更大的影响。

材料科学的另一个分支，食品科学，对我们的日常生活很重要。管理口腔材料的自然法则也使冰淇淋柔滑、软糖耐嚼以及果冻 Q 弹。只要有可能，这些概念的日常例子都包含在本文中。

二、原子键

牙齿如何抵抗咬合和研磨食物时产生的力？要了解牙齿的强度，我们需要了解原子键的性质。牙齿和修复材料之间需要有比我们吃的食物更强的原子键。

(一)分类

我们通常将材料按照三个相来分类:固体、液体或气体。熟悉这些阶段将为理解在材料中将原子结合在一起的力的本质提供基础。在本章的后面，我们将讨论胶体，它们是其中两个阶段的混合物。

1.气体

气体分子之间的原子键非常弱。这些键很容易被室温下原子的正常微观振动破坏。这些原子振动是材料热能的结果。气体没有分子组织，并且会呈现它们所充填容器的三维形状。如果通过冷却去除热能，则气体会冷凝成液体。一个例子是在炎热、潮湿的环境下，水蒸气在一杯冰冷的啤酒外面凝结。

2.液体

液体在分子之间比气体具有更强的吸引力，但是这种吸引力不足以承载负荷或在没有支撑的情况下保持形状。分子之间的吸引力导致短程有序。短程有序是一个恒定的空间关系，原子或分子相隔 5~10 个单位。液体缺乏长程有序。分子吸引力可以防止液体沸腾，但并不能防止蒸发。液体的其他特征是蒸气压、沸腾温度、黏度和表面张力。

3.固体

固体在原子和分子之间表现出最强的吸引力。固体的原子键可保持物体的形状并抵抗施加在它们上面的外力。固体可以分类为结晶或无定形。结晶固体具有一致的空间关系，原子或分子重复数百至数千乃至数百万倍，称为长程有序(图 2.1A)。这些原子或分子之间的距离和角度是均匀的，就像宿舍或酒店的房间一样。食盐、金刚石和牙齿的羟基磷灰石是结晶固体。结晶固体具有其原子或分子的短程有序和长程有序。

无定形固体(图 2.1B)具有与结晶中相同的强原子键材料，但只有短程有序，很像液体。无定形固体的长程有序不规则或无组织。窗户或牙科镜中的玻璃是无定形固体。

一些固体物体很强，而另一些物体则较弱。差异取决于构成材料的原子类型和将材料固定在一起的原子键的强度。

(二)固体中的原子结合

强大的固体物体如何知道它需要多大的力来抵抗

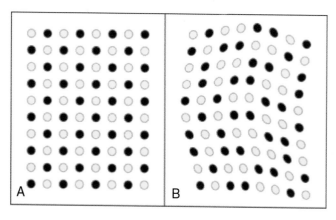

图 2.1   原子排列的二维结构图。(A)晶体。(B)非晶型固体。

在其表面上的物体负荷？如果你把一本 2 磅 (1 磅=453.6g)的书放在一张桌子上，桌子就会用 2 磅的力量向前推，这足以支撑这本书——不多也不少。桌子怎么知道用 2 磅的力支撑？这种"智能"行为是固体物体的特征，是物质中原子键的特性。

原子键是电磁(EM)力的结果。在本次讨论中，我们将重点关注 EM 力的电子部分。电子力使正电荷吸引负电荷，负正荷吸引正电荷。正电荷排斥正电荷，负电荷排斥负电荷。磁力表现出类似的吸引力和排斥力，这很容易用两块磁铁来证明。我们使用磁力来帮助理解吸引力和排斥力。磁铁的北极吸引南极并排斥北极。将两个磁铁的北极接近是需要用力的。它们越接近，你就越难以推动，就像弹簧一样。事实上，原子之间的原子键很像床垫或汽车的弹簧。

压缩弹簧，必须推。要伸长弹簧，必须将其拉出。当没有力施加到弹簧上时，它没有负荷并且具有平衡长度。当施加力时，弹簧改变长度并通过产生相等且相反的力来抵抗所施加的力。固体可以被认为是数以百万计的弹簧或原子键的集合。当你把书放在桌子上时，桌子的原子键被压缩并抵抗书的力量。书的重量越大，键的压缩程度越大，表面中产生的力越大。这是真的吗？当我们把书放在桌子上时，我们看不到桌子的高度变化。我们必须记住，桌子有数以百万计的原子，因此有数以百万计的原子键。每个键被压缩至一个亚微观距离。这些键的长度变化总和仍然是微观的，太小以至于肉眼无法看到，但是可以用专用设备测量工作台高度的变化。同样，当书放在桌子上时，桌子的原子键被压缩，这些键就像弹簧一样。当人们拉伸橡皮筋时，会出现同

样的现象，但肉眼可以看出。不同种类的内部原子键以不同的方式对外力做出反应。

当书放在桌子上时，桌子高度的变化就是一个例子，这种变化是我们看不到的。这些变化可能是微观的，或者它们可能非常缓慢地发生，因此可能不会被注意到。这种变化也会发生在牙齿中：牙齿在咬合时会被压缩；牙齿在口腔萌出；牙齿在人的一生中会改变颜色；牙齿会磨损或溶解在酸中；牙齿还会形成龋齿。

(三)初级键(选读)

初级键是原子之间的强键，涉及原子间电子的转移或共享。在高中和大学化学课程中，提出了离子键和共价键。对理解某些材料很重要的另一种键是金属键。所有键都是 EM 力及原子和分子的正负电荷分布的结果。

原子由质子、中子和电子组成。质子和中子构成核；电子在壳中的核周围移动。原子外壳中的电子参与化学反应和原子键合。它们被称为价电子。在讨论原子键合时，更容易将带有非价电子的原子核分组到所谓的"正核心"中。剩余的价电子是那些主要参与原子键的电子。因此，我们可以将讨论局限于原子的正核和价电子。解释为什么某些元素形成金属键而其他元素形成共价键超出了本文的范围(及其作者对该主题的理解)。然而，了解原子如何利用来自其他原子的电子填充其外壳将有助于我们理解原子键的本质，并让我们了解材料为何具有相关习性。

1.离子键

离子键是电子被一个原子释放并转移到另一个原子的结果。为什么原子会失去或获得电子？当它们的外壳电子充满时，原子就是"满负荷"；在这种情况下，它们的能量状态较低。像钠这样的元素在其外壳中有一个价电子，它很容易放弃这个价电子。如果钠原子失去这个价电子，那么下一个内壳就会成为外壳并且是一个完整的壳。然后原子变成电荷为+1 的离子。然而，诸如氯之类的元素是填充其外壳的一个电子。因此，氯容易获得电子并变成电荷为-1 的离子。当钠和氯原子具有完整的外壳时，这些离子的相反电荷彼此吸引并形成原子键。结果是 NaCl 或氯化钠(食盐)。

化学反应，其中原子用电子填充其外壳并形成键，这是自然界中降低系统能量的例子。降低系统能量的其他例子包括球向下坡滚动、瀑布、蜡烛燃烧，以及为手电

筒供电的电池。能量从一种形式转换为另一种形式(无论是化学、电、机械,还是热能)都遵守热力学定律。同样,这一主题也超出了本文的范围。

让我们回到离子键。一粒食盐(氯化钠)含有数以十亿计的钠离子和氯离子。离子键将离子保持在一起。相反电荷的离子相互吸引(负氯离子和正钠离子)。相同的电荷离子相互排斥。盐粒的强度是相反电荷的吸引力减去相同电荷的排斥力的总和。

离子之间的距离对吸引力或排斥力有重要影响。两者的强度与离子之间距离的平方成反比。因此,随着离子之间距离的增加,离子之间的力迅速下降。

氯化钠中离子的排列是每个带正电荷的钠离子周围都围绕着负电荷的氯离子。同样,每个负离子也被正离子包围。我们熟悉的棋盘图案就是这种排列的二维示例。带有不同电荷的"相邻原子"之间的吸引力很强,因为它们靠得很近。带相同电荷离子的排斥力较弱,因为它们相距较远(图 2.2)。吸引力大于排斥力,形成坚固的物质。

2.共价键

两个原子之间的共价键是两个原子共享一对电子

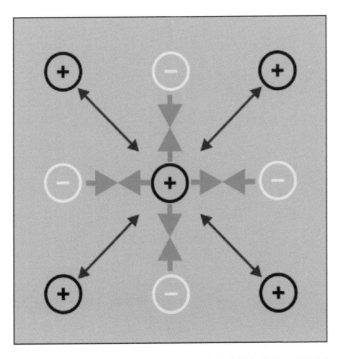

图2.2　离子材料的二维示意图。指向彼此的绿色箭头表示不同电荷离子的吸引力。这些离子更接近;因此,力量更强。指向远处的红色箭头表示带相同电荷离子的排斥。带相同电荷离子离得越远,力量就越弱。

的结果(图 2.3)。与其他原子共享电子允许原子用电子填充其外壳,从而降低其能量。共享一对电子如何将两个原子结合在一起?

电子在核周围占据的物理空间称为轨道,当不参与原子键时,它以核为中心。当两个原子共享一个电子时,轨道的形状会发生变化。当共享一对电子并形成共价键时,轨道围绕两种原子。现在电子在两个原子之间的物理空间中会花费一些时间。电子在两个原子之间扩散时,发生两个原子的键合。通过两个原子之间的电子对产生部分负电荷。键的部分负电荷被吸引到共享电子对的两个原子的正核。第一个原子的正核被吸引到原子之间相对接近的部分负电荷(因为那里的电子对花费时间)。对于共享电子对的第二个原子也是如此。

部分负电荷对两个正核心的吸引力大于正核心之间的排斥力,因为两个正核心之间的距离更大。我们可以通过对共价键的这种简单描述将有机化学的概念倒推至一个世纪以前,但这的确可以达到我们的目的,并有助于解释聚合物的特性(这正是作者们努力做的事情)。

共享电子对的两个原子之间的共价键很强并且非常有方向性。然而,很少材料仅以共价键键合。共价键键合的一种众所周知的材料是金刚石。每个碳原子通过共价键与四个其他碳原子键合。已知最硬的材料之一来自这种键合。许多材料是共价键长链和原子的结合。长链很牢固,但材料并不总是很坚固。这是因为它们的性质取决于长链彼此键合的方式。多聚体是共价键键合的碳原子的长链。聚合物的实例包括人造塑料和橡胶,以及许多生物大分子,如蛋白质和DNA。在二级键的讨论

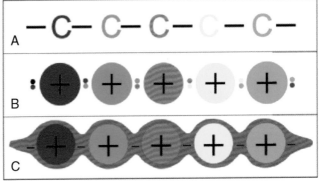

图2.3　碳原子之间共价键的三种表示。(A)短线代表键。(B)共享电子对代表键。(C)图中显示了电子的分布。注意,在 C 图中,电子的负电荷和核的正电荷交替。

中将更好地解释聚合物和塑料的各种性质。

3.金属键

金属具有的特征使我们能够轻松地将材料识别为金属。金属通常是致密的重质材料。它们是电和热的良导体,在室温下触摸很冷,并且如果形状正确,被敲击时则会像钟一样响。金属的所有这些性质都是金属键的结果。金属键类似于共价键,因为价电子在原子之间共享。不同之处在于金属物体中的电子不是由两个原子共享的;相反,它们由构成该物体的所有原子共享(图2.4)。我们可以通过比较婚姻关系和学校中的学生来说明这种差异。在婚姻中,这种关系存在于两个人之间,是两者之间的分享。但是,在学校内,每个学生都是学生整体的一部分。他们的关系不太紧密,但他们具有共同的感觉,都是学校的一部分。

金属可以看作是正电荷位于负的移动的价电子云中,很像冰淇淋中的巧克力片。巧克力片是正核,冰淇淋是电子云,因为正核(巧克力片)被电子(冰淇淋)包围,所以负正电荷使电子被吸引到正核。正核彼此排斥,负电子也彼此排斥。同样,电子比正核心更接近正核心,因此吸引力大于排斥力。这导致所有方向上的主键都较弱。金属中的大量键合产生了坚固的材料。我们将看到金属键的非定向性质对金属的性质和用途有重要影响。

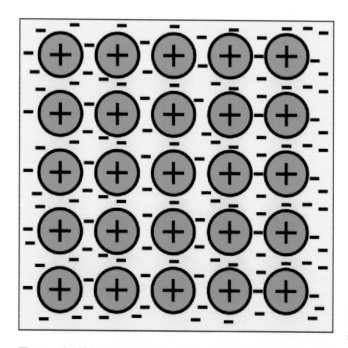

图2.4　金属键的二维示意图。注意,正核(核和非价电子)被电子"云"包围。

(四)次级键(选读)

次级键或范德华力是来自原子或分子周围的电子不均匀分布的部分电荷。部分电荷可以是暂时或永久的,非常弱或有些强。次级键对于确定聚合物的性质很重要,因为它们决定了聚合物链的相互作用,从而决定了聚合物本身的性质。

1.永久偶极子

根据共价键键合的原子类型,共享电子可能不会被均等地共享。有些原子是"贪婪的",并且会更强烈地将共享电子拉向它们自己,导致共价键中原子周围的电子对分布不均匀。键中的一个原子部分为正,另一部分为负。因此,产生永久的部分电荷或永久偶极子(图2.5)。当一个具有这种部分电荷的分子遇到另一个时,负电荷吸引正电荷,反之亦然。永久偶极子导致弱键,但它们对许多材料的习性有显著影响。

聚氯乙烯(PVC)分子链上的氯原子产生的偶极子使PVC成为高强度和高硬度的材料。碳原子和氯原子之间的键不是相同的电共享度。电子被拉向氯原子,使该部

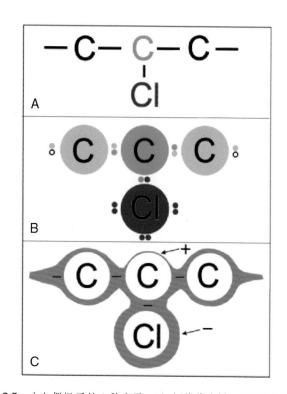

图2.5　永久偶极子的3种表示。(A)短线代表键。(B)图中显示共享电子对。(C)图中显示电子的分布。氯原子周围的电子密度大于中间的碳原子。注意在C图中,电子密度分布的不均匀性产生部分电荷或偶极子。

分为负,碳原子部分为正。这些部分电荷的相互作用减少了 PVC 分子中碳链彼此的滑移,从而形成了高强度和高硬度的塑料(通常用于房屋中的排水管)。当电子分布均匀时,偶极性较小,形成的材料脆弱,硬度低。这种材料的一个例子是聚乙烯,通常用作食品的塑料包装材料。

2. 氢键

氢键是永久偶极子的特例。氢原子仅含有一个电子。当该单个电子被"贪婪"原子(如氧气)拉离氢原子核时,核部分未被屏蔽,但其程度远远大于其他具有多个电子的元素。分子之间的相互作用会产生比其他二级键强得多的键。

如何更好地理解未屏蔽的氢核的意义?我们可以设想在寒冷的冬季有两张床和四位儿童,一张床上的两位儿童有一条毯子,另外两位儿童有三条毯子。如果两组儿童的毯子被平等分配,那么每组中的儿童都会感到同样舒适。床上的每一组儿童都会有两条毯子。然而,我们的故事是一张床有一条毯子,而另一张床有三条毯子。如果这组有三条毯子的儿童感到寒冷并将其中一条毯子完全拉到他或她的床边,会发生什么?另一位儿童留下了两条共用的毯子,可能感觉不到太大的区别。如果另一组儿童发生同样的事情,两个人只有一条毯子怎么办?当这条毯子被拉开时,一个可能会感冒,而另一个会保持温暖。

氢原子就是这样的情况:当它的伙伴拉开它唯一的电子时,它的核在相同情况下比具有多个电子的其他元素的核更加暴露,由此产生强偶极子,且分子之间产生显著的键合。氢键在生物聚合物中很重要,例如蛋白质和 DNA。当蛋白质链自身折叠时,酶的三维结构由氢键决定。在 DNA 中,双螺旋的交联中,是氢键将胸腺嘧啶与腺嘌呤和胞嘧啶与鸟嘌呤配对。

3. 波动偶极子

如果原子或分子没有永久偶极子(部分电荷)呢?它们如何作为固体或液体保持在一起?惰性气体,如氦(He),具有对称的电荷分布;它们没有偶极子。两个相同原子的分子,例如氮气,理论上具有对称的电荷分布。这种具有对称电荷分布的原子和分子在分子之间具有非常弱的键。这些气体的液化需要冷却至非常低的温度。它们的键是原子或分子周围电子间歇,不均匀分布的结果。这些弱键称为波动偶极子。虽然这种不均匀分布仅持续极短的时间并且总是在变化,但是会产生正电

荷和负电荷,这些原子或分子之间的吸引力非常弱。

如果一个人在夏天的夜晚想到外面的灯光,人们可以感受到这种不断变化的电荷分布。围绕光线的昆虫可以被认为是电子,而光是正核心。昆虫似乎在光线周围飞舞,仿佛被一些看不见的力所吸引。它们无法逃脱与光的紧密接近,类似于电子和正核的关系。如果观察昆虫和光几秒钟,就会发现昆虫并不总是均匀地散布在光线周围。有时,只需一秒左右,它们在某一面会聚集得很多,然后迅速转向另一面。这种不均匀性变化很快。

不带电的原子和分子周围的电子以相同的方式表现。(当然,它们轨道的物理尺寸和不均匀的持续时间比昆虫和光的数量小数百万倍。)结果是不断变化的,非常微弱的吸引力可使不带电的原子和小分子冷却和液化,但仅限于在非常低的温度下。大的不带电分子(如某些聚合物)的波动偶极子在室温下会导致材料变弱(图 2.6)。

4. 结论

次级键是原子和分子周围电子分布不均匀的结果。分布越不均匀,电荷越强,吸引力越大,键越强。当与共价键结合时,材料中的次级键是最重要的,譬如在聚合物中那样。

三、材料及它们的原子键

构成材料的原子以及这些原子如何键合决定了该材料的特性。弱键使得材料变弱,反之亦然。材料可以根据其主要原子键分为三类:金属、陶瓷和聚合物。第四类是复合材料。复合材料是来自两个不同类别的两种材料的"混合物"。牙科复合树脂是陶瓷和聚合材料的组合。

(一)金属

金属是由金属键结合在一起。然而,很少有金属具有纯金属键。多数金属主要是金属键,但也具有一些共

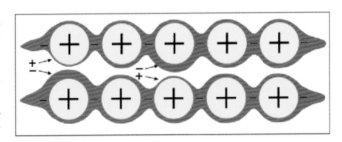

图 2.6　一个波动的偶极子。电子密度(紫色区域)的间歇、不均匀分布导致不断变化或波动的偶极子。

价或离子键的倾向。金属键和其他基本键的广泛混合形成的金属材料,具有一系列特性。在本章中,我们将重点放在金属键占主导地位的金属。一个很好的例子是 24K 黄金,这是纯金。金是韧性的,这意味着它可以很容易地弯曲而不会断裂,并可保持其强度。金的表现不同于陶瓷材料,例如瓷或塑料材料。这种机械特性就是金属键的结果。

当物体弯曲时会发生什么?一些原子被推到一起,其他的被拉开了,还有一些相互滑过。我们将关注原子彼此滑动的能力,因为这是机械性能的重要决定因素。在金属中,每个原子(正核)被电子云包围。正核心"感觉到了"构成材料的所有电荷的吸引力和排斥力,但核心的感觉是由外部电子云控制的。如果原子被另一个原子滑过会发生什么?原子是否感觉周围环境有什么不同?电子云仍在那里,并没有改变。因此,原子感觉几乎无(如果有的话)差异。周围环境(或原子键合)没有改变,因此属性不会改变。金属可以轻松弯曲和成型,使早期人类能够制造坚固耐用的强力工具。如果你试图用陶瓷或聚合物材料而不是金属制作锤子,会发生什么?

在牙科方面,我们会弯制正畸牙线和局部义齿的卡环。我们还使用器械使金修复体的边缘与牙齿紧密贴合。所有这些都是弯曲金属的例子,这是一个迫使原子相互滑动的过程。正是金属键使金属具备这种有用的性质。

(二)陶瓷

陶瓷材料的原子具有离子键键合。食盐 (NaCl)就是一个很好的例子。盐很强但很脆。如果对一粒盐施加足够的力,则可以将其压碎。盐为什么这么脆?如果 Na 离子从 Cl 离子旁边的原始位置滑落会发生什么?每个 Na 离子被 Cl 离子包围,反之亦然。相邻的原子电荷相反,产生吸引力。因此,当 Na 离子滑过 Cl 离子时,它以相同的电荷接近另一个 Na 离子,现在,曾经有吸引力的地方有了排斥力。Na 离子彼此远离,材料破裂或断裂。

日常生活中使用的许多陶瓷材料,例如餐具、混凝土、瓷器和砖,同时具有离子键和共价键键合。离子键主导材料的性能,决定材料是强韧的,还是脆弱的。这些材料结合的鲜明特性反映在加工许多陶瓷材料所需的高温及其化学稳定性上。

在牙科方面,陶瓷材料的显著优势在于其可以产生

的美学效果。由陶瓷材料制成的冠部被着色以匹配患者天然牙齿的外观。这些材料也是半透明的,意味着当光线透射时,看起来就像天然的牙齿一样。这种半透明性使陶瓷冠看起来更加自然,而其他材料则无法提供这种效果(参见图 1.10F)。

因此,由于原子间的力量,陶瓷材料受压时强度较高;而当拉伸或弯曲时,陶瓷材料脆弱且易碎。

(三)聚合物或塑料

聚合物由重复单位的共价键键合的长链组成。这些链长达数千个单位,由碳、氢和其他元素组成。我们在日常生活中会使用各种各样的聚合物。有些是柔软、低强度、有弹性的,这些被称为"塑料"。这种聚合物用于制造玩具、垃圾袋和织物。有些坚硬、强度高,被称为玻璃状聚合物或树脂。这种聚合物用于制造汽车、户外设施、管道和餐具。还有另一个重要的类别可以延伸很多,但可以恢复原状,这些被称为橡胶材料。可以设想一下如果没有弹性的腰带或橡胶手套,生活会变成什么样?

为什么聚合物具有如此广泛的性能?聚合物的一些性质取决于构成聚合物分子或链的碳原子之间的共价键。然而,聚合物链之间的各种键会产生各种各样的聚合物材料。

链之间最弱的键是波动的偶极子(快速变化的部分电荷)。它存在于链或结构内没有永久电荷的聚合物中(图 2.6 和图 2.7A)。波动的偶极键易于破裂,并且链在室温下容易彼此滑动。在室温下,这些聚合物链往往类似于一盘意大利面条。聚合物链条或意大利面条被扭曲并卷绕固体块,容易弯曲和推动。塑料袋由这种材料制成。如果它们弯曲或拉伸,链条很容易相互滑动。这种线性聚合物通过加热(熔化)加工增加链的滑移,然后将它们的模具塑形或挤出。在口腔治疗中,弹性聚合物被用作漂白托盘和氟化物托盘(参见第 18 章和第 31 章)。

如果聚合物链具有导致电子分布不均匀的侧基或原子,则会产生部分电荷,如图 2.7B 所示。"贪婪的"原子,如 PVC 的氯化物,会将电子从一些碳原子中拉出,导致链间相互作用大大增加。在我们的意大利面示例中,意大利面条在很小程度上附着自己。现在我们的聚合物链更加"黏稠",材料更硬、更坚固。随着电荷的数量和强度增加,聚合物的强度和刚度也增加。此外,在加工时熔化这些聚合物需要更高的温度。一些口腔器械由这

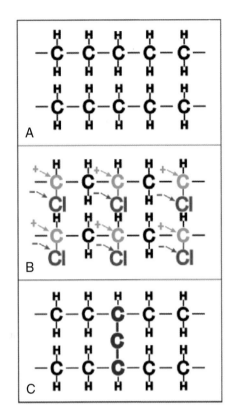

图 2.7 聚合物中的三种链–链相互作用。(A)线性聚合物具有弱的次级键,如图 2.6 所示。(B)具有永久偶极子的聚合物较强。(C)交联共价键形成更强的聚合物材料。

些坚硬的塑料材料制成。

已经开发出超过次级键的弱键合并且在其聚合物结构中的链之间引入初级原子键的聚合物。这些聚合物在链之间具有交联(图 2.7C)。链通过共价键键合的原子连接形成三维结构,不再相互滑过,形成坚硬、高强度的材料。生物结构聚合物,如动物中的胶原纤维和植物中的木纤维,都属于这一类。牙科复合充填材料使用的是交联聚合物材料。热量不会熔化这些聚合物;链之间不能相互滑动。如果将这些材料加热到足够高的温度,则会导致分解,如燃烧木材或烧焦的肉。

一些人造聚合物具有附着在聚合物主链上的带电基团,这会使链之间出现离子键。这种聚合物在日常生活中并未广泛使用,但其中一种用于口腔:聚丙烯酸,将在后面讨论。在生物学中,几种氨基酸具有电离的基团。这些带电基团是蛋白质的一部分,极大地影响其三维结构和功能。如果酶要正常运作,蛋白质的三维结构是至关重要的。

为什么我们要继续使用生物化学的例子?典型的

口腔专业学生应该具有良好的生物学背景。人造聚合物遵循与学生熟悉的生物聚合物相同的"规则"。生物聚合物,如胶原蛋白和 DNA,形成螺旋结构。正是这些螺旋(线圈)的拉伸使得生物聚合物在我们弯曲关节时能够伸展。人造聚合物具有相同的盘绕三维结构。然而,是什么让线圈在拉伸时不会相互滑动?沿聚合物链的一些共价交联将线圈保持在适当位置并防止其移动。根据线圈的相互作用,一些人造聚合物材料也可以拉伸并恢复其原始形状。

就像生物橡胶材料一样,人造橡胶材料具有伸展和回弹的聚合物线圈,类似于称为"Slinky"的弹簧状玩具。橡皮筋和聚合物印模材料是拉伸并恢复其原始形状材料的实例。对橡胶材料的更好描述是一堆 Slinky 缠结在一起,有几个连接在一起。一个线圈(或聚合物链)与另一个线圈(或共价键)相互连接称为交联。物体可以拉伸,但不能解开。橡胶材料具有的交联越多,它就越硬。如果交联过多,则橡胶强度更高而且坚硬,表现得更像硬塑料。

(四)复合材料

复合材料由两种或更多种不同材料组成。常见的复合材料是聚合物和陶瓷的混合物,如玻璃纤维。构成复合材料的每种材料称为相。选择和组合材料或相,得到的复合材料具有比单一组分材料更好的性能。复合材料是一种材料的"团队",微观结构更优良。一种材料缺少的性能可由其他材料的特性补偿,从而形成坚固、轻质的材料和产品。体育用品,如滑雪板、球拍和高尔夫球杆,均由复合材料制成,以减轻其自身重量,同时还可保持强度和柔韧性。在牙科方面,复合材料首先被用作美学修复材料,但是今天,它们的用途更加广泛。牙釉质是磷灰石(陶瓷材料)和蛋白质(聚合物)的复合物。

(五)胶体

胶体也是两相材料。胶体是微观水平的气体、液体或固体的混合物。胶体不是一种物质溶解在另一种物质中的真溶液,如盐水。胶体是一种材料在另一种材料中的悬浮液,如雾(水滴在空气中的悬浮液)。复合材料的特性是其各组分材料特性的结果。胶体的特性就是其各组分材料特性的结果,但也受组分相表面特性的极大影响。小颗粒物质周围的巨大表面积赋予了胶体独特的性质。当我们讨论黏附和粘接时,我们将再次关注表面科学的主题。常见的胶体是果冻、泡沫、牛奶、烟雾和乳液。几种口腔印模材料也是胶体,如氟化物泡沫。

乳液是由两种液体组成的胶体,它们不会混合在一起形成一种液体。当两种液体剧烈混合时,每种液体的微小液滴形成并分散在另一种液体的液滴中。油醋沙拉酱就是一个很好的例子。油和醋不会混合,但当它们剧烈摇动时,似乎会产生新的液体。这种新液体是油和醋的乳液。两种液体的表面暂时稳定,这种调味品既不是醋也不是油,但其结合了两者的味道和溶解在每种材料中香料的味道。牛奶、液体肥皂和洗涤剂都是乳液。

从液体到凝胶的转变是其他胶体材料的重要特征。果冻和冻胶都是很好的例子。加热后,这些材料会变成液体,冷却后变成半固体凝胶。在口腔材料中,水胶体印模材料以这种方式发挥作用。

(六)牙齿和食物

牙齿的主要功能之一是食物消化的开始。从土豆泥到冰糖,食物的质地变化很大。牙齿切碎、撕裂和研磨各种材料,使消化液进入小块食物具有的大表面积区域。牙齿、下颌和肌肉能够对食物施加较大的力量来粉碎它。牙齿一生都必须承受这些力。幸运的是,牙齿是由能够抵抗这些力的材料粘接而成的。牙齿比我们吃的食物更坚固。用于替代牙齿结构的牙齿修复材料必须具有相同的特征。在下一章中,我们将讨论材料的机械和物理特性。我们会将牙本质和牙釉质与牙科修复材料和其他材料进行比较。

总结

材料的特性是其原子键的结果。材料可按照三个相来分类:固体、液体或气体。固体物体具有支撑自身和其他物体的能力,因为固体具有最强的原子键。液体具有较弱的原子键,需要通过容器在大多数侧面进行限制。气体具有最弱的原子键,它们的原子需要包含在所有三个维度中。

材料的原子通过两种原子键结合在一起:初级键和次级键。初级键是涉及原子间电子转移或共享的键。初级键有三种:离子键、共价键和金属键。当电子被原子放弃并被另一个原子接受时,会产生离子键。放弃电子的原子变成正离子,而接受电子的原子变成负离子。正离子和负离子通过电磁力彼此吸引并形成离子键。当两个原子共享一对电子时,形成共价键。金属键可通过材料中的所有原子共享许多电子。共价键和金属键也是原子及其电子的正负电磁吸引力的结果。

当不均匀的电子分布产生部分电荷时,就产生了次级键。三种次级键分别是氢键、永久偶极子和波动偶极子。在这三者中,氢键是最强的,而波动偶极子是最弱的。氢键在生物分子(如DNA和蛋白质)和生物材料(如韧带和软骨等)中是十分重要的。

材料可以根据其初级原子键分为三类:金属、陶瓷和聚合物。复合材料是两种固体材料的组合,可以认为是第四类。金属是可延展的,但在弯曲时会保持强度,因为金属键允许原子相互滑动而不会破坏金属中的键。压缩时陶瓷材料较强,但拉伸或弯曲时其较脆弱。当改变陶瓷材料中的正离子和负离子的排列时,吸引力可能变为排斥并且可能发生断裂或破裂。聚合物或塑料具有广泛的性能,因为它们在其原子结构中具有共价键和一系列次级键。许多不同的聚合物用于制造日常用品。那些柔软、低强度和有弹性的物质被称为塑料或橡胶。而坚硬、刚性和高强度的物质被称为树脂或玻璃状聚合物。复合材料是两种或更多种不同材料的混合物。例如,玻璃纤维是由聚合物和陶瓷构成。

学习活动

1.挑选出房间内的几件物体。讨论用于制造这些物体的材料类型、所用材料中的原子键类型以及所产生的相应特性。

2.描述使用金属、陶瓷或聚合物作为修复材料的优缺点。

3.使用互联网,搜索"胶体"。访问几个列出胶体日常例子的网站。你看过、接触过或吃过哪些胶体?

 复习题

1.对玻璃窗的分子最合适的描述为:

a.结晶固体,仅具有短程有序

b.结晶固体,既有短程有序又有长程有序

c.非晶体固体,具有长程有序

d.非晶体状固体,具有短程有序

2.由原子周围电子分布不均匀引起的部分电荷形成一种键,称为:

a.金属键

b.次级键

c.共价键

d.离子键

3.当电子被构成该物体的所有原子共享时,会形成什么类型的键,并且可能被认为是"负电荷电子云"中的"正核"?

a.金属键

b.次级键

c.共价键

d.离子键

4.在牙科中使用陶瓷材料的显著优点是:

a.透明

b.半透明

c.不透明

d.脆性

5.与没有交联的口腔聚合物材料相比,具有许多交联的口腔聚合物材料的特性是:

a.柔韧但力量强

b.柔韧但力量较弱

c.坚硬且力量强

d.坚硬但力量较弱

6.以下所有都是复合材料的例子,除了:

a.切片桃子与果冻混合

b.釉质

c.玻璃纤维

d.锡箔

7.当共价键的共享电子不均匀共享时,其中一个键合原子部分为正,另一部分为负,形成的是_____。

a.永久偶极子

b.波动偶极子

c.氢键

d.初级键

8.原子相互滑动使得这种材料弯曲,不会断裂,并可保持其强度。 这种材料的一个例子是:

a.金属

b.陶瓷

c.聚合物

9.由不混合在一起的两种液体形成一种液体混合物称为_____。

a.复合材料

b.乳液

c.胶体

d.溶液

10.当两个原子共享一对电子时,所得到的原子健称为_____键。

a.次级

b.离子

c.共价

d.金属

口腔材料的物理和力学性能

第 3 章

学习目标

1. 描述或定义关键字和短语。

2. 将本章讨论的材料物理性能与其在口腔中的应用联系起来。

3. 定义湿润。在定义中要包括一滴液体和与表面形成的接触角。

4. 说出下列计量单位性质：

   - 密度；

   - 热容量；

   - 压力；

   - 张力；

   - 弹性模量。

5. 定义"比例极限"，并列举另外两个相近的术语。

6. 列举四种类型的压力，并举例说明在日常生活中出现的每一种压力。

7. 描述口腔材料在使用过程中受到弯曲应力的两种情况。

8. 比较"韧性"和"硬度"的性质，并举例说明。

9. 解释应力松弛和蠕变的区别。

10. 讨论应力集中现象，并比较其对放置不当的汞合金修复和适当放置的汞合金修复的影响。

引言

当用一种材料代替另一种材料时,如在牙齿修复方面,我们必须知道对新材料的要求。很明显,替换材料应该和牙釉质有相同的特性,必须非常坚硬。那么口腔科医生应该用最坚硬的材料修复牙齿吗? 在某些情况下,替换材料应该具有与牙齿相同的外表,从而能够保证良好的美学效果。还有其他几个问题需要解决:材料是否像牙釉质和牙本质一样有良好的隔热性? 材料对牙髓来说是"温和的"吗? 材料会分解并释放有毒的化学物质吗?

在选择修复材料时,我们也要考虑材料和人工的成本。随着需求的增加,我们开始意识到,理想修复材料的标准多种多样。不幸的是,没有理想的材料,我们通常会在某些方面做出妥协。消除这种窘境唯一可靠的方法是疾病预防。

重要的问题是:对特定的牙齿和患者,有何种特定的修复需求? 确定哪些是必需的,哪些是最符合临床情况的,是相当复杂的问题。通常需要在多种因素中做出选择。本章讨论了这些因素或材料的性能。此外,本章还描述了这些性能与前面讨论过的材料学概念之间的关系。

在日常生活中,我们注意到不同的材料有不同的性能。当我们拿起一个物体时,我们能感觉到它的重量,这是它密度的标志。我们也能感觉到它的温度,这是它热量"含量"和它传热能力的标志。一些物体有高强度和坚硬的感觉,而另一些物体有低强度和弹性的感觉。工程师们设计了各种各样的试验来量化材料的性能。口腔材料科学家使用相同的测试(以及其他一些测试)来描述口腔材料的物理性能。

一、材料的性能

材料的性能可分为三大类:物理、化学和生物。物理性能是基于描述质量、能量、力、光、热、电子的物理定律和其他物理现象。如颜色、密度和热导率等都属于物理性能。力学性能是物理性能的一个子集。力学性能主要描述材料抵抗力的能力。力学性能取决于材料的数量及物体的大小和形状,如力量和刚度。化学性能描述

设定反应以及材料的衰变或降解。例如,石膏制品是通过沉淀反应形成的,而口腔复合材料则是聚合生成。材料的生物性能是材料对活体组织的影响。例如,牙冠不应刺激牙龈、舌或颊黏膜。

在接下来的章节中将对各类口腔材料的化学和生物性能进行讨论。本章的讨论重点是物理和力学性能。

二、物理性能

(一)密度

一种材料在一定体积内的数量或质量就是材料的密度。密度的常用单位是 g/cm^3,密度取决于存在的原子类型(随着原子数的增加,密度也随之增加)、原子和分子的堆积及材料中的空隙。大多数金属物体的密度都很高,这使它们的重量通常很重。大多数金属的原子序数很高,它们的原子紧密地排列在一起形成固体。金属的上颌部分义齿会使患者感觉很重,如果它的设计不能适应剩余的牙齿,就会有发生"脱位"的可能。

(二)沸点和熔点

沸点和熔点是材料的物理性能。在分析实验室,它们可以帮助识别化学物质。混合物通常有一个熔点或沸点范围,而不是一个特定的熔点或沸点。例如,口腔用蜡是具有熔距的混合物。当一个物体融化或沸腾时,原子或分子之间的原子键会被热能打破。有些口腔用金属在非常高的温度下会熔化,很难对其进行加工。而有的材料不会沸腾或熔化;反而,如果加热充分后会分解。例如,木材和饼干面团是常见的能分解的材料。

(三)蒸气压

蒸气压是一种测量液体蒸发成为气体倾向的方法。随着液体温度的升高,蒸气压也随之升高。我们注意到,当一壶水随着加热温度升高,蒸气上升也越来越多,因为增加的热能可使更多的原子或分子从液体中逸出,变成蒸气。蒸气压低的物质,如食用油,不会很快蒸发。蒸气压高的物质,如外用乙醇,在室温下很容易蒸发。

在黏性(糖浆状)液体(如胶水或油漆)的应用中,蒸气压高的材料作为溶剂非常有用。黏性液体通过与溶剂混合而"变薄"。然后将这种"更稀"的混合物涂于表面。当溶剂蒸发时,就会留下一层薄薄的黏稠液体。在口腔

医学中,我们用溶剂涂上一层薄薄的黏稠液体,如古巴洞漆或牙本质粘接剂。橡胶水泥、油基涂料和香水有着相同的工艺:加入混合物,溶剂蒸发,留下一层所需物质的薄膜。

甲基丙烯酸甲酯是口腔丙烯酸树脂(塑料)的组成部分,具有很高的蒸气压,它在义齿加工时很容易蒸发,可能会导致气孔,削弱义齿的能力。密闭处理技术的目的是尽量减少甲基丙烯酸甲酯的蒸发和由此产生的孔隙率(参见图 11.3)。

(四)导热系数

在厨房内,我们通常用木勺搅动热的液体。之所以不用金属勺子,是因为它导热性好,很快勺子柄会变得很热而难以抓握。在口腔医学方面,我们也很关注材料的导热系数。导热系数是热量通过材料的速率。导热系数的测量取决于热量传播的距离、通过的面积(就像水流经过的管道的大小),以及热源和目的地之间的温差。因为导热系数是速率,它的测量是随时间的热流量。导热系数以热量/(秒·米·度)计量。如果导电材料,如金属,放置在离牙髓很近的地方,很可能使牙髓敏感。如果蛀牙较深,并计划进行金属修复,应在金属修复下方放置绝缘垫底,使牙髓免受冷热刺激(参见图 1.9)。

(五)热容量

一些物体,如"微波加热架",可以储存大量的热量。热容量的测量是对一种材料所能储存的热能的测量。有些材料比其他材料需要更多的能量来升温。物质的比热容是把一个单位质量的物质温度提高 1℃ 所需的能量。比热容以 J/(kg·℃)计量。水的比热容是 4.2×10^3 J/(kg·℃)。

(六)熔化热和汽化热

熔化热是熔化一种材料所需要的能量。而汽化热是沸腾一种材料所需要的能量。这两种都与热容相关。融化一定量的冰需要的能量,是将相同数量水的温度提高 1℃ 所需能量的 80 倍。煮沸同样数量的水则需要 540 倍的能量。高熔化热可以使少量的冰有效地冷却大量的饮料,而不会在融化时过度稀释饮料。熔化铸造皇冠的黄金时必须克服金属的高熔化热。固体金属必须加热到熔化温度,然后提供大量的能量来熔化金属。

(七)热膨胀系数

如果一个充满室温空气的气球在 1 月份一个寒冷的日子被带到西弗吉尼亚,气球将会变小。这是绝大多数材料会发生的反应。冷却时,材料收缩或缩小。而加热时,大多数材料会膨胀。热膨胀系数可衡量体积变化与温度变化之间的关系。然而,这一概念比上述解释略复杂一些。

热膨胀系数是体积或长度的分数变化。图 3.1 中展示了几个材料膨胀的例子。在图 3.1A 中,10 个单元长条形图增加了 1 个单元(或 10%)。新条形图现在是原来长度的 1.1 倍。在图 3.1B 中,5 个单元长条形图被延长 0.5 个单元,变成 5.5 个单元长。它也增长了 10%(或 1.1 倍的原始长度)。因此,相同材料的大物体比小物体在数量上膨胀得更多,但大物体在百分比或分数变化方面的膨胀量是相等的。在图 3.1C 中,不同的材料膨胀得更多,结果是长度变化了 20%。本章后面讨论应变时,我们再来看看长度的数值变化。

我们对口腔材料热膨胀系数较为关注的是其和牙釉质、牙本质的关系。聚合物材料,如聚甲基丙烯酸甲酯(20 世纪 50 年代早期的具有牙齿颜色的修复材料),它的收缩和膨胀能力是牙齿结构的 7 倍。与以往的充填材料相比,当今的修复材料更接近牙齿热膨胀系数。如果热膨胀系数相差太大,修复后的牙齿在喝冷饮时会随着冷饮温度的收缩,在修复体和牙齿之间形成缺口。当牙

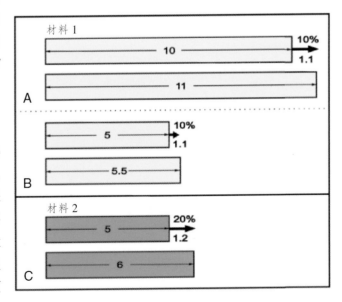

图 3.1　用长度变化的百分比或分数表示材料膨胀的三个例子。

齿再次受热并膨胀时,缺口就会闭合。加热和冷却的过程,以及伴随而来的间隙开启和关闭,叫作渗透。渗透可导致微渗漏、牙齿敏感和继发龋。微渗漏将在第4章中讨论。

(八)导电性

导电性通常不被认为是一种重要的性能,但我们应该知道哪些材料是导电的。金属是良导体。聚合物和陶瓷是不良导体,被称为绝缘体。在电外科或牙髓电击测试中,重点是要知道哪些修复体是导电的,哪些不是。电导率也会影响腐蚀。有时候,一种新型的汞合金充填物接触到金属叉时,患者会感觉疼痛。这种电流性休克是电流从叉子流向汞合金,然后通过牙髓所导致的。

(九)黏度

材料的黏度特征对于材料的放置非常重要。有些材料应该很容易流动并使表面湿润;而有些材料则像氧化锡一样,可以调整或形成所需的形状。物质的黏度是它流动的能力。稠的或黏的液体流动性差,而稀的液体流动性好。黏度与温度相关。例如,煎饼糖浆在加热时更容易倒出来。黏度单位为g/(m·s),或泊(P)。水在20℃的黏度是0.01P,或1厘泊(cP)。印模材料的黏度为100 000~1 000 000cP。

低黏度和可湿润表面的能力在许多口腔材料的应用中是很重要的。用粘接材料(如密封剂)湿润表面,可使材料与表面结合更加紧密,从而实现化学和微观机械结合。润湿是通过确定液体与固体的接触角来测量,如图3.2所示。较低的接触角,例如一滴水在一块冰上的接触角,表明良好的润湿性。高接触角,例如一滴水在大多数塑料上的接触角,表明润湿性差。另一个例子是

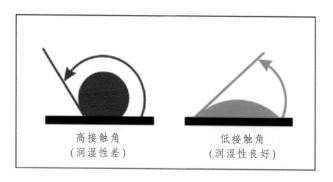

高接触角　　　　低接触角
(润湿性差)　　　(润湿性良好)

图3.2　接触角的测量显示了液体湿润表面的能力。

石膏产品被注入印模。如果混合材料湿润了印模材料的表面,印模的细节将在铸件中再现。如果润湿性差,气泡可能会导致细节不充分和铸件无法使用。

(十)硬度

牙釉质是人类身体中最坚硬的生物组织。坚硬的材料能抵抗软材料的刮擦和磨压。硬度是用特殊的尖锐仪器测量测试材料的表面。一般是形状特别的很硬的钢或金刚石,如图3.3所示的材料。然后测量压痕的大小。硬度是根据压痕的大小来计算的。有几种不同的方法可以用来测量硬度。布氏硬度和努氏硬度的测量方法如图3.3所示。另外两种方法为洛氏硬度测试和维氏硬度测试。牙釉质的努氏硬度值(KHN)为350,牙本质的努氏硬度值(KHN)为70。有些口腔材料比牙釉质硬。瓷器的为400~500。其他材料没有牙釉质那么硬,例如丙烯酸树脂牙的KHN值只有20。

(十一)硬度计测量

有些材料很软,甚至是海绵状的,如应用在仪器轴上的橡胶手柄。对这些材料使用另一种硬度测试,因为其不会产生表面硬度压痕。测量柔软的材料硬度时,可通过硬度计测量钢球被压入柔软材料表面时下沉的深度来测得。硬度计可用来测量压印材料和其他弹性聚合物的硬度。

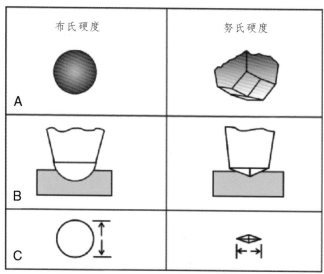

图3.3　布氏硬度和努氏硬度的比较。(A)两种尖锐仪器的透视图。(B)尖端与试验样品接触的截面。(C)测试材料,显示为计算硬度而测量的压痕。

(十二)耐磨性

较硬的材料往往比较软的材料更耐磨。在口腔医学中,我们关注的是牙齿修复体对食物、牙齿和其他口腔材料(如烤瓷冠或烤瓷义齿)的耐磨性(耐磨度)。相对牙齿修复,我们也对天然牙齿的磨损较为关注。如果一种修复材料太硬,它会以不可接受的速度加速磨损牙齿。一个例子是相对烤瓷义齿的天然牙齿的过度磨损。因此,修复体必须足够坚硬,以使修复体不会磨损,但又不能太坚硬以防过度磨损相对的牙齿。这是"金发姑娘原则"一个很好的例子:不太硬,不太软,刚刚好。通常情况下,选择材料的性能需要符合一个特定的值范围,而不是需要达到最大值。

(十三)溶解度

放置在口腔内的材料暴露在各种水溶液中。材料在水中的溶解度是一个重要的考虑因素。溶解度是一种物质在液体中(如水)溶解的量。糖是一种易溶于水的物质,但牙釉质不是。修复材料在口腔中不应出现明显的溶解。此外,一些材料在酸性环境中溶解得更快。为了测量溶解度,需将测试样品浸入水中。溶入水中的材料重量是该材料的溶解度。一些口腔水门汀的溶解度是可测量的,具有临床意义。溶解度过高会导致材料流失,并增加继发龋的风险。

(十四)水吸附

有些材料吸水,这种性能称为水吸附。水吸附的测量与溶解度大致相同。将测试样品浸入水中,测试样品所获得的重量为水的吸附量。把饼干浸在牛奶里就是牛奶吸附的一个例子。当材料吸收水分时,就会膨胀。有些物质同时溶解和吸收水,这使得测量这些性能变得困难。随着时间的推移,许多聚合物会吸收少量的水,因此会轻微膨胀。

(十五)颜色

前牙修复的外观是选择材料的一个因素。修复体的颜色和表面光泽同样重要。此外,修复体附近牙龈组织的形状和健康情况也应注意。

颜色是一种复杂的现象,是一种对物理刺激的心理反应。物理刺激是光线到达眼睛的视杆细胞和视锥细胞。因为大脑对这种刺激的处理是一种心理现象,所以对颜色的感知因人而异。例如,两个人可能认为两个物体的颜色相配,而第三个人却不这么认为。此外,一个物体的颜色取决于它所处的光线。由于所有这些原因,将修复材料与患者的牙齿匹配是较为困难的。

有两种方法可测量颜色。它们都用三个数字来描述一种颜色。其中一种方法是将测试对象与类似于油漆商店中可用的颜色选项卡进行匹配。它被称为蒙塞尔色彩系统。每个选项卡都有指定的色调、色度和明度数据分配。色调是物体的基本颜色,如红色、绿色或蓝色。色度是色相的强度或颜色饱和度,如粉红色对红色。估值数据是颜色的明暗,如灰度。在口腔医学中,美学材料有自己的一套颜色选项卡或色板,称为牙比色板。一些制造商会使用一套标准色板,如 VITA(图 3.4)。最近,通过数码相机测量牙齿颜色的手持设备被开发出来了。这些设备可提供牙齿不同颜色的对比。

另一种方法是用分光光度计或比色计测量颜色。分光光度计主要测量物体在可见光的许多波长上反射的光的强度。比色计主要测量不同波长的光,很像人的眼睛。对于这两种设备,数据都由计算机进行数学处理,以将信息减少到三项:L*、a* 和 b*。L* 与明度非常相似。a* 是对一种颜色的红绿特征的度量。b* 是对一种颜色的蓝黄特征的度量。分光光度计测定牙齿颜色是口腔研究中的常用方法。临床还会使用多种比色计和其他数字设备来测量颜色(参见图 31.2)。

牙齿和口腔材料与紫外线的相互作用产生荧光,影响牙齿的外观。当荧光灯或"黑"光出现时,荧光修复是很重要的。荧光不足会使牙冠或牙充填物在特定的光照下

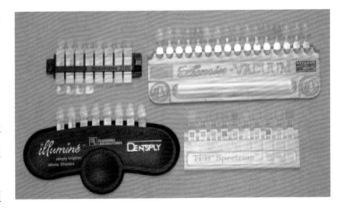

图 3.4　几个比色板的照片,包括一个 VITA 比色板(右上)。

呈黑色,但过多的荧光会使牙齿在相同的光照下"发光"。

(十六)材料与 X 线的相互作用

口腔卫生士在解释 X 线片时,必须注意口腔材料的 X 线片外观。有些材料是透射性的,在 X 线片上看不到,例如一些陶瓷材料和丙烯酸树脂托牙。其他材料,如金属修复体是不透射的,在 X 线片上很明显。为配合牙釉质的放射特性,制造商已研制了一些口腔修复材料,以协助诊断继发龋。口腔材料及其放射学表现将在第 15 章进一步讨论。

三、力学性能

因为牙齿是用来撕碎和磨碎食物的,所以它们必须很坚固,用来替代缺失牙齿结构的材料也必须很坚固。幸运的是,几个世纪以来,工程师和材料科学家一直在研究材料及其用途。口腔医学充分使用了这些信息,有试用,也有错误。

当我们咬合时,一颗牙齿或修复体会发生什么?外力(咬)作用在牙齿上。力是施加在物体上的重量或负荷。在牙齿内部,会产生一种内应力来抵抗外加的外力。这个应力是力除以力作用的面积。牙齿产生的内应力等于施加的外力,但它们的方向相反。

当我们用牙齿磨碎食物时,为什么牙齿不会折断呢?牙齿是由具有强原子键的坚固材料构成的。牙齿和它们的原子键比因咬合产生的应力更强。另一方面,食物不能抵抗这些力量和破坏,因为其超过了食物中弱原子键的强度。

(一)弹性

就像我们在第 2 章中放置书的桌子上的原子一样,牙齿的原子键可以被认为是微观弹簧。我们每咬一口,这些弹簧就会被压缩。当我们放松我们的牙齿时,我们的牙齿不再接触,弹簧就会回到原来的长度。

让我们用一个普通弹簧的例子来帮助我们理解原子键和材料是如何对力做出反应的。如果我们从五金商店拿出一个弹簧,并悬挂一个物体,如一个饰品猴,我们可以看到弹簧伸展时线圈会分开(图 3.5)。当我们增加悬挂在弹簧上的饰品数量时,弹簧的长度也随之增大。如果饰品的重量不是很大,我们发现每增大一个力度,长度就会增加相同的数量。渔民在用秤称鱼的时候

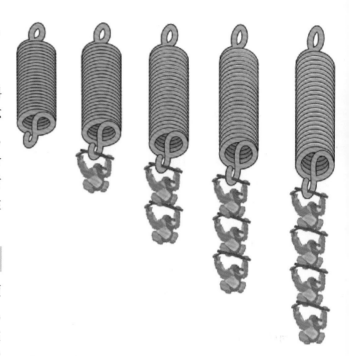

图 3.5 弹性的示例:随着荷载的增加,延伸率也随之增加。

也会用同样的概念。随着鱼的大小增加,弹簧被拉长得更多,秤上显示的重量也更大。当我们使用牙齿时,原子键就是这样被拉伸的。如果力从弹簧上取下,弹簧就会恢复到原来的长度。换句话说,被拉伸的原子键回到了原来的长度。

在日常生活中,我们看到的弯曲物体的例子比我们看到的拉伸物体的例子要多。当一个物体弯曲时,原子键在该物体的某些部分也会发生同样的拉伸。然而,在其他地方,原子键会发生压缩,如图 3.6 所示。当力被移除时,物体会恢复到原来的形状,因为原子会回到原来的位置。科学家和工程师们广泛地研究了这种形状变化和恢复到原来形状的现象。这种现象叫作弹性。力(推

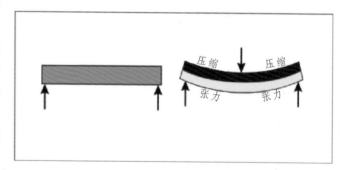

图 3.6 弯曲是张力和压缩的结合。

或拉的量度)、应力和形状的变化已被量化,它们之间的关系已被广泛研究。

(二)应变

当一个物体,例如一本书,被放在一张桌子上时,力就被放在了那张桌子上。力影响桌子。同样的,桌子内部产生了一个相等的和相反的力或压力,抵抗书的载荷。桌子上产生的力或应力是由原子键的拉伸(或压缩)引起的。放在桌子上的书越多,载荷就越大,键就拉得越紧,压力就越大。

被加载对象的压缩或伸长通常很小。如前所述,它是用长度的分数变化量来度量的。应变是长度变化量除以原始长度。应变可用分数(如 0.02)或百分数(如 2%)来测量。物体的长度越长,它必须被拉伸得越长,以获得相同的应变(比较图 3.1A 和 B)。

(三)应力

如前所述,在被加载的物体中产生的力称为应力,应力与所施加的力或载荷成正比。应力也与物体的大小有关。在图 3.7 中,挂在弹簧上的物品数量增加,同时弹簧的大小也增加了。长度或应变的变化是恒定的,弹簧中的应力也是恒定的。应力是载荷(力)除以物体的横截面积:

应力=载荷/面积

当一个载荷或力作用于一个物体时,应力会贯穿于物体的整个长度。"链条的坚固程度取决于它最薄弱的环节"这句话就是基于这一原则。链条的每一环都必须承受载荷。

应力用磅每平方英寸(psi)来测量。在公制中,应力是用帕斯卡来度量的。典型的应力很大,通常使用兆帕斯卡单位来表示。

(四)应力和应变的关系

载荷(应力)和长度变化(应变)成正比。它们总是一起出现,不能只有一个而没有另一个(像爱情和婚姻?)如果载荷很小,长度的变化可能很难测量。比例常数,或应力–应变图的斜率,称为弹性模量,或杨氏模量:

弹性模量=应力/应变

应力–应变关系如图 3.8 所示。弹性模量(或者更简单地说,模量)是一种材料及其原子键的特征。它是材料刚度的科学术语。弹性模量越高,材料越硬。搪瓷有很高的弹性模量。橡皮筋的弹性模量很低。与应力一样,模量是用 psi 或帕斯卡来测量的;然而,数字要大得多。当一个大的数字(应力)除以一个小的数字(应变)时,结果是一个非常大的数字。因此,材料的模量通常以 kpsi (千磅每平方英寸)或吉帕斯卡为单位。

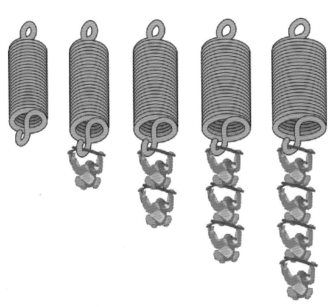

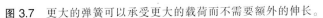

图 3.7　更大的弹簧可以承受更大的载荷而不需要额外的伸长。

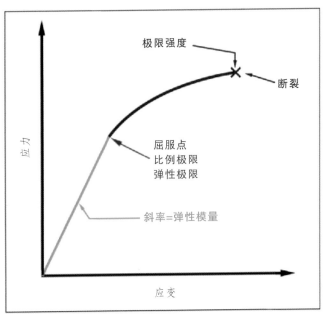

图 3.8　典型的应力–应变图。

(五)应力–应变图

如果我们继续在图3.5的弹簧上添加物品数量,我们可以画出物品数量和弹簧长度(或弹簧长度的变化)的斜率。一开始,我们会得到一条直线,如图3.8所示,斜率等于弹性模量。而且,如果我们把弹簧上所有的物品都去掉,弹簧就会恢复到原来的长度。当应力消除,物体恢复到原来的长度时,长度的初始变化称为弹性变形。然而,如果我们继续增加力,在某些点,图表上的线开始弯曲,这意味着应力不再与应变成比例。在这一点上,如果我们把弹簧上所有的物品都去掉,弹簧不会回到它原来的长度,它会永远延长。这种情况称为塑性变形或永久变形。当矫正钢丝弯曲以适应患者的牙弓时,就会发生塑性变形。力作用在导线上,导线就会弯曲。如果力足够大,导线就不会恢复到原来的形状;它已经发生了塑性变形。在应力–应变图上,直线开始弯曲,塑性变形开始的点称为弹性极限、比例极限或屈服点,如图3.8所示。这三个术语的区别主要体现在测量方法上,而非概念上。

如果我们加入越来越多的力,在某个时候,断裂(或失效)就会发生,因为已经超过了弹簧所能承受的力量。这一点的应力称为极限强度。如果试验是拉伸试验,则称之为极限拉伸强度。同样,如果试验是压缩试验,则称之为极限抗压强度。弹簧上的载荷使弹簧产生的应力大于将材料粘合在一起的原子键的强度;结果,材料被破坏。这对桥是有害的,无论是在人的口腔里还是在车底下。

(六)应力类型

我们已经讨论了压缩和张力,但还存在其他类型的应力。重要的是要记住,在现实中,一种单一的应力很少出现。几种应力的组合是最常见的。

(1)压缩是一种推或压应力。

(2)张力是一种拉伸应力。

(3)当物体的各个部分相互滑动时,就会产生剪切(滑动)应力。例如,如果书的封面和封底分别被推向相反的方向,书页则相互滑动或"剪切"。

(4)扭转应力是一种扭转力。转动门把手是扭转应力的一个例子。

(5)弯曲是一种常见的应力,实际上是几种应力的

组合,如图3.6所示。当物体弯曲时,一边被压缩,另一边则被拉伸。除了压缩力和张力之外,物体内部也会产生剪切力。各种弯曲试验被用来检验材料抵抗弯曲的能力。

(七)口腔材料的力学性能

每种口腔材料的使用都有其自身的物理和力学要求(图3.9)。这些要求将在下面的章节中与每一类口腔材料一起讨论。在修复牙科学中,我们用来充填牙体和牙冠的材料必须坚硬,而我们用来印模的材料比修复材料的强度要低得多。一些印模材料是相当有弹性而且可以被极大拉伸。

为了保证功能性,修复体必须具有足够的硬度(硬性)、强度(屈服强度)和刚度(模量),以承受咀嚼力。在许多材料的使用中,屈服强度比极限强度更重要。如果一个金属冠在被咬的时候变形了,那么它的形状就不再是原来的形状了,也就不太可能与牙齿的形状完全吻合。这样就有可能发生继发龋。因此,我们更关心正在使用的修复体是否匹配(不超过屈服强度),而不是修复体的破坏(极限强度)。对于脆性材料,如烤瓷冠(参见图1.10E,F),屈服强度和极限强度本质上是相同的(参见图3.9)。

塑性变形和弹性变形的概念需要更多的关注。当力作用于物体时,就会发生弹性变形。随着力的增大,会发生塑性变形。然而,塑性变形可能是一件坏事,也可能不是。大多数时候,我们不希望在施加外力时,修复体或

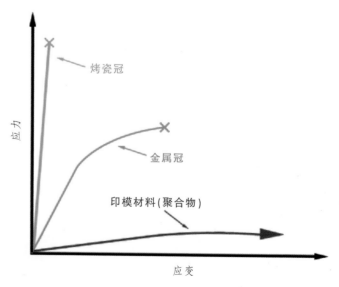

图3.9　几种口腔材料的应力–应变图。请注意,印模材料的X轴已被压缩。

印模发生塑性变形(永久地扭曲)。我们希望修复体和牙齿发生弹性变形,并在去除咬合力后恢复到原来的形状。印模也是如此。印模从口腔取出后应恢复原状。如果没有恢复,由此产生的石材铸造尺寸将不同于牙齿或窝洞预备。在材料的大多数应用中,塑性变形不是一件好事,但例外确实存在,例如弯曲矫正丝。

(八)其他力学性能(选读)

1. 泊松比

固体物体的变形与我们的弹簧活动力稍有不同。拉伸橡皮筋,注意橡皮筋在拉伸时宽度是如何变窄的,如图3.10所示。所有的材料在三维空间中都会改变形状,即使应力只有一个方向。泊松比是一种力学性能,它是应力方向上的应变与垂直于应力方向上的应变之比。因此,当我们咬一个充填体并在咬合顶端方向施加压缩力时,充填体在近中远端和颊舌方向变得更宽(但仅在微观程度上)。如果牙齿修复体在一个方向上被扭曲,它很可能在另外两个方向上也会被扭曲。

2. 弹性和韧性

任何观看电视转播大学橄榄球比赛的人都会看到球员们戴着色彩鲜艳的护齿套。选择塑料护齿材料是因为它具有吸收能量的能力。如果能量被护齿套吸收,而不是被牙齿和其他面部结构吸收,那么对口部的打击不会造成伤害。这种吸收能量而不变形的能力叫作回弹性。回弹性的衡量标准为应力-应变曲线下至屈服点的面积。

其他安全装置的设计是在扭曲或压裂时吸收能量。如果佩戴者没有受伤,头盔就是成功的;头盔是否损坏并不重要。在应力-应变图上,直到失效点为止(如头盔)所吸收的能量就是材料的韧性。头盔可以更换;而一个人的头部不能更换。

弹性和韧性如图3.11所示。塑料一般具有较高的回弹性和韧性值。

3. 断裂韧性

有些材料不易发生塑性变形,它们容易折断。这种材料容易产生裂缝和缺损。断裂韧性是指材料在出现裂纹时断裂所需要的能量。断裂韧性测量单位,是兆帕斯卡乘以米的平方根($MPa \cdot \sqrt{m}$)。玻璃和牙科陶瓷的断裂韧性值较低,而金属的断裂韧性值较高。许多研究人员都在寻找更好的牙齿复合材料来提高其断裂韧性,这是材料临床应用成功的最佳性能预测指标。

4. 疲劳

我们用牙齿一遍又一遍地咀嚼食物。我们在本章中讨论的力学性能是通过压缩或拉伸材料进行测试,直到试样在测试中断裂。这种类型的测试可能对一次性物品有好处,比如婴儿尿布和患者餐巾纸,但是牙科使用的大多数东西都是多次使用的,如修复体、刮治器和牙周探针。很多物体在长时间的重复压力下会失效,这种失效叫作疲劳。刮治器断裂就是疲劳的一个示例。疲劳测试更接近临床的应用。在给定力的作用下,反复对试样进行压缩、拉伸或弯曲,并记录下破坏试样所需的循环

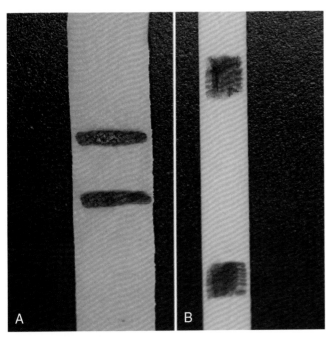

图3.10 (A)橡皮筋处于静止状态。(B)橡皮筋拉伸了大约2倍。

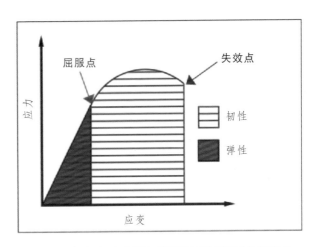

图3.11 在应力-应变图上从不同区域测量弹性和韧性。

次数。不断增加的力水平与破坏试样所需的循环次数相对应。基于这些数据，研究人员可以预测材料在不断裂的情况下所能承受的应力(疲劳强度)。就像知道可以永远开车经过那座桥，而它也不会倒塌(假设金属加固物不会腐蚀，混凝土也不会变质)。

(九)随时间变化的属性(选读)

第2章讨论了发生得太慢而不易观察到的变化。一些缓慢的变化反映了力学性能，就像冰川流动和大陆漂移一样。某些口腔材料的变化速度太慢，不易观察到，但足以影响材料的使用和由此产生的患者护理问题。其中两项改变如下：

1.蠕变是物体在连续压缩状态下所产生的形状上的微小变化。它可以被认为是非常缓慢的流动。蠕变曾被认为是选择汞合金的一个重要因素。然而，这仅仅是产品之间的巨大差异。由于持续的应力作用，汞合金和复合修复体可以缓慢地改变形状(蠕变)。需要注意的是，虽然我们通常认为黏度和流量只是液体的性质，但固体也会流动。然而，我们无法观察到这种缓慢的流动，因为它发生在很长一段时间内。

2.应力松弛，类似于蠕变。随着时间的推移，这两种情况都会慢慢发生。蠕变是一种缓慢的形状变化，应力松弛是随着时间推移力的缓慢减少。如果橡皮筋被拉伸到固定长度不变，橡胶的拉力就会随着时间的推移而减少（或松弛）。橡皮筋随时间推移而产生的拉力损失（在应力或力上的减小）称为应力松弛。同样的力或应力松弛的损失也发生在正畸弹力圈或橡皮筋上。因此，正畸患者必须经常更换橡皮筋，以对牙齿施加适当的力量。蠕变和应力松弛都随着温度的升高而增加。

(十)应力集中

在这一章之前说过，向一个方向施加的载荷会导致所有三个方向的应力。现实中的力更加复杂。制作没有孔、划痕、裂缝、气泡(空洞)或其他缺陷的物体是非常困难的，但缺陷并不仅仅要求物体的其余部分承受更大的载荷。缺陷周围的压力会增加，这种现象叫作应力集中，这种情况下，断裂更有可能发生，因为裂缝可以在缺陷周围发展，并蔓延到整个物体。玻璃切割器产生的划痕使应力集中在一个位置。当弯曲应力作用在玻璃上时，沿着划痕会发生断裂，而划痕是应力集中的地方，能形成刀具所需的形状。控制物体的缺陷对于降低应力集中和获得更大强度的产品是很重要的。在牙科中，正确混合和调拌材料十分重要，可以减少空洞(气泡)和缺陷的发生。适当地设计修复体、抛光表面和上光瓷可以去除产生应力集中的表面缺陷。这样可获得更持久的修复体，改善患者的维护效果。

总结

用于替换牙齿结构的口腔材料会因修复体的类型和具体的牙齿而有所不同。没有一种修复材料具有与天然牙齿结构相同的所有特征。通常必须对一个或多个性能做出妥协。本章讨论了这些性能以及这些性能可以被"妥协"的程度。材料的性能可分为三类：物理性能、化学性能和生物性能。力学性能是物理性能的一个子集。物理性能包括密度、沸点/熔点、蒸气压、导热系数、热容量、熔化热、汽化热和热膨胀系数等。力学性能包括弹性、应力、应变、弹性模量和屈服强度。应力类型包括压缩、拉伸、剪切、扭转和弯曲。弹性、韧性、疲劳、蠕变、应力松弛和应力集中是影响口腔医学临床操作的其他力学性能。

学习活动

1.在图书馆或网上,查一下黄金的比热容和熔化热。计算熔化 1kg 黄金所需的能量,并与提高 1kg 黄金 1℃的温度所需能量进行比较。

2.将一些非白色的物体带入油漆店或五金店的油漆区。由不同的人将物品的颜色与商店的"颜料"相匹配。比较结果。大多数油漆店都有彩色的比色卡。把结果和其比较一下(如果可用)。

3.将几位学生牙齿的颜色与比色卡进行比较。测试每位学生是否为同一颗牙齿选择了同样的色卡?

4.用一个弹簧和在五金商店购买的几个金属管件,画出弹簧的长度和悬挂在弹簧上的管件的数量。根据每米拉伸的连接件计算弹簧常数。

5.拉伸橡皮筋,同时注意橡皮筋宽度和长度的变化。还有其他的物体能显示同样的变化结果吗?

6.把一根电线折弯或把包装扭结扭断以作为疲劳的示例。

7.支撑一块物体的末端。观察其每周每天的下沉量。这说明了什么力学性能?

复习题

1.雪糕上的一滴水是关于_____一个例子:

a.润湿差(低接触角)

b.良好的润湿(高接触角)

c.良好的润湿(低接触角)

d.润湿差(高接触角)

2.吉他弦的紧固是下列哪种应力的例子?

a.压缩

b.扭转

c.剪切

d.张力

3.弹性模量是指材料的什么性能?

A.弹性

b.强度

c.刚度

d.张力

4.冷却材料会收缩,加热材料会膨胀。对这一变化的衡量与温度变化有关的体积称为热膨胀系数。

a.第一句话正确,第二句话错误

b.第一句话错误,第二句话正确

c.两句话都正确

d.两句话都错误

5. 当在材料中产生的应力大于材料的屈服强度时,应力_____与应变成正比,而且材料不会恢复原来的形状。

a.总是

b.不再

c.相等

d.上述任何一项

6.下列哪个是弹性模量的公式?

a.应力/应变

b.应力²/应变

c.应变/应力

d.2×应力/应变

7.物理性能的一个例子是:

a.密度

b.强度

c.刚度

d.固化反应

8.可被称为扭转力的是：

a.压缩

b.剪切

c.张力

d.扭转

e.弯曲

9.物质在液体中溶解的能力称为：

a.黏度

b.吸水

c.溶解度

d.润湿

10.弹性是以下哪种性能的一个例子？

a.物理性能

b.力学性能

c.化学性能

d.生物性能

11.通过一种材料的热量速率称为：

a.熔化热

b.热膨胀系数

c.热容量

d.导热系数

12.Jennifer是实习医生,她每天去附近的一家餐馆吃午饭。她经常点一杯加冰的可乐和一碗自制汤。当她在吃饭和喝饮料时,她牙齿的复合修复体(与牙齿颜色

一致)和不同的牙齿结构在膨胀和收缩。这些由于热的食物和冷饮而发生的材料体积或长度变化被称为：

a.熔化热

b.热膨胀系数

c.热容量

d.导热系数

13.指甲油去除剂有"溶剂"的性能,因为它能去除指甲上的指甲油。去除剂的另一个性能是它易蒸发。指甲上的指甲油可以去除是因为：

a.高蒸气压

b.低蒸气压

c.无蒸气压

d.间歇蒸气压

14~16.将下面列出的性能与问题14、15和16中的情况相匹配。

a.溶解度

b.压缩

c.应力集中

d.黏度

14._____用于在制备中压缩汞合金。

15.一种"低"_____的硬化石膏能将患者的金属冠在潮湿的环境中保存多年。

16._____是指物体缺陷周围应力的增加。

粘接材料

第 4 章

学习目标

1. 描述一种"粘接剂"。
2. 解释微机械粘接与宏观机械粘接的区别,并各举一例说明。
3. 说出粘接固定到牙体组织上的修复体给患者带来的三大好处。
4. 比较牙釉质与牙本质在酸蚀、粘接方面的组织学区别,两者比较应包含以下方面:
   - 正磷酸;
   - 釉质突;
   - 玷污层;
   - 混合层;
   - 预处理剂;
   - 粘接剂。
5. 讨论早期关于牙本质粘接的两种谬论,以及科学研究如何改变当前的实践。
6. 总结玻璃离子水门汀与牙本质粘接剂的主要区别。

引言

粘接，或粘结，是两种物质通过胶水或粘接剂结合在一起。粘接在日常生活中很常见，用于制造、维修及口腔医学行业。在物体表面保护涂层的应用中粘结剂同样重要，例如在金属表面涂漆以防止生锈，或者应用窝沟封闭剂来防止龋坏。

粘接或粘结的定义在口腔领域并不简洁。一种能粘在平面上或将两个平面粘在一起的材料通常称为"粘接剂"。大多数的口腔材料都涉及微机械粘接或粘结。应该记住的是，所有的口腔材料都必须要在潮湿、不利的环境中长久地发挥功能。因而，口腔环境限制了在口腔中应用的粘接剂的种类。

真正的粘接涉及材料之间的化学键连接，但不是所有粘接到牙齿结构上的都是真正的粘接剂。在本文中，术语"粘接"和"粘结"将互换使用，但两者都不代表化学粘接（除非特别说明）。

口腔材料与牙齿结构的微机械粘接是常见的。在日常生活中也会发生微机械粘接，如使用强力胶等材料。微机械粘接定义为比肉眼可见或用牙齿探针感知的更小的不规则表面的粘接。微机械粘接很难与真正的粘接进行区别。

在日常生活和口腔医学中，宏观机械粘接也很常见。这种粘接可以看到和（或）感知表面的粗糙度。将两块木板用大量胶水粘合在一起，用胶水修复破碎的玩具等许多其他物品，这些是应用了宏观机械粘接机制。

微机械粘接和宏观机械粘接的机制基本相同。不同之处是二者以不同的规模或物理尺寸出现。胶水或粘接剂会流入表面不规则处并将其填满。然后，胶水会凝固或变硬，并被固定在被连接的物体表面的不规则处。如果胶水很坚固，那么这些物体立刻就连在一起了。与宏观机械粘接相比，微机械粘接的优势是利用了更多表面小的不规则形状。此外，作用力更均匀地分布在应用微机械粘接的缝隙处，粘接力强于宏观机械粘接。螺丝钉、钉子、螺母、螺栓和其他紧固件都是宏观机械粘接的例子，它们都是尺寸较大的物体。在这种连接方式下，应力主要集中在紧固件附近。

在口腔医学中，宏观机械粘接是应用"非粘连性"粘接剂将冠和固定桥粘接或固定在牙齿上。口腔粘接剂将牙齿表面和冠内表面的粗糙处充填。冠粘接采用与两块木头粘接的同样原理固位。修复冠的示例可参见图1.4。

一、口腔粘接材料

（一）粘接剂/粘结剂在口腔中的应用

1.修复体固位

粘接剂通常用于保持修复体的固位。在应用粘接剂时，不需要采用倒凹（参见图1.3）及其他机械扣锁固位。有时，利用粘接剂将脆弱的美学修复材料，如瓷贴面，粘固到更坚硬的剩余牙齿结构上，利用牙齿来支持脆弱的修复材料。粘接剂也被用来粘固正畸托槽及其他矫治器到牙齿上。

2.减少微渗漏

粘接剂可减少或消除修复体的微渗漏（图4.1）。粘接剂也可减少术后敏感。微渗漏是由于液体和细菌渗入及渗漏到牙齿/修复体的交界或界面。微渗漏会增加继发龋和术后敏感的可能性。术后敏感是由于液体和细菌在修复体和牙齿之间的交界面进出。牙髓一旦受到液体流动或细菌代谢废物（酸性产物）的激惹，就会产生疼痛。

当牙齿因摄入冷、热食物而被加热或冷却时，会发生膨胀和收缩。如果修复材料的热膨胀系数与牙齿不匹配，它们则以不同的倍率膨胀和收缩。牙齿和修复体不同倍率的重复膨胀和收缩，会导致液体被吸入，并在修复体的边缘被挤出。这种现象就称为渗漏，如图4.1所示。

粘接也可减少美学修复材料的边缘染色。边缘是牙齿与修复体的交界。频繁发生渗漏的边缘会变黑、着色，并影响美观（图4.2）。封闭修复体边缘可减少和消除微渗漏，从而减少术后敏感和着色的发生。

3.减少继发龋

减少微渗漏最重要的原因是为了减少继发龋的发生。继发龋是发生在修复体边缘的龋损。如果修复体和牙齿之间没有空间，细菌就会丧失进行复制和繁殖的良好庇护所。光滑的牙齿表面和封闭的边缘相比修复体边

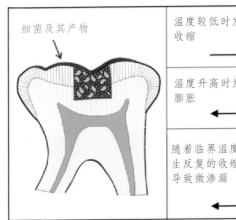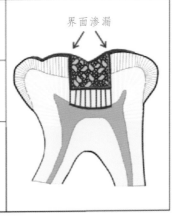

细菌及其产物

温度较低时发生不均匀的收缩

温度升高时发生不均匀的膨胀

随着临界温度的升高,会发生反复的收缩和膨胀,从而导致微渗漏

界面渗漏

图 4.1 温度变化和微渗漏效应的图示。当修复材料的热膨胀系数与牙齿的热膨胀系数不匹配时,会出现不均匀的膨胀和收缩。之后修复体与牙齿的接触面就会出现缝隙、空隙和渗漏。

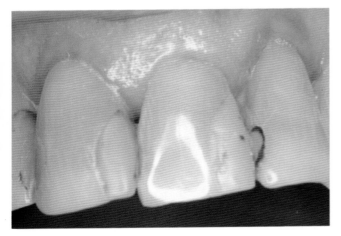

图 4.2 前牙复合修复体的照片。注意牙齿 #10 的边缘有明显的着色。

缘的点隙、裂、沟能更好地抵抗龋损。

(二)牙齿粘接剂的发展

1.历史回顾

20 世纪 50 年代,Michael Buonocore 医生在进行窝沟封闭时最先引入了酸蚀理念。酸被用来蚀刻釉质表面。经过酸蚀的牙面粗糙,允许低黏度的粘接剂(树脂系统)流入牙面不规则处进行充填(固化)。酸蚀是一种微机械粘接技术,最初被用于固位点隙处的封闭剂。之后,随着 20 世纪 60 年代口腔复合树脂的发展,酸蚀技术被用于修复体的固位。该技术减少了修复体边缘微渗漏及着色的发生。

酸蚀和复合材料的许多其他应用是在 20 世纪 70 年代和 80 年代发展起来的。随着复合材料和酸蚀技术的发展,正畸托槽可以粘固到牙齿的唇面,不需要被焊

接在牙齿的金属带环上。不久,研究人员了解到牙釉质和金属固定桥也可以经过酸蚀,然后粘接在一起。塑料、复合树脂和瓷贴面被发展起来用于前牙唇面粘接,以遮蔽釉质变色、关闭间隙及改变牙齿外形。口腔科医生应用酸蚀结合复合树脂将牙周松动牙齿粘固在一起、固定脱位的再植牙及颌骨骨折块。酸蚀结合复合树脂是口腔粘接的“金标准”,其他所有材料和技术都与该标准比较来评价其粘接强度、使用效果和寿命。

2.口腔科中的化学粘接

酸蚀解决了口腔材料粘接牙釉质的问题,但是口腔材料和牙本质的粘接问题更复杂。20 世纪 70 年代,Dennis Smith 发明了第一种口腔科化学粘接剂,称之为聚羧酸锌水门汀。聚羧酸锌水门汀应用了聚丙烯酸和氧化锌。之后,Wilson、Crisp 和 McLean 发明了玻璃离子水门汀。玻璃离子水门汀也应用了聚丙烯酸,但其应用玻璃粉代替了氧化锌。两种水门汀都以聚丙烯酸为基础,且都以化学方式粘接牙釉质和牙本质。稍后将在本章对这两种水门汀进行讨论。

大量玻璃离子材料被开发用于多种用途,其中作为粘接剂和修复材料的应用最为广泛。然而,玻璃离子材料缺乏美学外观和口腔复合材料的机械韧性。

3.牙本质粘接剂

20 世纪 70 年代和 80 年代,主要开发用于粘接牙本质的复合材料。到 20 世纪 90 年代,牙本质粘接复合材料应用于临床成为现实。由于牙本质粘接结合了酸蚀,可认为是酸蚀过程的延伸,而不是取代了酸蚀。随着牙本质粘接系统的相继开发,其已被用于牙釉质和牙本质与银汞、陶瓷、铸造金属修复体的粘接。事实上,应用

这些产品和技术,几乎每种修复材料现在都可以用于牙釉质或牙本质的粘接。当然,这些粘接技术的寿命和效果仍有待临床研究继续评价。

(三)粘接表面的因素

1.清洁

应用粘接剂时,物体表面必须要清洁,否则,粘接剂会同表面的灰尘及碎屑粘接,而不是粘接面本身。粘接剂不会和任何布满碎屑的不规则表面粘接在一起。如果粘接剂和粘接面有些化学不兼容,粘接剂不能充分湿润粘接面并且流入粘接面不规则处,则粘接效果较差。无论粘接是宏观机械、微机械、还是真正的粘接(化学粘接),粘接面都必须清洁,以使粘接剂(粘接材料)和粘接物(粘接面)紧密结合。

2.生物膜

在口腔中,保持粘接面的清洁非常困难。所谓粘接面清洁,即粘接面不受诸如唾液、血液、龈沟液等口腔液体的污染。一旦粘接面受到任何液体的污染,粘接面上会立即覆盖一层生物膜。生物膜是一种源自或大或小有机物的涂层。生物膜在口腔中开始以分子层(牙釉质表面唾液薄膜)形式存在,渐而成为微生物群落(菌斑)。粘接时,粘接面不再是银汞合金、釉质或复合树脂,最终粘接剂"看见"或"感觉"到的粘接面是生物膜。生物膜会减少(甚至阻止)许多口腔粘接剂的粘接。为解决这一难题,在应用粘接材料时推荐使用口腔橡皮障。由于唾液来源的生物膜可帮助润滑食团以便吞咽,因而其易溶于胃酸且促进食物消化的特性便不足为奇。幸运的是,应用酸蚀剂酸蚀牙釉质及牙本质时,釉质薄膜易于被清除。

(四)粘接测试(选读)

为了测定粘接于牙釉质和牙本质的多种材料的粘接强度,研究人员做了大量工作。通常,先将小部分粘接材料粘固在牙齿上,然后再用力推拉试图将粘接材料去掉。测量通过推拉试验将粘接材料从牙齿上去掉所需的最小力值,单位为兆帕(MPa)。1MPa=145psi。所得数值用于比较粘接剂的粘接效能。对于口腔高应力区,粘接强度达到20~25MPa(2900~3400psi)是保证临床成功的必要条件。不过,这些数值仅用于一般比较。此外,

研究人员需要知道粘接材料在什么情况下会从牙齿上脱落(或发生断裂)。如果粘接剂脱落得很干净,则粘接破坏发生在交界面。这种类型的粘接破坏被称为粘接失效。这是对粘接强度的测试。如果粘接破坏发生在粘接材料内部,则被称为内聚失效。这种情况下测定的是粘接材料的强度,而不是粘接强度。测试过程中,如果粘接剂造成牙齿折裂,这种情况也属于粘接失效,提示粘接强度超过牙齿本身的强度。粘接强度超过牙齿结构的强度并不是好事,因为粘接失效时将是牙齿而非修复体发生折裂。

二、酸蚀

酸蚀是第一项成功将口腔材料粘接在牙齿结构上的技术(图4.3)。酸造成微观粗糙的牙釉质表面,如图4.3和图4.4A。这种粗糙表面有时被称为"釉质突"或"微孔"。这种粗糙表面应用低黏度液相聚合体系。该液体必须充分湿润粘接面,从而流入经酸蚀产生的微孔隙中。该聚合体系经化学反应(聚合收缩),由液态转变为固态。这时新转变的固体就粘接在微观粗糙的牙釉质表面了。尽管有众多的酸蚀剂和聚合体系,但由于操作时间和口腔条件限制,仅有小部分可适用于口腔医疗。

(一)酸蚀过程

首先,牙釉质表面先用浮石粉或类似的研磨剂进行清洁。然后用水冲洗碎屑和浮石粉,用压缩空气将局部吹干(图4.3A)。将酸或酸蚀剂,典型代表为37%的正磷酸,涂于恒牙上酸蚀15~30秒。然后用水将酸冲掉,用抽吸压缩空气将表面完全吹干(图4.3B)。接下来将液体粘接树脂(聚合体系)涂于粘接面。聚合体系发生化学反应或"结固"(图4.3C)。最后,修复材料与粘接树脂的初始层进行化学粘接(图4.3D)。

术语"酸蚀剂"一词对于患者而言更为恰当,而不是任何用"酸"所能代替的词汇。有时,酸蚀剂也被称为"调节剂"。然而,由于其他不同的口腔材料也会被称为调节剂,用该词容易产生混淆。

(二)牙釉质

1.酸蚀技术适用于牙釉质口腔材料的粘接,但不适用于牙本质。该技术简单,应用微机械原理,历经多年并

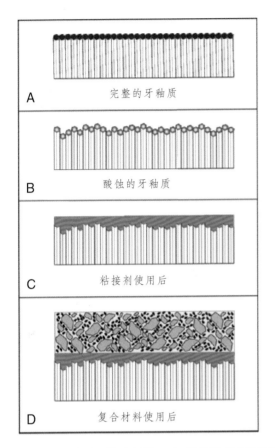

图 4.3 牙釉质酸蚀过程的示意图。(A)竖条代表无污染釉柱。(B)酸蚀溶解了一些釉柱后表面变得粗糙。(C)树脂粘接剂渗入釉柱内和釉柱间不规则的缝隙处,结固后再覆盖一层树脂,使得树脂粘接剂通过微机械力锁接于釉柱之间的空隙里。(D)使用复合修复材料并使其粘接到底层的树脂。

没有发生明显变化。

2.酸蚀技术可实现复合树脂与釉柱末端而不是釉柱长轴更高效的粘接。

3.酸蚀技术有一个"内置"的质量控制检验:如果牙釉质的酸蚀和干燥比较适当,牙釉质表面会呈现白垩色或灰白色外观,如图 4.4B 所示。

4.多年的临床数据显示,采用酸蚀技术有益于牙釉质的粘接。凹陷和裂隙的封闭可预防龋损,边缘复合材料的修复也可降低着色发生的频率。复合材料充填牙齿可纠正牙齿断裂、扭转或其他缺损。

(三)酸

多种酸都被用于酸蚀牙釉质。其中浓度为 37% 的正磷酸是目前最常用的。酸蚀可去除部分釉柱,暴露微观粗糙的牙釉质表面,如图 4.4A 所示。酸蚀可以溶解釉柱间质、釉柱内核,或者在不同区域两者均可发生。然而,过度酸蚀会导致最初溶解的钙及磷酸离子形成(沉淀)晶体。这种沉淀的晶体会抑制粘接。

(四)时间

根据制造商或产品说明,建议牙釉质酸蚀时间为15~30 秒。乳牙需要比恒牙酸蚀更长时间。乳牙釉柱较少规则排列,因而需要更长的酸蚀时间(30~40 秒)来获得充分粗糙的粘接表面。相比于恒牙,乳牙的酸蚀结果不太可靠。如果酸蚀的牙釉质受到唾液污染,应该用同

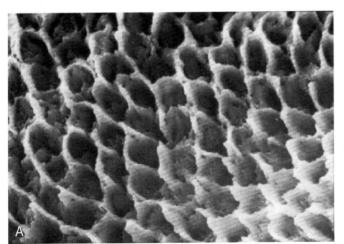
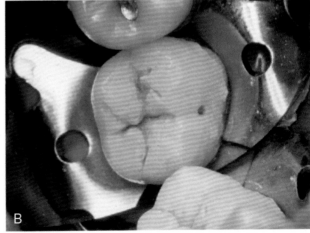

图 4.4 (A)牙釉质酸蚀的扫描电镜图。(Hormati AA, Fuller JL,Denehy GE Effects of contamination and mechanical disturbance on the quality of acid-etched enamel. J Am Dent Assoc. 1980;100(1):34–38, with permission)(B)第二磨牙上牙釉质酸蚀的照片。请注意表面呈白垩状或灰白色,并与第一磨牙光泽的表面进行比较。(Dr. Ronald House, Bethesda, MD)

样的酸重新酸蚀,但仅需酸蚀5秒。

(五)粘接面

虽然酸蚀技术简单,但必须注意保持粘接面的清洁和干燥。经酸蚀的牙面易受到污染。保持牙面清洁的原因前面已做表述。

(六)树脂系统(与酸蚀一起使用的材料)

1.低黏度树脂

最先被应用的低黏度树脂系统是聚甲基丙烯酸甲酯。后来发展为口腔修复材料的树脂系统,与酸蚀技术联合应用。目前使用的所有树脂均需充分地润湿酸蚀后的牙面,然后流进牙面的微观不规则处。低黏度树脂系统也被称为釉质粘接树脂(或者,简单称为"粘接剂")。现在使用的所有树脂系统都是经加成聚合反应合成(加成聚合反应将在第5章中讲述)。聚合反应,或树脂的固化过程,可经光或化学反应激活(启动)。

2.复合材料

粘接树脂一旦固化,就可以充填复合修复材料。复合材料由同样化学成分的低黏度树脂和化学粘接树脂所合成。图4.5所示为一个化学活化酸蚀复合材料成套试剂盒。

三、牙本质粘接

当酸蚀被证明为一种有效的临床程序时,人们开始关注牙本质粘接技术的发展。典型的窝洞预备中用于粘接的牙本质多于牙釉质。研究人员发明了各种复

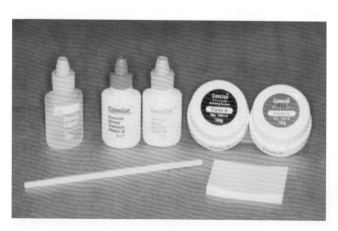

图4.5　一种牙釉质粘接和树脂系统。左侧为酸蚀剂,中间为两个化学活性树脂,右侧为两个化学活性树脂修复材料。

杂的化学系统。这些系统用来与胶原及牙齿结构的其他组分进行化学粘接。需进行化学粘接的牙齿结构要想与粘接剂紧密结合,要求预先良好地润湿牙齿表面。化学粘接是目的,但微机械粘接是结果。目前的牙本质粘接系统通过微机械粘接和次级原子键发挥功能。这些系统是否主要通过初级原子键与牙齿结构粘接还值得怀疑。实际上,牙本质粘接系统是酸蚀技术的拓展。

(一)牙本质粘接系统

1.牙体组织

牙本质粘接系统适用于牙釉质和牙本质。由于牙釉质是外层的牙体组织,因而这些粘接系统与牙釉质的粘接是很重要的。如果牙釉质没有强有力的粘接,即使牙本质的充分粘接可以阻止细菌向深层侵入,牙釉质-复合树脂界面的微渗漏也会使继发龋发生的可能性增加。

2.牙本质结构

牙本质由管周牙本质、管间牙本质和牙本质小管组成。牙本质小管内充满成牙本质细胞突起。管周牙本质和管间牙本质高度矿化,而成牙本质细胞突起的水含量占大部分。此外,牙本质的存在形式包括原发性牙本质、继发性牙本质、修复性牙本质、硬化性牙本质和死区。可以看出,相比牙釉质,牙本质的结构更为复杂和多变。牙本质粘接一直是个难题,亟待科学家来解决。

3.玷污层

牙本质经口腔器械切割或预备所产生的一层贴附于牙表面的碎屑称为玷污层(图4.6 A)。如同锯一颗绿色的、充满黏液的松树,在新的切割面上会产生锯屑和黏浆。牙本质上的玷污层也会向牙本质小管内小段延伸。玷污层由微弱贴附在牙齿切割面上的牙本质碎屑组成。不同的是,牙釉质的切割更为清洁,因为它是更坚硬且高度钙化的牙体组织。

4.历史谬论和牙本质粘接

在美国,牙本质粘接系统的历史发展非常有趣,有一些错误的理念需要更正。首先,人们认为复合材料会激惹牙髓神经,因而不应该直接放置在牙本质上。事实上,是复合材料或其他口腔材料的微渗漏导致牙髓神经受到刺激。其次,人们认为酸蚀牙本质会刺激牙髓组织,去除保护牙髓的玷污层,并且会引起术后问题。20世纪90年代,"全酸蚀技术"已被认可。现今,同时酸蚀牙釉质和牙本质也已经被认可。

总的来说,目前的研究结果支持酸蚀牙本质并结合使用牙本质粘接系统来减少微渗漏的发生。尽管有些人认为全部的牙本质均应被酸蚀,但更多保守的临床医生认为,在某些情况下对于深的窝洞预备,可预先放置保护性材料以保护牙髓神经免受酸的刺激。对近髓的牙本质进行酸蚀被认为像是在开放的伤口上撒盐,而经预备的深层牙本质就好比是开放的伤口。

5.牙本质粘接系统的历史

最开始,牙本质粘接系统十分复杂,需要多达 6 种材料用于窝洞预备。牙釉质和牙本质的处理非常不同。首先,仅仅是牙釉质(而不是牙本质)被酸蚀、冲洗及吹干。其次,用一种较弱的酸或螯合剂对牙本质进行“调控”。螯合剂与钙及其他离子形成分子络合物,进而来清除玷污层并且使牙本质表面脱矿。接下来应用牙本质预处理剂,然后是树脂粘接剂。许多产品在应用于牙齿之前,需要两种液体组分混合生成预处理剂或粘接材料。根据系统的不同,预处理剂用气枪吹干、自固化或二者皆有。充填复合材料之前,需将粘接树脂固化。

现今,各种相对简单的牙本质粘接系统比比皆是,如图 4.7 所示。与两步法酸蚀技术(酸蚀和应用粘接树脂)无太多区别的三步系统,已经被证明可获得长期的临床成功。更简单的两步系统已被广泛应用。最近,采用自酸蚀预处理剂和粘接剂的一步系统被引入。通常,

随着步骤的减少,该系统可能会更容易使用,但这并不一定总是更好。接下来的部分会详细描述通用的三步法牙本质粘接系统,以期对临床操作流程提供理论认识。请注意在使用每种产品时,理解并遵循厂家的用法说明是非常重要的。

(二)三步法牙本质粘接系统

1.酸蚀牙本质和牙釉质

如同酸蚀技术一样,第一步先酸蚀牙釉质和牙本质,如图 4.6B 所示。通常使用 37% 的正磷酸酸蚀牙釉质和牙本质。这就是所谓的“全酸蚀”技术。酸蚀牙本质可以清除牙本质表面的玷污层,以及窝洞预备过程中挤压进入牙本质小管内的材料栓子。一些酸蚀剂中加入了少量的添加剂,可以消毒牙齿表面。这些添加剂也可以减少成牙本质细胞突和开放的牙本质小管中渗出的液体。减少这些液体可以降低牙本质表面的湿润度,有利于树脂的粘接。酸蚀也可使一层几微米厚的牙本质脱矿。牙本质的一种主要有机成分——胶原纤维,保留在脱矿的牙本质表面。酸蚀后表面用水冲洗(同酸蚀术),但仅是将表面轻轻吹干(不是干燥),既可用轻柔的气流吹干,也可用吸唾器吸干。这称之为“湿粘接”。过度干燥酸蚀后的牙本质可使脱矿的胶原纤维“塌陷”成致密垫状结构。由于预处理剂不能有效渗透垫状结构,所以牙本质

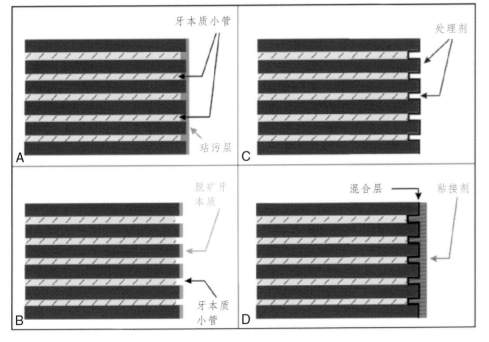

图 4.6　三步法牙本质粘接系统示意图。(A)预备后的牙本质覆盖涂抹层。(B)牙釉质和牙本质被酸蚀,玷污层去除,牙本质表面脱矿,牙本质小管开放。(C)处理剂流入开放的牙本质小管和脱矿牙本质层。(D)粘接剂覆盖处理剂和混合层。

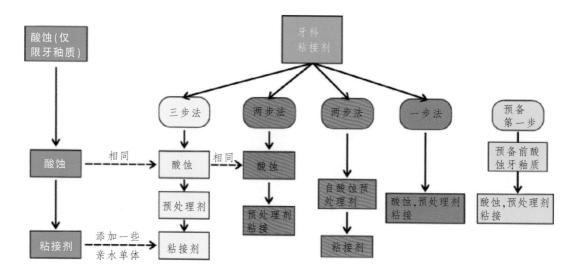

图 4.7   酸蚀牙釉质粘接的各个步骤与各种粘接系统的关系图。

的粘接强度较弱。

2. 使用预处理剂

第二步是使用预处理剂。预处理剂和用于牙釉质粘接系统的低黏度树脂类似。预处理剂与粘接树脂间最重要的差别是预处理剂具有更低的黏度,对湿润牙齿表面(亲水性)有更强的耐受性。预处理剂含有挥发性溶剂,如丙酮或乙醇,可以稀释有机化学物质,提高酸蚀牙齿表面的流动性和湿润性。这些亲水性化学物质可以很好地湿润酸蚀后的牙釉质及牙本质表面。

同牙釉质粘接树脂一样,预处理剂流入经酸蚀后牙釉质表面的不规则处。实际上,亲水性预处理剂更能耐受潮湿(甚至污染)的牙齿表面。此外,预处理剂可以流入经酸蚀的牙本质开放性小管中。更重要的是,当牙本质酸蚀后,预处理剂也可在暴露的胶原纤维周围流动,如图 4.6C 所示。多数预处理剂不会自发性固化,而是当再引入一种材料时才会固化。预处理剂是一种润湿剂,有助于粘接剂流入开放小管和胶原纤维周围。正确应用预处理剂后,牙面会呈现轻微"光泽"或湿润的外观。

3. 使用粘接剂

第三步是使用粘接剂,如图 4.6D 所示。粘接材料是一种低黏度树脂,非常类似于牙釉质粘接树脂系统。虽然牙本质粘接剂与预处理剂一样可能含有亲水性化学物质,但粘接剂却是疏水性的,因而其不像湿润的牙齿表面。与牙釉质粘接树脂一样,牙本质粘接剂以同样的方式发生固化或聚合反应。

4. 充填复合材料

使用牙本质粘接系统后,待聚合反应完成即可充填复合材料。同牙釉质粘接系统一样,复合材料与牙本质粘接材料粘接。充填的结果是增强修复体固位及减少微渗漏发生。图 4.8 展示了几种三步法牙本质粘接系统。

5. 牙本质粘接剂作用机制

牙本质粘接系统有两种粘接机制,如图 4.6 和图 4.9 所示。第一种是微机械粘接机制,树脂材料以树脂突的形式扣锁在牙本质小管中,这与酸蚀技术非常相似。第二种是形成由树脂和脱矿的牙本质(胶原)构成的混合层。这两种机制同时发生。某些产品可形成初级原子键。有关这些初级原子键的重要性还在研究之中。混合层主要涉及次级粘接,因为胶原和预处理剂都有极性基团与聚合物主链附着。用于牙本质粘接的化学物质有可能与胶原发生反应,但仍缺乏有关这种初级原子键的证据。预处理剂的亲水特性,可以允许酸蚀后的牙本质表面湿润,这是此类材料的重要特征。

6. 临床研究

一些产品已有 25 年以上的临床应用,这些临床数据可支持其有效性。但问题是,市场上的大多数牙本质粘接产品是"新的及改良的"。牙本质粘接系统还在不断改良。只有 6~12 个月的短期数据可证实许多新产品的有效性。出乎意料的是,临床效果显示几种"旧式"三步法粘接系统与新研发的简易产品一样好,甚至更好。

(三)两步法牙本质粘接系统

更新的牙本质粘接系统将粘接步骤减少到两步。图 4.10 展示了几种产品。尽管这些产品看起来好像更方便,但两步法粘接系统在材料使用所需时间方面并没有优势。有些两步法粘接系统的产品实际上要比三步

法的产品花费更长时间。一些人提倡在涂布封闭剂或粘接正畸托槽时可应用两步法粘接系统,因为该系统的粘接剂更能耐受唾液或其他口腔液体的污染。

1.酸蚀

牙本质和牙釉质使用相同的产品及应用与三步法同样的方法进行酸蚀。酸蚀可去除玷污层和使表面牙

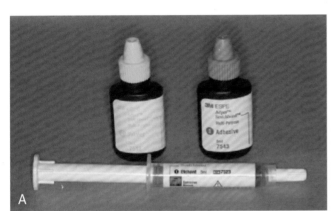

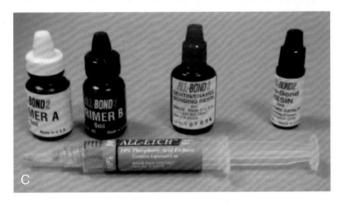

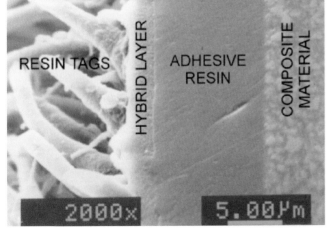

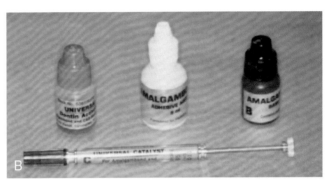

图 4.8 3 种三步法牙本质粘接系统。(A) 光固化 Scotchbond MultiPurpose。(B)化学活性 Amalgambond。(C)All-Bond2。使用最右边的瓶子产生双重固化系统。

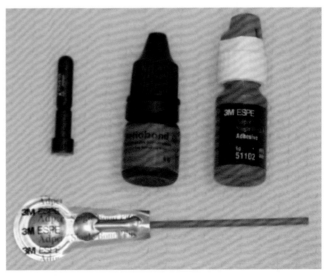

图 4.9 牙本质粘接系统的扫描电子显微镜。将牙本质粘接系统和复合材料应用于牙本质上。用酸蚀法去除牙本质。显微照片显示了牙本质小管(树脂突)和混合层中的物质。(Courtesy of BISCO, Inc.)

图 4.10 牙本质粘接系统的扫描电子显微镜。将牙本质粘接系统和复合材料应用于牙本质上。用酸蚀法去除牙本质。显微照片显示了牙本质小管(树脂突)和混合层中的物质。(Courtesy of BISCO, Inc.)

本质脱矿。酸蚀剂的冲洗水用压缩空气轻吹或吸唾器吸引小心去除，因为必须要避免牙本质干燥。

2.使用粘接剂

两步法粘接系统的粘接剂结合了三步法的预处理剂和粘接剂。两步法的树脂体系比三步法的亲水性更高。粘接剂中的溶剂有助于酸蚀后牙面的湿润性。溶剂可因气枪轻吹而蒸发。许多产品需要涂布两层粘接剂。光固化粘接剂后，即可充填复合修复材料。

(四)采用自酸蚀预处理剂的两步法

在这些两步法中，酸蚀剂和预处理剂结合为第一步(瓶)，粘接剂用于第二步。对于未打磨的牙釉质，人们对某些产品的酸蚀效果还存在质疑。一些临床医生采用磷酸对牙釉质进行酸蚀，以确保酸蚀恰当。这样，该步骤又变成一个三步过程。大多数厂商建议用这些自酸蚀预处理剂涂擦牙本质20秒。

(五)一步法自酸蚀粘接剂

采用自酸蚀粘接剂的一步法系统看起来是牙本质粘接的最终简化。图4.11展示了几种产品。自酸蚀粘接剂是强酸性有机化学物质，能够酸蚀牙釉质和牙本质。粘接剂含有的溶剂可辅助牙面湿润，并且通过水分蒸发。亲水性树脂也包含在粘接剂中。在应用这些新产品时，可能会出现几个问题。一些产品不能很好地酸蚀未打磨的牙釉质。一步法粘接系统的保存期限也是个问题。酸性粘接剂随着时间的延长会退化，导致不完全的聚合。树脂的完全聚合是非常重要的，因为任何未固化的树脂成分都将刺激牙髓。采用自酸蚀粘接剂有一个优势：经粘接剂酸蚀的牙面任何部分都将被粘接剂覆盖

和保护。实验室和临床结果显示这些一步系统前景良好。根据厂商说明涂布粘接剂，光固化粘接剂，然后充填复合修复材料。一步法自酸蚀系统已经发展成为"通用型粘接剂"。

(六)通用型粘接剂

最近，口腔制造商们又取得了一些进展。我们现有的粘接剂被称为"通用型粘接剂"，如图4.12所示。这些粘接剂不仅可同任何物品进行粘接，还可应用几种不同技术进行粘接。临床医生可应用与两步法系统一样的技术酸蚀牙釉质和牙本质，然后在牙釉质和牙本质上应用通用型粘接剂。与一步法系统一样，临床医生可仅酸蚀牙釉质，然后将通用型粘接剂应用于牙本质和牙釉质。该技术被称为选择性酸蚀，在首次使用时采用了对未打磨的牙釉质无效的一步法粘接系统。应用酸蚀剂酸蚀牙釉质边缘时，需使用一个小号的钝针头，如图25.6所示。

同一步法自酸蚀粘接剂一样，另一种技术是将粘接剂应用于牙釉质和牙本质。这种技术甚至会达到更好的效果：制造商声称该种粘接剂不仅可以对牙釉质和牙本质进行粘接，也可以粘接陶瓷和金属材料，因而它们被称为通用型粘接剂。研究人员证实，该种粘接剂的确可与多种修复材料进行粘接，但其粘接效果并不能同那些更复杂的"经检验可靠的"步骤相媲美。

(七)双重固化型粘接剂

复合水门汀(参见第5章)与口腔粘接系统配套使用。如果修复冠是金属冠或金属烤瓷冠，需要使用化

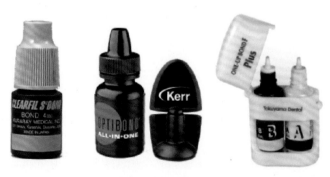

图4.11　一步法牙本质粘接系统。从左到右为：Clearfil S3 Bond、OptiBond All-In-One(大瓶装和单只装)、One-Up Bond F Plus。注意：One-Up Bond 包含两个组件，为一步法粘接剂。

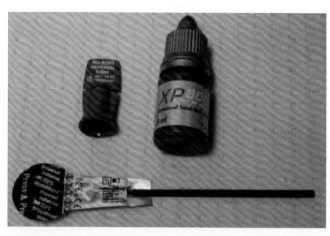

图4.12　通用粘接系统。上排：All-Bond Universal (单支装)和 XP BOND (大瓶装)。下排：Scotchbond Universal。

学活化水门汀和粘接系统（光不能穿透金属）。大多数牙本质粘接系统有额外组分（瓶），可与粘接剂进行混合组成双重固化型粘接剂（图 4.8C）。双重固化材料将在第 5 章中进行讨论。

（八）未来展望

有人可能会说口腔粘接剂要比量子力学更加复杂，不管这是不是真的，事实是口腔粘接剂在持续变好，但我们需要意识到并不是所有的产品都能达到市场要求。牢记千年以前 Epicurus 说的话："不要让你所期望得到的毁掉你现时所拥有的，记住你现在所拥有的恰恰是你曾经一心渴望得到的"。

四、玻璃离子

（一）基于聚丙烯酸的材料

基于聚丙烯酸的两种粘接剂材料，其中一种是玻璃离子，另一种是聚羧酸锌水门汀（将在第 7 章中有更详细的介绍）。玻璃离子最初是作为一种单独类别的口腔材料，如今已经演变为一系列产品的一端，另一端是牙本质粘接系统/复合材料。第 5 章将对玻璃离子有更多的讨论，详见图 5.13。

（二）聚羧酸锌和玻璃离子水门汀

20 世纪 70 年代，Dennis Smith 在伦敦发明了聚羧酸锌水门汀。他结合了常用的口腔粘固粉、氧化锌及一种新的液体——聚丙烯酸，共同溶解在水中（是的，一种聚合物溶解在水中）。Wilson 和 Crisp 将 Smith 发现的新液体与其他常用的口腔粘固粉——细磨的玻璃粉末相结合。他们将这种新材料命名为玻璃离子水门汀。聚丙烯酸是一种长链分子，有酸性（羧基）基团与主链相连，如图 4.13A 所示。当这些材料混合形成固体块时，酸性基团会与粉末发生反应。酸性基团也会与牙齿结构发生反应，并且可化学粘接牙本质和牙釉质（图 4.13B，C）。

（三）玻璃离子水门汀粘接机制

相比于牙本质粘接系统和复合材料，将"真正的"玻璃离子材料与牙釉质和牙本质粘接更为简单。不需要单独涂布粘接剂，紧接着即可充填修复材料。因为，玻璃离子材料本身就是粘接剂和修复材料。除了化学粘接，如果牙面存在微观不规则处，如部分开放的牙本质

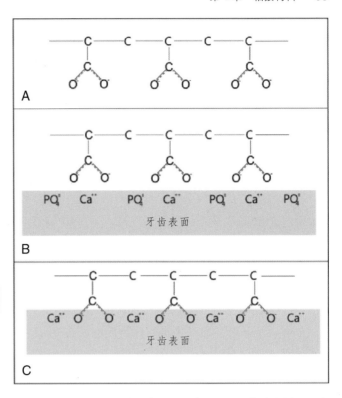

图 4.13　溶液中聚丙烯酸分子的示意图。(A)羧酸基团已经电离。(B)羧酸基团与牙齿结构中钙离子之间的粘合。(C)羧酸基团在牙齿结构中的键合取代了磷酸盐离子。

小管，那么微机械粘接也可以应用。玻璃离子材料在第 7 章中有更详细的介绍。

起初，玻璃离子材料直接应用于牙本质和牙釉质。之后，在充填玻璃离子材料前，牙本质表面先进行清洁或者用聚丙烯酸水溶液"调整"。结果是得到更清洁的牙面（去除了玷污层），达到更好的粘接效果。牙本质小管并没有打开，因为牙本质经酸蚀后未脱矿形成混合层。

五、粘接在口腔医学中的应用

根据临床情况，口腔医生会从各种各样的粘接材料中进行选择。牙釉质酸蚀仍然适用于涂布窝沟封闭剂和粘接正畸托槽。在进行复合材料充填和减少根面暴露引起的敏感时，牙本质粘接系统仍为标准操作。当牙颈部病损累及牙釉质和牙本质，或者患者高度易患龋，此时多数临床医生会选择玻璃离子材料。值得注意的是，所有的粘接材料都要求恰当操作及清洁牙面，以达到最佳的粘接。

总结

许多口腔材料的成功应用依赖于粘接剂的粘接特性。这种类型的粘接通常被视为微机械粘接，因为粘接发生在肉眼不可见的层面。口腔领域宏观机械粘接的实例是修复冠、桥与牙齿的粘接，类似于将两块木板用胶水粘固在一起。

粘接材料在口腔医学中的应用主要包括固位修复体、减少微渗漏及继发龋的发生。应用粘接材料前，清洁度和生物膜是需要考虑的重要因素。为保证粘接成功，牙齿表面必须清洁，以使粘接剂（粘接材料）与被粘接体（牙齿表面）的紧密结合。

如今，酸蚀过程用于口腔材料与牙釉质的微机械粘接。酸蚀后可生成微观粗糙的牙齿表面，以使低黏度的聚合树脂流入粗糙的"釉质突"或"微孔"。该过程要求牙齿表面用研磨剂清洁，用正磷酸酸蚀，然后涂布粘接树脂，最后充填修复材料。在这些步骤之间，牙釉质表面必须彻底地冲洗和吹干。

牙本质粘接，需要采用拓展的酸蚀技术。经切割或预备的牙本质不同于牙釉质，因其表面被覆一层"玷污层"。传统的三步法牙本质粘接过程包括：酸蚀牙本质和牙釉质、使用预处理剂和使用粘接剂。接下来，用复合材料修复牙齿。牙本质粘接系统采用两种粘接机制：微机械粘接和形成混合层。混合层由树脂和脱矿的牙本质构成。这两种粘接机制可同时发生，且二者都不依靠初级原子键。

两步法和一步法粘接系统简化了牙本质的粘接过程。它们结合了两步法系统或三步法系统所有的酸蚀、预处理剂和粘接步骤。

另一种口腔粘接材料是玻璃离子水门汀，它是由聚丙烯酸和细磨的玻璃粉末组成。不需要单独涂布粘接剂，紧接着即可充填修复材料，因为玻璃离子本身就可与牙齿结构进行化学粘接。玻璃离子可作为粘接剂和修复材料。

根据患者需求，口腔科医生会选择合适的粘接材料。所有的粘接材料必须进行恰当操作，以确保最佳的粘接。

 学习活动

1.准备两颗离体牙，一颗酸蚀牙釉质，另一颗不酸蚀牙釉质，然后对两颗牙齿充填复合材料。用器械去除复合材料，比较从两颗牙齿的预备面去除复合材料时所需的力度是否有差别？

2.从牙本质粘接系统中各取一滴粘接剂涂布两颗牙齿的牙釉质：一颗牙齿的牙釉质经酸蚀处理，另一颗牙齿的牙釉质经酸蚀处理后被唾液污染。比较两颗牙齿表面上由粘接剂形成的接触角是否有差别？

3.分别制取1mm厚的混合复合材料（或手边任何复合材料）和玻璃离子修复材料试样各一片。对这些材料的外观（表面纹理、颜色和透明度）进行比较。

复习题

1.邮票现在是自粘的。这张纸(实际是邮票)被称为_____,以及邮票背面的黏性物质被称为_____。

a.粘接体,粘接剂

b.粘接剂,粘接体

c.粘接剂,粘合剂

d.粘接体,生物膜

2.Kristin 矫正装置通常被称为"牙套"。这些装置包含的金属托槽,可应用粘接材料直接粘固到牙齿表面上。当托槽脱落,粘接"失效"发生在粘接材料内部,这种类型的失效被认为是:

a.粘接剂

b.粘接体

c.内聚的

d.宏观机械的

3.在下面的画线中,用数字 1~8 将酸蚀步骤和充填修复过程按照正确顺序进行填写。

_____用水冲洗清洁牙齿表面

_____用水冲洗酸蚀的牙齿表面

_____使用粘接树脂

_____用浮石粉清洁牙釉质

_____用气枪吹干清洁的牙齿表面

_____用气枪吹干酸蚀的牙齿表面

_____充填修复材料

_____使用酸蚀剂

4.正磷酸(牙釉质酸蚀剂)通常应用_____的浓度。

a.27%

b.30%

c.37%

d.47%

e.以上都不是

5.为什么乳牙需比恒牙酸蚀更长时间?

a.补偿潜在的行为管理问题

b.乳牙的牙釉质密度大

c.乳牙的釉柱排列比恒牙规则

d.乳牙的釉柱排列比恒牙不规则

6.牙本质粘接系统通过_____发挥功能。

a.微机械粘接和次级原子键

b.宏观机械粘接和次级原子键

c.微机械粘接和初级原子键

d.宏观机械粘接和初级原子键

7.用口腔器械切割或预备牙本质时,形成的"牙本质碎屑"称为:

a.粘接层

b.玷污层

c.底漆层

d.螯合剂

8.口腔粘接可发挥以下所有功能,除外:

a.减少继发龋

b.保留修复体颜色

c.减少微渗漏

d.固位修复体

9.牙本质粘接系统的粘接机制之一是混合层。它是由_____构成。

a.玷污层和树脂

b.牙本质预处理剂和脱矿牙釉质

c.树脂和脱矿牙釉质

d.树脂和脱矿牙本质

10.以下说法中除外一个均为牙本质粘接的谬论,哪一个是除外的?

a.复合材料刺激牙髓

b.牙本质不应该被酸蚀

c.玷污层是"牙本质碎屑"

d.应保留玷污层来保护牙髓

第 **5** 章　直接聚合修复材料

学习目标

1.命名口腔材料中常见的两种聚合反应,并解释"加成聚合"中"加成"的含义。

2.讨论修复树脂的以下特性:

- 聚合收缩;
- 热膨胀系数;
- 耐磨性。

3.总结复合修复材料的填料颗粒、树脂基质和偶联剂之间的关系。

4.比较光活化和化学活化复合树脂的优缺点。

5.解释使用光固化材料时适当保护眼睛的重要性。

6.讲述以下过程的相关重要性和(或)口腔复合树脂的特征:

- 光照深度;
- 材料的加成;
- 空气阻聚;
- 未反应的 C=C 双键;
- 色调;
- 基质的缺陷。

7.对于口腔复合树脂的充填颗粒,总结以下特性:

- 成分;
- 尺寸;
- 数量(百分比);
- 耐磨性;
- 折射率;
- 临床检测。

8.选择三种类型的口腔复合树脂中的一种说明其在下列口腔治疗中的应用:

- 将正畸托槽粘接到牙釉质上;
- V类"牙龈缺口"的修复;

- 小型Ⅰ类或Ⅱ类洞的修复。

9.简要解释开发流动性复合树脂和可压缩性复合树脂的原因。

10.讨论口腔卫生士在使用窝沟封闭剂过程中应发挥的作用。

11.讨论底漆在窝沟密封中的应用。

12.简要描述"预防性树脂修复"和"树脂水门汀"。

13.评估光固化和化学固化玻璃离子水门汀的优缺点。

14.讨论复合体、玻璃离子聚合物和复合树脂的相似之处。

引言

聚合物是由单体通过分子化学反应形成的大的长分子材料。目前有多种聚合物,它们具有多种特性。将单体连接在一起并产生聚合物(大分子)的化学反应叫作聚合反应。常见的聚合物或"塑料",如聚乙烯和有机玻璃(丙烯酸树脂),都是通过加聚反应制备,可用于制造苏打水瓶、牛奶瓶和许多其他日常用品。聚乙烯材料具有很长的线性链条,很容易被回收,因为它们可以重塑和再生,这些材料称为热塑性聚合物,它们在聚合反应后可以被加热、铸造或成型(塑料),类似于蜡。

具有交联而不是线性结构的聚合物不易被熔化。但它们会分解,这些材料被称为热固性聚合物。它们不能被加热和成型,所以要求在聚合反应发生时它们已经被塑型完成。它们往往比热塑性材料更坚固。因此大多数口腔树脂是具有热固性的交联结构。

第 2 章中介绍了聚合物。在本章中,我们将讨论丙烯酸树脂和口腔复合树脂用于替代和修复牙齿。

一、丙烯酸树脂

丙烯酸树脂在口腔医学中的首次应用是作为义齿基托(参见图 1.6 和图 1.7)。义齿基托是义齿中粉红色塑料的部分,用于模拟牙龈和缺失的牙槽骨。义齿牙齿粘在基托上形成义齿。口腔用丙烯酸树脂与有机玻璃使用的聚合物相同。有机玻璃是一种坚固的塑料,可以在窗户制作中作为玻璃的替代材料。丙烯酸树脂已经在口腔领域得到广泛应用,在后面的章节中会详细介绍。本章将主要讲述丙烯酸树脂的化学性质,因为它与大多数直接聚合修复材料的化学性质相同。丙烯酸树脂曾经用于前牙区修复,但是非常容易被腐蚀。口腔复合树脂出现后,直接丙烯酸修复材料就被淘汰了。本章我们将讨论丙烯酸树脂的缺点和复合树脂所改进的性能。

(一)加成聚合(选读)

丙烯酸树脂的聚合反应称为加成聚合,这在口腔材料中是非常普遍的。另一种常见的聚合反应称为缩合聚合,随后在介绍印模材料时将会讨论缩合聚合。丙烯酸树脂和复合树脂,如修复材料、水门汀、密封剂和粘接剂,所有这些都是通过加成聚合形成的。与所有这些材料相关的共同因素是反应基或官能团的化学结构相同。官能团是负责材料重要化学特性的分子。

1.官能团

单体是具有反应基的分子,参与聚合反应。这个反应基被称为官能团。丙烯酸树脂的官能团单体是碳-碳双键。我们将它表示为 C=C。"双键"即两个碳原子共享两对电子,所以在双键中涉及四个电子。虽然 C=C 是单体的反应部分,但是其他原子和侧基团(除了氢)也可以结合到 C=C 的一个或两个碳原子上。侧基团在聚合物链上形成吊坠(就像手镯上的坠饰),它们决定所得聚合物的物理和化学性质。

2.自由基

丙烯酸树脂的化学(聚合)反应被称为自由基聚合或加成聚合。使用自由基聚合这个名字是因为一个自由基有一个不成对的电子参与反应。使用另外一个名字,加成聚合,是因为在反应进行过程中,一次只有一个单体加入聚合物链上。加成聚合常被用于制造各种聚合物或塑料,是一种常见的聚合反应。

(二)加成聚合的步骤—选读

1.引发

加成聚合反应的第一步被称为引发。其实,引发可以看作两个反应。第一个反应包括一系列的激活方式去形成一个自由基,自由基分子具有不成对的电子(图5.1A)。第二个反应中,自由基分子和一个单体分子反应从而开启整个反应链(图5.1B)

(1)自由基的形成(聚合激活)

引发剂分子可以通过高温、光照或化学反应被活化变成自由基。在口腔医学中有多种化学反应可以用来形成自由基。一种化学反应开始的条件是把化学物都混合在一起。另一种化学反应是由光照启动(参见图

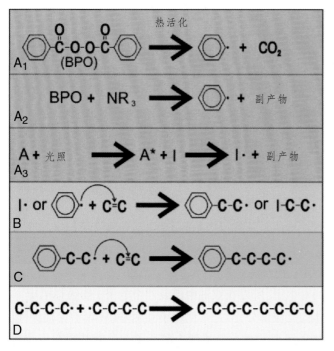

图5.1　引发剂分子被热(A_1)、化学反应(A_2)、光照(A_3)活化形成自由基。(B)反应链的启动。(C)反应链增长。(D)反应链终止的示例。A,活化剂;Ⅰ,引发剂;BPO,过氧化苯甲酰;NR_3,叔胺;·,未配对电子、自由基;*,一个被激活的分子。

5.1A)。

根据活化方式的不同,我们可以把材料分为热活化(也称为热固化)、化学活化(称为冷固化或化学固化)。本章将会详细阐述热活化和化学活化,光活化只做一般介绍。

(2)自由基与单体的反应

不管自由基是通过哪种方式形成,在聚合反应引发过程中的第二个反应是为了自由基与单体的C=C双键发生反应。如前所述,一个自由基有一个不成对的电子。一个单电子是"不开心的"(高能状态),并希望通过与另外一个电子配对形成原子键(形成一个相对低能的状态)。在加成聚合反应中,一个自由基中的单电子与聚合单体C=C中的一个单电子反应。然而,一个具有三电子的基团并不是最后的结果,而是在增长链的末端形成了一个C-C单键和其他的自由基(参见图5.1B)。在这个增长链中,第一个链节就此形成。

2.扩展

图5.1C说明了加成聚合反应的第二步,即增长或延长链条。这一步被称为扩展。引发链的自由基与单体发生反应,这个链就增加了一个单体的长度。这个过程与引发相似。扩展就是将第二个、第三个、第四个和之后的更多个单体加到增长链上,直到这个链有成百上千个单体的长度。聚合反应最终的结果就是形成单体组成的长链。所以加成聚合反应也被称为链延长反应。

3.终止

两个增长链末端的两个自由基可能发生反应。如果它们确实可以发生反应,那么它们将形成一个C-C键,如图5.1D所示。这样一来就没有多余的自由基去继续增长反应链。这样两个链条的聚合反应都会终止。我们将这一步骤称为终止。自由基也可以和污染物反应,同样可能使聚合反应停止。

(三)加成聚合的活化

1.热活化

热凝丙烯酸树脂通常使用过氧化苯甲酰(BPO)作为引发剂。高温是活化剂,当加热到60℃时,BPO分解成CO_2和自由基分子,如图$5.1A_1$所示。热凝丙烯酸树脂是用粉末/液体系统制作而成的。粉末和液体混合搅拌先形成一个面团形态,继而塑造成理想的形状。聚合反应只会在材料被加热时才会开始,一般是在热水中隔

水加热。多数全口义齿或部分可摘义齿都会使用热凝丙烯酸树脂材料作为义齿基托。

2.化学活化

化学活化丙烯酸树脂，以及复合树脂通常使用BPO 作为引发剂。多种化学品都可作为活化剂。在牙科聚合物中使用的活化剂是叔胺，通常用 NR_3 表示，它是一个有机分子，其氮原子键合到三个含碳基团上。图 $5.1A_2$ 显示了叔胺与 BPO 的反应并形成自由基分子的情况。化学活化材料大多是在粉末和液体混合时就开始了聚合反应。化学活化丙烯酸树脂通常用来制作临时冠、个性托盘、正畸保持器和其他很多口腔装置。

3.光活化

光活化口腔材料使用几种活化剂和引发剂。活化剂吸收光线，然后与引发剂反应。图 $5.1A_3$ 表示通过光活化形成含自由基的分子。光活化材料的使用仅以单一的糊状物形式，不需要与其他材料混合。当材料暴露在非常明亮的光源下才开始发生聚合过程。光活化材料的"按需固化"特性使其非常受欢迎。最常见的光活化口腔材料是复合修复材料，但也存在一些光活化丙烯酸类产品。

4.双重固化材料

有些口腔材料同时具有化学活化和光活化的能力。这些材料被称为双重固化材料。聚合反应是从固化光开始的，强光到达不了的部位由化学固化完成。

(四)加成聚合是一种放热反应

在化工厂中，这种快速放热聚合反应的热量必须被去除，否则高温会变得很危险。牙科丙烯酸树脂通过加成聚合反应也释放热量。在随后的章节中我们可以看到，控制温度的升高对于丙烯酸树脂义齿的准确加工是很重要的。

二、阻聚剂和竞争反应

(一)操作时间

聚合反应可以非常迅速地发生。为了使口腔材料能被使用，反应必须在需要时发生(如光活化材料)或在混合后延迟并稍微缓慢发生(如用化学活化产品)。化学活化材料的反应最初由于存在称为阻聚剂的化学物质而延迟数分钟。阻聚剂通常是氢醌，与起始过程中产生的第一自由基反应(破坏)。这种反应(破坏自由基)与聚合反应竞争并获胜。阻聚剂与自由基的竞争反应会延迟聚合，并为材料的放置、塑型提供操作时间。如果没有这种延迟，材料临床操作的时间就会太短。一段时间后，阻聚剂耗尽，聚合反应开始发生。我们将看到其他口腔材料也具有相互竞争的阻聚作用，并设置化学反应过程，为使用者提供操作时间。

(二)保质期(选读)

丙烯酸树脂产品的液体组分几乎全部由单体组成。理论上，一个自由基可以聚合整个容器内的单体。当丙烯酸树脂产品储存数年后，可能会发生这种情况。为了防止这种情况的发生并为其产品提供合理的保质期，制造商在含有单体的材料中添加少量阻聚剂。阻聚剂在光活化和热活化中的浓度比化学活化系统中小得多。阻聚剂可为含单体的材料混合物提供保质期。如果没有阻聚剂，曾经是液体或糊状物的物质随着时间的推移会变成固体聚合物团块。

三、未充填填料树脂的问题

不含填料的聚合物不适合用作修复材料。讨论几个问题将有助于我们理解填料的重要性。

(一)聚合收缩

聚合反应从许多小单体分子开始产生一些非常大的聚合物分子。在聚合时，原子和分子堆积得更紧密，最终所得到的材料比反应开始前的材料体积小。聚合收缩是使用聚合物时面临的一个重要问题。在口腔医学中，聚合物修复材料在固化时会收缩;因此，它们有可能在修复体的边缘产生间隙。将材料粘接到牙齿上可以减少产生这些缝隙和微渗漏的可能性。

(二)热膨胀系数

与牙齿结构相比，聚合物材料具有较高的热膨胀系数。实际上，聚合物材料的热膨胀系数可能是牙齿结构的 2~10 倍。聚合物修复材料的反复膨胀和收缩可以打开和关闭修复体边缘的缝隙。这种现象被称为渗透作用，如图 4.1 所示。结果，渗漏增加，并且更可能发生继发龋。

(三)聚合材料的强度和耐磨性

即使是最好的聚合物也无法承受口腔环境中的咬合力。它们缺乏强度和耐磨性。然而,聚合物材料在口腔医学中是有用的,因为它们可以作为可塑性物质置于窝洞预备中。接下来,它们在口腔中开始聚合反应,形成所失牙体结构的替代物。直接在口腔中形成修复体是非常有用的,但是时间和温度使聚合物的使用受到限制。

四、口腔树脂的改进

有很多技术用于改善口腔树脂的性能。这些技术起源于非口腔工业,但它们对聚合修复材料有很大的改进。在这个过程中,最成功和最引人注目的是开发第一种口腔复合树脂的 Raphael Bowen 博士。

(一)填料和硅烷偶联剂

当坚硬的填料被添加到增强塑料中形成了复合树脂,聚合物的工业用途得到了很大扩展。玻璃纤维就是这样一种材料。它将聚合物与玻璃纤维结合在一起,与单独的聚合物相比,它更强大、更有用。第 2 章介绍了复合树脂。填料颗粒通常是便宜的、坚硬的陶瓷材料。许多填料是天然存在的二氧化硅(SiO$_2$)矿物质,但也有其他填料是特殊制备的玻璃材料(也是基于 SiO$_2$ 的)。

Bowen 博士在他的聚合物系统中加入了一种坚硬的陶瓷填料颗粒,形成了一种更坚硬的口腔修复材料。图 5.2 显示了口腔复合树脂的两个例子。为了从这些添加颗粒中获得最好的效果,聚合物(在复合物体系中称为基质)被偶联剂粘合到填料颗粒上。偶联剂将相对较弱基质的应力耦合或转移到较强的填料上。口腔复合树脂使用涂有硅烷偶联剂的陶瓷填料颗粒。硅烷偶联剂在分子的每一个末端都有不同的化学基团,一端与聚合物基质反应,另一端与陶瓷填料反应。如图 5.3 所示。偶联剂与聚合物基质反应的一端具有 C=C,该双键可以参与到加成聚合反应;另一端具有硅烷基团,因此被称为硅烷偶联剂。硅烷基团具有与陶瓷填料颗粒表面上的硅和氧反应的硅和氧原子。

填料是根据其物理性能选择的。幸运的是,所选择

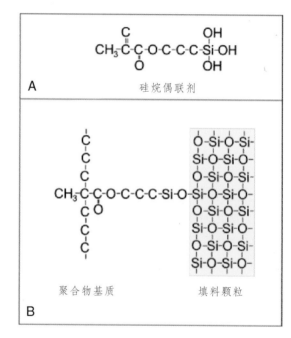

图 5.3 (A)硅烷偶联剂的示例。(B)它与左侧的聚合物基质和右侧的填料颗粒的反应。

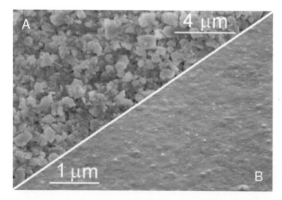
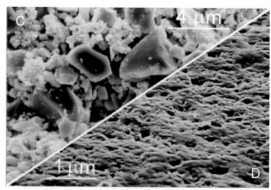

图 5.2 扫描两个口腔复合树脂(B,D)及其填料颗粒(A,C)的电镜照片。较小的填料颗粒产生表面较光滑的复合树脂修复体表面。(Courtesy of BISCO,Inc.)

的坚硬的陶瓷材料也具有较低的热膨胀系数。当与聚合物混合时,所得的口腔复合树脂比所用基质具有更接近于牙体结构的热膨胀系数。由于复合体系中聚合物较少,当材料固化时,聚合收缩的程度将降低。

制造商试图最大限度地提高口腔复合树脂的填料含量,因为添加更多的填料可以增加强度,减少聚合收缩,并减少对邻近牙体结构的热传导。但是,添加填料的量是有限制的。在面包混入面团时,多余的面粉会导致产品缺陷;口腔复合树脂中的填料也是如此。如果所有填料颗粒没有被液体单体充分地润湿,就会导致填料颗粒之间的空隙和间隙。如前所述,空隙不能抵抗施加在材料上的任何应力,还会将应力集中在空隙附近的材料上。

(二)Bowen 树脂(选读)

除了添加填料合成复合树脂之外,Bowen 博士还研发了一种用于口腔复合树脂的聚合物。该分子实际上是几种单体分子组合形成所谓的低聚物。Bowen 低聚物的显著特点是极性侧基,极性侧基可增长链–链氢键和两个反应性 C=C 基团。由于每个 C=C 基团可以参与形成增长的聚合物链,因此该低聚物称为双官能团。双官能团单体和低聚物形成交联结构并大大提高所得聚合物的强度。Bowen 博士的低聚物称为 Bis–GMA,如图5.4 所示,还有常见于口腔丙烯酸系统中的单体甲基丙烯酸甲酯和三甘醇二甲基丙烯酸酯。当合成口腔复合树脂时,Bis–GMA 是一种非常黏稠的物质,需要被其他双功能单体所稀释,如三甘醇二甲基丙烯酸酯。虽然Bis–GMA 更应该被称为"低聚物",但在提到它时我们

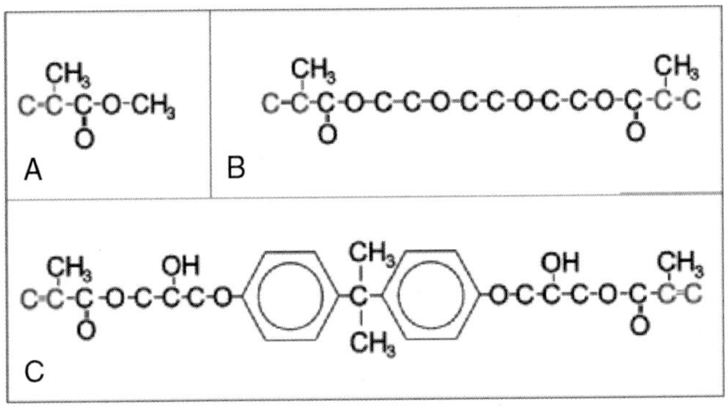

图 5.4　(A)甲基丙烯酸甲酯。(B)三甘醇二甲基丙烯酸酯。(C)Bis–GMA 的结构。

还是会使用"单体"。

五、复合树脂

复合树脂是两种材料的组合,其结果是该种材料优于任何一种组分。

(一)口腔复合树脂

口腔复合树脂拥有各种色调(颜色)和可操作性。它们的使用范围不断扩大并陆续取代其他材料。在引入口腔复合树脂之前,使用的是其他美容材料,例如丙烯酸树脂,但它们的临床使用效果不佳。丙烯酸树脂材料具有较高的热膨胀系数,聚合收缩率过高。丙烯酸树脂修复体周围常出现继发龋。硅酸盐水门汀也被用作美容材料,但它们溶解速度过快,需要频繁更换。20 世纪 60 年代,口腔复合树脂开发出来后很快就取代了丙烯酸树脂和硅酸盐修复材料。

(二)口腔复合树脂的组成部分

口腔复合树脂由两相组成:基质和填料。与填料相比,基质更为柔软、强度低、有弹性、易于磨损。此外,还有两种"分子组分":硅烷偶联剂和聚合体系。

1.基质

口腔复合树脂的基质是聚合物, 通常是 Bis–GMA 或类似的单体。添加一种被称作稀释剂的有机化学物以控制最终产物的黏稠度。对于 Bis–GMA 和稀释剂而言,C=C 是官能团。口腔复合树脂的基质通过化学反应进行聚合(加成聚合)。聚合反应通过化学反应(化学活化)或光能(光活化)来激活。光活化材料是最常用的口腔复合树脂,但化学活化材料也有其用途。

口腔复合树脂的聚合物基质在化学上与牙釉质和牙本质粘接剂相似。如前所述,复合树脂与口腔粘接系统的底漆和粘接剂发生化学结合,因为它们都具有 C=C 官能团,并且均通过加成聚合反应进行固化。牙釉质粘接系统和牙本质粘接系统的粘接剂通常由 Bis–GMA 和稀释剂配制成适度黏性。当前使用的牙本质粘接系统,复合修复材料和树脂粘接剂彼此非常兼容。使用不同制造商的口腔粘接系统和复合修复材料是很常见的。

口腔复合树脂的基质具有几项重要的功能。基质是聚合形成固体物质并与牙齿结构结合的部分。但是,基质有几个缺点。这是口腔复合树脂中最薄弱且耐磨性最

差的部分。它也会吸收水分、污染和褪色。因此,制造商通过最大化填料含量来最小化复合树脂的基质含量,形成更强的复合树脂。

2.填料

一开始,口腔复合树脂中的填料是天然存在的石英材料(沙子)。在口腔环境中,石英材料坚硬且化学性质稳定。最近,制造商开发了玻璃材料用于口腔复合树脂。这些工程玻璃材料配制成适用于口腔复合树脂的合适强度、硬度、化学性能以及光学性能。将玻璃研磨成具有适当尺寸的颗粒,涂布硅烷偶联剂。硅烷化填料与单体、稀释剂、着色剂和其他化学品混合形成糊剂,这些糊剂可以从制造商处购买。

(1)填料尺寸

口腔复合树脂中填料的尺寸决定了所得修复体的表面光滑度。较大的颗粒会形成较粗糙的表面(参见图5.2)。复合树脂通常按填料颗粒大小分类。本文将讨论三类口腔复合树脂:大填料、微填料和混合填料(混合物)。实际上,每种复合树脂都有一定的粒径范围。对于制造商来说,选择窄粒径范围的粒度将是不划算的。

(2)填料的演变

填料颗粒已从最强韧、最耐磨的材料发展到稍软、耐磨性更低的材料。磨损发生时,较软的颗粒更可能发生磨损,而不是从基质中脱出。如果颗粒脱出,表面只剩软的树脂,这些树脂会很快被磨损。然而,如果颗粒磨损并保持部分嵌在基质中,则表面具有更大的耐磨性并且磨耗速度更慢。

(3)填料含量(充填量)

除了正确的处理方式,填料的百分比是口腔复合树脂物理性能最重要的决定因素。当填料含量增加时,树脂含量降低,聚合收缩减少,热膨胀系数变得与牙齿结构更接近,硬度和耐磨性也增加。

3.硅烷偶联剂

尽管硅烷偶联剂在口腔复合树脂中不算真正的原料,但硅烷偶联剂是材料的一个非常重要的组成部分。硅烷偶联剂必须与填料和树脂保持化学相容性。制造商已经做到了这一点,修复体上的应力从较弱的树脂原料转移到较强的填料原料。口腔医学已经认识到硅烷偶联剂的有效性,现在口腔技工室或牙科诊室将它们用于硅烷化陶瓷修复体,例如全冠。硅烷偶联剂使粘接材料能够将陶瓷修复体粘接到牙齿结构上。

复合树脂磨损理论提出,硅烷偶联剂和填料颗粒之间的粘接部分可在口腔环境中微溶。随着键被破坏,填料颗粒从树脂基质脱出,暴露出软树脂。树脂随后被磨掉,使更多的填料颗粒暴露于口腔环境中,循环往复。

4.聚合系统

有两种聚合系统将基质-填料糊剂转化为固体复合树脂。所有口腔复合树脂都使用加成聚合反应。

(1)化学活化材料

化学活化材料是双膏体系统,如图5.5所示。一种糊剂含有叔胺,另一种糊剂含有BPO引发剂。这些糊剂有不同的颜色,并可进行混合,直到两种颜色融为一体。这些糊剂用小塑料罐或螺旋式注射器挤出使用。如上所述,当两种糊剂混合时,阻聚剂破坏短时间产生的自由基。这会导致放置和塑型材料的操作时间受限。当阻聚剂完全反应消耗掉后,聚合反应开始。由于是两种糊剂混合使用,混合过程中不可避免地会混入气泡。任何孔隙(如这些气泡)都会削弱固化材料并增加染色。必须小心操作以避免气泡,尽量在最终修复体中减少这些缺陷。

(2)光活化材料

光活化材料是由制造商混合的单一膏体材料,如图5.6所示。由于不需要进行混合,制造商可以使糊剂更稠,基质更少,填料颗粒更多。另外,制造商可以通过制造工艺使空隙最小化,得到更坚固的修复体。

暴露在激光下时,光活化材料会固化。因此,如果操作者需要,操作时间是可变的,并且可以相当长,但固化时间短。光源的波长与材料中活化剂的化学物质相匹配。光源的强度在470nm附近最大。活化剂的光吸收在

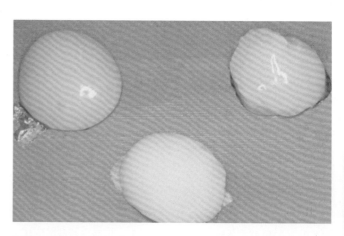

图5.5　图4.4所示Concise系统的基质和催化糊剂(上排)与混合后复合树脂(下排)的照片。

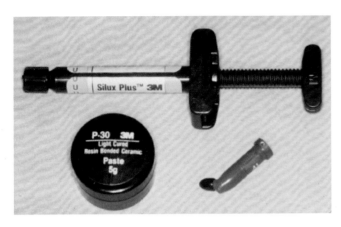

图 5.6　光固化复合树脂以罐(或管)、螺旋式注射器和注射枪(单位剂量)供应。

470nm 处也最大。波长为 470nm 的光线是人眼可见的蓝光。由于光线非常亮,直接观看光源会损坏眼睛。即使对固化光的间接(反射)观察也是禁忌的。如图 5.7A 所示,遮光罩与固化灯配合使用以保护操作者的眼睛。

光源包括卤素灯(参见图 5.7A)、等离子弧灯、氩激光器和蓝色发光二极管(图 5.7B,C)。卤素灯与幻灯机灯泡相似。等离子弧灯与一些高强度商业户外照明类似。发光二极管在汽车仪表板和交通信号灯中很常见。有助于操作员控制固化时间的功能包括定时器、开关、声音效果和其他"钟声和口哨声"。由于光固化材料的操作时间由操作者决定,因此它们得到了广泛应用并在许多情况下取代了化学活化材料。光线不能到达的复合树脂将会使用化学活化的复合树脂,例如用复合水门汀粘接金属冠时。

(三)口腔复合树脂的种类和性能

1.大填料复合树脂

在 20 世纪 60 年代开发的第一种口腔复合树脂现在被称为大填料颗粒复合树脂。图 5.8A 显示了一种小

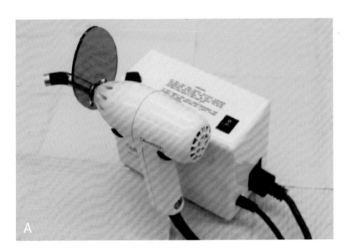

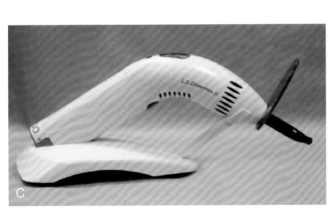

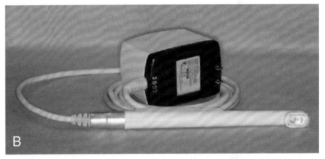

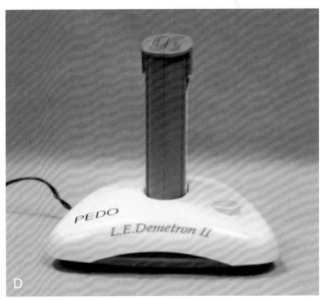

图 5.7　口腔固化灯的照片。(A)传统的卤素固化灯带有防护罩,旨在保护操作员的眼睛免受强光照射。(B)带电源线的发光二极管固化灯。(C)电池供电的发光二极管固化装置。(D)充电器和充电电池。

颗粒复合树脂。填料是粒径为10~25μm的石英材料。填料含量为其重量的70%~80%。以重量和体积计量的填料含量是有差异的。由于填料相比树脂相密度更高,体积百分比通常比重量百分比低10%~15%。制造商喜欢报告重量百分比,因为它数值比较高。但材料的物理性能是由体积百分比决定,所以它是科学家的最爱。任何一个百分比都可用于评估材料,但知道所使用的是哪种比例(重量百分比或体积百分比)很重要。

大填料复合树脂中的大尺寸充填颗粒导致修复体出现肉眼可见的粗糙感。与其他类型的复合树脂相比,大填料复合树脂产生菌斑积聚和着色的可能性更大。当用仪器摩擦时,典型的大填料复合树脂会变成浅灰色,硬质填料会磨损金属器械。除了一些正畸医生仍在使用它们之外,大填料复合树脂现在几乎已不在临床使用。其粗糙的感觉和易于检测在拆卸正畸托槽、附件和粘接材料时具有一定优势。

除了耐磨性和表面粗糙外,大填料复合树脂的强度和其他物理性能足以用于Ⅲ、Ⅳ、Ⅴ类洞修复体。当用于Ⅰ类和Ⅱ类洞修复时,修复体会被过度磨损,这样就限制了它们的使用。牙本质粘接系统出现之前,大填料复合树脂被大量应用,将它们用于后牙时,会导致术后敏感、渗漏和复发龋。

2.微填料复合树脂

在20世纪70年代后期,微填料复合树脂上市。微填料复合树脂的粒径远远小于大填料复合树脂(0.03~0.5μm)。微填料复合树脂可以抛光得非常光滑且富有光泽(图5.8B),表面外观与牙釉质非常相似。非常小的填料颗粒通常是熔融石英。微填料复合树脂的问题是填料含量低(40%~50%)。超微填料颗粒的表面需要更

多的树脂来润湿。这种高树脂含量会增加热膨胀系数和降低强度。

基于树脂的总体含量,微填料复合树脂的聚合收缩小于预期。一些(或全部)填料颗粒实际上是"复合填料颗粒"(参见图5.8B)。这些"复合填料颗粒"的树脂已经被聚合。因此,这些树脂不会聚合,不会增加聚合收缩。但它确实增加了热膨胀系数。其余未固化的基质成分与"复合填料颗粒"混合以制造微填料复合树脂糊剂。

在20世纪70年代中期,微填料复合树脂被引入口腔专业,受到了极大的欢迎。光滑又富有光泽的复合树脂修复体与现有的大填料复合树脂相比有了明显的改进。微填料材料在Ⅰ类和Ⅱ类洞修复体中进行了试验,但大多数修复体的试验效果并没有比使用大填料复合树脂更好。当美学是主要关注点时,我们会使用微填料复合树脂。大型复合树脂修复体,例如广泛的Ⅳ类洞修复体,是用多种不同的色彩和透明度树脂层叠而成。要放置的第一层应选择具有强度优势的混合填料复合树脂。最后一层是各种饰面,则选用表面光泽的微填料复合树脂。

微填料复合树脂也被用于釉质水门汀连接处的Ⅴ类洞修复体。微填料具有较低的弹性模量,与最坚硬的复合树脂相比,微填料能更好地适应牙齿形态改变。临床研究表明,Ⅴ类修复体使用微填料复合树脂比其他复合树脂的脱落率低。

3.混合填料复合树脂

混合填料复合树脂是在20世纪80年代后期发展起来的。这种复合树脂的强度和光泽都很好。其填料重量百分比为75%~80%。填料颗粒平均粒径为0.5~1μm,

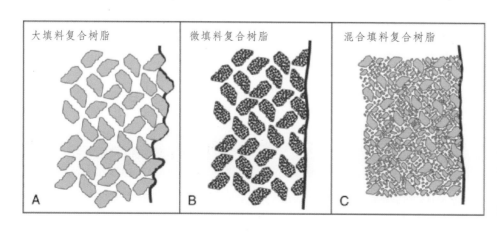

图5.8　抛光或磨损后不同类型复合树脂及其表面粗糙度的示意图。(A)大填料复合树脂。(B)微填料复合树脂。(C)混合填料复合树脂。

但粒径范围较宽(0.1~3μm)(图5.8C),因为填料粒径差别很大,称为混合填料复合树脂。混合填料复合树脂很受欢迎;它们的强度和耐磨性可用于中小型Ⅰ类和Ⅱ类洞修复体,其表面光滑度几乎与微填料复合树脂一样好,因此也用于Ⅲ类和Ⅳ类洞修复体。

4.改进的混合填料复合树脂

目前市场上的混合填料复合树脂是制造商提高了复合树脂临床性能的产物。通过控制填料颗粒的大小和分布来使填料量最大化。平均粒径已经减小并且加入了纳米尺寸的颗粒。人类头发的厚度是纳米级粒子的100倍。结果是在强度和聚合收缩方面略有改善。最显著的改进是最新的精细抛光复合树脂的光滑表面。这些材料已经在大部分取代了微填料复合树脂。

5.特殊用途的复合树脂

有两种特殊用途的复合树脂可供选择。大多数制造商销售的是流动性复合树脂,还有些制造商销售可压实复合树脂。由于复合树脂比汞合金更难放到预备好的窝洞中,因此这两种类型都旨在使复合树脂更容易放置。

(1)流动性复合树脂

由于流动性复合树脂具有较低的黏度,其可流入预备好的窝洞中。制造商通过降低材料的填料含量,以降低黏度并提高这些材料的流动性。由此,一种较脆的、不耐磨的材料产生。流动性复合树脂通常用作复合树脂修复体的初始增量,然后覆盖混合材料。

(2)可压实复合树脂

可压实复合树脂(或者,更恰当地称为可压缩复合树脂)是另一种使材料更容易进入预备窝洞的尝试。通常,可压实复合树脂具有抑制填料颗粒相互滑动的特性,产生"更厚、更硬的感觉",并且制造商称这些产品是可压实的。临床研究表明,这种具有不同"感觉"的材料并没有使混合填料复合树脂性能有所改进;可压实复合树脂大部分表现不佳,现在很少在市场上销售。

6.复合树脂的色调和透明度

复合树脂、瓷和陶瓷修复材料都制成不同的色调,以区配牙齿的颜色和半透明度。通过对具有不同色调和半透明度的材料进行分层堆塑,可形成更自然的修复体。最常用的复合树脂与半透明的牙体相匹配。不透明材料旨在防止底层颜色透出表面。不透明的复合树脂用于隐藏染色或变色的牙本质。在不透明材料上覆盖常规的复合树脂。最后一层可以模拟牙釉质的半透明度;一些产品具有"半透明"色调。这些色调可能实际上更加透亮,或者它们可能呈现蓝色以模仿切缘牙釉质的外观。

(四)使用复合树脂进行修复

复合修复材料是进行直接美学修复的首选材料,如图5.9所示,并在表5.1中进行了总结。复合树脂是"牙色"材料中的一种。复合树脂在直接美学修复材料中具有最光滑的表面和最佳半透明性,但是与全瓷修复体相比,它们仍不具有仿生特性。然而,陶瓷修复体虽然在美学方面更胜一筹,但因为它们是间接修复体,所以成本更高,需要再次预约修复并涉及加工厂费用。陶瓷修复

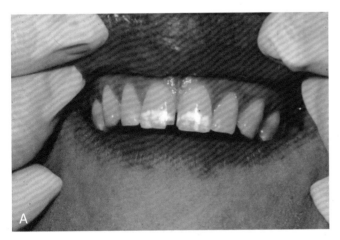
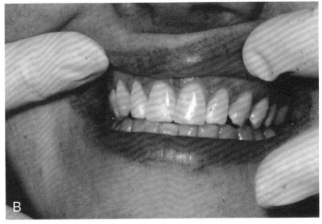

图 5.9 (A)患者中切牙近中缺损、小间隙和牙釉质变色。(B)两个中切牙均采用复合树脂进行修复,恢复牙体外形,闭合间隙,并覆盖一些变色的牙釉质。

表5.1 复合物的类型			
性能	微填料	大填料	混合填料
填料尺寸(μm)	0.03~0.5	10~25	0.5~1
填料(重量%)	40~50	70~75	75~80
强度	低	一般	好
耐磨性	好	差	非常好
热膨胀	差	一般	好
目前用于	Ⅲ、Ⅳ、Ⅴ类洞;贴面	很少	Ⅰ、Ⅱ、Ⅲ、Ⅳ类洞
可抛光性	非常好	差	好
示例	Helimolar	Adaptic	Tetric Ceram
	Renamel	Concise	Spectra
			Aelite
			Vitlescence
			Filtek Supreme

体将在后面的章节中讨论。

与金属修复材料相比,复合树脂在断裂韧性方面还存在不足。口腔直接修复复合树脂的使用通常仅限于承受低或适当咬合压力的修复体。目前的口腔实践需求是将修复体粘接到牙齿结构上。

在现有的复合树脂中混合填料复合树脂占据主导地位。在美学要求高且所承受的咬合力适度时,它们表现很好。在可以隔湿的情况下,它们的使用范围可扩大到所有牙齿的所有牙面(参见图1.15、图1.16和图5.9)。随着修复体尺寸的增加,修复体所承受的压力也增加。复合树脂的力学性能不能保证大型高应力修复体的远期效果,例如涉及牙尖的修复体。通过适当的治疗计划和操作,复合修复体将可保持多年。

(五)影响复合树脂放置的因素

1.固化的深度

口腔复合树脂的一般过程包括酸蚀牙体结构、涂底漆、涂布粘接剂和放置复合修复材料。不幸的是,固化光只能穿透几毫米的复合树脂来聚合下面的材料。通过光源固化的复合树脂的厚度称为固化深度。固化深度根据光照时间、产品类别、产品的色调和固化光而变化。如果最接近牙髓的复合树脂没有完全固化,则更容易发生牙髓刺激和术后敏感。为了避免这种情况,在窝洞预备底部先放置薄层(厚度>3mm)复合树脂,底层的

材料固化后再放置下一层。

2.分层叠加

将口腔复合树脂分层放置,这通常称为分层叠加,不仅确保了充分的聚合反应,而且还有其他优势。复合树脂在固化时会缩小约2%。口腔复合树脂聚合收缩仍然是一个问题,就像丙烯酸树脂材料一样(后者收缩程度要大得多)。口腔科医生应学会分层放置丙烯酸树脂,使第一层在添加附加层之前最先固化并朝向牙体组织收缩。口腔复合树脂应用相同的方式,将第一层放入窝洞预备并完成固化。如果放置得当,第一层会朝向牙体组织收缩。然后将第二层和后续层放置并固化,直到牙齿充分恢复成形并行使功能。

3.空气抑制

当分层叠加放置复合树脂时,每次叠加材料都与前一个材料发生化学结合。发生化学结合是因为加成聚合受到大气中氧的阻聚。这种阻聚导致在新固化的复合树脂表面上形成了未反应的材料薄层(如果表面在固化时暴露于空气中)。无论是光活化还是化学活化材料,薄的空气阻聚层都不会固化。当添加放置第二层时,它排除了氧气,并且当第二层固化时空气阻聚层和新材料化学结合在一起。口腔复合树脂上的空气阻聚层具有黏性。与牙齿结构相邻的复合树脂表面不接触氧气,其固化反应不受抑制。

4.未反应的C=C键

不仅可以将复合树脂分层并粘接在一起,而且还可以将新复合树脂粘接到旧复合树脂上。为什么? 并非所有的 C=C 键都会在口腔复合树脂固化时发生反应。通常,只有约 50%的 C=C 键发生反应。因此,可以通过清洁表面,然后适当地添加新材料来修复或添加到复合树脂中。旧材料中的一些未反应的 C=C 键将与新材料的固化基质反应。这种结合的强度远远低于新放置的固体材料的强度,但将新复合树脂添加到旧复合树脂上在临床中很常见。

(六)放置复合修复体

关于放置复合修复体的简要总结:

(1)诊断病变。

(2)确定色调或所需要的色调。

(3)隔湿待治疗区域,最好使用橡皮障。

(4)窝洞预备,包括使牙釉质边缘成斜面。

(5)确定是否需要洞衬,如有必要就放置洞衬(当窝洞很深的时候用洞衬来保护牙髓避免受到酸蚀的刺激)。

(6)酸蚀、涂底漆、放置并固化粘接剂。

(7)分层放置并固化复合树脂。

(8)完成(合适的解剖外形)。

(9)检查邻面接触。

(10)用镜子和探针检查气泡和边缘密合性。使用牙线来检查悬突。

(11)抛光(有光泽的表面)。

(12)卸下橡皮障。

(13)检查咬合关系并根据需要进行调整。

(七)检查复合修复体

检查已完成的复合修复体是很困难的。匹配的色调和密合的边缘可能会使复合树脂修复体几乎"隐形",但对于锋利的探针而言,它们确实比牙釉质柔软一些。根据复合树脂填料的不同,可在放射影像中表现出阻射影或透射影。复合树脂已经从完全透射线发展到具有与牙齿结构相似的不透射线性。复合树脂的阻射性有助于检查继发龋。复合树脂的阻射性是通过使用填料阻射来实现的。钡和其他重金属已被添加到工程玻璃中,这是填料制造的原材料。第 14 章和第 15 章分别讨论了复合修复体的临床检查和影像学表现。

(八)窝沟密封剂

窝沟密封剂是预防性材料,用于易感性牙齿点隙裂沟处以预防龋坏。目前关于使用窝沟封闭剂的建议,是基于临床和影像学评估患者的牙齿和龋齿发生风险。龋齿风险因素包括龋病史、饮食、唾液流量和缓冲能力、氟化物暴露和口腔卫生情况。

1.目的

水和牙膏的氟化大大减少了平滑面龋。然而,窝沟龋还是很常见。如果检查一些年龄在 40 岁以上的患者,通常会发现他们磨牙的窝沟已经被修复过。

窝沟封闭剂能有效减少龋齿和修复牙体的需要。目标是用聚合材料充填易于患龋的点隙裂沟,从而剥夺致龋细菌的附着位,如图 1.11 所示。窝沟封闭剂材料使用酸蚀技术将材料粘接到牙釉质上。对易患龋的牙齿进行窝沟封闭是口腔卫生士的一种责任。

2.封闭剂的放置

放置封闭剂之前应先将表面隔湿,通常使用棉卷、橡皮障或其他方式。接下来,通常用浮石粉清洁表面,冲洗并干燥。然后酸蚀牙齿,用水冲洗,并充分干燥。最后一步放置封闭剂。如果材料是化学活化的,则封闭剂可以自行固化,但是目前更常用的是光活化封闭剂。在牙本质粘接剂出现之前,使用复合修复体时也使用相同的酸蚀程序。在操作过程中的隔湿非常重要。封闭剂产品在填料组成和颜色上有所不同。一些封闭剂没有填料;其他的有很少含量的填料。有些产品色泽很通透;有些在外观上是不透明的白色。第 25 章详细介绍了窝沟封闭剂的临床使用。

3.使用底漆和封闭剂

如果隔湿困难,另一种方法是酸蚀、冲洗和干燥,然后使用牙本质粘接系统或自酸蚀粘接剂的底漆,最后放置封闭剂。涂底漆可以帮助封闭剂润湿轻微污染的表面,增强了密封剂的固位。

4.封闭剂的维护

由于咬合力的作用,封闭剂在行使功能期间通常会磨损和碎裂。定期检查封闭剂是否脱落、缺损,或是否发生继发龋齿,是口腔医生的重要责任。一些封闭剂若缺失了需要重新充填。封闭剂的使用确实减少了龋坏的发生。

(九)预防性树脂充填

一些研究表明,封闭的龋坏保持静止状态,但是大多数临床医生并不会充填正在发育的窝洞中的龋坏。20世纪80年代开发出了一种针对窝沟龋的保守治疗方法,称为预防性树脂修复(PRR)。

1.PRR的放置

PRR的原始描述如图5.10所示。这是一种窝沟封闭剂和复合修复材料的组合。在第一步,疑似龋坏的窝沟被打开,并且去尽腐质。如果预备仅限于牙釉质中,则此类修复方式被归类为PRR。如果龋坏深入牙本质,则此类修复体被归类为复合修复体。然后,对牙齿进行酸蚀并涂底漆,再放置粘接剂。预备好的窝洞被复合树脂充填。任何未被复合树脂或粘接剂充填的点隙裂沟都要充填封闭剂。与19世纪末由G. V. Black发明的传统的Ⅰ类窝洞预备相比,放置PRR可以使牙齿结构得到最大的保存。

2.空气研磨系统

一些临床医生使用空气研磨系统来从窝沟中清除残渣和龋坏,然后放置封闭剂、预防性树脂和复合树脂。

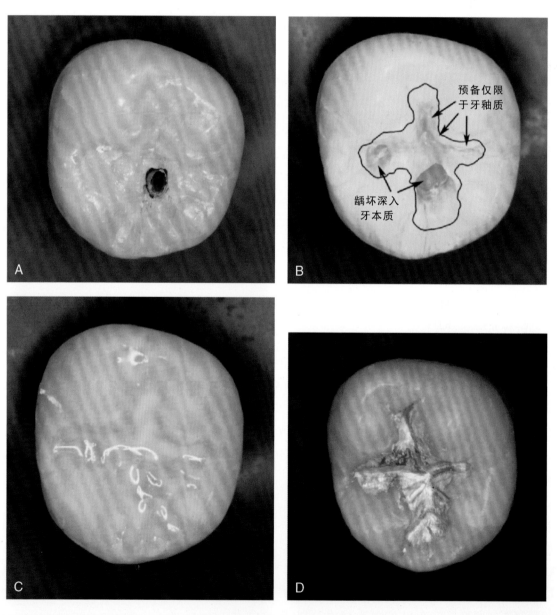

图5.10 (A)磨牙的窝沟点隙出现龋坏。(B)去除龋坏并打开中央沟。(C)用预防性树脂修复体充填。(D)去除预防性树脂充填体,常规窝洞预备并用银汞充填。注意预防性树脂修复时牙齿结构的保存量。

空气磨损系统利用高速空气流,携带非常坚硬的陶瓷颗粒(氧化铝)并磨蚀牙齿,类似于工业喷砂机。这些系统与使用小苏打从牙齿表面去除污渍的"Prophy-Jet"不同。空气磨损系统可以有效地切割牙釉质和牙本质,切割窝洞预备并去除复合树脂。避免使用浮石和抛光杯来预备(清洁)牙釉质表面是空气磨损系统的另一个优点。但是,需要使用橡皮障来保护患者呼吸道免受由空气磨损系统导致的灰尘和碎屑的伤害。

3.硬组织激光器

切割牙釉质,牙本质和复合树脂的口腔激光器正变得越来越普遍。许多患者在使用这种激光器时是不需要注射麻醉药的。当放置封闭剂、PRR 和复合树脂时,硬组织激光器非常适合清除点隙裂沟中的碎屑。

(十)复合树脂水门汀

1.组成

复合树脂水门汀或粘固材料具有与其他口腔复合树脂相同的结构和组成。它们是用填料增强的树脂基质。复合水门汀具有较大比例的树脂以增加流动性,较小尺寸的填料颗粒具有较低的膜厚度。第 7 章详细介绍了复合水门汀。

2.使用

复合树脂水门汀的一个优点是它们能够将修复体粘合到牙齿结构上。复合树脂水门汀是陶瓷修复体的首选材料。它们也用于预备不足的情况,例如预备体冠部高度不足或"固位力差"的形态(锥度过大)。

(十一)复合树脂的其他用途

1.间接复合修复

复合修复体可以由口腔技工室间接制作。为了提高强度,间接复合树脂可以在比口腔内更高的温度和压力下进行处理。技工室处理复合修复体需要预备牙齿和铸件的印模。患者需要第二次复诊来粘固修复体。最近,已经引入了几种创新的技工室加工的复合树脂,包括 CAD/CAM 技术。纤维增强已经尝试增加强度,从而能够制作联冠和短跨度桥。

2.复合树脂作为丙烯酸树脂的替代品

由于复合树脂在强度和其他性能上优于丙烯酸树脂材料,因此它们已开始取代各种用途的丙烯酸树脂材料。但是,这种替代发展缓慢,原因在于使用复合树脂的

费用增加。这些丙烯酸树脂替代复合树脂是通过加聚单体与 Bis-GMA 型单体交联的聚酯树脂(玻璃纤维就是这样制造的)。复合树脂现在用于临时冠、义齿、个性化托盘材料和其他技工室用途。图 5.11 显示了一种冠桥临时材料和混合枪。第 35 章介绍了临时冠的结构。有几种产品是技工室光固化材料,第 11 章中还介绍了其他细节。

六、玻璃离子材料

(一)化学固化玻璃离子产品

最初的玻璃离子产品的固化反应属于酸碱反应。这些材料有时被称为化学固化或传统玻璃离子。玻璃离子材料是第一个真正的粘接性修复材料。如第 4 章中所述,它们与牙釉质和牙本质应用化学键结合。玻璃离子材料持续释放氟化物,通常认为这种氟化物可抑制继发龋。玻璃离子的化学性能和其他口腔粘接剂将在第 7 章中介绍。玻璃离子修复体是"牙齿色",但外观不透明。它们的美学性能不如口腔复合树脂。在本章中,介绍了玻璃离子修复材料的用途和性能。

玻璃离子修复材料(仅酸碱反应)以粉末/液体系统应用;大多数产品都有各种色调可供选择。适当的混合和放置是至关重要的。以合适的粉末/液体比例混合,形成黏性材料(很像蛋糕的糖霜)。许多产品的预混合胶囊可以用混汞器混合(参见图 7.7B)。将新鲜混合的材料立即放入窝洞预备中,然后再塑造成理想的形状。有时,使用塑料条将材料保持在适当的形状完成固化。

化学固化(仅限酸碱反应)玻璃离子修复体的放置具有技术敏感性。如果混合太慢或放置时间延迟,则材料的黏附性丧失。另外,这些玻璃离子材料在开始固化

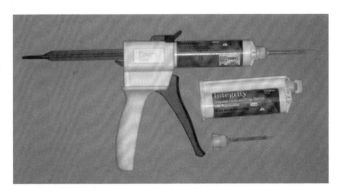

图 5.11　制作冠和桥的临时材料。粘接系统混合在混合头的凹槽中,这与印模材料相同。

和最终成型时易于脱水。如果不能防止脱水,就会发生表面崩裂。崩裂由许多浅表面的裂缝形成。最初成型之后,在新放置的玻璃离子材料上涂覆保护性密封剂。牙釉质粘接树脂(如第 4 章中所述)、粘接材料或特殊涂料可用作保护性密封剂。这些玻璃离子材料在 24 小时之后才能完全固化进行抛光。在随后的复诊中,进行最终抛光以达到合适的表面光滑度和美观效果。化学固化玻璃离子材料在口腔环境中具有高初始溶解度,但是在固化反应完成后其溶解度低。

粘接和释放氟的优点使得化学固化玻璃离子成为非常有用的材料,但是它们的缺点限制了其临床应用。玻璃离子产品广泛应用于口腔粘固水门汀和牙齿低应力区域的修复材料。化学固化玻璃离子修复材料非常脆。耐磨性和韧性差限制了它们用于乳牙Ⅰ类和Ⅱ类修复体。氟释放使得玻璃离子修复材料成为患龋高危

患者Ⅴ类缺损的首选材料。

(二)树脂改良型玻璃离子产品

树脂改良型玻璃离子产品是在 20 世纪 80 年代后期出现的(表 5.2)。它们也被称为树脂加强型玻璃离子。除了自由基聚合之外,它们具有与传统玻璃离子材料相同的酸碱固化反应,无论是光活化,还是化学活化。用于复合树脂的固化灯也可用于固化此类光活化聚合产品。光活化产品因其“按需求固化”反应而受欢迎。它们仍然有黏性,释放氟化物。光活化的玻璃离子修复体更容易放置和完成,不像化学固化材料那样对脱水敏感。在放置时,光活化玻璃离子完成固化并抛光。它们比化学活化的玻璃离子稍强硬。对于Ⅲ类和Ⅴ类修复体,光活化玻璃离子目前应用非常广泛;图 5.12 显示了几个Ⅴ类修复体。另外,光活化玻璃离子洞衬剂是很受欢迎的产品。

表 5.2　玻璃离子和复合修复材料的品牌名称			
玻璃离子产品	粘接剂	内衬	修复材料
仅酸碱反应	Ketac-Cem	HⅠ	Fuji Ⅱ LC;FujiⅨ;Fuji Triage;Ketac-Siver;
	Fuji Ⅰ		Ketac-Fil;Fuji Miracle Mix
酸碱反应和化学活化聚合	GC Fuji Cem;GC Fuji Plus	N/A	N/A
	RelyX Luting Plus		
酸碱反应和光活化聚合 a	HⅠ	Vitrebond	Fuji Ⅱ LC
		GC Fuji Lining LC	Ketac-Nano
		Vivaglass Liner	Vitremer
复合体	N/A	N/A	F2000
(光活化聚合)			Dyract

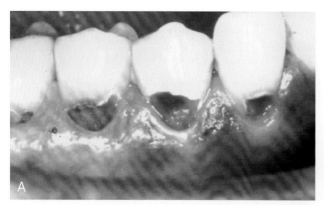 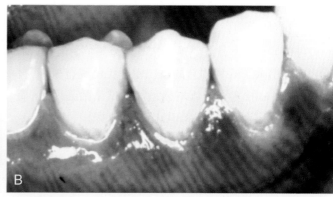

图 5.12　(A)几种Ⅴ类龋损。(B)光固化玻璃离子聚合物修复体。(Courtesy of GC America,Inc.)

(三)酸碱化学活化树脂改良型玻璃离子产品

树脂改良型玻璃离子修复材料在力学性能方面的优越性开发了类似粘固材料的市场。由于金属冠下的固化材料无法获得有效的光照固化,因此化学活化(加成聚合)玻璃离子材料也加入了酸碱反应,这种材料已经开发完成。许多人认为它们是粘接金属冠和烤瓷冠的"最先进的"产品。

(四)玻璃离子材料中加入氟化物

实验室研究表明,玻璃离子材料释放氟化物。口腔科医生使用玻璃离子聚合物材料时,期望通过这种氟化物释放来预防龋坏。这种氟释放随着时间的推移而降低。其他实验室研究表明,玻璃离子材料可以通过局部氟化物处理使其重新释放氟化物。结果是,由"旧"玻璃离子材料释放的氟化物显著增加。与树脂改良型材料相比,原有的和重新处理后的酸碱玻璃离子材料会释放更多的氟化物。

七、复合体

由于玻璃离子材料和复合树脂/牙本质粘接系统的普及,两种材料的复合体被开发出来并且曾经被广泛应用。"复合体"用于描述像牙本质粘接/复合树脂一样粘接和固化的材料,但最初会释放一些类氟化物玻璃离子。其中一些产品有点像玻璃离子,但其中大部分与复合树脂非常相似。复合体通常使用与复合树脂相同的牙本质粘接系统。一些复合体最初释放氟化物,但缺乏减少继发龋的临床数据。氟化物的释放和良好的可操作性,促使大量的复合体产品的产生,但目前临床使用很少。

八、选择修复材料

目前粘接聚合修复材料市场是一个连续体,从一端的化学固化玻璃离子到另一端的复合树脂,如图 5.13 所示。很多时候,选择一种用于患者个性化修复的产品,是基于口腔科医生个人喜好,而不是基于材料的物理性能或临床数据。患者对美容材料的期望以及修复体位置所需的强度也是选择产品的重要因素。操作特性也是一个重要的考虑因素。表 5.1 和表 5.2 列出了粘接修复材料的品牌名称。

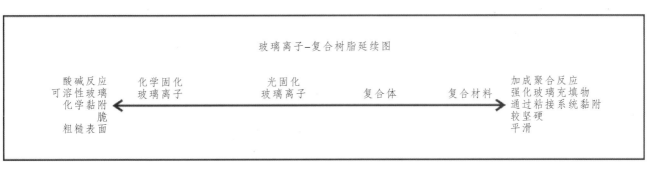

图 5.13 直接美学修复材料的延续。

总结

口腔用的第一种丙烯酸树脂是义齿基托的"粉红色部分"。从那时起,材料科学家开发出了性能大大改善的复合树脂。添加由陶瓷材料制成的填料颗粒以提高强度。填料颗粒上的涂层即硅烷偶联剂将应力从复合树脂中无填料的基质部分转移到填料颗粒。

复合修复材料可以以两种方式固化:化学反应(化学活化)或光活化(光固化)。化学活化材料是双膏体系统,可混合成一种颜色。由于"自动"固化反应,放置和塑型材料的操作时间受到限制。在混合过程中也很容易混入气泡。光固化材料更常用，并以单一膏体材料供应，不需要混合，因此气泡被最小化并使修复体强度更大。对于光固化复合树脂，操作时间基本上是没有限制的，因为它们在固化光源光照前是不会固化的。

口腔复合树脂分为三类：大填料、微填料和混合填料。这些类别是根据它们的填料粒径命名的。目前的口腔临床中主要是应用混合填料复合树脂。混合填料复合树脂强度高，表面光滑。微填料复合树脂适用于Ⅴ类病损和解决表面光泽的问题。

在大多数情况下，窝沟封闭剂是未充填（或稍微充填）填料颗粒的树脂，流入牙釉质咬合面的点隙裂沟处。它们有光活化产品和化学活化产品。酸蚀过程是为了将封闭剂粘接到牙釉质上。口腔卫生士应该定期检查封闭剂是否有脱落、缺损或龋坏。

预防性树脂修复体是窝沟封闭剂与复合修复体的组合。可疑的点隙被车针打开，龋坏的牙体组织被清理干净，然后对窝洞进行酸蚀和预备，最后放置粘接剂。

复合树脂的另一种用途是在口腔技工室进行间接修复。这种修复需要一个印模，患者必须复诊进行再次粘接。其他用途还包括临时冠、义齿和个性化托盘材料。

玻璃离子是另一种与牙釉质和牙本质化学结合的美学修复材料。它们是第一种真正的粘接性修复材料。玻璃离子通过树脂增强而得到改善，并且可以通过化学活化或光活化。所有玻璃离子材料释放氟化物进入相邻的牙体结构。化学固化玻璃离子以粉末/液体体系使用。它们可用于牙齿的低应力区域；但是也存在一些缺点，如易碎、韧性差、耐磨性差。

光活化玻璃离子也称为树脂改良型玻璃离子。它们更容易放置和固化，对脱水不太敏感，并且更坚硬，通常用于Ⅲ类和Ⅴ类修复体。

本章介绍了许多口腔科医生可以选择的粘接聚合物修复材料。材料的选择可能更多是基于口腔科医生的个人喜好，而不是材料的物理性能或临床数据。患者对美学的期望和修复体所需的硬度也是重要因素。复合树脂和玻璃离子是口腔卫生士在众多口腔材料中必须了解的两种材料，并且应在患者的常规口腔治疗期间对材料进行评估和维护。其余章节将协助临床医生完成这些目标。

 学习活动

1.固化厚度为1mm（5mm×5mm）的复合树脂样品，一侧贴着聚酯薄膜（底部），另一侧暴露于空气（顶部）。感受顶部的黏性空气阻聚层，并将该表面与底部进行比较。

2.将额外的复合树脂放置在上述样品的顶部表面上。固化并试图推压第二部分材料。描述所需的力量。

3.制作表5.1中列出的几种复合树脂的样品。用探针感受表面。比较表面的粗糙度和表面光泽。

4.用不同的棉花糖/麦片混合比例制作脆米糖。食用不同混合比例产品时感觉如何？脆的？耐嚼的？如果添加过多麦片会发生什么？

复习题

1.聚合物的一个问题是它们具有较高的热膨胀系数。其热膨胀系数可以是牙齿结构的_____倍。
a.1~3
b.3~5
c.2~5
d.2~10

2.修复树脂的下列哪些组分可用作"涂层"，可将应力从脆弱组分转移到更强的组分？
a.基质
b.填料
c.硅烷偶联剂
d.聚合物
e.粘接剂

3.微填料复合树脂与大颗粒复合树脂相比有什么优势？
a.热膨胀系数低
b.抛光表面光滑有光泽
c.更大的整体强度
d.填料的含量比较高

4.下列哪些特征最能描述化学固化复合修复材料？
a.不受限制的操作时间
b.可作为单一膏体材料操作
c.混合过程中可能会混入气泡
d.含有较少的基质和较多的填料颗粒

5.光固化特定量的复合树脂(厚度)被称为：
a.固化深度
b.分层叠加
c.分层固化深度
d.增量聚合

6.口腔复合树脂中充填颗粒的尺寸决定了：
a.聚合反应

b.分层添加技术
c.底漆和粘接剂放置前的酸蚀时间
d.所得修复体的表面光滑度

7.哪种复合修复材料是黏度较低(填料减少)容易放置的材料？
a.预防性树脂
b.混合性
c.流动性
d.可压实性

8.混合填料复合树脂推荐用于：
a.表面光泽
b.需要强度的区域
c.低应力区域
d.V 类修复体

9.窝沟封闭剂和复合修复体的组合称为：
a.流动性复合树脂
b.可压实复合树脂
c.复合体
d.预防性树脂修复

10.混合填料复合修复树脂的耐磨性据说是：
a.较差的
b.一般
c.好
d.很好

11.微填料复合树脂的热膨胀被认为是：
a.较差的
b.一般
c.好
d.很好

12.哪种复合树脂的填料重量百分比最大？

a.微填料

b.混合填料

c.大填料

d.流动性

13.使用光活化聚合的复合树脂是:

a.通过混合引发

b.不像化学活化树脂那样受欢迎

c.以单一的糊状物形式提供

d.缺乏"按需固化"特性

14.一种最初释放一些氟化物(如玻璃离子),但又

像复合树脂一样粘接和固化的修复材料被称为:

a.流动性复合树脂

b.可压实复合树脂

c.复合体

d.预防性树脂修复

15.以下哪项最能描述微填料复合树脂?

a.耐磨性差;填料尺寸为 10~25μm

b.耐磨性差;强度高

c.可抛光性差;强度高

d.可抛光性非常好;强度低

银汞合金

第 6 章

学习目标

1. 区分银汞合金与口腔银汞合金的不同。

2. 对比传统的口腔银汞合金与高铜含量的银汞合金。

3. 描述口腔银汞合金主要成分的功能(作用)。

4. 讨论银汞合金的自封闭性能。

5. 列举并描述银汞合金微粒的三种形状。

6. 描述潮湿污染对银汞合金的影响。

7. 描述直接金属修复方法的使用与优点。

选读

8. 描述研磨与放置的步骤。

9. 描述传统银汞合金以及高铜含量的银汞合金的反应过程。

10. 回顾常见四种类型银汞合金的成分、强度和抗腐蚀性。

引言

口腔银汞合金是一种年代很久远,但依然广泛应用着的修复材料。当前银汞合金的形式从 19 世纪初的"银汞膏"进化而来。口腔银汞合金受欢迎是因为其成本效益和易于使用。在 20 世纪 70 年代和 80 年代时,每年会有超过一百万例的银汞合金修复。口腔银汞合金可用于后牙的各个面,也可用于前牙的舌面窝洞。随着龋齿的预防越来越成功,口腔银汞合金的使用也在减少。复合材料作为一种可替代材料被广泛应用。

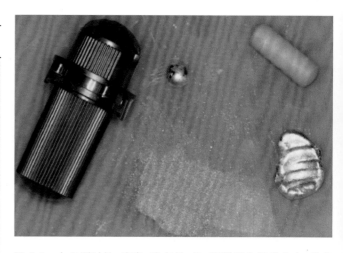

图 6.1　由左顺时针:胶囊、液态汞、杵、新鲜混合银汞合金、粉状银汞合金。

一、什么是口腔银汞合金?

(1)银汞合金是一种含有汞(Hg)成分的金属合金。合金是集合多种成分的金属。

(2)口腔银汞合金是以重量接近 1:1 的金属合金粉末和液态汞混合所形成的,如图 6.1 所示。这些金属粉末称为银汞合金,主要是银(Ag)和锡(Sn)两种金属。将这些合金与液态汞混合在一起的过程称作汞混合或研磨。如图 6.2 所示,这是一个称为汞混合器或研磨器的机械装置,它将装有合金粉末与液态汞的胶囊以高速"摇动",从而使两种成分混合成一种胶质物质,如图 6.3 所示。研磨后的材料在被压入或压缩进窝洞预备中时会产生化学反应或固化。窝洞预备经常要被银汞合金充满直至溢出,然后再将多余的银汞合金去掉(切去),并恢复牙齿原有的解剖形态。压缩并雕刻成型的步骤如图 6.4 所示。

(3)在研磨时,银汞合金的固化反应即开始了,并且在压缩并雕刻成型的过程中反应持续进行。银汞合金的

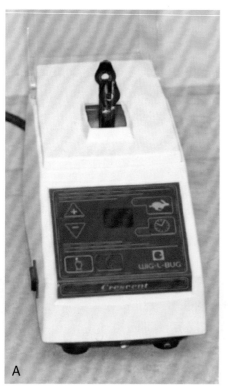

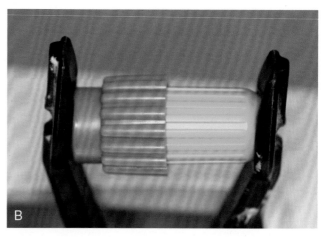

图 6.2　(A)研磨器。(B)一个就位完成准备研磨的银汞合金胶囊。

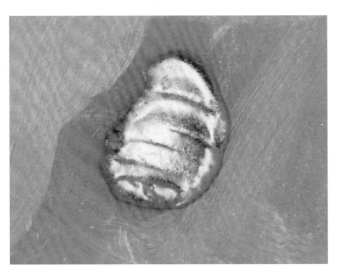

图 6.3 适当研磨后的口腔银汞合金。

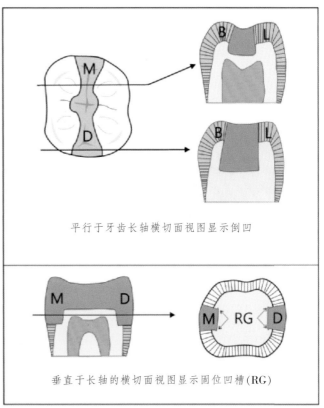

平行于牙齿长轴横切面视图显示倒凹

垂直于长轴的横切面视图显示固位凹槽(RG)

图 6.5 银汞充填固位示意图。颊面(B)、远中面(D)、舌面(L)和近中面(M)表示标记方向。

操作时间(即可用于压缩及雕刻的时间)并不能像使用光固化复合树脂那样直接由口腔科医生掌握。

(4)银汞合金是一种直接修复材料,主要靠机械固位力维持就位。机械固位力如倒凹及凹槽主要靠口腔科医生用牙科手机和钻头在窝洞预备上操作。图 6.5 展示了聚合倒凹及固位凹槽的例子。

(5)银汞合金的微粒可有两种方法形成。

1)第一种制备口腔银汞合金颗粒的方法是研磨金属铸块来产生金属屑。这样的银汞合金称为车床切割合金,如图 6.6A 所示。

2)用于产生银汞合金颗粒的第二种方法是将熔融金属洒入惰性环境。在它们落下的同时液滴会冷却,并产生球形合金,如图 6.6B 所示。

3)有一些产品是车床切割和球形微粒的混合物,如

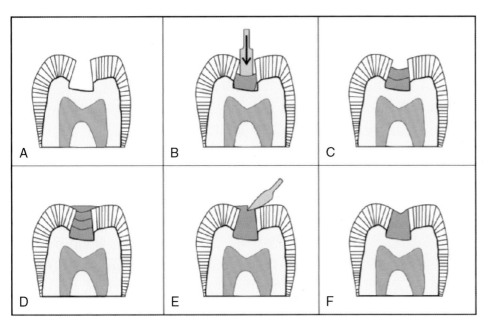

图 6.4 压缩和雕刻示意图。(A)窝洞预备。(B)第一次加入银汞合金,放置于预备的窝洞中压缩排除空隙。(C,D)第二次继续加入至超越窝洞预备。(E,F)趁材料仍"柔软",将其雕塑适当的解剖外形。

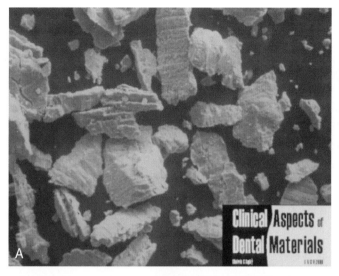

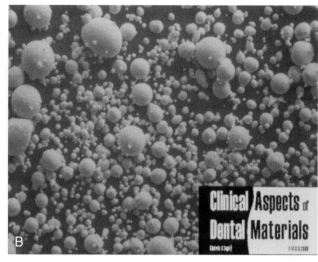

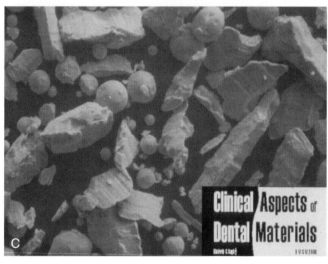

图 6.6　银汞颗粒扫描电镜图。(A)车床切割银汞合金。(B)球形银汞合金。(C)混合银汞合金。(Courtesy of Special Metals Corporation, Ann Arbor, MI.)

图 6.6C 所示。这些产品为混合型或混合合金。

4)不管使用的是哪种方法,微粒都会与液态汞混合并发生反应,最后的结果都是生成口腔银汞合金。

(6)值得注意的是,"银汞合金"和"口腔银汞合金"并不是相同的东西。银汞合金是在与汞混合前的银-锡(Ag-Sn)金属粉末。口腔银汞合金是金属粉末与汞混合以后的产物,是用于充填牙齿的。包括本章在内,"银汞"与"银汞合金"两个名词都被提及了许多次,基本上不会出现两者混淆的影响。但有时候(通常是在讨论测试问题时)也要明白所讨论的是哪一种材料:是银汞合金,还是最终的口腔银汞合金,或者两者都有提及。

二、使用口腔银汞合金的优点

银汞合金的韧性以及耐磨性使它成为一种耐用的、经济的充填修复材料。另外,银汞在修复时具有封闭边缘的能力。在边缘磨损腐蚀时,牙齿/修复体的界面会被银汞的腐蚀产物所充满,从而减少了微渗漏。口腔银汞合金的边缘常常看起来像是被破坏,但实际上在那破坏界面下仍然有良好的封闭。临床研究表明,口腔银汞合金的边缘完整性与否并不能很好地对继发龋做出预测。

对于口腔科医生来说,银汞合金的技术敏感性在所有永久充填修复材料中是最低的。另外,它是唯一一种能够在湿润、污染的环境中使用的材料。

银汞合金修复体的平均寿命与其他直接修复材料一样,是与修复体的体积间接相关的。修复体的体积越大,其内部承受的压力就越大,其预期寿命就会相应减少。根据临床研究,Ⅰ类洞的银汞合金修复体的平均寿命是 15~18 年。Ⅱ类洞则是 12~15 年。重要的是要清楚,患者如何使用修复体对于修复体的寿命有着巨大的影响。患者的饮食习惯以及口腔卫生维护对于延长修复体寿命都是很重要的。

三、口腔银汞合金的历史

(一)最初的发展

口腔银汞合金起源于 19 世纪初的法国，随后在 1833 年引入美国。当时可供选择的直接充填修复材料都是太耗时或效率不高。Flagg 和 Black 两人的研究使得口腔银汞合金在临床上取得了成功。

(二)第一标准

在 20 世纪 20 年代，美国政府要求美国国家标准局(即现在的国家标准技术局)设立一套测试口腔银汞合金的标准。该标准被口腔界广泛接受并成为美国牙科协会(ADA)的第一标准。该标准的相关讨论及介绍详见第 1 章。在 20 世纪中叶，绝大多数的银汞合金都遵循 G.V.Black 的窝洞分类，因为在第一标准中包含了他的分类方法。

(三)高铜银汞合金简介

大约在 1960 年，出现了含有更高含量铜(Cu)的银汞合金。提高铜的含量降低了最终口腔银汞合金的最薄弱相的百分比。其临床表现也得到了显著的改善。在今天，市场上有大量的高铜银汞合金，也有着各种各样的微粒形态和构成。其铜的含量从 10%~30% 不等。

四、低铜口腔银汞合金

从历史观点考虑，本文也介绍了低铜银汞合金。另外，由于简单的构成和化学形式，低铜银汞合金是很好的基础。如今，高铜银汞合金是技术发展的最新水平，并主宰了整个市场。

(一)成分构成

"传统的"低铜银汞合金的成分构成以 Black 的成分理论为基础:接近 65% 的银，25% 锡，少于 6% 的铜，有时还有 1% 的锌。

(二)各成分的功能

(1)银引起固化膨胀并增加了合金强度和耐腐蚀性。

(2)锡引起固化收缩并降低了合金强度和耐腐蚀性。

(3)低铜银汞合金中，铜的功能与银很相似。

(4)如果锌的含量超过 0.01%，这样的银汞合金就成为含锌银汞合金。反之，若锌含量低于 0.01%，则成为不含锌银汞合金。在制作过程中，锌可减少合金当中其他金属成分的氧化。多年以来，锌的临床影响仍有争论。现在，临床研究表明，含锌银汞合金比不含锌银汞合金具有更长的临床寿命。

(三)低铜银汞合金的固化反应—选读

$$过量 Ag_3Sn(\gamma) + Hg \rightarrow$$
$$未反应 Ag_3Sn(\gamma) + Ag_2Hg_3(\gamma_1) + Sn_8Hg(\gamma_2)$$

或是，简单，

$$\gamma + Hg \rightarrow \gamma + \gamma_1 + \gamma_2$$

(1)γ 是希腊字母 gamma 用以描述银锡合金，又称 Gamma 相。

(2)γ_1，又称 gamma-one，用以描述银汞相。

(3)γ_2，又称 gamma-two，用以描述锡汞相。

(4)当液态汞与银汞合金混合在一起时，汞会被合金微粒吸收并将微粒的表面溶解。

(5)银和锡持续在液态汞中溶解，然后达到银和锡的饱和。新的 γ_1 和 γ_2 相开始沉淀。这些是固化反应形成的新的复合物。沉淀是指一个固态物质从液态溶解物中形成的过程。沉淀的例子包括冰水(冰是沉淀物)，糖从陈年蜂蜜中形成，以及乳凝状牛奶(牛奶蛋白质是沉淀物)。

(6)γ_1 和 γ_2 相的沉淀一直持续到汞被消耗完，并且最终形成一个固态物质。该反应的产物将未反应的 γ 结合在一起，并形成一个"核状"组织。

(四)汞/合金比例

结固的口腔银汞合金的成分取决于多个因素。汞/合金比例是指混合于银汞合金当中的汞含量。用更多的汞就会产生更多的含汞反应的产物。反之，使用的汞少，产生的含汞反应产物就会减少。正确的研磨和压缩技术也能减少沉淀汞合金中的汞含量。因为含汞反应的产物比初始的银-锡材料弱，将合金中的汞含量最小化能最大限度地改善修复体质量。银汞合金的强度增加，边缘的破坏也减少了。液态汞就像其他的牙科材料一样，必须形成一个无空隙的紧密结合的物质。一个不充分的汞/合金比例会导致有空隙的不良充填修复体。

(五)低铜银汞合金的超微结构(选读)

口腔银汞合金是各种元素、各种相态的混合体。

(1)γ(Ag-Sn)相最有代表性,它是力量最强、最耐腐蚀的相态。它占据口腔银汞合金中接近1/4的量。

(2)γ_1(Ag-Hg)相力量较强,也有一定的耐腐蚀能力。但它也是比较脆弱的。γ_1相参与了银汞合金接近1/2的构成,也是将多相态物质结合在一起的基质。

(3)γ_2(Sn-Hg)相最弱,并且最容易受到侵蚀。参与了银汞合金近1/10的构成,但它是结构中的"薄弱处"。

(4)必须意识到银汞合金相态的化学形式并不包含一些微小成分,但它们也会影响每个相态的性质,并导致最终银汞合金的形成。γ_1(Ag-Hg)相一般会包含一些铜、锡、锌和其他银汞合金成分。

五、高铜口腔银汞合金

各种不同的高铜口腔银汞合金在20世纪60年代出现。虽然并非全部,但许多使用这类银汞合金的临床表现显示它们优于最好的低铜银汞合金。临床效果提升的重要原因是排除了薄弱的γ_2相。银汞合金的强度得以提高,腐蚀及边缘破坏也减少。如今,高铜银汞合金已主导口腔市场。这些高铜银汞合金被分成多类。

(一)混合高铜银汞合金

"混合""掺和"或"分散"合金是指两种类型粒子的混合物,如图6.6C所示。

(1)这些高铜银汞合金包含与低铜银汞合金相同成分的车床切割微粒,即银和锡的颗粒。其他的粒子是球形的,含有28%的铜和72%的银。这样的复合体称为银-铜共熔合金。

(2)第一个高铜银汞合金是"Dispersalloy",由加拿大学者Innes和Yondelis在1963年发明。它最初卖给了Johnson & Johnson,在此之后,专利和商标辗转销售于另外几家口腔材料公司之间。此后出现了多种混合银汞合金,但分散合金仍维持着相当重要的市场份额。

(二)球形高铜银汞合金

单一成分的高铜球形口腔银汞合金只有一种微粒形态,如图6.6B所示。微粒由银、锡、铜及其他元素结合而成。

首个单一成分的球形口腔银汞合金名为"Tytin",由Kamal Asgar发明。同样的,该专利也被售卖出去,但Tytin维持着相当的人气并占有相当重要的市场份额。Dispersalloy和Tytin是牙科品牌忠诚度的榜样。

(三)高铜银汞合金的固化反应

高铜银汞合金的固化反应比低铜银汞合金的稍微复杂一点。以下是简化的反应方程;它显著的特点是缺少γ_2(Sn-Hg)产物:

$$过量\ AgSnCu(合金)+ Hg \rightarrow$$
$$未反应\ 合金 + Ag_2Hg_3(\gamma_1)+ Cu_6Sn_5$$

(1)该合金包含10%~30%的铜。

(2)银的反应与低铜银汞合金中的反应相同,形成γ_1(Ag-Hg)反应产物。

(3)锡与铜反应形成不同的Cu-Sn反应产物。在低铜银汞合金反应当中是不会形成Sn-Hg反应产物的。混合银汞合金的超微结构如图6.7所示。

(四)为什么会有这么多不同的银汞合金?(选读)

为什么会有这么多不同的银汞合金存在?原因是每种银汞合金都有不同的处理方式。

1.合金颗粒的形态

合金颗粒的形态可影响材料的操作特性。机床切割的颗粒比较粗糙,所以不能轻易相互滑动。因此,机床切割后最终形成的研磨银汞合金比球形颗粒需要更多的压缩力量。而新鲜研磨的球形银汞合金具有"糊状"感,一个小的研磨器即可完成该材料,就像台球杆穿过一盒

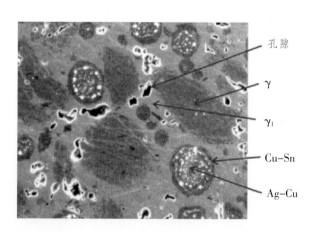

图6.7　高铜银汞合金结构扫描电镜图。(Courtesy of Drs. Bill and Sally Marshall,San Francisco,CA.)

子的乒乓球。

（1）微粒的形态对用以湿润微粒表面的液态汞的数量具有巨大影响。在所有固体中，球形具有最小的表面积与体积之比。因此，球形微粒需要更少的汞来湿润表面，也就意味着反应会更快完成，从而形成一个更快固化的银汞合金。

（2）使用较少的汞或较小的汞/合金比例，相对的含汞反应产物的百分比就会降低。因为含汞相是较弱的相，减少汞的量会增加口腔银汞合金的强度以及其他的性质。

（3）正确的混合和操作也会影响最终口腔银汞合金的成分，而恰当的混合及压缩会保证最小的孔隙率。另外，用正确的压缩技术处理新鲜研磨的非球形银汞合金，它的汞会被"压榨出来"。微粒在压缩力的作用下会压迫在一起，多余的汞则会被挤到表面。当选择要购买的产品时，压缩及雕刻过程中对银汞合金"感觉"的个人偏好是一个重要的考虑因素。

2.合金中的银成分

银汞合金中的银成分会影响产品的造价。很多合金有着 30% 的铜。随着铜含量提升，银含量则下降，相应的产品造价也会下降。银汞合金本身的消耗是银汞修复体整体的造价当中很小的因素。另一方面，再循环利用汞的残余物对于环境及经济两方面都是有益的。

六、影响处理及操作的因素

制造商和口腔科医生的控制因素都会影响口腔银汞合金的处理及操作。

(一)制造商

制造商控制：

- 合金成分；
- 合金微粒形态；
- 微粒尺寸；
- 微粒尺寸分布。

制造商要对微粒进行加热处理，以及用酸冲洗微粒表面以去除其表面氧化物，从而控制着固化反应的比率。

制造商提供多种形式的银汞合金，如图 6.8 所示。供销的银汞合金有粉末状的，有以粉末压缩成药片状的（形似银色的阿司匹林），也有既包含合金粉末也包含汞

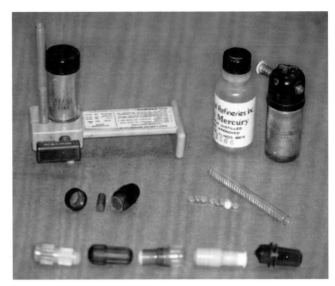

图 6.8 由不同制造商提供的多种形式的银汞合金。上排(由左至右)：合金球和银汞分配器，塑料瓶装银汞和银汞分配器。中间排：可重复使用胶囊和银汞合金球。底排：多种预成银汞胶囊产品。

的预均衡分配好的一次性胶囊状。随着当前对于汞金属卫生及临床感染控制担心的增加，预均衡分配好的一次性胶囊状被认为是绝大多数临床实践的标准。

(二)口腔科医生

口腔科医生及其助手混合及处理银汞的方法同样会影响到固化银汞合金的性质。

（1）当使用胶囊制品时，厂商来决定汞含量，但其他形式的合金需要助手来精确控制混入合金中的汞含量。过量的汞会增加含汞反应产物，有可能会形成较弱的相态。

（2）正确的研磨技术也是必需的。同时兼顾研磨的速度及时间两方面才能获得合适稠度的混合物。过度的研磨或研磨不足也会影响材料的工作时间及强度。

1)过度研磨的银汞合金会容易破碎，难以浓缩，其工作时间也会变短。另外，修复体内部也更容易产生空隙。

2)正确研磨后的银汞合金是一个紧密结合的物质，会有微热的触感。其表面光滑，拥有塑料质感。这样的混合物易于压缩，并拥有着合适的工作时间。

3)研磨不足的银汞合金有着糊糊状和颗粒状的质感，因为并不是所有的微粒都分解了。这样的材料是很难被彻底压实的。

4)过度研磨、适当研磨及研磨不足的银汞合金的例子如图 6.9 所示。

（3）正确压缩技术能减少或排除银汞合金中最差的成分——空隙。尽管银汞合金可能是唯一一种能在湿润的环境中使用的材料，但它最好还是能在一个清洁、干燥的窝洞预备中被压缩充填。唾液的污染会增加修复体的微渗漏。如果含锌的银汞合金在压缩时被水分所污染，将会引起其过度的膨胀。

（4）口腔科医生决定着银汞修复体的解剖形态及抛光技术。开放的邻接触点、边缘的悬突，以及其他不适当的修复体外形都会增加牙周问题发生的概率。而边缘破损的不正确压缩也会增加继发龋发生的可能性。另外，过低的咬合恢复也会引起支持组织的咬合创伤。

七、银汞合金的性能

银汞合金的多种物理性能一直被临床医生所关注。对材料正确的处理才能获得最佳的效果。

(一)尺寸的变化

压缩后最小的尺寸变化是很重要的。过度的压缩会导致微渗漏及术后敏感的产生。同样过度膨胀也会引起术后敏感。影响尺寸改变的因素有许多，比如汞/合金比例，以及研磨及压缩的技术等。遵循制造商的说明书来操作才能获得最佳效果。

(二)强度

银汞合金修复体必须能承受咬合力。在最初，学者认为，银汞合金的一小时后的压缩强度是它的一个重要性能，而这一性能也被纳入了产品说明书里。球形合金的 1 小时后强度比机床切割合金或混合合金的强度要高许多。而所有类型的银汞合金在 24 小时后的压缩强度都增强了，且其强度在 24 小时后的差别减小了许多。再次说明，银汞合金的强度取决于其构成的相态。拥有更多的较强的相态意味着其材料强度也比较强。

口腔银汞合金拥有很高的压缩强度，但拉伸强度和剪切强度相对要低很多。因此，银汞合金的长期临床疗效需要有牙齿结构的支持，能维持的时间为 10~20 年。同样的，银汞合金还需要足够的体积。银汞合金需要有 ≥1.5mm 的厚度来承受咬合力。

(三)蠕变

在第 3 章中有关于蠕变的讨论。蠕变是由于压缩导致的缓慢形状改变。口腔银汞合金样本的蠕变是一个常用试验，常常会包含在银汞合金说明书里面，它一度被认为是提示临床操作好坏的表现。然而，在出现高铜银汞合金以后，蠕变就较少用于判断临床操作成功与否了。

(四)口腔银汞合金的腐蚀

银汞合金的腐蚀与钢铁生锈一般，是电流腐蚀。当两种不同的金属存在于一个潮湿的环境中时，电流腐蚀就会发生。一股电流在两种金属之间流动，其中一种金属会被腐蚀（氧化）。如果在金属中存在两种金属相态时，电流腐蚀的可能性就会增大。口腔银汞合金经常拥有两种以上的相态，也存在于一个易腐蚀的环境，即口腔中。因此，银汞合金会腐蚀，最终被破坏。

腐蚀既存在于银汞合金表面，也会发生在其内部。表面的腐蚀会使其变色，甚至会引起点状凹陷。表面的腐蚀还会使牙齿与银汞合金的界面充满腐蚀物质，从而减少微渗漏。而内部的腐蚀（修复体内部）临床医生很难发现。这样的腐蚀会导致边缘的破坏，偶尔还会引起折裂。目前的临床诊断技术还无法评估银汞合金修复体的边缘破坏及内部腐蚀状态。而目前，更换银汞合金修复体的主要原因是发生了继发龋。尽管修复体看起来并不美观，边缘可能也会参差不齐，但银汞合金仍然封闭了其与牙齿的界面，也没有造成患者的不适。

一个酸性的环境会促进电流腐蚀。较差的口腔卫生保健以及易引起龋病的饮食习惯也会使牙齿及修复体两者都暴露于有害的环境。促进龋病发生的因素同样也会加速腐蚀。因此，患者行为会影响到银汞合金及其他修复体的寿命。

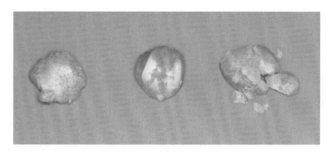

图 6.9   由左至右，过度研磨、适当研磨及研磨不足的银汞合金。

(五)操作时间与固化时间

口腔银汞合金的操作时间和固化时间并没有被很好地标准化。市场上各种品牌的银汞合金,既有快速固化的版本,也有缓慢固化的版本。快速固化版本的产品会比常规固化版本的产品更快固化。然而,快速固化的产品也有可能并不会比常规固化版本的产品更快固化。操作时间及固化时间的个人偏好是影响产品选择及购买的一个非常重要的原因。

八、口腔银汞合金的使用

银汞合金可用于恢复许多不同类型的龋损及牙齿折裂,如图 6.10 所示。再次说明,银汞合金是一种非常物有所值的材料,它可用于修复 I 类洞、II 类洞、V 类洞及 VI 类洞的龋损。偶尔它还能用于修复前牙舌面隆凸的缺损。

银汞合金也可用于修复因龋损而严重破坏的牙齿,从而为后面的牙冠修复做基础,如图 6.11 所示。这样的银汞合金修复体在被首次使用时称为"银汞合金堆核"或"银汞合金核"。图 8.1A 展示的是用高速牙科手机完成的冠预备体上的银汞合金堆核。这样一个大的银汞合金修复体可能可以使用 5~6 年,但并不能像以全冠修复那样维持那么长时间的功能(15~20 年)(参见图 1.4)。

(一)银汞合金的选择

一般推荐口腔科医生只使用 ADA 接受的高铜合

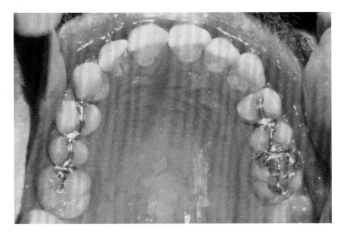

图 6.10 图片为有多处银汞合金修复体的上颌弓(Courtesy of Dr. Ted Stevens, Morgantown, WV.)

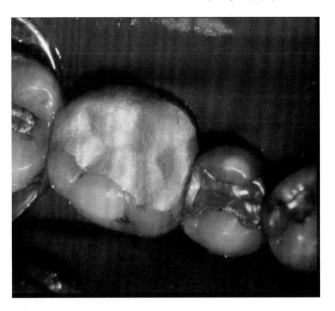

图 6.11 图片为应用较大的银汞合金修复下颌第一磨牙近、远中、殆、舌面。该修复体既可作为永久修复体,也可为冠修复做核,如图 8.1A。(Courtesy of Dr. Ted Stevens, Morgantown, WV.)

金。市场上有许多优秀的产品。这些产品在微粒形态、固化率以及其他影响材料"触感"的因素上有所差别。口腔科医生会根据个人偏好选择合金,但选择的产品必须要有关于它临床寿命的独立临床研究数据支持。某些产品是肯定比其他产品更好的。

(二)水分的影响

与任何其他口腔材料一样,若处于一个潮湿或污染的环境当中,银汞合金修复体的质量会下降。含锌的银汞合金比不含锌的材料受水分影响更大。锌与水反应会产生氢气。氢气会引起银汞修复体的膨胀,有可能会将其推出窝洞预备之外。延缓膨胀如图 6.12 所示。同时会导致腐蚀的概率增加,临床寿命减少。处理银汞合金时必须戴手套,因为即使是皮肤上的水分也会引起修复体的问题。目前,在混合及放置银汞合金时的预防标准还存在争议。

(三)修形与抛光

银汞修复体修形与抛光的相对价值问题一直存在争议。口腔科医学生或助手刚开始操作时的一些银汞合金,在复诊时需要修形与抛光的情况并不少见。另外,一个银汞合金(由另一位口腔科医生放置)可能会由于有多余碎屑或腐蚀而需要外形修整或抛光处理。对于口腔

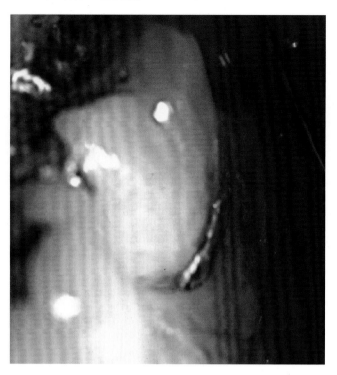

图 6.12 当银汞合金在污染的窝洞预备中被压缩时出现延迟扩张。

科医生来说,无论是何时或在哪放置的银汞合金,根据患者需要对银汞合金进行外形修整非常重要。提供这样的治疗处理被认为是关爱患者的表现。

进行银汞合金修复体修形的目的是为了形成与牙齿结构相连续的边缘以及正确的外形。修形可形成一个光滑及有光泽的表面,它可以减少腐蚀的概率,并使菌斑更难附着在上面。银汞合金修复体进行适当的修形与抛光可改善其外观,如图 6.10 所示。第 26 章中将讲述有关银汞合金的修形与抛光,这也常常是口腔卫生士在复诊时的责任。

(四)汞毒性

汞毒性往往是口腔医生所关注的问题,因为汞及其复合物对肾脏及中枢神经系统是有毒性的。正确处理汞可预防其对口腔工作人员造成伤害,而最主要的危险来自汞蒸气。汞具有很高的蒸气压,且可以在室温即蒸发。呼吸时肺部会吸收空气中绝大部分的汞蒸气。不当的汞卫生处理会使口腔工作人员承受不必要的风险。ADA 对汞卫生的如下建议非常重要。这些建议包括正确的处理、储存汞,以及及时清理所有的汞溢出。口腔门诊的安全在第 20 章有着重描述。

汞毒性对患者而言并不是一个问题。许多政府和非政府的科学小组断然否认汞对患者的毒性作用。唯一的例外是对汞敏感的患者。科学文献中只有极少的关于汞敏感病例(<0.1%的患者)的报道。倡导患者将银汞合金修复体去除来解决医学疾病问题的口腔科医生并没有遵循口腔医学伦理原则。曾经有几位这样的口腔科医生因此失去了执照。

汞污染环境是一个重大问题。口腔医学在汞污染问题中所起的作用还正在调查。重大的汞污染问题是工业来源的,而不是来自口腔医学。

九、直接黄金修复

另外一种直接金属修复是直接黄金修复。纯黄金可在室温下与自身冷焊接。在口腔医学中,纯或接近纯的黄金可用于较小的修复,如图 6.13 所示。金箔也被称作直接黄金或黏性金。金箔修复体需要对细节的极度专注度以及相应的技术。

因为直接黄金修复的椅旁操作时间和人力消耗(而不是材料消耗)是很大量的,其他的材料在经济性及美观方面更具优势。如果能正确使用,金箔修复体可以维持很长的时间。金箔修复体一般限于小的 I 类洞、II 类洞、III 类洞以及 V 类洞的修复,因为它与其他金属修复体相比强度不足。直接黄金也可用于黄金全冠的修复。由于费用及美观的因素,直接黄金修复很少使用,可能最常见于老年患者。

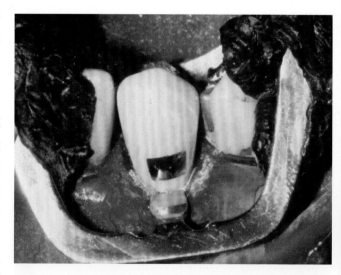

图 6.13 金箔修复体被放置于 #212(蝴蝶形)固定器和橡皮障。固定器被稳定于印模材料中。(Courtesy of Dr. Birgitta Brown, Morgantown, WV.)

总结

口腔银汞合金是一种直接充填修复材料，可用于所有后牙的各个面，有时也可以用于前牙的舌侧窝沟处。口腔银汞合金由合金粉末和汞接近等比的混合而成。它主要靠机械固位力固定于窝洞预备之中。合金的微粒形态可制造成两种形式：球形以及机床切割形（屑形）。由这两种微粒结合而成的则称为混合合金（也称作混杂合金或分散合金）。口腔银汞合金的使用具有多种优点。它寿命长，经济，且能够长期封闭边缘。而高铜银汞合金的出现更是改善了银汞合金作为一种修复充填材料的临床性能。高铜银汞合金修复体强度更高，且更少出现边缘破坏。

制造商和口腔科医生共同决定着口腔银汞合金的处理及性能特点。制造商控制合金成分、微粒形态、微粒尺寸以及微粒尺寸分布。另外，制造商还控制固化反应率以及销售时的形式。而口腔科医生控制着研磨技术、压缩方式、修复体的解剖形态以及修形技术。

口腔银汞合金在 24 小时后达到它的最大强度，其抗压强度很高，但拉伸及剪切强度相对较低。它可用于 I 类洞、II 类洞、V 类洞以及 VI 类洞的龋损。当牙齿因龋损而严重破坏时，它也可以作为冠修复的基础，这称为"银汞合金堆核"或"银汞合金核"。

银汞合金的修形和抛光可延长修复体的寿命。修形的目的是形成一个与牙齿结构相连续的外形。抛光是为了使其表面光滑及有光泽，从而减少腐蚀及菌斑附着的发生。修形及抛光银汞合金是公认的口腔卫生士应当承担的责任。

汞毒性是口腔医生数十年来所关注的问题。如果没有正确处理汞，它对患者以及口腔工作者而言都是有害的。ADA 的建议，以及职业安全与健康管理总署规定的要求中，都提出正确的处理、储存及清洁汞的方法，可以极大地减少使用它的风险。如前所述，还没有科学证据表明口腔银汞合金对患者或口腔工作人员有害。

 学习活动

1. 将球形银汞合金和混合银汞合金充填入一个简单的仿真窝洞预备体中，例如从五金商店买来的垫圈。指出两种材料在操作或"手感"上的不同。

2. 过度研磨银汞合金混合体（通过增加研磨器的速度和研磨时间），指出与按照学习活动 1 中的方法进行混合的银汞合金相比，在操作特点上的不同之处。

3. 观察某位同学口中的银汞合金修复体，或是不同患者的修复体图片。他们用银汞合金修复的是哪个牙面？讨论与其他可选择的修复材料（如复合树脂）相比，银汞合金的优点。

4. 单独或以小组为形式，用收集的离体牙来寻找具有以下情况的银汞合金修复体：

- 银汞合金悬突；
- 折裂；
- 点状破坏和（或）腐蚀；
- 龈下区域（参见第 26 章）；
- 过分伸展或飞边（参见第 26 章）；
- 延迟膨胀。

复习题

1.在银汞合金修复体中含量最高的是以下哪种元素？

a.锡

b.铜

c.银

d.汞

e.铝

2.银汞在固化后具有最高的_____强度。

a.剪切

b.拉伸

c.压缩

d.弯曲

3.在银汞合金反应中会合成 γ_2 相(最弱且最易受到腐蚀的相)的元素是：

a.银和锡

b.银和汞

c.锡和汞

d.锡和锡

4.银汞合金中银元素的作用在于：

a.降低强度和耐腐蚀性

b.增加强度和耐腐蚀性

c.最小化氧化作用

d.最大化氧化作用

5.必须认真对待在混合和压缩银汞合金环节中对汞成分的控制,是因为：

a.汞含量越高,强度就会越高,边缘破坏率就会越低

b.汞含量越低,强度就会越高,边缘破坏率就会越低

c.汞含量越高,强度就会越高,边缘破坏率就会越高

d.汞含量越低,强度就会越高,边缘破坏率就会越高

6.银汞合金修复体临床成功应用中最重要的特性是：

a.打磨与抛光

b.边缘密封性

c.经济性

d.操作简易

7.制造商可控制以下所有口腔银汞合金的性能除了：

a.合金成分

b.固化反应率

c.正确的研磨技术

d.颗粒大小

8.经过打磨和抛光的银汞合金修复体：

a.减少菌斑附着

b.抗着色和腐蚀

c.不会有任何空隙

d.更易与牙体组织有连续的边缘

e.以上所有

f.a,b 和 d

g.a,c 和 d

9.低铜银汞合金或传统银汞合金反应中,锡与汞反应。而在高铜银汞合金反应中,与锡反应的是：

a.银

b.铜

c.锌

d.汞

10.银汞合金修复体的寿命与其修复的大小有间接关系。随着修复体尺寸的增大,内部应力就减少,其寿命也减少。

a.第一句话正确,第二句话错误

b.第一句话错误,第二句话正确

c.两句话都正确

d.两句话都错误

11.Ashley 正在实验室进行银汞合金压缩，她发现被研磨的银汞合金具有更柔软的"糊状"触感。她最可能用在混合银汞合金中的合金是哪种类型？

　　a.球形

　　b.车床切割

　　c.混合

　　d.混杂

12.在 Jennifer 刚完成银汞合金的研磨后，银汞的外观就变得"易碎"且干燥。它看起来已经完成了固化。这种银汞合金最可能是：

　　a.以更高的汞/合金比率进行混合

　　b.过度研磨

　　c.正确研磨

　　d.研磨不足

13.银汞合金可用于多种修复操作。以下各种都是银汞合金的用途，除了：

a.对患者而言是理想价格下的良好治疗

b.前牙舌面隆凸区域的修复

c.银汞合金核

d.修复Ⅰ、Ⅱ、Ⅳ和Ⅴ类洞的龋损

14.科学文献报道称，有＿＿＿＿＿％的患者有真正的汞过敏症。

a.0.01

b.0.05

c.0.1

d.1.0

15.金箔只限用于小的修复体，是因为它的：

a.寿命较短

b.与其他修复材料相比强度较低

c.与其他材料相比价格较高

d.特别的操作技术

第 **7** 章

口腔水门汀

学习目标

1. 描述口腔水门汀可用于：
   - 粘接剂；
   - 垫底料/洞衬剂；
   - 充填材料；
   - 临时性修复；
   - 过渡性修复；
   - 牙周塞治剂；
   - 临时性水门汀。

2. 说明口腔水门汀在粘接和微渗漏方面的重要性。

3. 描述洞漆或窝洞封闭剂的用途。

4. 描述两种粘固粉与三种粘固液的区别。

5. 说明一种典型口腔水门汀的固化反应。

6. 基于液体和粉末的特性，对以下材料的特性进行讨论：
   - 氧化锌丁香油酚(ZOE)水门汀；
   - 磷酸锌水门汀；
   - 聚羧酸锌水门汀；
   - 玻璃离子水门汀；
   - 复合水门汀；
   - 氢氧化钙垫底材料。

7. 总结第 6 条内容中前 4 种水门汀的调拌过程，并说明调拌过程与固化反应的关系。

8. 描述复合(树脂)水门汀的用途及优势。

引言

口腔水门汀用于将嵌体、冠、桥及其他修复体粘接（粘合或粘接）在合适的位置，如图 7.1 所示。这与我们日常生活中使用粘固剂或胶水相似。此外，基于材料的特性，口腔水门汀可广泛用于各种其他口腔操作。

一、口腔水门汀用途

口腔水门汀在每次使用时都需具备特定的特性。用于粘冠时，黏性材料需具备非常好的流动性，并且在固化后需具有更高的机械强度。其他水门汀混合调拌至油泥样稠度来修复牙体缺损，或者通过充填来保护牙髓。有些水门汀可用于各种口腔操作，另一些应用则具有一定局限性。第 23 章中介绍了 5 种材料的技工室和临床应用，可作为本章节的补充。

（一）粘接剂

术语"水门汀"意味着该材料可用于将物品粘结或粘接在一起。虽然其他用途很常见，但当用作粘接剂时，这类材料有一个名字——水门汀。口腔水门汀通过微机械和宏观机械固位原理将装置和修复体粘固就位。一些口腔水门汀是通过化学键结合的粘接剂，但大多数不是。粘接已在第 4 章进行讨论。

当将冠粘固到预备牙上时，先将水门汀混合然后涂抹（或充填）在冠内面，如图 7.1A 所示。冠在预备牙上就位后，多余的水门汀会从冠边缘溢出，如图 7.1B 所示。水门汀可部分固化，也可完全固化，然后将多余的部分去除，该过程非常类似于从牙齿上刮治牙结石。去除所有多余的水门汀非常关键，因为任何残留的多余水门汀都将成为菌斑诱因，导致牙龈受到激惹。

相比任何其他口腔材料，粘接水门汀具有最苛刻的要求。粘接水门汀必须在口腔中固化，在几分钟内从流动的液体变为坚硬如石的固体。因而该材料必须是生物相容性的，且不溶于口腔液体。由于水门汀比上层修复材料的可溶性更高，所以修复体粘接的精确性非常关键。冠边缘应精确匹配基牙，以减少暴露在口腔环境中的水门汀。匹配性差的冠边缘会增加水门汀的溶解度及继发龋的可能。

患者口腔卫生和饮食习惯也可以影响粘接修复体的使用寿命。随着细菌发酵糖产酸，口腔 pH 值会降低。口腔水门汀在酸性环境中溶解度更高。随着水门汀的溶解，在牙齿和修复体间会产生间隙。间隙处牙齿结构有很高的患龋风险。菌斑控制和合理膳食将减少继发龋的可能性，并且可帮助口腔水门汀及其他材料维持一个破坏度更低的环境。

（二）牙髓保护

当剩余牙本质厚度不足 2mm 时，口腔水门汀也可作为中间垫底材料或洞衬剂。放置在牙本质上的垫底材

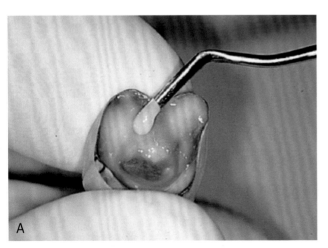
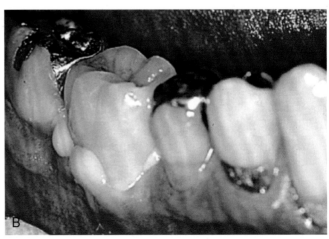

图 7.1　(A)粘接冠时，医生在牙冠内面涂抹水门汀。(B)将牙冠就位于预备好的牙齿上，多余的水门汀从冠边缘溢出。(Courtesy of GC America, Inc., Alsip, IL.)

料或洞衬剂位于牙髓和修复材料之间。图7.2E和图7.2F中分别展示了垫底材料和洞衬剂。由于口腔水门汀的溶解性高于上层的修复材料,所以垫底材料和洞衬剂一定不能放置在窝洞边缘。

1.洞衬剂

洞衬剂用来保护牙髓免受化学刺激,如图7.2F所示。洞衬剂可刺激形成(生物活性的)继发性牙本质,或促进氟的释放。洞衬剂因太薄(<0.5mm)而不能隔绝温度刺激,也不足以支持修复性材料或抵抗银汞合金的压缩压力。

2.垫底材料

垫底材料的强度和厚度均高于洞衬剂,如图7.2E所示。垫底材料可隔绝温度刺激。一些垫底材料可支持修复性材料和释放氟,另一些在固化反应完成前会持续刺激牙髓。这种垫底材料可与洞衬剂结合使用。以前,垫底材料和洞衬剂之间的区别很清楚。现今,洞衬剂材料的强度更高了,垫底材料和洞衬剂之间的区别已十分模糊。

(三)临时性修复

同样,一些被用来粘冠和充当垫底材料的口腔水门汀也可用作临时性修复材料(图7.2A~C)。其中一些水门汀,其混合调拌的稠度要高于粘冠之用。其他水门汀根据其是用于临时性修复还是永久性修复,具有相应的调拌配比。

1.临时性修复材料

许多口腔水门汀被用作临时性修复材料。根据临床情况的特殊要求,选择特定的水门汀。当因时间限制无法进行更复杂的治疗时,放置临时性修复体(充填物)可作为应急操作方法。而且,当牙髓疼痛和其他症状不能明确最终诊断时,如可复性牙髓炎与不可复性牙髓炎,此时可放置临时性修复体。

2.临时性垫底材料

有时,放置的临时性充填物在下一次预约复诊时,部分临时性充填材料已脱落。剩余的临时性材料则成为基底,被永久性修复体所覆盖。该操作的好处是使牙髓较少受到激惹,因为上层的牙本质未遭遇二次暴露。这些操作的详细图解见图7.2A~E。

3.龋病控制

当患者有大量龋损(>10)时,需要实施龋病控制程序。龋病控制的目标是将口腔由致龋性环境转变为非致龋性环境。我们期望龋病控制程序可将口腔菌群中的产酸菌和嗜酸菌转变为非致病性物种。龋病控制包括:尽可能短的时间内快速、有效地去除尽可能多的腐质,放置临时性修复体,改善口腔卫生,改变饮食习惯和补充氟量。两种常用于龋病控制的口腔水门汀是氧化锌丁香油酚水门汀和玻璃离子水门汀。如果龋损的所有腐质已被清除,则之后放置的临时性修复材料可充当垫底材料,如前所述。在一定程度上,光固化型玻璃离子材料可与复合材料相粘接。光固化型玻璃离子可用于龋病控制,而且可修饰复合材料以提高美学效果和改善表面粗糙度。氧化锌丁香油酚水门汀在外观上呈雪白色,对许多患者来说,氧化锌丁香油酚水门汀不适用于前牙。

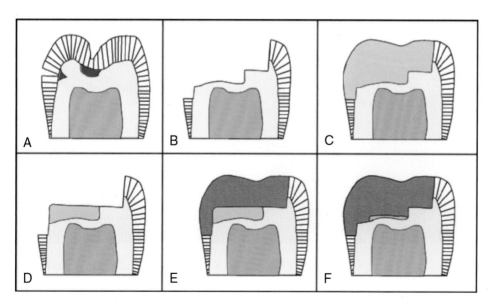

图7.2 口腔水门汀在牙髓保护方面的几种用途。(A)牙体存在龋齿性病变。(B)牙体预备完成。(C)放置临时充填物。(D)在下次复诊时,去除临时充填物,留下垫底的水门汀材料。(E)在垫底材料上覆盖永久性修复体。(F)洞衬剂比垫底薄得多。

(四)其他口腔水门汀的配制

口腔水门汀也可配制成根管封闭剂或外科/牙周塞治剂使用。这些水门汀的配制稍后将在本章及其他章节进行讨论。

其他水门汀制剂还包括印模材料和咬合记录材料。这些制剂将在下一章节进行讨论。

(五)窝洞封闭剂

之所以在本章讨论窝洞封闭剂,是因为这些材料和口腔水门汀都被用来保护牙髓。

1.洞漆

在口腔医学领域,古巴清漆及其他清漆制剂的使用非常类似于用清漆来保护木材。洞漆由溶解在溶剂中的树脂组成。图7.3展示了一种洞漆。将洞漆涂布在整个窝洞预备中,包括窝洞边缘。之后溶剂蒸发,留下一层很薄的树脂。洞漆常用于封闭银汞合金修复的窝洞预备。洞漆也可作为一层化学屏障,保护牙髓免受垫底材料和粘接水门汀的刺激。在充填界面形成腐蚀产物之前,洞漆可降低银汞合金修复体的初始微渗漏。洞漆

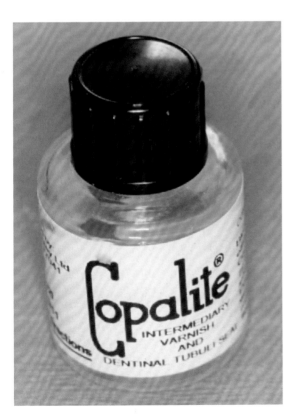

图7.3 洞衬剂。

层的厚度不足以影响牙体组织的热敏性,且洞漆不能与复合材料一起使用,因为它会干扰材料的粘接。

2.牙本质粘接剂

一些口腔科医生用牙本质粘接剂代替洞漆。这些产品中有些可将银汞合金与牙齿结构粘接在一起。然而,术后敏感性的临床研究不支持常规使用牙本质粘接系统来封闭所有的银汞合金修复体。一些口腔科医生正在使用 Gluma 底漆作为洞漆的替代品。Gluma 是一种最初的牙本质粘接系统的商品名。最初的 Gluma 系统已经完全重新配制,但原始底漆仍然在用。

3.放置顺序

如果使用了一种以上的垫底材料、洞衬剂、洞漆或牙本质粘接系统时,材料的性能则决定了其放置的顺序。生物活性材料最先放置,然后放置粘接材料,刺激性材料最后放置。

二、口腔水门汀的化学反应

除了复合水门汀,口腔水门汀都是脆性的陶瓷材料。对于许多口腔水门汀来说,其发生的化学反应是简单的酸碱反应。由此产生的这些产品不溶于水和口腔液体。

(一)配方

(1)口腔水门汀通常是粉末/液体系统。

(2)液体是一种酸。

(3)粉剂是一种碱。粉剂必须不溶于口腔液体,但要与酸发生反应。

(4)如果了解了口腔水门汀组分的性质,那么人们就能预测所得的固化材料的特性。

(二)反应

(1)反应式是:

酸+过量碱→剩余碱+不溶性盐。

(2)就口腔水门汀组分而言,反应式是:

液体+过量粉剂→剩余粉+基质。

(3)剩余粉和基质必须不溶于口腔液体。

(4)最终结果是一个"核状结构",非常类似于固化的银汞合金。

(三)复合水门汀

复合水门汀的化学反应与丙烯酸和复合材料一样。

这种化学反应在第5章中介绍过。

三、口腔水门汀粉剂

有两种材料用于制作口腔水门汀粉剂,即氧化锌和玻璃。制作过程中对粉末进行研磨和过筛,以获得适当粒度大小的粉末。颗粒大小决定所得混合水门汀膜的厚度。膜厚度决定铸件或其他修复体如何很好地就位在预备牙上。颗粒过大会导致膜过厚、边缘开放及继发龋。

(一)氧化锌

(1)氧化锌是可与酸反应的唯一不溶性、无毒性的活性氧化物或氢氧化物。氧化锌粉末的常用添加剂是铝氧化物(氧化铝)和镁氧化物,以加强和调控固化速率。

(2)氧化锌有一定的抗菌作用,因而在尿布疹、防晒霜和脚气粉产品中含有该成分。

(二)玻璃粉

(1)玻璃的化学成分氧化硅的性质非常不活泼。然而,如果玻璃粉末中添加足量的钠、钙及钾氧化物,则玻璃会与强酸反应。正如预期,粉末是白色的,因为它是由小的、半透明的玻璃颗粒组成的。

(2)玻璃配方中也含有氟化物。氟化物是常见的玻璃添加剂,因为它可降低融化温度并且提高熔融玻璃的流动性。玻璃粉末中的氟化物可使所得到的口腔水门汀释放氟,并抑制继发龋的发生。

(三)粉末的反应性

粉末组分的反应性由制造商控制,并与液体组分的反应性相匹配。

四、口腔水门汀液剂

酸的组成或强度决定了水门汀液体的反应性。制造商可控制这一点。

(一)丁香油酚

丁香油酚是一种有机液体,也是一种弱酸。丁香油酚是丁香油的主要成分。因此,丁香油酚具有独特的丁香气味和味道。

(1)丁香油酚是一种酚类衍生物,具有抑菌性,也可缓和牙髓疼痛。缓和剂意味着它减少牙髓受到刺激。

(2)丁香油酚可抑制自由基聚合。这限制了含有丁香油酚水门汀的应用,因为它们会抑制复合修复材料的固化。

(3)丁香油酚中添加了其他有机液体,用来配制口腔水门汀。这些添加的有机液体中最值得注意的是乙氧基苯甲酸。

(二)磷酸

用于口腔水门汀的磷酸比重约为2/3的磷酸和1/3的水。这种配比的酸性很强,对口腔内外的生物组织都有很强的刺激性。存在的水量通过改变磷酸的电离进而影响液体的反应性。因此,重要的是盖紧瓶盖,且在准备好混合水门汀前不分配液体。高湿度或低湿度会影响水的含量,从而影响最终水门汀的 pH 值、反应性和性能。如果液体出现混浊现象,则其已过保质期,应该被丢掉。

(三)聚丙烯酸

几种口腔水门汀使用聚丙烯酸水溶液。这些溶液是比重为30%~50%的聚丙烯酸,且是非常黏稠的液体。

1.分配

分配这些液体要求比分配其他水门汀液体更加专注。若操作不小心,黏性液体不会形成独立的液滴。相反,液滴会"混在一起",分配的液量将会不准确,而且随着每次混合变化很大。像磷酸一样,在准备好混合水门汀前不应分配液体,因为水分会蒸发,进而改变反应性及水门汀性能。这些水门汀液体不应存储于冰箱中,因为有些液体将会胶体化,并变得不能使用。

2.粘接

聚丙烯酸羧基与牙齿结构中的钙结合。这种结合被认为在湿润的环境下相对稳定。玻璃离子材料的粘接在第4章中叙述。

3.水硬化水门汀

"水硬化"或"水固化"水门汀采用无水、冷冻干燥的聚丙烯酸。制造商将氧化锌或玻璃粉与粉末状无水聚丙烯酸混合。这种组合粉末与主要是水的对应液体混合。混合时,聚丙烯酸先溶解于水,然后与氧化锌或玻璃粉反应。

五、粉/液比例和口腔水门汀系统

口腔水门汀组合了三种液体和两种粉末。表7.1列

表7.1　成分和最终的水门汀		
成分	**氧化锌粉剂**	**玻璃粉**
丁香酚	氧化锌丁香油酚水门汀	不发生反应
磷酸	磷酸锌水门汀	硅酸盐水门汀
聚丙烯酸	聚羧酸锌水门汀	玻璃离子水门汀

出了最终所得的水门汀。所得水门汀的性能取决于所含组分的特性。制造商调整粉液组分的反应性，以获得合适的固化特性及其他性能。不要将不同水门汀或同一类型不同产品的粉剂和液体混合。

(一)组分操作和混合

(1)根据预期用途，氧化锌水门汀和磷酸锌水门汀以一定的粉/液比例进行混合。用于垫底或临时性修复的混合物要比用于粘接的混合物更厚。粉/液比例越大，强度越高，溶解性越低，并且通常获得的水门汀越好。另一方面，操作时间减少，黏性增加。如果用于粘接的混合物过厚，修复体或许不能充分就位。这种情况下，边缘间隙会增加，发生龋损的可能性也会增加。此外，微机械固位力将会下降。

(2)粉/液比例受到限制，因为液体必须润湿所有的粉末，以使水门汀充分发挥功能。

(3)玻璃离子和聚羧酸锌水门汀具有制造商确定的粉/液比例；遵照制造商说明很重要。调拌时间也很重要。如果调拌过程太慢，可能会出现两个问题。第一个问题是所得到的混合物太厚。这种情况下，修复体不能充分就位。粘接之后，边缘间隙会增加。第二个问题涉及粘接。混合的水门汀必须具有足够的流动性，以润湿牙面进而获得微机械性和化学性粘接。如果调拌过程太慢，则羧酸基团会与粉末反应，而不能与牙齿结构发生反应。化学性粘接继而减少，甚至消除。

(4)纸板可用于许多口腔水门汀和其他牙科材料的调拌。但是，当用调拌纸板来调拌口腔水门汀时，必须非常小心。水门汀液体可能会削弱纸张表面，导致其受到磨损。磨损的纸张颗粒会被掺入调拌物中，并削弱最终所得到的水门汀。有些调拌纸板会在表面被覆一薄层塑料。这种类型的纸板通常用于玻璃离子体和聚羧酸锌水门汀。厚的玻璃板对于调拌磷酸锌水门汀很

有利，通常，将玻璃板冷却以改善所得到的混合物。

(二)系统

大多数水门汀是粉/液系统，但有些是糊剂/糊剂系统。与其他糊剂/糊剂口腔材料一样，糊剂/糊剂系统以等长度进行分配。

每种口腔水门汀都有其自身的优点和不足。表7.2总结了口腔水门汀的用途和调拌方法。本章余下部分重点介绍以下几种口腔水门汀：

- 氧化锌丁香油酚；
- 磷酸锌；
- 玻璃离子；
- 聚羧酸锌；
- 复合材料；
- 其他。

六、氧化锌丁香油酚(ZOE)水门汀

当氧化锌与丁香油酚混合后，就得到了氧化锌丁香油酚(ZOE)水门汀。

(一)产品

(1)非加强型ZOE产品仍在市场有售，但仅用于强度和溶解度不是决定因素时。这种用于临时水门汀的ZOE配方很受欢迎，并且性能良好。

(2)加强型ZOE产品比非加强型ZOE产品强度高、溶解性低。加强型ZOE产品用于临时性修复和中间垫底。添加剂包括氧化铝、松香和聚甲基丙烯酸甲酯树脂。

(二)性能

(1)几乎所有口腔水门汀都采用ZOE配方。这种水门汀在某些用途上效果很好，但在某些用途中的效果并不明显。不幸的是，包括加强型ZOE产品在内的ZOE产品作为永久性水门汀使用时，其强度不足且溶解性太高。

(2)ZOE水门汀有缓解疼痛的特性，因而，在需要保护牙髓或充填镇痛物时非常有用。

(三)调拌

1.糊剂/糊剂产品

将两种糊剂等长度分配在调拌纸板上。两种糊剂颜

表 7.2　洞衬剂、垫底和水门汀的操作指南

水门汀	用途	调拌方法	调拌时间	调拌恰当的特点	硬固时间 [a]
氢氧化钙	洞衬剂	于调板小块区域上快速调拌	10 秒	颜色均匀	2~3 分钟
磷酸锌	粘接剂	在规定的时间内于调板上大块区域添加糊剂调拌	1~1.5 分钟	混合物在调板和调拌刀之间粘连拉丝 1 英寸（1 英寸=2.54cm）	5.5 分钟
	垫底	同上	1~1.5 分钟	黏稠的面团状（不粘连）	5.5 分钟
玻璃离子	粘接剂	将粉剂分次加入液剂中糊剂等量混合	30~45 秒20~30 秒	混合物表面有油亮的光泽颜色均匀	7 分钟5 分钟
	垫底	同粘结剂	30~45 秒	混合物表面有油亮的光泽	7 分钟
氧化锌丁香油酚	垫底及临时修复体	在调板小块区域,添加粉剂、液剂各半勺后调拌	1.5 分钟	黏稠的面团状（易碎）	2.5~3.5 分钟
聚羧酸锌	粘接剂及间接垫底	将粉剂分次加入液剂中	30 秒	混合物表面有油亮的光泽	10 分钟
暂时性水门汀	暂时性粘接剂	相同长度,一次性混合调拌	30 秒	颜色均匀	5 分钟
复合树脂	粘接剂	混合等量的糊剂	30~40 秒	颜色均匀	5 分钟

[a] 上述是大概时间。请查阅制造商的说明,以了解具体的调拌时间、计量和结固时间。

色不同。用水门汀调拌刀搅拌调磨两种糊剂,使其混匀。调磨过程类似于制作蛋糕时来回涂抹糖霜的运动。继续调拌至颜色均匀。

2. 粉剂/液剂产品

粉剂用勺定量和分配,如图 7.4 所示。液剂以滴进行分配。玻璃板或有涂层的纸板通常用于粉/液剂产品的调拌。用水门汀调拌刀将粉末压入液体中。调拌过程中先混入多量的粉末,然后再混入少量的粉末,因为调拌后期加入粉末会更加困难。调拌过程需要加入足量的粉末,以获得可接受的性能。

3. 水门汀稠度

当需要粉/液产品的粘接混合物时,持续调拌直至得到适当稠度的水门汀。当水门汀调拌刀的平面从混合材料中拉出时,会有"1 英寸的拉丝"出现(图 7.6E)。当需要垫底材料的稠度时,持续调拌直至材料达到做馅饼时生面团(可用蘸有水门汀粉的手指将其滚成一个球,但其有易碎的特性)样的稠度。如果用的粉太少,则调拌的团块会很黏稠且难以操作。合适的垫底混合物不粘器械,可被推挤或压缩到位,甚至可以被塑型。

4. 清洗

与所有口腔水门汀一样,固化的材料几乎不溶于水。因此在材料固化前,用水清洗水门汀调拌刀和玻璃板很重要。由于丁香油酚是一种仅微溶于水的有机液

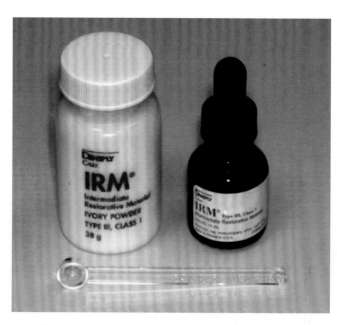

图 7.4　图示为氧化锌丁香油酚水门汀产品。

体,故可用肥皂辅助清洗。如果延迟清洗,则很难将固化的材料从使用的器械上清除。固化的 ZOE 材料可溶于各种有机溶剂,如乙醇、橙色溶剂等。

5.固化反应

水会加速 ZOE 的固化反应。因此,ZOE 材料在口内比口外固化得更快,这一特性使其十分有用并广受欢迎。

6.去除多余ZOE

材料固化并变成脆性团块后,很容易去除多余的 ZOE 粘接材料,结固后会从边缘处干净地脱落。使用诸如刮治器或探针时,ZOE 材料通常会大块地脱落。如果操作不耐心,软性材料会碎成小块,使得材料去除更加困难。

(四)用途

(1)ZOE 水门汀是一种非常古老的但仍然有用的材料。其缓痛特性在用作镇痛剂和临时性充填物时非常有用。但它作为垫底材料的使用已大为减少。其他释放氟化物的水门汀取代了 ZOE。

(2)加强型 ZOE 垫底材料可承受银汞合金的压缩力,支撑上层的银汞合金修复体。

(3)因为 ZOE 的封闭性非常好,所以具有很好的生物相容性。但是,丁香油酚在一些患者中会引起超敏反应。此外,丁香油酚可刺激口腔科工作人员的皮肤。

七、磷酸锌水门汀

当氧化锌粉末与磷酸混合后, 可形成磷酸锌水门汀。磷酸锌水门汀用于口腔医学领域已有几百年。一段时间里,它是强度最高和溶解性最小的水门汀。虽然这已不再是事实,但磷酸锌水门汀仍是具有多种用途的一种选择。

(一)产品

(1)制造商提供的磷酸锌水门汀是粉剂和液剂形式,如图 7.5 和图 7.6 A 所示。根据临床用途,将粉末和液体调拌成稠或稀的黏度。

(2)磷酸锌水门汀有色度。水门汀颜色会影响半透明修复材料的美学。磷酸锌水门汀粉与水混合可用于美学修复体的试验性粘接。

(二)性能

(1)如前所述,磷酸锌水门汀强度高,溶解性低。

(2)因为混合后的水门汀在固化前 pH 值低,所以磷酸锌水门汀会持续刺激牙髓。当用磷酸锌水门汀作为垫底材料时,通常要放置洞衬剂或先将洞漆涂布在基牙上。

(3)磷酸锌水门汀固化后成为坚硬的脆性材料。它能承受银汞合金的压缩力并支撑上覆的银汞合金修复体。如果材料固化并变成脆性物质,则很容易去除多余的粘接材料,结固后以大块形式干净地脱落。如果操作不耐心,软性材料会碎成小块,使得材料去除变得困难。

(三)调拌

(1)磷酸锌水门汀粉剂用勺分配,液剂以液滴形式分配。水门汀调拌刀和玻璃板用来调拌材料。调拌过程如图 7.6 所示。

(2)根据预期临床用途,将磷酸锌水门汀调拌至合适的黏度。当用作粘接剂时,混合物较稀薄(较低的粉剂/液体比例);当用作垫底材料时,混合物较黏稠(较高的粉剂/液体比例)。恰当地调拌至关重要。如果调拌不恰当,磷酸锌水门汀将难以操作且性能较差。

(3)固化反应释放非常多的热量。反应释放的热量又会加速固化的速率,因而散热很重要。缓慢地调拌磷酸锌水门汀,并通过将其大面积铺展在冷却的玻璃板上来散发固化反应的热量。每份增量的粉剂(图 7.6)要调拌 10~15 秒(总计 60~90 秒),以促使热量传递到玻璃板上。冷却的玻璃板吸收散发的热量及减慢固化反应,以使更多的粉末混入液体。利用玻璃板的整个表面来促进

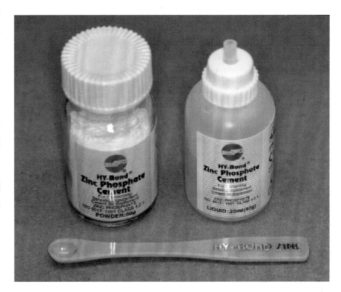

图 7.5 磷酸锌水门汀。

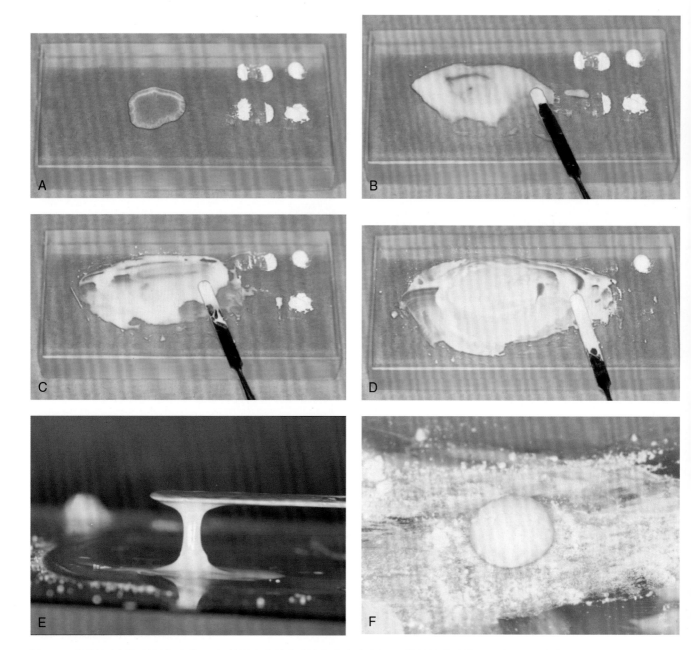

图 7.6　磷酸锌水门汀的调拌过程。(A)粉剂和液剂分别放在冷冻玻璃板上,粉剂被分成若干部分。(B)将第一个粉剂部分混合到液剂中。(C,D)利用玻璃板的整个表面将粉剂部分依次加入调拌物中。(E)当调拌物可用于涂布时,水门汀会被"拉丝"1 英寸。(F)用于垫底的调拌物则可以团成球状。

排热,如图 7.6D 所示。同 ZOE 水门汀一样,尽量将粉末混入液体。显著的区别在于磷酸锌粉末先以小增量混入,然后再以较大增量混入。如果调拌得足够慢,则最初小增量反应释放的热量已散至玻璃板。

(4)当需要粘接性混合物时,持续调拌直至用水门汀调拌刀测试时出现"1 英寸的拉丝",如图 7.6 E 所示。当需要垫底材料的稠度时,采用更高的粉剂/液体比例。

这种情况下, 需要持续调拌直至材料达到油灰样的黏度,且可用蘸水门汀粉末的手指滚成一个球,如图 7.6 F 所示。如果用的粉太少,则调拌的团块会很黏稠且难以操作。合适的垫底混合物不会粘在覆粉的器械上,且可被推挤或压缩到位。

(5)与所有口腔水门汀一样,固化的材料几乎不溶于水。因此在材料固化前,用自来水清洗水门汀调拌刀和玻璃板很重要。如果延迟清洗,则很难将固化的材料从玻璃板上和器械上清除。当混合物在调拌刀和玻璃板上发生固化时,若将器械浸泡在小苏打水溶液中,则清洗起来更容易。

(四)用途

(1)磷酸锌水门汀用于粘接嵌体、冠、桥、正畸带环及其他矫治器械。相比于其他粘接水门汀,磷酸锌水门汀有较长的操作时间。

(2)磷酸锌水门汀也可作为垫底材料。然而,由于它是产酸的,可能需要用洞衬剂或洞漆来保护牙髓。

(3)多年的临床应用证明了磷酸锌水门汀具有较长的使用年限。

八、玻璃离子水门汀

当玻璃粉末与聚丙烯酸水溶液混合后,可形成玻璃离子水门汀。玻璃离子水门汀因其优良的物理性能、力学性能和临床效果很受欢迎。玻璃离子水门汀在市场上有众多产品。与大多数其他口腔水门汀一样,第一代玻璃离子水门汀是通过酸-碱反应固化的。我们称它们为 A/B(酸-碱)水门汀。"树脂-改良型"或"树脂-加强型"产品越来越受到欢迎。它们通过两种反应固化:酸-碱反应和加成聚合反应。玻璃离子产品在第 5 章中进行讨论,并概述于表 5.2 中。

(一)产品和用途

1.粘接材料
玻璃离子水门汀是最受欢迎的粘接材料之一。A/B 和树脂-加强型水门汀产品都位于其中。树脂-改良型玻璃离子水门汀被称为粘接全金属冠和金瓷冠的选择材料。这些玻璃离子产品比那些单纯靠酸-碱反应固化的产品强度更高,韧度更大。

2.修复材料
玻璃离子修复材料在第 5 章中进行了讨论。修复材料具有与粘接材料相同的固化反应,但是更黏稠、更坚固,且具有更高的膜厚度。

3.垫底/洞衬材料
许多垫底和洞衬的 A/B 材料已经开发出来。然而,随着光活化、树脂-加强型玻璃离子洞衬剂的引入,A/B 产品的使用已大为减少。光活化玻璃离子洞衬剂具有

足够的强度,可用作垫底材料,并且非常受欢迎。有时,口腔科医生会将玻璃离子修复材料用作临时性修复或大面积垫底。

4.玻璃离子水门汀
玻璃离子水门汀有三种形式。一种形式是粉剂和液剂(图 7.7 A)。粉剂用勺分配,并与瓶装的特定数量的液滴进行混合。重要的是,快速调拌水门汀并且不要超出操作时间。

第二种形式是预定量的单剂量胶囊剂(很像银汞合金)(图 7.7 B)。这些单剂量胶囊剂用银汞合金调制器进行混合。胶囊有一个"喷嘴",用"枪或分配器"可将胶囊内的混合材料由此挤出。胶囊剂容易使用,很受欢迎,但也更昂贵。

第三种是许多口腔材料常见的糊剂/糊剂系统 (图 7.7C)。将糊剂分配后进行混合,直至它们变成均一的颜色。许多树脂-加强型玻璃离子粘接材料是由双管分配装置提供的双糊剂产品。这些分配装置可确保两种糊剂的合适配比。

(二)性能

(1)玻璃离子材料是强度最高、溶解度最小的口腔粘接水门汀(除了复合水门汀)。它们也是粘接剂,释放氟化物,且具有良好的生物相容性。这些组合的性能使得它们很受欢迎。

(2)玻璃离子材料可与牙齿结构进行粘接。此外,它们还可与金属烤瓷冠的不锈钢或合金进行粘接。

(三)调拌

(1)正确调拌和操作玻璃离子水门汀至关重要。否则,材料将不具有粘接性。粉剂以勺进行分配,液剂以液滴进行分配。通常使用水门汀调拌刀和纸板。水门汀制造商提供的特定调拌纸板由被覆塑料的纸张构成。塑料涂层可保护纸张免受磨损,且可防止液体被纸张吸收。重要的是保证液滴的形成和下落是分开的。不同于ZOE和磷酸锌水门汀,玻璃离子水门汀不需要调拌至特定的稠度。应该遵循制造商推荐的粉剂/液剂比例进行调拌。

(2)玻璃离子水门汀的调拌过程比 ZOE 或磷酸锌水门汀更快。调拌应在 30 秒或更短时间内完成,且从开始调拌至修复体就位时间应控制在 2 分钟内。通常,粉剂分两次与液体混合。当水门汀表面呈现光泽时,应立

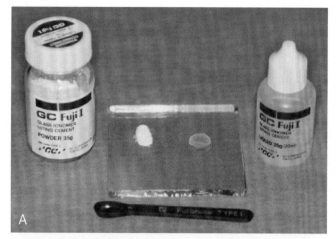

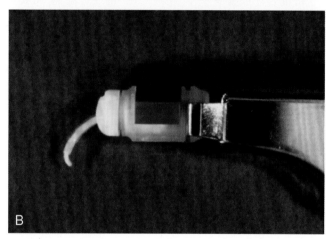

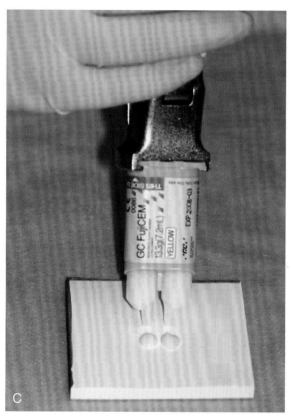

图 7.7　玻璃离子产品。**(A)**粉剂及液剂。**(B)**预成糊剂胶囊,注意从胶囊尖端流出的水门汀糊剂。**(C)**双糊剂注射器。

即填入混合材料;超过时间,粘接力会下降或丧失。

　　(3)用水很容易清洗,应该尽快完成。切记,固化的材料会与不锈钢的水门汀调拌刀发生化学粘接。

九、聚羧酸锌水门汀

(一)性能和用途

　　当氧化锌粉末与聚丙烯酸水溶液混合后,可形成聚羧酸锌水门汀(图7.8)。聚羧酸锌水门汀是开发用于口腔医学领域的第一代粘接材料。聚羧酸锌水门汀会与牙齿结构进行化学粘接,因此会极少导致微渗漏。不同于磷酸锌水门汀是产酸的,聚羧酸锌水门汀具有非常好的生物相容性,且可作为粘接水门汀和中间垫底材料。遗憾的是,聚羧酸锌水门汀不是很坚固,且溶解度适中。玻璃离子水门汀有同样的粘接性能,以及更高强度、耐溶解性和释放氟化物的特性。玻璃离子和磷酸锌水门汀比聚羧酸锌水门汀有更大的市场份额。

(二)调拌

　　聚羧酸锌水门汀采用与玻璃离子水门汀同样的方式进行混合。将粉剂和液体分配在纸板上,然后用水门汀调拌刀进行调拌。调拌时间与玻璃离子水门汀类似,因为粘接依赖于未反应的羧酸基团。将混合物填入修复冠内,在水门汀仍有光泽时将修复冠就位。

十、复合水门汀

　　复合水门汀是复合材料(参见第5章),具有较高的树脂百分比和较小的颗粒尺寸,可降低材料黏度和薄膜厚度。它们有时被称为树脂水门汀。最初,它们有很高的薄膜厚度。在牙本质粘接系统被开发之前,树脂水门汀的渗漏很常见,且会引起术后敏感。现代的复合水门汀对薄膜厚度进行了改进(更薄)。通过使用牙本质粘接

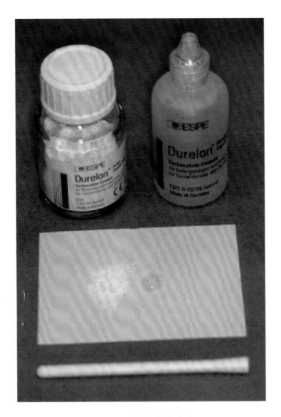

图 7.8 聚羧酸锌水门汀。

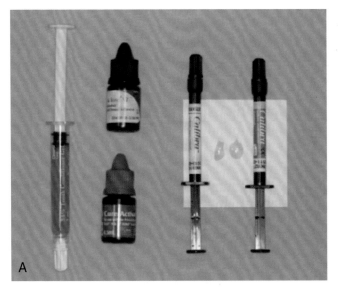

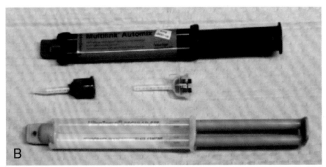

图 7.9 糊剂型水门汀。(A)复合水门汀套装,包含酸蚀剂、双固化牙本质粘接剂和水门汀糊剂。(B)Automix 水门汀系统,上面是复合水门汀,下面是暂时粘接用水门汀。两者中间有一个带隔板的自混头。

系统(图 7.9A),复合水门汀成为许多临床医生最喜爱的粘接材料。它们是多数陶瓷修复体的粘接选择材料。若瓷性修复体经恰当酸蚀和硅烷化处理,复合水门汀可将修复体与下方的牙齿结构粘接在一起。当患者期望得到合适的重塑冠时,此时复合水门汀也可用于重新粘接匹配性较差的冠。复合水门汀也有自混合模式。双糊剂在装置顶端进行混合,装置顶端含有一个挡板,可在挤压装置时搅绕混合糊剂(图 7.9B)。

　　有多种复合水门汀系统可供选择。它们可以是化学活化、光活化和双重固化型系统。水门汀的活化方式应与附属粘接系统一致。水门汀和粘接系统组合可能十分复杂,需要注意细节。很多时候,牙本质粘接系统中会添加附加组分,可将光活化粘接系统转变为双重固化型粘接系统。重要的是要注意到一步法自酸蚀牙本质粘接系统与化学活化型复合水门汀不能兼容。不管使用哪种产品,在使用牙本质粘接剂和水门汀的过程中,以及修复冠就位时,牙齿都不能被口腔液体所污染。虽然一名助理可能已经足够,但对于有些产品,配备两名助理才是明智的选择。

　　如果是光活化型,则复合水门汀是单糊剂形式。光活化型单糊剂材料可用于粘接贴面和正畸托槽。双重固化型和化学活化型产品是以双糊剂形式提供,并采用塑料调拌刀在纸板上进行混合。由于复合水门汀与诸如贴面的美学修复体一起使用,因此复合水门汀具有各种色调。水门汀的颜色可以改变美学修复体的外观。一些产品涵盖试戴糊剂,可用来评估带有特定颜色的修复体。

十一、其他水门汀及其用途

(一)硅酸盐水门汀

　　当玻璃粉末与磷酸混合后,可形成硅酸盐水门汀。硅酸盐水门汀是早期的前牙修复材料,现已经不再使用;但是,从历史角度来看,有必要进行简短的讨论。

硅酸盐水门汀酸性很强,对牙髓有很强的刺激性,溶解度高,渗漏也过于严重。硅酸盐水门汀的修复体需经常更换,但是,继发龋很少见。研究发现,罕见发生继发龋是因为硅酸盐水门汀可释放氟化物。氟化物存在于玻璃粉末中。因此,释放氟化物成为许多口腔材料的理想性能。

(二)氢氧化钙洞衬剂和垫底材料

曾经,氢氧化钙洞衬剂和垫底材料是非常受欢迎的材料,通常被放置在大多数复合修复体的下方。氢氧化钙产品可促进继发性牙本质的形成。当窝洞预备后遗留很少的牙本质覆盖牙髓时,或怀疑有"微小牙髓暴露"时,可使用氢氧化钙产品。它们也可用于直接盖髓术。直接盖髓术是当覆盖的牙本质被去除或牙髓暴露时,将一种材料放置在有活性的牙髓组织上。在不进行根管治疗的情况下,可恢复牙齿活性。直接盖髓术的成功率不能得到保证,还可能需要额外的治疗。

氢氧化钙材料是糊剂/糊剂系统,如图 7.10 所示。一种糊剂含有氢氧化钙,另一种含有水杨酸。水杨酸是一种化学性质与丁香油酚相似并且可与氢氧化钙反应的弱酸。水杨酸中添加氧化钛作为填料。随着牙本质粘接系统的发展,以及目前我们对于复合材料生物相容性的理解,氢氧化钙产品的使用已大为减少。

水可加速氢氧化钙材料的固化反应。牙本质中的水分足以使牙本质表面的材料在几秒内固化。这一特性使得氢氧化钙的使用非常方便。

(三)硅酸钙材料

基于硅酸钙的新一类型材料已经开始流行。它们非常类似于硅酸盐水门汀。这些材料具有很好的生物相容性,且经常用作洞衬剂。然而,它们固化得很慢,而且难以操作。最古老的硅酸钙材料是 MTA 或矿物三氧化物。该材料虽然昂贵,但其专利已经过期,现还有几种相似的产品可供使用。

(四)临时水门汀

在永久性修复体制造过程中,通常使用临时水门汀来固位临时性修复体。临时水门汀通常是糊剂/糊剂系统,如图 7.11 所示。它们是一组独特的材料,因此需要一个最大强度和一个最小强度。若临时水门汀粘接性太差,临时修复体将会过早丢失。若临时水门汀粘接性太强,口腔科医生可能无法取下临时冠,并且有可能损伤组织。

许多临时水门汀都是糊剂/糊剂形式的 ZOE 配方。有的糊剂的成分是氧化锌和植物油。还有的糊剂含有丁香油酚。ZOE 临时水门汀容易调拌,并且在潮湿的口腔环境中会快速固化。材料固化后变得硬脆,故而过多的水门汀很容易去除。当牙髓因牙体预备、印模程序和临时冠制作过程受到损害时,其缓痛特性甚至能缓解牙髓

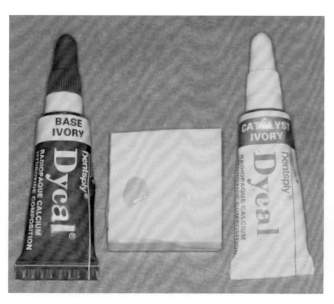

图 7.10　图示为氢氧化钙产品。

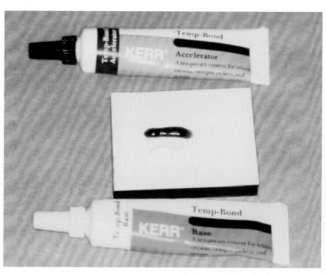

图 7.11　图示为临时糊剂水门汀。

所受到的刺激。这描绘了一种近乎理想的材料,那么问题在哪里呢?

随着树脂水门汀的开发和使用,许多口腔科医生认为,使用 ZOE 临时水门汀将会抑制树脂水门汀的固化。需要注意的是,丁香油酚会抑制自由基的聚合反应。因此,人们开发出不含丁香油酚的临时水门汀;脂肪酸和其他化学物质作为替代物用来和氧化锌发生反应。这些产品具有相似的属性,但它们同样不好处理。其中许多都不是脆性的,而是"黏性的",因此过多的水门汀很难被去除。

有时,临时冠或桥不容易保持在原位。它们会不断地松脱,使口腔科医生和患者都很沮丧。当需要更高强度的临时水门汀时,可以使用 ZOE 或者磷酸锌水门汀的粉剂/液体配方,但应以低于推荐的粉剂/液体配比进行混合,以降低水门汀的强度。

(五)外科敷料/牙周塞治剂

外科敷料和牙周塞治剂是糊剂/糊剂系统。它们的混合和操作很像 ZOE 印模材料,这将在下一章进行讨论。其组分类似于 ZOE 临时水门汀。将这些产品放置在手术部位,以保护下方的组织。利用牙齿的倒凹和牙外展隙,将这些材料暂时固定在位。外科敷料不牢固,所以它们很容易被去除。由于 ZOE 产品会产生令人不愉悦的味道和气味,故不含丁香油酚的产品非常受欢迎。这些产品的配方与丁香油酚临时水门汀相同,它们的用途与其他特殊材料的用途将在第13章中进行介绍。牙周塞治剂的混合将在第33章进行介绍。

(六)根管封闭剂

许多根管封闭剂是氧化锌和丁香油酚制剂,并添加了松香和硫酸钡成分。它们的用途与其他根管材料一起将在第13章进行介绍。

总结

口腔水门汀用于将修复体和装置粘接就位,也可用于其他各种各样的口腔操作。粘接水门汀是所有口腔材料中要求最苛刻的材料。它们必须不溶于水,可在潮湿环境中固化,并且具有生物相容性。

当窝洞预备后牙本质厚度较薄时,口腔水门汀也可用作中间垫底材料或洞衬剂。垫底材料或洞衬剂放置在牙髓和修复性材料之间。过去,洞衬剂很薄、可溶,且强度较差。如今,洞衬剂的强度更高,洞衬剂与垫底材料的区别已变得模糊。在目前的口腔医学操作实践中,洞衬剂的使用已经显著减少。垫底材料强度更高,而且可以释放氟化物。

临时修复体通常比用于粘接时的水门汀黏稠度更大。有时,保留部分临时修复体,并将其作为永久性修复的垫底材料。

许多口腔水门汀是粉剂/液剂体系,液体是一种酸,粉末是碱。在口腔中,粉末必须不可溶,但必须与酸发生反应。口腔水门汀的粉末是氧化锌和玻璃粉。口腔水门汀的液体是丁香油酚、聚丙烯酸和磷酸。丁香油酚是丁香油的主要成分,可缓解牙髓受到的刺激。

氧化锌丁香油酚(ZOE)水门汀通常因其强度太差并且可溶,不能用作永久性水门汀。然而,由于具有镇痛作用,对保护牙髓或缓解牙髓受到的刺激很有用。

磷酸锌水门汀由氧化锌粉末和磷酸构成,是现今仍在使用的最古老的水门汀。这种水门汀强度高,溶解度低,并且包含放热的固化反应。固化反应中释放的热量可加速固化速率。因此,在冷却的玻璃板上大面积地调拌水门汀的操作非常重要。这样可使更多的粉末加入混合物中,以达到期望强度。这种水门汀既可以用作垫底材料,也可作为永久性水门汀,用于粘接冠、桥、正畸带环及其他矫治器械。

玻璃离子水门汀是由玻璃粉末和聚丙烯酸组成,作为粘接金属冠和金瓷冠的首选材料。玻璃离子水门汀中存在化学活化和光活化物质。玻璃离子材料既有粉剂/液剂形式,也有糊剂/糊剂形式。一些产品是以预定量的单剂量胶囊形式提供。玻璃离子产品是除复合水门汀外强度最高、溶解度最低的口腔水门汀。它们也可释放氟化物,具有生物相容性,并且可与牙齿结构实现真正的粘接。

聚羧酸锌水门汀由氧化锌粉末和聚丙烯酸组成。它也可以直接与牙齿结构进行粘接。这种水门汀具有很好的生物相容性,但强度不是很高,耐溶性仅为中等。

复合水门汀也称为树脂水门汀。它们与牙本质粘接系统一起使用,含有较高比例的树脂基质材料,可降低材料的黏度,是粘接全瓷修复体的首选材料。

临时水门汀通常是糊剂/糊剂系统,在永久性修复体加工过程中,通常使用临时水门汀来固位临时性修复体。它们是一组独特的材料,因此需要一个最大强度和一个最小强度。若水门汀粘接性太差,临时修复体将会过早丢失。若水门汀粘接性太强,口腔科医生可能无法取下临时冠,并且有可能损伤组织和牙齿结构。

口腔水门汀是一大类别的材料,用途广泛。相比于其他类别的口腔材料,适当进行调拌和操作会对最终所得到的水门汀有更大的影响。

 学习活动

1.分别在冷却的玻璃板和室温的玻璃板上调拌磷酸锌水门汀。注意加入每个混合物中的粉末量。

2.调拌 ZOE 水门汀时,分别加入一滴水和不加水。采用一致的粉/液比例。注意每个混合物的固化时间。

3.调拌玻璃离子水门汀。分别将其涂布在离体牙的干净表面和受唾液污染的表面上。让水门汀固化,然后用器械刮除水门汀。记住粘接力的大小,比较作用在两种表面的水门汀粘接力的差别?

 复习题

1.以下哪种水门汀可用于单剂量胶囊剂型,非常类似银汞合金充填材料?

a.聚羧酸锌

b.硅酸盐

c.ZOE

d.玻璃离子

e.磷酸锌

2.用于龋病控制的两种口腔水门汀是:

a.ZOE 和磷酸锌

b.ZOE 和聚羧酸锌

c.磷酸锌和玻璃离子

d.玻璃离子和聚羧酸锌

e.玻璃离子和 ZOE

3.以下均为 ZOE 的特性,除外:

a.氟释放

b.强度不足

c.一种缓痛材料

d.牙髓保护

4.以下哪种水门汀最易溶解:

a.玻璃离子

b.磷酸锌

c.ZOE

d.聚羧酸锌

5.当玻璃离子调拌过慢时,所得的混合物:

a.稀薄

b.稠厚

c.块状

d.粒状

6.水门汀的溶解度_____上层的修复体。

a.高于

b.低于

c.同等于

d.以上都不是

7.调拌过程中,以下哪种水门汀应使用尽可能大的玻璃板面积来降低放热反应?

a.聚羧酸锌

b.玻璃离子

c.ZOE

d.磷酸锌

8.以下哪种口腔材料会促进继发性牙本质的形成?

a.复合水门汀

b.硅酸盐水门汀

c.氢氧化钙

d.临时水门汀

9.以下哪种是常见的玻璃粉末添加剂,可降低融化温度,并提高熔融玻璃的流动性?

a.石英

b.氟化物

c.硅酸盐

d.氧化物

10.可将瓷性修复体粘接到牙体组织上的首选材料是:

a.ZOE

b.磷酸锌

c.聚羧酸锌

d.复合水门汀

11.应用聚羧酸锌水门汀的劣势或缺点是:

a.强度不足

b.与牙体组织粘接的能力

c.生物相容性

d.缺乏足够的长期使用临床数据

12.ZOE 可用于以下:

a.临时性修复体

b.中间基底材料

c.永久性修复体

d.粘接临时冠

e.粘接永久冠

f.a、b 和 c

g.a、b 和 d

h.仅 a 和 d

第 **8** 章

印模材料

学习目标

1.描述间接修复过程中印模材料的应用。

2.罗列出所制取印模中的口腔结构。

3.区分模型、铸型和代型。

4.描述不同类型的印模托盘。

5.列出印模材料的理想特性。

6.区分以下类型的印模材料：

- 弹性和非弹性；

- 可逆性和不可逆性。

7.描述组成和凝固机制：

- 蜡和印模膏；

- 氧化锌丁香油酚(ZOE)；

- 琼脂或可逆性水胶体-选读；

- 藻酸盐；

- 聚硫化物；

- 缩合型硅橡胶；

- 聚醚；

- 加成型硅橡胶。

8.比较上述印模材料的性能、用途和成本。

9.描述水温对藻酸盐凝固速率的影响。

10.描述水和热对聚硫化物凝固速率的影响。

引言

制取印模可能是口腔卫生士繁忙操作中的职责之一。了解各种类型的印模材料，以及其具体用途和操作特性非常重要。如果要制作运动型口腔防护器或美白托盘，那么印模将会成为器具制作的一部分。如果牙科助理当天不在场，那么有可能你会被要求辅助"终印模"的预约。从口腔卫生士典型的日常工作来说，制取印模可能是一个受欢迎的变革。

一、印模材料

(一)总体性评述

印模材料用于制作牙齿和其他口腔组织的复型(模型或铸模)。在牙科，我们制取牙齿及其支持结构的印模。这些支持结构包括牙龈、牙槽骨或剩余牙槽嵴、软腭、硬腭，以及肌肉附着部的系带。复型用于构建修复体和其他器具。印模是一种阴模，而复型(模型或铸模)是一种阳模，如图8.1所示。印模必须精确复制软、硬组织的形态，并且足够稳定以允许消毒和复制准确模型。

不是所有的印模材料都兼容所有的模型材料。因为印模材料用途广泛，所以多种产品都可以用来制取口腔组织的印模。有些印模仅仅是用来研究口腔组织的物理模型，称之为研究模型。研究模型用于诊断和制订治疗计划。还有一些用途要求非常精确(0.1%以内)地复制用于制作修复体或矫治器的预备体尺寸和形状。这些复型称之为铸模。单颗牙齿的复型称之为代型。

(二)印模材料系统

印模材料有多种形式。有些是粉末，需与水混合；另一些是双糊剂型印模材料。部分材料会加热软化或融化。不管其形式如何，印模材料都会被混合(或加热)，使其成为稠厚糊剂或液体。然后将它们装入印模托盘，并放入口内，就位在特定组织上。托盘发挥载体功能，可稳固凝固的印模材料。图8.2展示了部分印模托盘。值得注意的是，牙科印模材料也被用于制作医疗赝复体(如人造眼)及法医调查证据(如咬痕)的印模。

双糊剂型印模材料(及许多其他口腔材料)被装进管内，很像牙膏管。每根管的孔径大小都是特定的，以便在分配等长糊剂时，提供两种糊剂的合适比例。因此，如果两根管的孔径大小一样时，则应分配等长度。如果一

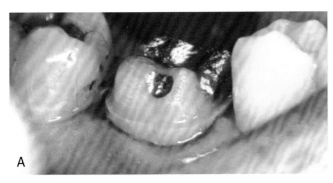

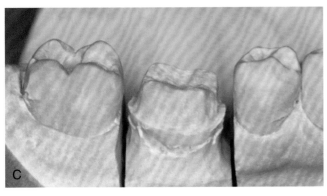

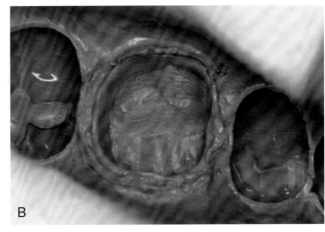

图8.1 (A)冠预备。(B)印模。(C)铸模。

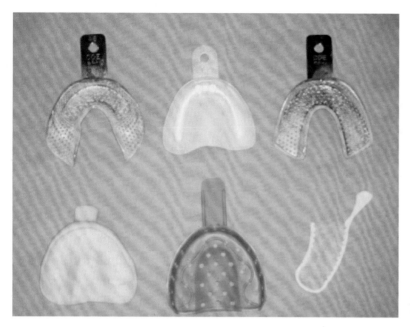

图8.2 几种印模托盘(从左上起,顺时针方向移动):用于无牙颌印模的金属穿孔托盘、用于无牙颌印模的实心金属托盘、用于有牙颌印模的金属托盘、咬合记录托盘、用于有牙颌印模的塑料托盘和个性化托盘。

根管的孔径大于另一根管,那么同样,应分配等长度。示例如图8.3所示。

(三)成本

印模材料的成本差别很大,每个印模从几便士到几美元不等。准确的成本分析需包括可以接受的初印模百分比,以及需要重新制作的修复体数量。利用廉价印模材料在铸模上制作不可接受的修复体可能使得牙科成为非营利性事业。

(四)印模托盘

1.印模托盘的用途

印模托盘用于携带印模材料至口内,托盘手柄用于去除印模。托盘也可支持材料的印模和提高精度。托盘有各种各样的供应形状和大小,且由数种材料制成。塑料一次性托盘非常受欢迎,并且适用于当前的感染控制实践。虽然塑料托盘既便宜又方便,但它们支持印模的能力不如金属托盘。金属托盘虽然更昂

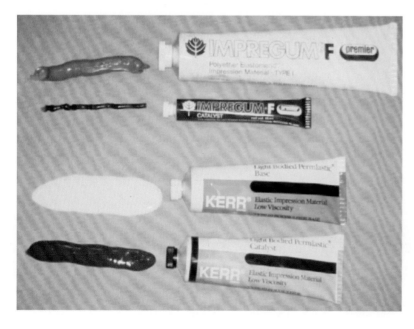

图8.3 聚硫(下)和聚醚(上)印模材料。注意,分配的材料长度相等,并不是体积相等。

贵,但可重复使用。此外,金属托盘更硬,因此,当从口内取出时不太可能扭曲变形。金属托盘的清洗和消毒增加了其使用成本。

2.库存托盘

库存托盘是有各种材料、形状和大小的"现成"物品。设计不同形状的托盘是为了制取不同口腔情况(无牙颌口腔、部分无牙颌口腔和牙齿全部完整口腔)的印模(参见图8.2)。库存托盘的尺寸也各有不同,从用于儿童患者的非常小的托盘到用于成人口腔的非常大的托盘。库存托盘可以是金属的或塑料的。

3.个性化托盘

最精确的印模是用个性化托盘制取的。个性化托盘是采用丙烯酸或其他树脂在患者牙弓模型上制作完成的。使用个性化托盘时,制取两副印模是必要的。先用库存托盘和廉价材料制取初印模。将石膏产品倒入印模内,然后将得到的模型用来制作个性化托盘。接下来就是用个性化托盘制取终印模。

个性化托盘制取终印模可适用于全口义齿、嵌体、冠、桥以及一些可摘局部义齿。个性化托盘使用的印模材料比库存托盘少,因为个性化托盘比库存托盘更与牙齿匹配。一些人认为个性化托盘性价比更高,因为其使用的材料更少。还有一些人认为个性化托盘的性价比高是因为相比于库存托盘,使用个性化托盘制取印模更加简单,并且得到精确印模的次数更多。应用这两种方法制作用于制取冠桥印模的个性化托盘详见第29章。务必要注意,对印模材料的正确混合和处理是获得成功最为关键的因素。

4.特殊用途托盘

现已开发了有各种特殊用途的托盘。咬合记录托盘,如图8.2所示,可记录上下两个牙弓的咬合面。咬合记录用于在口腔科技工室内联系上下颌模型,采用同样方式精确模拟上下颌牙齿在患者口腔内咬合在一起的情况。无托盘的咬合记录应用如图8.4所示。

另一种受欢迎的印模托盘是三联托盘,与双牙弓或闭口式印模技术一同使用。三联托盘是"J"形的象限托盘,卷绕在最远中磨牙的后方(图8.5A)。采用双牙弓技术,将负载托盘(双侧)就位在预备牙的牙弓上。然后,患者闭合口腔到正常咬合位置,此时托盘可同一时间记录预备牙的印模、对侧牙的印模以及咬合记录(图8.5B~D)。

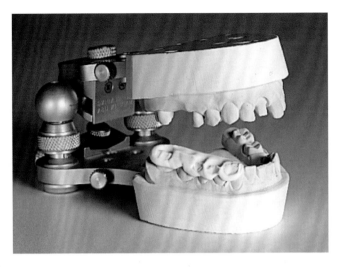

图8.4 利用下颌右侧象限的咬合记录(由印模材料制成),将模型安装至简易牙科咬合架上。(Courtesy of GC America,Inc.,Alsip, IL.)

(五)印模材料的分类

1.化学反应或物理变化

印模材料可通过化学反应或物理变化发生凝固。通过化学反应凝固形成弹性橡胶材料的印模材料被称为热固性材料。此种化学反应涉及链延长、交联,或二者都有。其他印模材料在通过凝固或凝胶的物理变化冷却后发生凝固。当熔融蜡冷却并从液态转变为固态,此时凝固发生。凝胶化是明胶,如果冻,在冷却时从液态转变为半固态的过程。冷却时经历物理变化的印模材料被称为热塑性材料。一般来说,热塑性材料不像热固性材料那样稳定。

2.用途

(1)弹性/非弹性

因为印模材料被用于各种不同的目的,所以特定程序的要求决定了哪种印模材料可以被采用。不同于无牙颌患者,有牙颌口腔的印模可使用托盘,以及可多次应用印模材料。牙齿通常有倒凹(凹陷和缝隙),因而需要使用弹性材料。无牙颌印模可以使用弹性或非弹性印模材料。相比于弹性印模材料,非弹性印模材料凝固后更加刚硬,且当用于有牙颌患者时,其将会"锁住"牙齿。

(2)精确度

修复体或赝复体对精确度的要求决定了可以使用哪种印模材料。并非所有的印模材料都有足够的精确度,以满足冠、桥印模的需要。研究模型不被视为口腔组

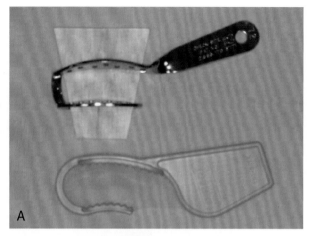

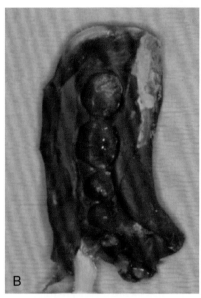
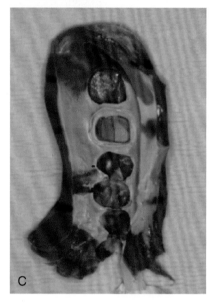
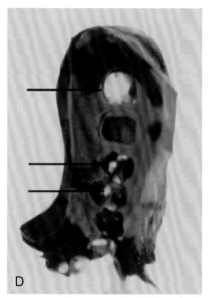

图 8.5　(A)可重复使用的金属三用托盘和一次性塑料三用托盘。(B~D)三用托盘印模的三个视图。(B)对侧牙弓印模。(C)预备体印模。(D)背光视图显示在印模过程中有牙齿接触的区域。

织的高精度复型。因此,对研究模型而言,藻酸盐是可以接受的印模材料;但当制作冠、桥和嵌体时,藻酸盐则是不能应用的印模材料。几乎所有的印模材料都可用于全口义齿的印模。

(3)流动性和细节再现性

不同的印模材料有不同的黏度。黏度是液体流动能力的量度。有(从最稀薄到最黏稠的稠度)轻体、中体、单体、重体和腻子材料。轻体材料通常与印模注射器一起使用,被注射在预备体周围。它们是"流动性"最好的印模材料,能最好地记录牙齿预备体(小凹槽、嵴及边缘)的细节。

很多情况下,需将一根排龈线置于龈沟内,以协助冠、桥印模的制取。大多数情况下,患者将接受局部麻

醉以确保舒适。排龈线将牙龈推离牙齿,如图 8.6 所示。通常,排龈线会含有止血或收敛的药剂,以控制出血。排龈线放置几分钟后,在制取印模前通常被去除。但是,也有例外,在制取印模期间,排龈线有可能被保留在位。排龈线的使用允许低黏度材料的流动,因而可再现材料难以到达的预备体区域。排龈线使牙龈组织稍微从牙齿移开,并且可控制该区域的水分。

虽然腻子材料是最稠厚的印模材料,但其可以记录指纹细节。重体和腻子材料被放置在印模托盘内,它们的高黏性阻止了托盘以外的印模材料流动及滴落在操作者和患者身上。它们一般都与轻体材料一起使用。轻体材料记录预备体及其边缘,而稠厚的材料为印模的主体部分。充满高黏度材料的印模托盘,立即就位在轻体

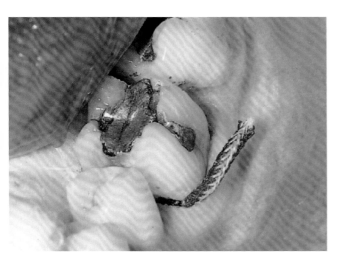

图 8.6　冠预备过程中,在龈沟内放置排龈线。(Courtesy of Ultradent, Inc., South Jordan, UT.)

材料上。而后两种材料凝固集合为一个整体,并且可作为一个印模被去除。

根据口腔科医生的偏好,中体印模材料可被注射或放置在托盘内使用。单体材料被设计成注射和托盘都可使用的类型。因此,只需要一种单体材料的混合。

3.印模材料类型

每种用于口腔科的印模材料都有其自身的优势和缺陷。以下部分将重点介绍每一种印模材料及其用途(表 8.1)。

(1)非弹性印模材料:
- 石膏;
- 蜡和印模膏;
- 氧化锌丁香油酚(ZOE)。

(2)水弹性印模材料:
- 藻酸盐(不可逆性水胶体);
- 琼脂(可逆性水胶体)。

(3)非水弹性印模材料:
- 聚硫化物;
- 缩合型硅橡胶;
- 聚醚;
- 加成型硅橡胶。

二、石膏

石膏似乎不太可能是一种印模材料。然而,印模石膏虽然很少使用,但仍然有售。印模石膏具有与用于模型和铸模的石膏制品相同的凝固反应和性能。石膏制品将在第 9 章进行讨论。

表 8.1　印模材料及其用途

印模材料种类	弹性或非弹性	凝固过程	可用于制作			
			全口义齿	局部义齿[a]	嵌体、冠或桥	研究模型
石膏	非弹性	化学	初印模	不可用	不可用	不可用
蜡或印模膏	非弹性	物理	初印模	不可用	不可用	不可用
ZOE	非弹性	化学	终印模[b]	不可用	不可用	不可用
可逆水胶体(琼脂)	弹性	物理	不可用[c]	可用	可用	不可用
不可逆水胶体(藻酸盐)	弹性	化学	初印模	可用	不可用	可用
聚硫化物	弹性	化学	终印模[b]	可用	可用[b]	不可用[d]
缩聚硅酮	弹性	化学	终印模[b]	可用	可用	不可用[d]
加成有机硅	弹性	化学	终印模[b]	可用	可用	不可用[d]
聚醚橡胶	弹性	化学	终印模[b]	可用	可用	不可用[d]

[a] 有多种用于制作局部义齿印模的技术。此表未列出所有的技术。

[b] 建议使用个性化托盘。

[c] 用于水胶体的无牙颌托盘较少见。

[d] 这些材料是可用的,但性价比较低。

三、蜡和印模膏

(一)蜡

蜡可能是最先应用于牙科的印模材料。其价廉、清洁,易于使用。牙科中应用了大量的蜡。有些蜡很硬,很像用于罐装果冻和果酱的固体石蜡。另一些蜡在室温下柔软可塑,类似于培乐多彩泥。用于制取印模的蜡在口腔温度下是固体状态,但在口腔组织所耐受的温度下具有可塑性。蜡有多种形式(棒状、条状、管状等)。蜡可被认为是一种低分子量的聚合物,为热塑性材料。蜡也很薄弱,故该技术必须能够补偿蜡的力学性能不足。有些口腔科医生用蜡来制取全牙列印模。蜡还常用来扩展托盘边缘,或在制取印模时用蜡调整库存托盘。

更常见的是,口腔科技工室中应用各种各样的蜡作为辅助材料,来制作冠、桥和其他修复体。蜡软化或熔化以后,形成预期的修复体形状。然后用模具材料包埋蜡片。之后,蜡熔化蒸发,模具内充填修复性材料,如黄金。这些过程在后续章节中有更详尽的描述。

(二)印模膏

印模膏是添加填料的蜡,改进了其操作性和稳定性。印模膏更坚硬、更脆,并且相比于蜡,其在软化时的流动少得多。印模膏为棒状或饼状材料,如图 8.7A 所示。其在温水槽中软化,如图 8.7B 所示。由于印模膏的导热系数低,因此需要时间和耐心来恰当软化材料。将加热、软化、可塑型的材料放置在印模托盘内,再次软化,然后将托盘就位于口腔中。当材料冷却到口腔温度时,其恢复到刚性状态,此时将其移除。印模膏是一种坚硬的热塑性材料,许多口腔科医生用它来制取全口义齿的初印模,如图 8.7C 所示。其他较好记录细节的印模材料更适合终印模的制取。

四、氧化锌丁香油酚(ZOE)

氧化锌丁香油酚(ZOE)已被配制用于牙科的各种用途,包括作为一种印模材料。ZOE 材料的化学成分参见第 7 章。

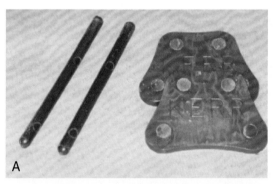
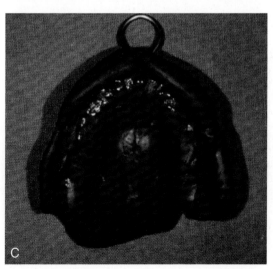
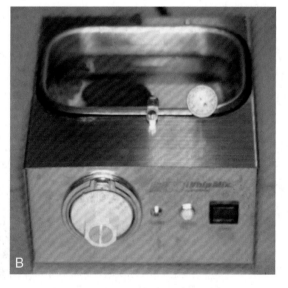

图 8.7　(A)棒状印模膏与饼状印模膏。(B)印模膏上托盘后水浴。(C)全口义齿的初印模。(Courtesy of Dr. James Overberger, Morgantown, WV.)

（一）材料形式

ZOE 材料是两种糊剂。一种糊剂含有丁香油酚和惰性填料；另一种糊剂是由氧化锌粉末混合植物油形成。丁香油酚是丁香油的主要成分。因此，ZOE 材料的气味和味道像丁香。对于一些患者来说，他们会觉得这种气味很难闻。两种糊剂装在管内，很像牙膏，如图 8.8 所示。从每管中分配等长的材料。通常，ZOE（及装入管内的其他材料）的两种糊剂颜色不同。混合过程中，将糊剂搅绕、碾磨并刮在一起，直至获得均一的颜色。

（二）用途

ZOE 印模材料凝固后成为硬脆的团块，这限制了其用于活动义齿无牙颌区牙槽嵴印模的制取。它们价廉、易于使用，曾经非常受欢迎。它们普遍用于个性托盘制取全口义齿的终印模。然而，现今，ZOE 材料已被新型的材料所取代，如加成型硅橡胶。虽然新型材料的性能几乎没有优势，并且价格也更昂贵，但是在口腔科诊室内可以少储存一种印模材料的简单优势，可能是减少使用 ZOE 印模材料的原因。

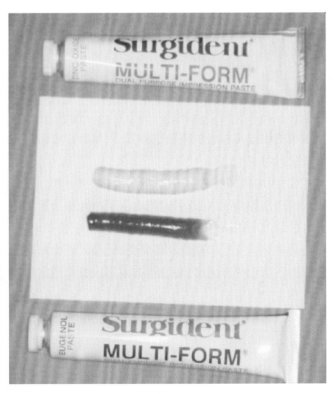

图 8.8　ZOE 印模膏。

五、水胶体印模材料的通用特性

两种印模材料被认为是水胶体材料，因为它们的主要成分是水。这两种材料都是从黏性液体状态（称之为溶胶）转变为半固体橡胶状态（称之为凝胶）。溶胶状态是一种材料溶解在另一种材料中所形成的溶液。凝胶状态下存在两个相，很像肥皂泡的泡沫。第一相位是固体碳水化合物聚合物网，如同制造泡沫的肥皂。第二相位是被困于很小的材料口袋里的水，如同被困于肥皂泡沫中的空气。胶体已在第 2 章中进行了介绍。

通过化学反应凝固的水胶体材料被称为不可逆性水胶体，或者更常见的是藻酸盐。设定加热藻酸盐会导致温热的藻酸盐；其不会返回到溶胶（液体）状态。通过物理变化（冷却）凝胶化的水胶体材料被称为可逆性水胶体。实际上，这些印模材料在加热时反转回溶胶状态，而后在冷却时又再次转变为凝胶状态，因此得名"可逆性水胶体"。可逆性水胶体也被称为琼脂或琼脂复合物（有时简称为水胶体）。

六、藻酸盐（不可逆性水胶体）印模材料

（一）性能

藻酸盐材料被命名为"不可逆性印模材料"，因为一旦它们发生了反应并变为凝胶后，其不会再反转回溶胶状态。它们有着类似于那些可逆性水胶体材料的优点和缺点，因为这两种类型的材料成分都主要是水。藻酸盐材料虽不如可逆性水胶体材料精确，但其更易于使用。藻酸盐材料以与水混合的粉末形式提供，如图 8.9 所示。

（二）成分

1.藻酸钾

该粉末中含有藻酸钾。它是一种碳水化合物聚合物，溶于水中形成溶胶。羧酸基团（–COOH）与钙离子反应，并交联该材料形成凝胶。该反应类似于聚羧酸盐和玻璃离子水门汀。藻酸钾是从海藻中提取的。

2.惰性填料

粉末中另一种主要的成分是一种惰性填料，如硅藻土（二氧化硅）。填料赋予了混合材料"主体"，其使操作更具可接受性。如果没有填料，混合材料的流动性会过

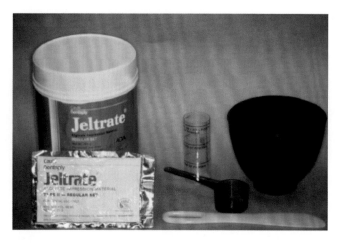

图 8.9 散装容器中的藻酸盐印模材料、定量装、散装粉量勺、量杯、调拌碗和调拌刀。

大,将难以使用。

3.化学物质

粉末中还存在几种其他化学物质:交联反应的反应剂(硫酸钙)、操作时用的缓凝剂(磷酸钠)、着色剂以及香料。

4.抗菌剂

有些藻酸盐产品的粉末中添加了抗菌剂。其目的是为了减少制造商供应的粉末中微生物的含量,而不是为了对制取的印模进行消毒。

5.水

可逆性和不可逆性水胶体材料都是以水为主。因此,当将其用途与其他印模材料进行比较时,会产生若干利弊。

(1)优点

可逆性和不可逆性水胶体会润湿被口腔液体污染的牙齿表面。牙齿与印模材料之间存留的气泡较少。水胶体材料甚至会吸收少量的口腔液体。这两种效应之所以会发生是因为水基液体很容易混合在一起,就像将苏打汽水与果汁混合制作潘趣酒一样。

第二个优势是用石膏产品灌注该种印模要比弹性印模材料更容易。同样,石膏产品与水混合时,容易润湿主要为水的印模材料表面。水胶体印模材料的亲水性很强,但同样不能说适用于所有的印模材料。

(2)缺点

材料主要由水组成的缺点是,当其暴露于空气中,水分会从印模表面蒸发。当水分蒸发时,印模会收缩且

不再精准。为了防止水分从水胶体(藻酸盐和可逆性水胶体)表面蒸发,印模应在消毒后尽可能快地被灌注。

水胶体材料在凝固和排水后会轻微收缩。该过程称为脱水收缩作用。脱水收缩作用发生非常缓慢,但这也是尽可能快地灌注水胶体印模的第二个原因。

然而,在消毒水胶体印模时,限制印模暴露于水溶性消毒液中的时间很重要。水胶体会吸收水分、膨胀和变形。这被称为渗润。

(三)凝固反应(选读)

藻酸盐材料通过化学反应—交联碳水化合物聚合物进行凝固。

(1)操作时间由最初延迟交联的竞争反应提供。粉末与水混合后,藻酸盐粉末同硫酸钙和磷酸钠一起溶解。

(2)起初,钙离子与磷酸根离子反应并从溶液中析出。在所有的磷酸根离子反应完成前,钙离子不会与溶解的藻酸盐反应。

(3)在缓凝剂(磷酸根离子)反应完全后,凝固反应就成了主导反应。钙离子与藻酸盐反应,交联聚合链,而后凝胶发生。凝固材料是一种主要由水组成的水凝胶。

(四)用法和操作

(1)藻酸盐盛装在预先称量的包装袋内或散装容器内。对于散装容器,可以使用制造商提供的量勺进行分配。在运输和存储期间,藻酸盐粉末往往沉降在散装容器内。在开启一个新的散装容器前,应先震动或颠倒容器并左右翻转约 1 分钟的时间将材料"抖松"。这样会使较重的组分与较轻的组分重新混合,从而在每勺中分配适量的材料。

(2)大多数藻酸盐材料的填料是硅酸盐材料。如果吸入硅酸盐粉尘,会引起肺部问题。某些藻酸盐产品中包含的添加剂可减少藻酸盐使用过程中粉尘的吸入;这些产品被称为无尘藻酸盐。不管怎样,吸入粉尘总是不健康的。当治疗患者时,通常应戴面罩以减少暴露于藻酸盐粉尘中的概率。

(3)所加水量也是按照制造商提供的标准水量器来确定。如果对混合后的材料稠度不满意,解决办法就是更换品牌。不要为了使混合物更稠或更稀而更改水/粉比例。

(4)水温可调控凝固反应的速率。温水可加快凝固

速率,冷水可减缓凝固反应。多数制造商提供的藻酸盐有常规型和快凝型。常规型材料可在 3~4 分钟内凝胶化,而快凝型材料在 1~2 分钟内凝胶化。

(5)混合藻酸盐材料具有强烈的需氧活动性。首先,将粉末和水轻轻搅拌在一起。一旦全部粉末被水浸湿,应加大调拌力度。将糊状物推挤到橡胶混合碗的一侧,迫使水粉混合均匀。为了更好地搅拌,调拌刀应有一个弯曲的侧面,以沿着混合碗的曲面移动。持续进行搅拌,直至获得光滑奶油样的混合物。通常调拌时间为 1 分钟。用调拌刀将调拌好的藻酸盐材料从混合碗中舀出,放置在托盘里,然后就位在患者口腔中。制取藻酸盐印模的流程将在第 27 章进行介绍。

(6)无论藻酸盐材料的凝固时间如何,凝胶化后推迟 2~3 分钟再移除印模。在这段额外的凝固时间里,强度和弹性会有所提高。采用快速动作移除印模。当被快速施压时,藻酸盐的强度往往会更高。缓慢移除印模会增加变形和撕裂的发生风险,不论材料是水胶体还是弹性体。

(7)与不可逆性水胶体材料一样,必须谨慎地消毒和灌注藻酸盐印模。水分增加或减少(蒸发、凝溢或渗润)会影响所得模型的准确性。藻酸盐印模如若不能立即被灌注,应喷洒消毒剂,密封在塑料袋内,而后尽可能快地灌注。目前还没有令人满意的可储存水胶体材料超过 30 分钟的方法。

(8)藻酸盐印模材料可用于多种目的。它价格低廉,易于使用,但缺乏精准匹配修复体的准确性。适当的混合和操作可获得可接受的研究模型和铸模,以制作护齿、美白的氟化物托盘。

七、琼脂(可逆性水胶体)(选读)

(一)材料形式

可逆性水胶体由制造商预先混合,并作为半固体材料以管状和棒状形式供应。棒状材料的外观和感觉像是一块细长的橡皮擦,只是材料的含水量高而摸起来潮湿。可逆性水胶体的成分主要是水和添加的琼脂(碳水化合物聚合物)。琼脂也是微生物学中用作生长培养基的材料。可逆性水胶体中其他组分包含着色剂、香料、霉菌抑制剂和硫酸盐化合物。硫酸盐化合物可提高灌注入印模的石膏材料硬度。

(二)用途

1.设备

可逆性水胶体需要特殊的设备以加热、储存和冷却材料,如图 8.10 所示。此外,需要循环冷却水的特殊印模托盘。由于可逆性水胶体需要使用特殊的设备,故而限制了这种优良材料的普及。可逆性水胶体本身非常便宜,并且可制作出非常精确的印模。

2.材料准备

在制取印模前,必须先准备好要用的可逆性水胶体。这项准备工作可以在 1 天或 1 周内完成。水胶体溶化保温器的特殊设备是必须的(图 8.10),该设备有 3 个隔室:

(1)在第一个隔室内,可逆性水胶体被煮沸,由橡胶样物质(凝胶)转变为黏性液体(溶胶)。

(2)在第二个隔室内,材料在使用前被储存在 150°F(65℃)的水浴中。材料可被储存长达数天。

(3)在制取印模前的几分钟,可逆性水胶体被放置在 110°F(45℃)的水浴中。这一步骤被称为回火。回火将温度降低到口腔组织能够耐受印模材料的临界值。在口腔温度下,材料凝胶化并返回到其弹性状态。通过管道和特殊托盘的循环冷却水可辅助降温。图 8.11 所示为一个水胶体印模。

3.迟滞现象

迟滞现象不同于一般的水相变化,即在相同温度下发生融化和冻结(或沸腾和凝结)。值得注意的是,可逆

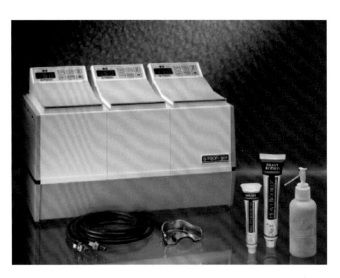

图 8.10 水胶体印模材料(管内)及其使用设备。水浴(顶部)有三个不同温度的隔间。(Courtesy of Dux Dental, Oxnard, CA.)

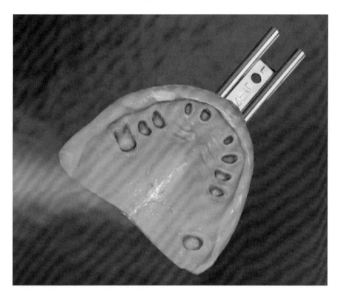

图8.11 水胶体印模。(Courtesy of Dux Dental, Oxnard, CA.)

性水胶体在与其凝胶化相同的温度下并不会融化。使其融化的温度要比水沸腾的温度高得多。另一方面,其在更低的温度即口腔温度下发生凝胶化。不同温度下发生融化和凝胶化的特性,称之为迟滞现象。

4.可逆性水胶体的优点和缺点

可逆性水胶体在潮湿环境下运作良好。因此,当预备冠的边缘在龈下或难以保持边缘干燥时,用可逆性水胶体制取印模很有效。实际上,一些口腔科医生在制取印模前会先用水润湿牙齿。另一方面,这些材料需要特殊的设备来加热、冷却和使用。这些材料的另一个不足在于,与非水弹性印模材料相比,其耐撕裂强度较差。

5.可逆性水胶体的普及

由于可逆性水胶体材料具有各种优点和缺点,人们会认为口腔科行业对这种材料爱恨交加。很少有口腔科医生使用可逆性水胶体,但那些使用过可逆性水胶体的口腔科医生,都非常喜欢它。他们可以设法规避材料的弱点而获得良好的效果。

八、非水弹性(橡胶)印模材料的通用特性

许多类橡胶的印模材料已被开发用于口腔医学领域。有许多不同的名字用于描述这组材料:非水弹性印模材料、橡胶基材料、弹性体等。这些材料通过聚合反应凝固,比水胶体材料更稳定,但是它们也更昂贵。它们是基于聚合化学命名的:聚硫化物、缩合型硅橡胶、聚醚和加成型硅橡胶。聚硫化物、聚醚和硅橡胶材料,也

被称为非水弹性印模材料。它们都要经历交联和链延长的聚合反应。它们具有相似但不相同的混合和操作性能。各型弹性印模材料间一个非常重要的区别在于,印模材料粘合到无孔托盘上的粘接剂。每种印模材料都有自己的粘接剂,不能与其他类型的材料一起使用。

九、聚硫化物

聚硫化物印模材料是最先被开发用于口腔医学的非水弹性"橡胶"印模材料。通常,聚硫化物材料被称为"橡胶"或"橡胶基"材料,而聚醚和硅橡胶材料也是橡胶材料。聚硫化物材料的名称来源于凝固材料中的硫化物键。

(一)缩聚反应

聚硫化物材料通过缩聚反应发生凝固。这是将生物聚合物的构筑块连接在一起的相同化学反应。生物聚合物(蛋白质)是我们机体组织的重要组成部分。在典型的缩合反应中,氢原子和羟基(–OH)取自单体,并结合形成水(H_2O)。单体的官能团可以是产生蛋白质(或尼龙)的羧酸和氨基。聚硫化物印模材料的官能团是硫醇基(硫和氢原子)和来源于氧化铅的氧,如图8.12所示。除水以外的反应副产物通过其他缩聚反应产生,但水是最常见的副产物。名称缩聚反应(缩合和聚合)主要是基于水的产生。

(二)聚硫化物印模材料的成分

聚硫化物印模材料以双糊剂型的形式提供。通常,一管糊剂是深棕色,另一管是白色。白色的"基料"糊剂含有与无机填料(如二氧化钛)混合的低分子量聚硫化

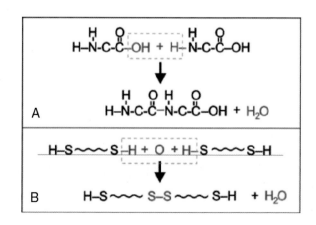

图8.12 缩聚反应。(A)蛋白质。(B)聚硫化物印模材料。

物聚合物。棕色的"催化剂"糊剂含有氧化铅和一种不发生反应的"油性"有机化学物质。棕色糊剂中还含有一小部分的硫,因为它可以促进聚合反应。

(三)聚硫化物印模材料的混合

两种糊剂以等长度分配在混合纸板上。使用印模材料调拌刀来混合两种糊剂。印模材料调拌刀有一个长的(约 4 英寸)直刃式刀片,如图 8.13A 所示。搅绕、滑磨糊剂,直至获得均匀的糊状物。取决于材料的量和黏度,混合可能需要 30~90 秒。用调拌刀刀片的侧面刮除纸板上未混合的材料,并将其混入剩余的材料中。将混合好的材料装入托盘,然后作为黏性糊剂放入口内。采用相同的步骤来混合其他非水弹性印模材料,如聚醚和硅橡胶。聚硫化物印模材料的混合过程如图 8.13 所示。

(四)聚硫化物印模材料的聚合反应–选读

混合开始时,聚合反应也开始,并缓慢进行。低分子量的聚硫化物聚合物在短聚合链的末端有硫醇基(–SH)

和悬垂在链中间的侧基。来自两条不同短聚合链的两个氢原子与氧气(来源于氧化铅)发生反应形成水,如图 8.12B 所示。硫充当催化剂的角色,连接两个硫原子,并将两条聚合链连接在一起。通过同样的反应延长和交联聚合链。

(五)聚硫化物印模材料的性能

聚硫化物印模材料要比藻酸盐更加精确。通过恰当的操作,聚硫化物印模材料可用于嵌体、冠和桥。但是,它们不如其他非水弹性印模材料那么精确。聚硫化物印模应在混合后数小时内被灌注。为达到最佳效果,推荐使用个性托盘。聚硫化物印模材料有一种难闻的气味。它们污染衣服时,通常会被视为恶心的材料。聚硫化物印模材料有一个优点:它们在所有的弹性印模材料中,具有最长的操作时间(4~6 分钟)。因此,它们适用于多重准备的印模制取。伴随着较长的操作时间而来的是最长的凝固时间。印模需要固位在口腔中长达 15 分钟。

凝固反应生成的水副产物可蒸发掉,导致变形。热

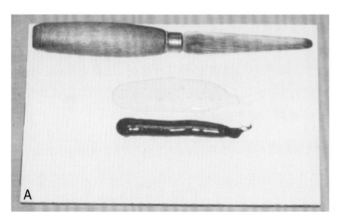
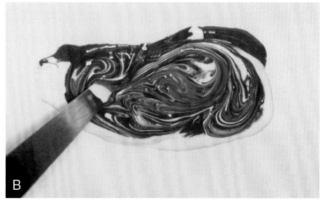
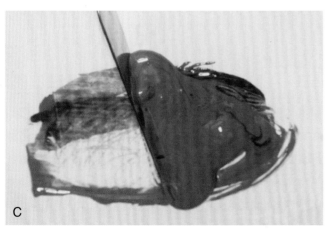
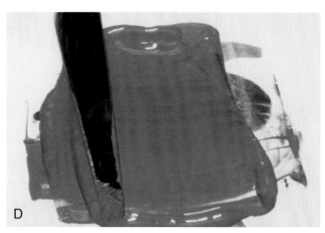

图 8.13 双糊剂型印模材料的混合过程,最终混合物应颜色均匀。

度和湿度的增加,会显著加快聚硫化物印模材料的操作时间和凝固时间。凝固时间在炎热、潮湿的夏日与寒冷干燥的冬日有所不同。一种使用聚硫化物印模材料来制作全口义齿印模的技术是将一滴水与材料混合,以加速其凝固。

(六)聚硫化物印模材料的用法

聚硫化物印模材料通常与个性托盘一起使用,以提高印模的精确度。制取冠、桥印模时,将轻体材料注射在预备体周围,重体材料放置在托盘内。轻体材料和中体材料用于制取全口义齿的印模。

聚硫化物印模材料价格相对便宜,并且易于灌注石膏材料。它们具有一定亲水性;不管怎样,仅推荐一次性灌注(一个模型)。同一印模进行后续的灌注,可能达不到要求的精确度。

十、缩合型硅橡胶

缩合型硅橡胶印模材料是开发用于牙科的另一种弹性印模材料。它们以硅橡胶为基础,常用于其他行业。它们是疏水性的,并且凝固过程是缩合反应的结果。缩合反应形成的是乙醇副产物,而不是水。它们是更加清洁的材料,但是灌注模型时很难没有空隙和气泡。同聚硫化物材料一样,其副产物也可蒸发掉,从而导致变形。缩合型硅橡胶印模必须立即被灌注。目前这些材料并不流行,因为新型材料可获得更好的效果。

十一、聚醚

(一)发展

聚醚印模材料于 20 世纪 60 年代后期被开发用作牙科印模材料。它并不是从另一个行业引入而来。聚醚印模材料与当时可用的其他材料显著不同。

(二)化学成分(选读)

这些材料的分子结构中有一个醚基。醚基是与两个碳原子键合的氧原子。聚醚印模材料通过独特的、开环聚合反应发生凝固,该反应被认为抵消了一些聚合收缩。该聚合反应被称为阳离子催化聚合反应。阳离子催化聚合反应类似于加成聚合反应,不同之处在于代替了一个自由基,阳离子(阳性离子)是反应分子。反应没有

副产物产生。

(三)性能和用法

操作时间和凝固时间要短于聚硫化物材料;它们更加像加成型硅橡胶材料。与其他材料相比,聚醚印模材料非常坚硬并且凝固迅速。聚醚印模材料具有单一的黏度,非常类似其他型材料的中等黏度。虽然它们是清洁型材料,但气味难闻。聚醚印模材料非常精确,易于灌注石膏类产品。这些性能和易使用性使得聚醚流行起来。聚醚材料的成本与加成型硅橡胶材料相似。它们非常坚硬,这使得其非常适合与一次性三联托盘一起使用,如图 8.5 所示。

Impregum 是最受欢迎的聚醚产品。聚醚印模材料的流行造就了加成型硅橡胶的"Impregum 仿制品"。加成型硅橡胶仿制品具有与 Impregum 相同的黏度、硬度,甚至是相同的紫色。这些仿制品常被称为单相印模材料。与聚醚材料一样,单一黏度的加成型硅橡胶材料需使用注射器和托盘。

十二、加成型硅橡胶

加成型硅橡胶是弹性印模材料中最受欢迎的类型,特别适用于冠、桥印模的制取。它们是清洁材料,并且不会产生难闻的气味。它们是最精确、最稳定和最昂贵的印模材料。加成型硅橡胶印模材料也被称为乙烯基聚氧烷和聚乙烯基硅氧烷。

(一)聚合反应

反应基团是碳碳双键(C=C),其被称为乙烯基。聚合反应通过自由基和加成聚合发生。聚合包含链延长和交联反应,从而形成稳定的橡胶材料。由于没有副产物形成,故不会发生反应副产物的蒸发。

(二)黏度和混合

制造商提供的材料由短的硅橡胶分子组成,每个分子上有若干反应性基团。添加填料(以获得适当的黏度)和起活化作用的"催化剂"。制造商生产的加成型硅橡胶材料多达五种黏度:轻体、中体、重体、单体和腻子。每种黏度都有两种不同颜色的糊剂形式。糊剂(腻子除外)用与聚硫化物材料相同的方式进行混合。加成型硅橡胶也是以"自动混合枪"的双筒盒装形式提供使用,如图

8.14 所示。自动混合枪压迫两种糊剂穿过尖端，尖端含有螺旋形的"挡板"。在尖端，挡板引起材料旋转和湍急流动，从而将两种糊剂混合在一起。另一个较小的尖端可以被添加到主尖端上；第二个尖端被设计用来在口腔内分配印模材料。自动混合枪非常受欢迎，并已适用于其他类型的口腔材料，如用于临时冠、桥的水门汀和丙烯酸树脂。

(三)腻子的用途

1.目的

腻子与低黏度材料结合使用。腻子填满了托盘的大部分空间。在托盘中，腻子被低黏度材料覆盖，或者将低黏度材料注射在特定牙齿周围。高黏度腻子迫使低黏度材料环绕在特定牙齿周围。

2.混合、操作和凝固时间

用手指将两种有色材料揉捏在一起，以混合印模腻子。不应使用手掌，因为材料会被医生的体(手)温轻微加热。然后聚合反应会被加速，操作时间会减少。而且，在混合加成型硅橡胶腻子时，不得戴橡胶手套。橡胶材料中的硫会抑制聚合反应；因此，材料不会凝固。相反，乙烯基手套应被戴在用肥皂和水清洗过的手上。

印模腻子通常比轻体、中体和重体材料凝固得更快。操作两种凝固速率不同的材料可能会很困难。当两种材料在不同的时间凝固时，会有各种差错发生。遵循标准的印模程序非常重要，使用时钟对混合、放置和材料凝固时间进行计时；这些时间分别被称为混合、操作和凝固时间。不管是何种材料，都推荐对所有化学活化材料的混合、放置以及凝固进行定时。这些程序应该遵循制造商说明。多数制造商会将凝固时间印刷在管上，以鼓励正确使用。

(四)材料添加剂

1.表面活性剂

目前的加成型硅橡胶印模材料中添加了表面活性剂，使得模型的灌注更加容易。表面活性剂减小了混合石膏产品在印模表面的接触角。湿润度增加，产生气泡的可能性会降低。许多制造商声称，表面活性剂也使得湿润牙齿的印模制取更加容易；但是，这种说法并没有根据。

2.氢气吸收剂

如果加成型硅橡胶材料的组分没有以适当的比例或适当的纯度进行配制，则氢气会通过二次反应产生。如果这样的材料灌注过快，在印模材料与模型材料的界面会形成非常小的氢气泡。结果是在石膏铸模内出现小气泡。几种产品的配方中添加了氢气吸收剂，以预防这个问题的发生。

因为消毒印模需要 10~30 分钟，所以在这段延迟期后氢气泡不会成为问题。而且，加成型硅橡胶材料非常精确和稳定。因此，它们经常被寄给商业性的口腔科技工室，并在那儿进行灌注—即印模被运送至全国各地的口腔科技工室。当印模到达口腔科技工室时，氢气已经历了足够长时间的消散。

十三、更多方面的评价

(一)印模材料的其他用途

1.咬合记录材料

大多数弹性印模材料可用作咬合记录材料。如图8.4 所示，混合材料被放置在下颌牙弓的咬合面上。患者咬入材料。印模材料凝固后，记录上颌牙弓对应下颌牙弓的关系。然后去除咬合记录并用于口腔科技工室，采用与患者自然咬合状态相同的方式，将上颌模型与下颌模型联系起来。

2.临时冠模具

腻子可用来制作临时冠的"模具"。在牙齿进行冠预备前，混合腻子被放置在特定的牙齿上。腻子凝固后被去除，然后对牙齿进行预备。腻子印模的预备牙区域充满了塑料临时材料。最常见的临时材料是化学活化的丙

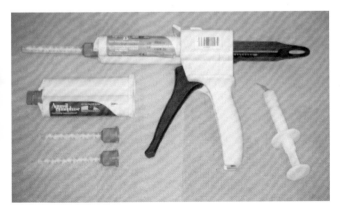

图 8.14 自动混合枪、印模材料弹筒、针头和印模注射器。

烯酸树脂。腻子印模充满了丙烯酸树脂,然后重新就位于患者口腔。预备牙形成临时冠的内部,腻子印模形成临时冠模具的外部。丙烯酸树脂凝固后,将其从口中取出并修形、抛光,然后进行临时性粘接。临时冠的制作在第35章有更详细的介绍。

(二)代型印模材料的兼容性

并非所有印模材料都与所有模型材料兼容。所有的印模材料都可用石膏产品灌注。水胶体材料与环氧代型材料不相兼容。第9章中介绍模型材料时,将更详细地讨论印模材料–模型材料的兼容性。

(三)光学印模材料

口腔医学已经涵盖了具有经济优势的数字技术。数字X射线摄影就是一个例子,其已被多数诊所所采用。一些CAD/CAM系统已被开发用于牙科。CAD/CAM代表计算机辅助设计/计算机辅助制作。CAD/CAM需要牙齿预备体的数字化模型。有几种技术被用来获取数字化模型。其中一种是应用印模材料的常规牙科印模,由此得到的印模或模型在口腔科诊室或口腔科技工室被数字化,然后使用交互软件设计修复体,并通过铣削(磨削)一块固体材料得到修复体。口腔科技工室承担设备成本的经济负担。成本分散在许多牙科诊所中。

第二种技术采用了"光学"印模。光学印模系统可以或不可以与诊室CAD/CAM铣床集成一体。光学印模通过口内相机摄取。"光学"印模以数字化形式储存在电脑中。如果设备存在,修复体可在牙科诊室进行设计和铣削。冠可一次就诊完成。设备成本由个别牙科诊所承担。诊室CAD/CAM系统十分昂贵,但越来越受到欢迎。当只用购买相机时,光学印模会变得越来越普遍,并且生成的数据文件会被发送至口腔科技工室,以进行修复体制作。常规的冠、桥印模可能会成为过去,就像盒式录音磁带一样。

(四)印模材料的性能

印模材料是所有口腔材料中表现最好的材料。相比大多数其他口腔材料,印模材料的使用有更少的限制。印模材料只需要在短时间内(数小时到数天)发挥功能。此外,相比于修复性材料,如汞合金和复合树脂,模拟印模材料的临床应用非常简单。当临床应用在实验室中容易被模拟时,会极大地促进研究、产品开发和质量控制。

(五)印模材料的生物相容性

一些助手的手上会出现皮疹,这归咎于印模材料的操作。由于目前的做法是在治疗患者时戴手套,故皮肤问题首先归因于橡胶手套。但是,一定不要忘记其他口腔材料也可能引起皮肤过敏,尽管这很少见。聚合口腔材料在混合前很可能是刺激性的;固化或凝固的聚合物通常不会有问题。

由于印模材料在口腔中仅作用几分钟,因此,生物相容性通常不是一个重要关注的问题。然而,如果残留的部分印模材料遗留在龈下或牙齿之间,将会发生显著的激惹。印模取出后,临床医生应检查口腔以明确是否有物质残留。

总结

印模材料用于制作牙齿和其他口腔组织的复型。然后,这些复型用于修复体和其他矫治器的制作。印模材料以各种形式提供。一些是需与水混合的粉末;其他的是双糊剂印模材料。它们可按照用途、类型或凝固方式进行分类。

非弹性印模材料包括石膏、ZOE、蜡,以及印模膏。琼脂和藻酸盐是水弹性材料。非水弹性材料包括聚硫化物、加成型硅橡胶、缩合型硅橡胶和聚醚。

藻酸盐常用于诊断和制订治疗计划。它们也可用于制作氟化物和美白托盘、口腔防护器及其他矫治器械。水胶体的优点是当被灌注时,石膏很容易润湿水胶体表面,这是因为水胶体主要由水组成。水胶体的缺点是易发生凝溢和渗润,这会影响其精确度。

加成型硅橡胶是用于制作桥、冠和其他精密修复体的最受欢迎的印模材料。它们易于使用,记录细节较好,并具有优良的性能。它们的优点包括清洁性、易用性、无气味、精确度高和稳定性。它们的缺点是成本较高。

每种印模材料在成本、易用性、精确度、目的以及混合和凝固时间方面都各不相同。总的来说,印模材料是所有口腔材料中表现最好的材料。它们没有太多限制,并且仅需要在短时间内发挥功能。

 ## 学习活动

1.混合两种不同颜色的牙膏(或蛋糕糖霜)。分配相等的长度,然后用水门汀调拌刀进行混合,直至获得均匀的颜色。注意所需的时间。同样的操作也可以用两种颜色不同的模型黏土来模拟腻子的混合。

2.获取轻体、中体和重体印模材料(同一品牌)。混合并将大致等体积的每种材料成堆放置在混合纸垫上。注意每种材料的"坍塌度",及其所覆盖的面积。

3.混合教学活动第 2 项中的材料,制作等厚的样品。弯曲样品,注意每种材料的硬度。

4.使用藻酸盐和一种非水弹性材料,在水中(一桶水内)制取一种齿形(或几根手指)印模。注意记录两种材料的细节。

5.制取三副口腔 1/4 象限的藻酸盐印模。储存过夜——一副置于水中,一副置于空气中,另一副置于密封塑料袋内。每天检查印模的细节和弹性。每副印模与 1/4 象限的契合度如何?

6.进入网站 http://carestreamdental.com/。点击产品,接下来点击数字成像,然后点击口内扫描仪。浏览该网站,查看数字印模和 CAD/CAM 系统的概述。

 ## 复习题

1.藻酸盐印模材料:

a.与其他印模材料相比更贵

b.易于使用

c.不受水分增加或减少的影响

d.以长期稳定性而闻名

2.具有这样力学性能(允许相当大的弹性形变,但能恢复到最初形态)的印模材料归类为:

a.热塑性材料

b.弹性体材料

c.非弹性材料

d.树脂

3.Jones 医生要求你混合藻酸盐并制取印模。你在测量水时参与了谈话,没有注意到水温有多高。这种疏忽将导致:

a.混合物不能使用

b.凝胶时间延长

c.不影响凝胶时间

d.凝胶时间缩短

4.以下哪种口腔材料是水弹性材料的实例?

a.印模膏

b.ZOE 印模糊剂

c.聚硫化物

d.不可逆性水胶体

e.加成型硅橡胶

5.橡胶基中使用的棕色糊剂称为：

a.聚合物

b.催化剂

c.基料

d.充填剂

6.口腔印模膏是一种＿＿＿＿＿＿＿材料。

a.塑化性

b.不可逆性

c.水弹性

d.热塑性

7.以下哪项是非弹性印模材料的实例？

a.聚硫化物

b.ZOE 印模糊剂

c.藻酸盐

d.加成型硅橡胶

8.用于水胶体印模材料凝固的术语是：

a.结晶

b.聚合

c.固化

d.凝胶

9.琼脂印模材料的流行受到＿＿＿＿＿＿＿的限制。

a.高成本

b.需要特殊设备

c.细节再现不佳

d.灌注印模困难

10.当藻酸盐印模材料轻微收缩并渗出水分时，这被称为：

a.渗润

b.凝胶

c.凝溢

d.迟滞

11.加成型硅橡胶是最受欢迎的橡胶印模材料。其原因是成本。

a.第一句话正确,第二句话错误

b.第一句话错误,第二句话正确

c.两句话都正确

d.两句话都错误

12.个性化印模托盘是在患者牙弓模型上制作的。因此,为了制作个性化托盘,需要藻酸盐印模。

a.第一句话正确,第二句话错误

b.第一句话错误,第二句话正确

c.两句话都正确

d.两句话都错误

13.Smith 太太已经好几年没去看过口腔科医生。她同意接受所需的大量修复治疗。你被要求制取印模,来作为其治疗过程的第一步。选择的印模材料会是：

a.琼脂

b.藻酸盐

c.口腔印模膏

d.加成型硅橡胶

14.用于记录预备牙、咬合记录和对颌牙印模的印模托盘是：

a.库存托盘

b.个性托盘

c.三联托盘

d.咬合记录托盘

15.以下哪种印模材料通过物理方式凝固？

a.琼脂

b.ZOE

c.藻酸盐

d.加成型硅橡胶

石膏材料

第 9 章

学习目标

1. 定义:研究模型、铸型和代型。
2. 探讨口腔熟石膏、硬石膏和改良石膏材料的主要区别。
3. 解释初始和最终凝固时间的含义。
4. 举出如何增加和减少石膏材料凝固时间的三个实例。
5. 讨论与石膏材料相关的干、湿强度。
6. 总结本文推荐的测量、混合和浇铸印模用石膏材料使用技巧。包括手动调制和真空混合调制石膏。

引言

　　石膏材料与水混合,从印模中制作出复型。石膏材料由口腔医生、卫生士、助理和技工室人员用于口腔科诊室和技工室。这些材料虽然很古老,但现在仍然很受欢迎,因为它们使用方便、价格实惠,由其制作的铸型有长期稳定性。

一、石膏材料

(一)石膏材料在口腔医学中的应用

　　石膏材料一般是以细粉末的形态出售的,粉末与水混合可变成流质状或浆状,可以浇铸和成型,之后硬化成坚硬、稳定的形态,如图9.1所示。石膏材料主要用于翻印复制或制作口腔结构的复型。这些复型称为铸型、代型或模型,它们从阴模翻制而来,如藻酸盐印模。每个复型都有特定的用途。

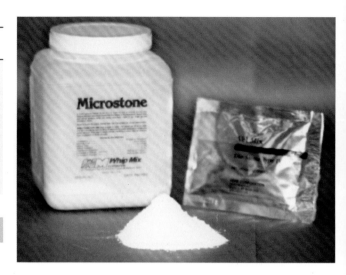

图9.1　石膏粉(调制前):散装包装和预定量的封装包。

　　(1)用来制订治疗计划和观察治疗进展的研究模型(图9.2A)。

　　(2)铸型是用来制作修复体或装置的复型。铸型比研究模型更精确,是单个或者多个牙齿的复型,有1/4个或一个完整的牙弓,但也许部分或完全无牙颌。口腔

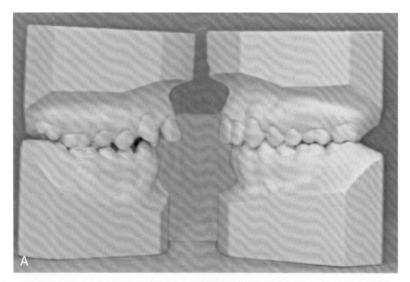

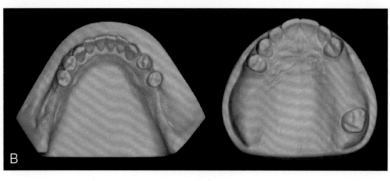

图9.2　(A)术前和术后正畸研究模型。(B)石膏制取的局部义齿铸型。(Part B reprinted from Richardson RE, Barton RE. *The Dental Assistant*. 5th ed. New York: McGraw-Hill; 1978, with permission.)

铸型的例子如图 9.2B 所示。

（3）如图 9.3 所示，代型是单个牙齿复型。通常，它是铸型的可移动的部分。

由于间接固定修复是在这些铸型或代型上进行的，所以必须仔细地处理特定的石膏铸型，以确保获得一个精准的修复体。

（二）理想的性能

用于制造铸型、模型或代型的材料需要具备以下几个性能：

- 精准性；
- 尺寸恒定性；
- 细节再现性；
- 足够的强度和耐磨性；
- 与印模材料的相容性；
- 有颜色；
- 生物安全性；
- 使用方便性；
- 经济性。

并非所有石膏产品都具备所有这些理想的性能。

二、石膏材料类型

石膏材料是由石膏岩制成的，石膏岩是世界各地常见的一种矿物。石膏岩开采后磨成粉末，经过加热处理生成各种不同的产品。石膏岩的化学名称是二水硫酸钙（$CaSO_4 \cdot 2H_2O$）。纯石膏一般是白色的，但在大多数矿床中，它都会被杂质所染色。石膏材料广泛应用于口腔科、医药、家居、工业等行业。在家里，石膏是用在墙上的；在工业中，石膏是用来制造模型的。

本章讨论了熟石膏、人造石和高强度或改良人造石三种石膏材料。化学上，这三种都是半硫酸钙。它们都是加热石膏并带走部分结晶水后生成的。这一过程称为煅烧，以下列方程式表示：

$$CaSO_4 \cdot 2H_2O + 热量 \rightarrow (CaSO_4)_2 \cdot H_2O$$
$$（或\ CaSO_4 \cdot \frac{1}{2}H_2O）+ 1\frac{1}{2}H_2O$$

由于煅烧方法不同，所以产生的熟石膏、人造石和高强度人造石的粉末颗粒的物理特性不同。这些不同大

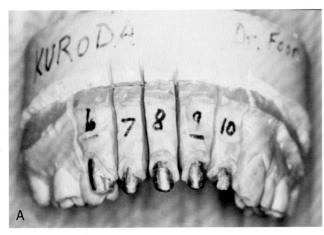

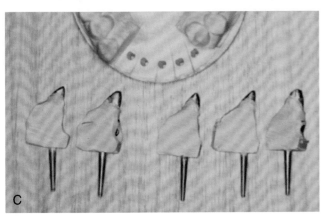

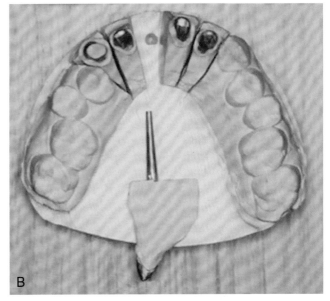

图 9.3 已安装代型的铸型。（A）铸型中有 5 个代型。（B）一个可活动的代型。（C）所有代型都可移动。

小的颗粒有不同的性能,因而有不同的用途。制造商会添加其他化学品以改善其操作性和性能。

(一)熟石膏

熟石膏是第一种用于口腔医学的石膏产品。它是将石膏石研磨成细粉,然后在一个开放的容器中加热而成。这种直接而快速的露天加热会使一部分的结晶水从晶体中分离出来并粉碎晶体。这样产生的粉末由多孔的不规则颗粒组成(图9.4A)。熟石膏是3种石膏产品中强度最低、费用最低的产品。它主要用于对强度要求不高的情况,例如,全口义齿的初步模型,以及将模型固定在咬合架上。咬合架可以模拟患者的咬合和咀嚼过程,如图1.8C和11.6F所示;这些照片说明了如何使用熟石膏将模型固定在咬合架上。

熟石膏通常是白色的,有时被称为β-半水合物或Ⅱ型石膏。在过去,熟石膏是通过添加化学物质改变性能来作为印模材料的,称为印模石膏(参见第8章)。

(二)人造石

人造石是将熟石膏放置在密闭容器中,在蒸汽压力下经过精心控制煅烧而成。这种煅烧方法可以缓慢地释放结晶水,使合成的粉末颗粒(图9.4B)与熟石膏的相比更规则、形状更均匀、孔隙更小。人造石比熟石膏更结实,也比熟石膏更昂贵,主要用于制造比熟石膏有更大强度和表面硬度、用于诊断目的的模型和用于制作完全和部分义齿的模型。

人造石通常是浅棕色,但可以调成其他颜色。它常被称为α-半水合物、Ⅲ型石膏,或含水煅石膏。

(三)高强度或改良人造石

高强度人造石,或称改良人造石,是由生石膏在氯化钙溶液中煅烧而成。这种煅烧方法会产生一种非常致密的呈立方形的粉末颗粒,并减少了表面积。高强度人造石是三种石膏制品中最坚硬、最昂贵的一种,主要用于制作冠、桥、嵌体的铸模或代型。图9.3显示了一个高强度人造石铸模和几个用于制作牙冠的代型。使用这种材料是因为制作过程需要较高的强度和表面硬度;下一章将叙述冠的制作。高强度人造石常被称为Ⅳ型石膏、超硬石膏、改性α-半水合物。新研制的高强度人造石比Ⅳ型高强度人造石具有更高的抗压强度和更好的膨胀性,被称为Ⅴ型石膏。

(四)其他类型的石膏材料

其他类型的石膏产品是为特殊用途而生产的,如快速结固的,主要用于在咬合架上固定模型和印模。石膏包埋材料将在第10章中介绍。

三、结固反应

当各种类型的半水硫酸钙与水混合时,通过水化的过程,半水合物又转变为二水合物,并释放热量,方程反应式如下:

$$CaSO_4 \cdot \tfrac{1}{2}H_2O + 1 \cdot H_2O \rightarrow CaSO_4 \cdot 2H_2O + 热量$$

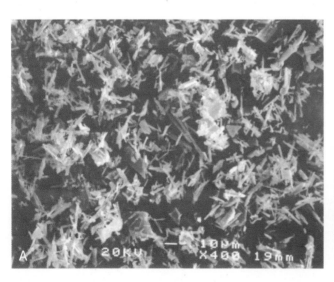
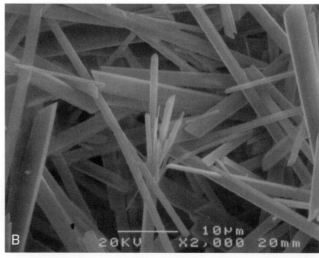

图9.4 (A)熟石膏粉粒的扫描电子显微照片。(B)人造石粉粒的扫描电子显微照片。(Courtesy of Diane Schwegler-Berry, NIOSH, Morgantown, WV.)

半水硫酸钙溶解在混合液中,二水合物的形成是因为它比半水合物更难溶解。半水硫酸钙以结晶的形式从溶液中析出,形成坚硬的块状物。

四、水/粉比

用来制作一种可操作的石膏产品混合物的水与粉末的比例称为水/粉比。在口腔科,混合材料所需的水量总是会超过理论值。过量的水是为了得到用来浇注和成型的混合物或粉浆。过量的水是游离水,不参与化学反应,它以游离水的形式存在于结固体里,形成其中的气孔或微间隙。每个产品的水/粉比取决于粉末颗粒的物理特性。熟石膏需要更多的定量水(实测水量)来润湿粉末表面,充填孔隙,使不规则的多孔颗粒具有流动性。致密的人造石颗粒需要较少的定量水就可以流动,它们的规则形状更容易相互混合。高强度人造石有生产商调整的致密性的正方形颗粒,比硬石膏需要更少的定量水。在口腔医学应用中,适当的水/粉比(分数)如下:

- 熟石膏的平均水/粉比为 45~50mL/100g (0.45~0.50);
- 人造石的平均水/粉比为 28~30mL/100g (0.28~0.30);
- 改良人造石的平均水/粉比为 19~24mL/100g (0.19~0.24)。

当以适当水/粉比所需要的不同实测水量初次调拌不同类型的石膏产品时,会有不同的黏稠度。熟石膏通常稠度较薄,就像"冰沙",而改良人造石就像厚厚的蛋糕面糊。口腔用石膏有中等稠度。水/粉比对石膏产品的性能有直接影响,必须进行控制以达到最佳效果。

五、凝固时间

(一)定义

了解石膏的凝固特性对于正确操作是很重要的。临床医生应注意凝固过程中的两个时间。

1.操作时间或初凝时间

操作时间或初凝时间是从混合开始直到凝固物达到半硬阶段的时间长度。它表示可用于操作产品的时间,以及表示凝固反应的部分进度。

2.终凝时间

终凝时间代表从混合开始到凝固物变得坚硬,并可以与印模分离的时间长度。终凝固时间表明水合反应的完成。

(二)测定

凝固的时间通常用表面渗透试验来测定。一般用吉尔莫针做这种测量,如图 9.5 所示。当产品凝固后的表面有足够的强度支撑 1/4 仪器或 1 个仪器的重量时,分别为初始凝固时间和最终凝固时间,固化完成。换句话说,当测试仪器不能在石膏试样上产生压痕时,每个指定的凝固时间就达到了。该方法具有一定的不确定性,很难与凝固反应直接相关。此外,得出的数值主要用于比较不同的产品。在一般的口腔科诊室实际操作中,表面光泽度的暗淡可以作为操作时间的测定方法,通常是5~7 分钟。指甲或者钝刀穿入失败可表明达到相对的刚度和硬度,可作为终凝时间确认指标。通常,以 30~45 分钟的时间作为最终凝固时间的主观标准。

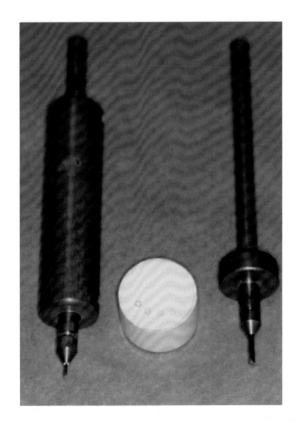

图 9.5　1-Ib(左)和 1/4-Ib(右)的吉尔摩仪,以及一块石膏材料的样品。

(三)凝固时间的变化

石膏产品的凝固时间由制造商的特殊配方控制。因此,几种石膏产品具有不同的凝固时间,有快凝型产品,还有慢凝型产品。有时口腔诊室可能需要调整石膏产品的凝固时间。可以用以下处理方式增加和减少石膏的凝固时间。

1.增加凝固时间(慢凝型产品)

(1)减少混合。

(2)更高的水/粉比(稀薄的混合物)。

(2)添加一些缓凝剂。常用的缓凝剂是硼砂。

2.缩短凝固时间(快凝型产品)

(1)增加混合(混合时间越长,凝固时间越短)。

(2)较低的水/粉比(浓稠的混合物)。

(3)添加一些促凝剂。常用的加速剂是硫酸钾。其他化学品也可以使用,但它们对凝固时间的影响取决于浓度和其他因素。

石膏材料的不当储存和使用也会改变其凝固特性。因为水对于凝固反应是必需的,所以任何无意中接触到水分都会改变凝固时间。因此,石膏材料应储存在密闭容器中,以防止由于较高的相对湿度而吸收水分。许多石膏产品预先称重的包装已广泛应用。水分污染的第一个迹象是产品的快速凝固。如果污染继续,则会出现较慢的凝固。

六、凝固膨胀

所有石膏材料在凝固时都会向外膨胀。熟石膏膨胀最大,为0.2%~0.3%。硬石膏会从0.08%膨胀到0.10%。高强度人造石的膨胀最小,为0.05%~0.07%。理论上,凝固收缩可以计算,然而,石膏中生长的晶体互相推动,并造成一个向外的晶体推力,导致外部膨胀,并在凝固物中产生内部孔隙。最少的膨胀是最好的,可以实现对大多数铸型和代型的精准尺寸复制。制造商调整了大部分用于铸型和代型的石膏产品,以产生最少的膨胀。通过添加化学物质来完成对凝固特性的控制。因此,制造商可以控制特定的石膏材料凝固时间和膨胀特性。凝固膨胀可以通过操作变量来控制。调拌较稠和更多涂刮会导致凝固膨胀的增加;调拌较稀和减少涂刮会导致凝固膨胀量减少。然而在大多数口腔诊室,几乎没有必要改变石膏产品的膨胀特性。

如果石膏材料在凝固过程中浸入水或与水接触,则会导致凝固膨胀增大。这被称为吸湿膨胀,它能增加铸造包埋料的凝固膨胀。铸造包埋材料将在下一章中讨论。虽然量少,但吸湿膨胀大约是正常环境凝固膨胀的两倍。因此,为了防止膨胀的增加,常规凝固型铸型在凝固期不能浸入水中。

七、强度

石膏产品的强度通常用压碎强度或抗压强度来衡量。从凝固反应来看,强度在30~45分钟内随着水合作用迅速增强。石膏凝固后的强度取决于凝固后材料的孔隙度,而孔隙率则取决于混合材料所需的水/粉比。熟石膏混合时需要最多的水,强度最弱;改良人造石是最强的;人造石居中。石膏产品1小时内的强度见表9.1。

过量游离水的存在也会影响强度。有两种类型的强度:湿强度和干强度。

(一)湿强度

湿强度是指当样品中的部分或全部水含量超过理论需水量时所测得的强度。这是凝固之后的典型情况,材料放置好几个小时摸起来还是湿的。

表9.1　石膏材料1小时内抗压强度和水/粉比

石膏	最少1小时的压缩	
	强度 lb/in²(Mpa)[a]	水/粉比(分数)
熟石膏(Ⅱ型)	1300(9)	45~50mL/100g(0.45~0.50)
人造石(Ⅲ型)	3000(21)	28~30mL/100g(0.28~0.30)
高强度人造石(Ⅳ型)	5000(34)	19~24mL/100g(0.19~0.24)

[a] Adapted from Revised ANSI-ADA specification no. 25.

(二)干强度

干强度是在样品中不存在多余水分时测量的强度。干强度可能是湿强度的两倍或两倍以上。通常情况下,模型必须放置在干燥的环境中过夜以接近这个强度。

(三)影响强度的因素

特定产品的强度取决于水/粉比;较稠的混合物会在一定范围内提高强度,而较稀的混合物则会降低强度。然而,极稠的混合物,尤其是人造石和改良人造石,会造成印模的变形和空气的混入。而极稀的混合物会导致强度下降。因此,遵循厂家推荐的水/粉比以获得最佳的强度和稳定性是很好的选择。

八、表面硬度

表面硬度与抗压强度有关,但由于表面是先干的,所以达到最大值的速度更快。当产品达到干强度时,表面硬度最大,但这在实际情况下很多时候是无法实现的。铸型和代型应先凝固 1~2 小时,或者过夜,甚至更长时间,然后再开始后续的技工室操作。凝固石膏的表面硬度并不像所想的那么高。使用商用硬化溶液代替水可以提高硬度和耐磨性。

九、尺寸稳定性

在正常的室温和湿度条件下,硬化的石膏或凝固石膏的尺寸是相对恒定的;然而,石膏在水中略微可溶。有时候,技工室必须在水里浸泡铸型。如果铸型长时间浸泡在水中,表面就会溶解掉。如果铸型必须浸在水里,则应该用石膏饱和液,以防止表层溶解。浸泡铸型的最安全方法是把它放在一个含有石膏颗粒的水中,以随时提供硫酸钙的饱和溶液。

十、应用技术

石膏产品的应用技术相对简单,只需搅拌碗、调拌刀、室温水和合适的石膏产品即可。如前所述,水和粉末的配比必须准确,才能获得最佳的性能。本文主要介绍了以下几个方面的测量和混合技术。

(一)测量水量

水通常是在刻度量筒中按体积分配的,因为 1g 水的体积非常接近 1mL。

(二)测量粉末

粉末可用一个简单的天平或秤称量。也可以使用量杯,但由于不同包装的粉末体积不同,所以不太准确。首先,在搅拌碗中加入水,然后把它放在秤上称重(读数设置为零)。最后,用合适的勺子将粉末加入碗中,直到达到所需重量。粉末就添加完成了。

图 9.6 显示了测量秤、碗和刻度量筒。用秤称重是一种简单方便的方法,可以保证准确的比例。现在有预先称重的包装,能确保准确混合,并控制粉末的重量,减少粉末的浪费,调拌时间更短。

(三)加粉末和水

最佳的混合方法是先将水加入搅拌碗中,然后逐步加入预先称重的粉。虽然为达到适当的稠度要反复加水、加粉是一种常见的做法,但要避免这样的做法。因为这样调拌出的材料强度低,膨胀不稳定。

(四)混合

1.人工搅拌

人工搅拌通常是在一个柔软的塑料碗或橡胶碗里

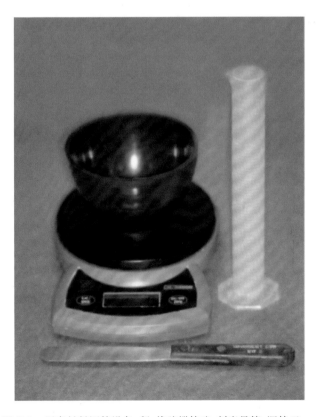

图 9.6　石膏材料调拌设备:秤、橡胶搅拌碗、刻度量筒、调拌刀。

进行,用调拌刀将粉末和水混合一起。这种混合应该是平滑的、均匀的、可操作并且没有气泡的。混合产品时要求空气混入最少,以防止表面气泡和内部缺陷。混合通常是在碗的两侧进行涂抹运动(以消除材料块和气泡)。使用口腔振动器可以减少混合液中的气泡。平滑而均匀的混合应在大约1分钟内完成。调拌时应该避免抽拉动作。

2.真空搅拌

通常,混合是用真空搅拌和灌注机完成的。该设备的示例如图9.7所示。其可提供没有气泡和均匀的石膏混合物。有许多设备可用于机械混合石膏产品,无论是否使用真空。关键是将空隙和表面气泡消除。

(五)充填印模

充填印模时,石膏混合物需要缓慢地"向前"流动,以防止空气进入。通常通过口腔振荡器完成,如图9.8所示。当充填弹性印模时,这一点尤为重要,因为在许多情况下印模是疏水的。混合物的振荡也可以将气泡排到表面。虽然相对简单,但石膏产品的操作还是需要仔细注意细节,才能得到准确的结果。

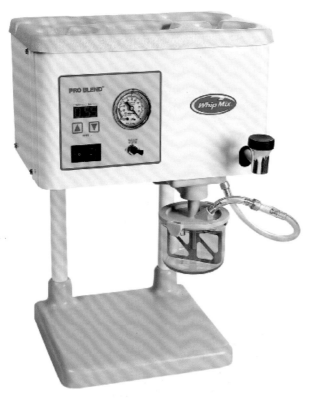

图9.7 真空搅拌和灌注机。(Courtesy of Whip Mix Corp.,Louisville, KY.)

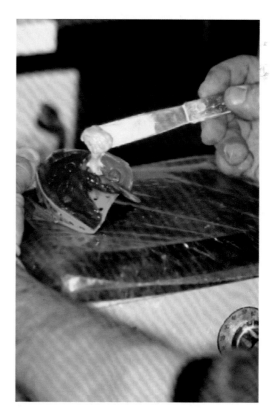

图9.8 印模在口腔振荡器上浇灌石膏。

总结

石膏产品被用来制作阳模或口腔结构复型。这些复型被称为铸型、代型或模型。石膏产品有三种基本类型:熟石膏、人造石和改良人造石。

不同类型石膏需要的水/粉比各不相同。熟石膏的配比为45~50mL/100g;人造石的配比为28~30mL/100g;改良人造石的配比为19~24mL/100g。熟石膏混合物的稠度很低,而改良人造石混合物就像厚厚的蛋糕面糊。

操作时间或初凝时间是从混合开始到凝固物达到半硬阶段的时间长度。实际上,"失去光泽"可以作为操作时间或初凝时间的决定因素。终凝时间是从混合开始直到凝固物变硬并可以从印模中分离出来的时间长度。指甲或者钝刀不能穿入石膏就表示终凝完成。

石膏材料凝固时向外膨胀。熟石膏的膨胀幅度最大,为 0.2%~0.3%。改良人造石膨胀最少,为 0.05%~0.07%。石膏材料的强度用抗压强度来测定。强度在混合的 30~45 分钟内增长,并取决于材料的孔隙度。熟石膏的强度是三种产品中最弱的,改良人造石是最强的。湿强度是"刚结固后"测得的强度,而干强度是在没有多余水分的情况下所测得的强度。由于石膏在水中有轻微的可溶性,因此应避免石膏与水接触。

调拌时,将粉末加入水中。石膏可以手工或真空搅拌。充填印模时,石膏应该"向前流动",这样空气就不会被混入。虽然石膏材料的使用相对简单,但注重细节可以保证结果更准确。

 学习活动

1.将 40g 熟石膏放置在 50mL 的刻度量筒中。计算密度。现在对硬石膏也要进行同样的操作。为什么会有区别?

2.混合 0.4~0.6 之间几种水/粉比的石膏。凝固时间有什么差别?

3.混合石膏,使用不同的调拌时间,分别为 1 分钟、2 分钟和 3 分钟。凝固时间有什么差别?

4.分别制作 1/4 英寸厚的熟石膏、人造石和改良人造石。让它们至少凝固 1 个小时(1 天更好)。用同一种模型修整机对每种材料进行修整,比较修剪边缘 0.5 英寸的时间和精力。

 复习题

1.石膏材料的理想强度与用水量_____。
a.直接相关
b.间接相关
c.无关
d.部分相关

2.对于石膏材料,适当的促凝剂和缓凝剂分别是:
a.乙醇和油酸
b.油酸和甘油
c.硼砂和硫酸钾
d.硫酸钾和硼砂

3.被称为"高强度人造石"的石膏材料也可称为:
a.熟石膏

b.人造石
c.Ⅲ型人造石
d.改良人造石

4.石膏材料的终凝时间通常为:
a.15~30 分钟
b.30~45 分钟
c.45~90 分钟
d.90~120 分钟

5.使用 50g 粉末时,要正确地配制人造石,水的用量大约为:
a.10~12mL
b.14~15mL

c.28~30mL

d.45~50mL

6.Cathy 和她的父母将与一位正畸医生会面，讨论正畸治疗方案。在之前的一次预约中，正畸医生对 Cathy 的上颌弓和下颌弓进行了印模。根据印模翻制的用于讨论治疗计划的复型称为：

a.铸型

b.代型

c.研究模型

d.模型

7.减少口腔材料的凝固时间会导致产品：

a.凝固更快

b.凝固变慢

c.不影响凝固时间

d.增强性能

8.强度最弱的石膏产品是：

a.改良人造石

b.人造石

c.熟石膏

d.代型人造石

9.当石膏材料中没有多余的水分时，就称为：

a.湿强度

b.干强度

c.初凝时间

d.表面强度

10.混合石膏产品的最佳方法是：

a.用目测法估算粉末的量添加到水中

b.把水加到粉末里

c.把粉末加入水中

d.在碗中同时加入粉末和水

11.利用吉尔摩仪可以确定石膏的初凝时间和终凝时间。在口腔科诊室中，一种确定终凝时间的实用、简单的方法是：

a.设定计时器 20 分钟

b.观察从湿强度到干强度的变化

c.观察失去光泽的时间

d.用金属铲试着插入石膏

12.当口腔材料的凝固时间增加时，下列哪一项是正确的？

a.材料的凝固速度变慢了

b.材料的凝固速度更快了

c.凝固反应不变

d.凝固反应增加

固定间接修复体

第 10 章

学习目标

1. 讨论影响固定间接修复体治疗计划的因素。
2. 解释口腔医学中制作金属修复体使用的失蜡铸造技术的流程。
3. 描述制作金属全冠、金属烤瓷冠以及局部义齿支架所使用的合金类型。
4. 回忆模仿牙齿颜色的陶瓷类型。
5. 列举全金属、金属烤瓷及全瓷修复体各自的优缺点。

引言

固定间接修复体有许多类型。所谓间接修复体即在口外制作完成的修复体。固定修复体是指不能取出口腔的修复体；它们是被粘固(粘接)就位的。固定间接修复体有两种分类方法：其一是根据其修复牙体结构的组织量分类；另一种是根据制作材料分类。

一、根据修复牙体结构的组织量分类

(一)嵌体

嵌体是一种冠内(在牙冠内部)的修复体，它只需要磨除少量到中等量的牙体组织，如图 1.3 所示。最常用于修复点隙、裂隙及窝沟(Ⅰ类洞)，以及后牙邻面(Ⅱ类洞)的缺损。它们不能用于修复牙尖，通常用粘接剂固定。

(二)高嵌体

高嵌体要比嵌体磨除更多的牙体组织。除了点隙、裂隙、嵌体修复邻面洞之外，高嵌体还可以修复一个或更多的牙尖，有时甚至是整个咬合面。高嵌体常用于牙尖容易折裂的情况。高嵌体可以保护牙尖，避免其因咬合力而折裂。高嵌体和嵌体一样，靠冠内固位力和粘接剂固位。如图 10.1 显示的是一个高嵌体。

(三)贴面

贴面是一种覆盖在另一种材料上的薄层材料(就像

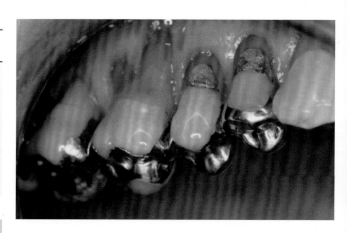

图 10.1　照片为多颗 30 年使用年限的铸造黄金修复体。牙齿 #3 装有嵌体。牙齿 #4 装有嵌体结合高嵌体。牙齿 #5 装有高嵌体。

煮熟的鸡蛋壳)。在口腔医学中，贴面是用于前牙唇面的修复体，以解决美学问题，如牙变色、扭转牙或牙间缝隙等(图 10.2)。贴面常与正畸治疗或牙周治疗联合应用。目前使用的贴面有两种类型。

1. 直接贴面

直接贴面使用粘接复合树脂，如图 5.9 所示。直接贴面可以不磨除重要的牙体组织。如果牙体组织不需磨除，这样的贴面就被认为是可逆的治疗。

2. 间接贴面

间接贴面使用瓷材料，如陶瓷。通常，牙齿唇面要为贴面材料预备出一定的空间。因此，间接贴面不是一个可逆的操作。间接贴面需要取印模，有时候需要进行暂时冠修复，需要预约复诊以及技工加工费。因此，间接贴面整体上比直接贴面花费更多。曾经有一段时间，使用

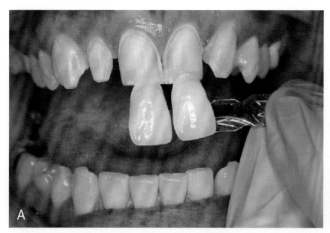
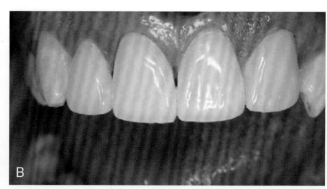

图 10.2　(A)照片为间接贴面牙齿预备。(B)照片为贴附贴面后。(Courtesy of Ultradent Products, Inc.)

过复合树脂材料用于间接贴面，但它的变色是一个问题。目前，陶瓷材料较为流行，因为单个牙的贴面可以利用各种陶瓷的遮光性及半透明性。间接贴面粘接在牙体组织之上，并由牙体组织来支撑。

(四)全冠

全冠用于修复那些丧失了大量牙体组织的牙齿。常用于冠内修复体不能修复的牙齿，或是当牙齿需要修复体四面环绕包裹时。如图 1.4 展示的是一个金属全冠。如图 1.10F 展示的是一个陶瓷全冠。如图 10.3 所示的是一个金属烤瓷冠。

(五)复合修复体

复合修复体将嵌体、高嵌体和全冠修复体的特性结合在一起，如图 10.1 的牙齿 #4 所示。复合修复体是由口腔科医生对牙齿的龋坏程度及牙体组织丧失程度进行评估后设计而成的。

(六)口腔桥

桥可替代缺失的牙齿。典型桥的两端各有一个冠，称为固位体。支撑固位体的牙齿称为基牙。用以替代缺牙的部分称为桥体。桥可以修复一个或几个缺失牙，如图 1.5 所示。

二、根据材料分类

(一)金属

用于修复牙齿的金属有许多种，如图 10.1 和图 10.4 所示。大多数的金属间接修复体是由铸造工艺制作的。铸造包含熔融金属，然后将液态金属灌注或压入模型的过程。铸造过程使得个性化制作的复杂形态得以简单地完成。金属是非常坚韧的，在较大压力的环境中仍然能发挥其功能，但美学性能相对较差。

(二)陶瓷材料

当进行美学性能比较重要的修复时，往往会应用陶瓷材料，如图 1.10 所示。陶瓷材料可模仿牙齿的天然颜色和半透明性。在口腔科，为了获得牙冠多层次的颜色及遮光度，最常使用的陶瓷材料是烤瓷材料。它有各种不同的材料以及处理技术。大部分的陶瓷材料缺乏固定桥所需要的强度及抗折力，但它们有着出色的美学性能。

(三)金属烤瓷

口腔医学中使用到的金属烤瓷结合体是在 20 世纪 50 年代出现的。该材料的制作工艺是在金属上烘烤釉质(陶瓷)，该过程与旧时代的罐和盆或脸盆和浴缸的制作工艺相同。强度高、坚硬的金属材料支撑着强度低、美学性能高的陶瓷材料。这样的修复体称为金属烤瓷修复体(又称烤瓷结合金属或烤瓷熔附金属全冠)，它被认为是现代口腔修复学中最重要的"主角材料"。金属烤瓷修复体如图 10.3 所示。

(四)复合材料(选读)

颗粒增强的复合材料(与第 5 章中所讨论的材料很相似)可用作间接修复体的材料。这些材料是由不规则形态的颗粒增强的聚合物，如图 5.8C 所示。在口腔科技工室中，提高温度和(或)压力即可制成这样的材料。颗粒增强复合材料的成效十分有限，因为它们的强度及坚

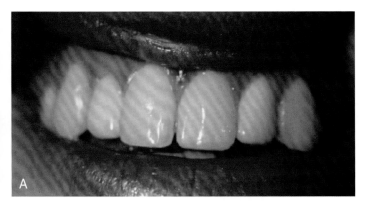
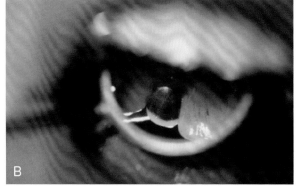

图 10.3 照片为金属烤瓷冠修复牙齿 #7 和牙齿 #10。**(A)**两颗牙齿的唇侧观。**(B)**牙齿 #10 舌侧观。

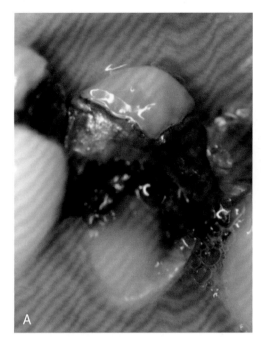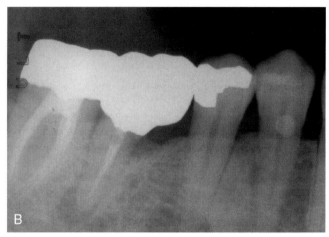

图 10.4 需要间接修复体的两个示例。(A)舌侧尖折断。(B)牙齿 #30 接受过多重口腔科治疗,包括根管治疗、截根术和冠修复。这颗牙齿因疼痛、松动和根尖透射影像被视为无保留希望,要被拔除。

韧度还未达到全冠及固定桥材料的要求。

目前,纤维增强复合树脂已经开发出来用于口腔医学。这些复合树脂与其他一些工业中所用的玻璃纤维增强聚合材料相似。可以将其想象成一碗冰冻的酱汁意大利面。意大利面代表玻璃纤维;冰冻酱汁代表聚合物基质。长纤维与颗粒相比,可将压力传递到更大范围的区域。汽车、航空以及运动设备产业都使用纤维增强复合树脂来制造高强度且轻量的产品。纤维增强复合树脂比颗粒增强复合树脂的强度和坚韧度都要高得多,它的临床前景较好,但目前还不常应用。

三、间接修复体的制作流程

(一)诊断、制订治疗计划、设计修复体

1.诊断

有多种原因会导致牙体组织缺损和牙齿缺失。龋病和牙周疾病是最常见的原因。图 11.10 所示的是一个较极端的病例,它同时存在龋病和牙周疾病。其他需要修复或替代牙齿的原因包括创伤或牙折断(图 10.4A)、美学要求(图 1.10),以及先天缺陷(图 10.2A)。另外,经常会因为修复、再修复和多次口腔科治疗等原因而导致牙齿丧失(图 10.4B)。

2.治疗计划

有许多因素会影响修复的成功率。这些因素必须在制订治疗计划时做相应的评估。

(1)患者的牙周情况是至关重要的。没有一个牢固的基础,任何修复体的远期成功率都是不确定的。

(2)必须考虑到牙齿的牙髓(牙体牙髓)情况。常用简单的冷测实验来测试牙髓活力。根尖周的 X 线片对于评估牙周及根尖周情况是很重要的。

(3)患龋风险的评估及测试已成为常用的方法。如果全冠或固定桥数年后因继发龋而破坏的可能性很大,努力减少患龋风险的措施必须比修复体的范围及价格优先考虑。

(4)必须保留足够的牙体组织来保证修复体固位。过多破坏的牙齿可能需要堆核(又称为核)来为最终修复体提供足够的固位力,如图 6.11 和图 8.1A 所示。

3.修复体设计

有许多因素会影响修复体的设计。

(1)最常见的因素是患者对于美学修复体的要求。美学要求包括修复体的遮光度及透明度,它可影响所使用的修复材料的选择。

(2)必须考虑修复体的磨耗率。

(3)必须考虑修复体的生物相容性。

(4)修复体的边缘位置必须设计在龈沟上或在龈沟内。边缘位置会影响美学、固位力、牙周组织对修复体的反应以及继发龋的可能性。

(二)预备

要根据特定的修复材料对牙齿或牙列进行预备。不同的材料需要磨除不同程度的牙体组织,也需要不同的边缘形态。银汞合金和嵌体预备如图 1.3 所示。全冠预备如图 1.10B 和图 8.1A 所示。

(三)印模

在预备完成后,需要取预备体、邻牙及对颌牙的印模。全牙弓的印模可制作出更精确的人工模型,并减少复杂修复体粘接前的调磨。各种印模如图 1.8A 所示,在第 8 章中也有详述。

(四)暂时修复体的制作

患者可能不会喜欢预备后基牙的外观和感觉。另外,暴露的牙本质对冷、热及空气刺激都会非常敏感。因此,在预备的同时还需要制作一个暂时修复体(也称为临时修复体),如图 1.10C 所示。暂时修复体是由技工室制作,暂时粘固在最终修复体完成前的基牙上。第 35 章详细描述了暂时冠的制作技术。

(五)技工室程序

修复体的说明及设计都写在了技工制作单上(图 10.5)。该制作单是患者记录中的一部分。印模在经过消毒后送入口腔科诊室或口腔科技工室灌模。技工室会根

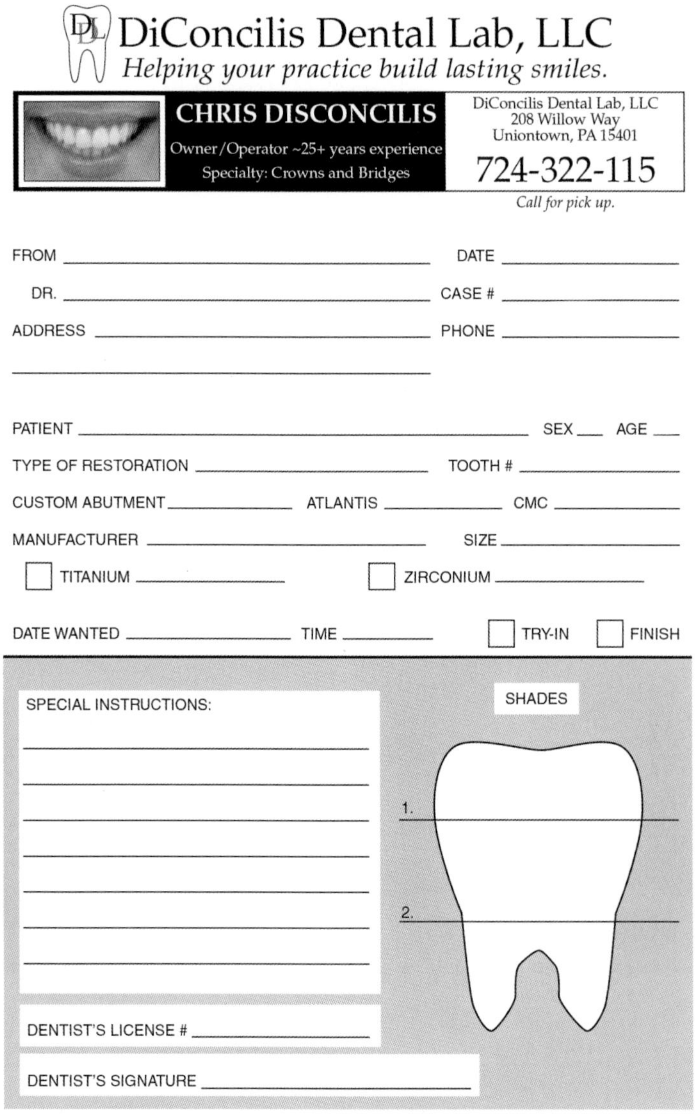

图 10.5　技工制作单。(Courtesy of Christopher DiConcilis, Smithfield, PA.)

据口腔科医生的要求制作出最终修复体。第1章、第10章和第11章都有关于各种修复体及义齿的相关展示。

(六)修复体的粘固

在复诊时去除暂时修复体，暂时粘接剂也要从基牙上清除干净。为此可用到刮治器械、抛光杯及抛光膏。接下来是"试戴"的步骤。将修复体就位在基牙上并仔细检查。邻接可用牙线检查。龈边缘用指示剂测试，美学性能要由患者自己来评判。如果这些都能接受，修复体就被永久粘固了(参见图7.1)。完成后的全冠如图1.4及图1.10E所示。

(七)治疗计划的完成

修复体粘固以后，就可以完成剩余的治疗计划了。治疗计划中的最后一个步骤是根据患者的牙周情况、患龋风险、慢性疾病以及口腔卫生维护情况等来决定患者的复诊时机。

四、铸造流程(选读)

口腔医学使用"失蜡铸造技术"来制作金属修复体已经长达一个世纪了。流程的第一步是先用蜡来制作修复体。接着蜡会被金属以同样的形状及尺寸所取代。图10.6展示的便是失蜡铸造技术。

(一)蜡与蜡型制作

1.蜡型制作

蜡是一种很容易制模及塑造的材料。它所需要的只是热源及一些简单的工具。用蜡制作修复体的形状(即蜡型)需要相当的技术以及口腔医学的工艺及科学知识，如图10.6A所示。工艺是指重建缺失牙体组织的形态;科学是指要求能(或应该)恢复天然牙体组织的功能形态。

2.牙科蜡

口腔科使用具有不同熔点、操作性能及处理特点的蜡。图10.7展示了几种牙科蜡。蜡产品的成分通常是特有的，由天然蜡和合成蜡组成。蜡与其他口腔材料相比更为柔软。蜡的变形通常肉眼不可见，但是蜡不稳定，可随时间推移而发生形变，并影响修复体的密合性。

(1)嵌体铸造蜡可用于铸造嵌体、全冠及其他修复体。嵌体铸造蜡最独特的地方在于加热到充足温度时，它会彻底燃烧消失，没有任何残留。这是嵌体铸造蜡性

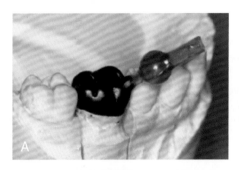
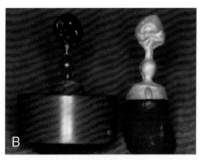
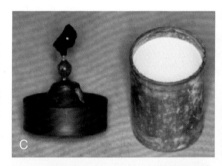
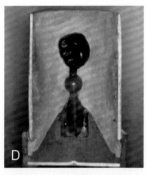
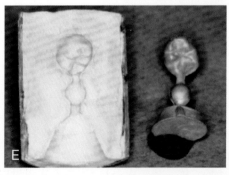
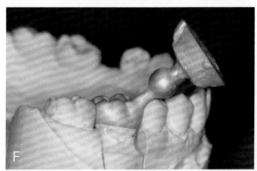

图10.6 照片展示了一个黄金全冠的制作(与图1.4和图8.1为同一牙冠)。(A)附有铸道的蜡型。(B)蜡型连接铸道基底(又称坩埚成型器)并铸造。注意复制的形态和尺寸。(C)蜡型和带有纸质衬里的铸造环。铸造环从蜡型上滑入并与铸道基底部契合。(D)铸造环截面中含有铸道和包埋的蜡型。(E)煅烧后的铸造环横截面和铸造完成的模型。(F)铸造完成的铸型在代型上试戴。

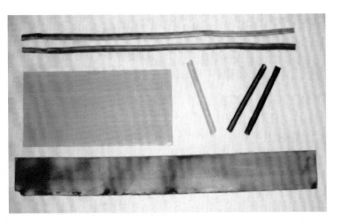

图 10.7 照片为各种牙科蜡：绳状蜡（上）、片状蜡（中左）、黏性蜡（中中）、嵌体蜡（中右）、围模腊（下）。

能中的一部分。嵌体蜡与其他蜡相比更硬，具有更高的熔点。嵌体蜡在触觉上并不"黏稠"。其他牙科蜡具有不同的操作特点。

（2）黏蜡是一种更硬的蜡，具有更高的熔点。当黏蜡在熔化状态涂于物体表面时，冷却以后可以稳固地附着其上（作为蜡而言）。

（3）基底蜡是一种中等硬度的蜡，熔点居中，无黏性。一般为粉色（用以模仿牙龈颜色），通常用于义齿的制作。

（4）其他用途的蜡，如围模蜡（宽条状）、绳状或珠状蜡（像是小绳索或珠子）等，它们比较柔软，具有弹性，室温下有轻微的黏性，在灌注石膏材料前用来包绕印模（又称为"装盒"）。

（5）牙科蜡与用来保存果冻、果酱的石蜡相比，价格更为昂贵。额外的费用主要来自成分提纯以及复合体的合成。与其他口腔材料相比，牙科蜡又是非常便宜的。不同牙科蜡的功能都很好，也没有被更新的"高技术"材料所取代，这一点颇让人意外。

（二）包埋及包埋材料

1. 包埋过程

铸造过程中将熔融金属注入模型的空隙之中。模型是通过包埋蜡型形成的。蜡型被模具材料所包围，并嵌入模型之中，如图 10.6D 所示。蜡被去除后，模型中就产生了空间。蜡型就是最终铸造的准确尺寸及大小。铸道是塑料或金属的管道，形成模型的开口（或称入口）。铸道与蜡型相连，如图 10.6A 所示。作为支撑，铸道的基

底与蜡型相连，如图 10.6B 所示。然后将铸造环放在有铸道的蜡型上面，用模型（包埋）材料填满，如图 10.6C 所示。铸造环是用于形成模型外围形状的，如图 10.6D 所示。铸道及铸道基底被去除，包埋材料形成了模型的空间。包埋的模型会被加热，然后蜡型在融化后流出模型。随着温度升高，所有的残余蜡都会燃烧干净。这个加热过程称为"脱蜡"。燃烧过后形成了模型的空间，金属将会灌注或铸造于其中，如图 10.6E 所示。

2. 包埋材料

最常见的包埋材料是石膏产品，其处理特点与之前描述的石膏产品相同，在第 9 章中有相应描述。氧化硅材料加入人造石后生成石膏包埋材料。氧化硅可增加包埋材料的耐高温性，这样的包埋材料又称为耐高温材料。耐高温材料的另一个性能（同样重要）是增加了模型的热膨胀性。模型必须膨胀以准确地补偿冷却到室温后固体铸造金属的热收缩。如果模型的膨胀不能补偿热收缩，铸型就不能匹配。金属比陶瓷材料的收缩要大很多。幸运的是，用于口腔科铸造包埋材料中的氧化硅具特殊的热学性能。温度升高时表现为突然的膨胀。膨胀的量与发生膨胀的温度取决于包埋材料中的氧化硅含量。不同包埋材料的膨胀量、发生膨胀的温度各不相同。

（三）脱蜡

一般会用一个控温烤箱将包埋于铸造环中的蜡型燃烧掉。正确的脱蜡温度才能达到正确的模型膨胀以及完美契合的铸造。铸造环放在烤箱中，模型被升温到 500~600℃（900~1100°F）。在这样的温度下，蜡会融化并挥发，留下模型内的一个干净空间。达到预期温度接近 30~60 分钟后，铸造环在烤箱内达到"均热"，这样能保证蜡型空间的完全脱蜡，并且模型达到预期温度。

（四）铸造

用于口腔科铸造的工具有许多种类型（图 10.8）。铸造流程是将铸造合金熔化，然后注入模型空间。熔化合金的技术取决于合金的熔点。金属全冠的黄金铸造合金使用压缩空气及天然气的喷灯（用以室内或办公室加温）就比较容易达到熔点。合金的熔化在耐高温陶瓷装置中进行，该装置称为坩埚，是铸造工具中的一部分。熔点较高的合金需要氧气或乙炔气体。其他熔融铸造合金的方法包括电阻加热（正如烤箱一样）和电磁加热。

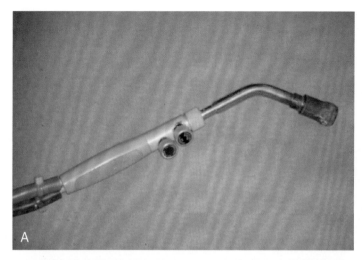

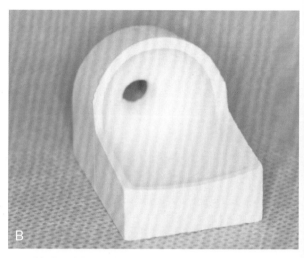

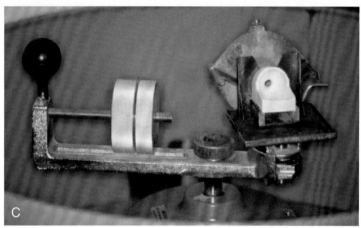

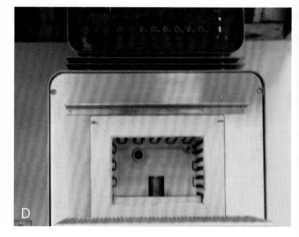

图 10.8 用于口腔科铸造的仪器。(A)喷枪。(B)坩埚。(C)装有坩埚的铸造机。(D)内部配有铸造环的煅烧炉。

最常见的用来将熔融状态合金注入模型中的铸造装置称为离心铸造机。它能呈环状快速旋转模型、坩埚及熔融合金。当旋转突然开始时，便发生了铸造。当坩埚、熔融合金和模型被快速加速时，液态金属的惯性使得合金留在模型的空间里。合金看起来似乎要流出旋转的坩埚并进入模具当中。实际上，熔融合金仍然留在原位；是铸造环旋转并与熔融合金相抵抗。液态金属被迫流入铸造环的入口，那里之前是被蜡制作的铸道占据的空间。熔融合金顺着铸道的空间流入模型，并充满之前蜡型占据的空间。当金属冷却固化后，铸造便完成了。

最常见的铸造机器有一个上紧了发条的卷曲弹簧。储存在弹簧中的能量用以快速地旋转(加速)铸造机器的旋转臂。在弹簧的发条松开以后，模型将加速度传递到熔融金属上。旋转臂由两部分组成，以枢轴点相连；

因此，该装置称为"断臂"铸造机器。臂的枢轴使其保持在正确的角度，从而使熔融合金得以流入模具中。

其他类型的铸造机器是使用真空或压缩空气来将熔融金属压入模型中。坩埚和铸造环是固定的；只有熔融金属移动。浇铸道、包埋以及铸造的细节已超出了本书的范围。

(五)去包埋、完成和打磨

铸件冷却以后将包埋材料去除，暴露铸件，并从铸造环中取出铸件(又称"去包埋")。如图 10.6F 所示是正在被清理的铸件。铸道及铸件底部(多余的金属)的金属被切掉并再利用。如图 1.4 所示，铸件正在进行完成及打磨的操作。这个过程会使用各种打磨材料来完成，详见第 16 章。

五、全金属铸造修复体的合金

铸造金属修复体一般使用合金，而不是纯金属。合金是由不同金属元素结合在一起的金属。金属修复体传统上使用的铸造合金一般是金合金，因此命名为黄金全冠或黄金嵌体。一般不使用纯黄金，是因为它太软。黄金（重量约 75%）与铜（约 5%）、银（约 10%）、钯（约 2%）、锌（约 1%）以及其他元素来形成贵金属牙科合金。元素的百分比根据不同类型的铸造合金以及制造商而有所不同。黄金合金使用石膏包埋材料和相对较简单的工具即可轻易铸造完成。

牙科铸造金属的性能在美国牙科协会（ADA）的说明中有详细描述。该规范并没有对合金的成分有所要求，但对合金的强度、延展性、光泽、抗力及生物相容性等临床指标有规范标准。延展性是衡量材料断裂前极限拉伸能力的指标，可用以预测合金被抛光的能力。抛光一种软而可塑的黄金修复体时会将金属推向牙齿，缩小牙齿和铸件之间的间隙。因此，修复体和牙齿间的边缘或缝隙会因抛光而变小。而需要填满该缝隙的粘接剂也就变少了。因为牙科粘接剂比铸造合金要容易溶解得多，因此边缘抛光后继发龋发病率就降低了很多。

（一）ADA 的全金属修复体铸造合金分类（选读）

ADA 标准中描述了铸造合金的 4 种类型，即Ⅰ、Ⅱ、Ⅲ、Ⅳ型。它们之间的差别主要在于强度和延展性。Ⅰ型强度是最弱的，但拥有最大的延展性，常用于嵌体。Ⅳ型是强度最高的，相对其延展性最小，常用于力量较大的固定桥和局部义齿支架。

（二）描述金属的术语

有许多用以描述金属的术语。一些有准确的意义，一些则没有。

（1）缺乏化学活性的金属归类为贵金属。贵金属包括黄金、铂金、钯金和其他惰性金属。

（2）昂贵的金属归类为稀有金属。稀有金属是指贵金属及银。

（三）根据黄金含量分类

合金中的黄金含量有多种描述方法。

（1）百分比为每 100 份中的份数。

（2）开（K）为每 24 份中的份数。

（3）纯度为每 1000 份中的份数。因此：75%=18K=750 纯度。

（四）根据成分分类（选读）

全金属修复体的牙科合金可以根据它们的成分分类。

（1）高黄金含量或高贵金属含量合金，含有 60% 或更多的黄金以及其他贵金属成分。它们常常是黄色的金属。

（2）低黄金含量或低贵金属含量合金，包含至少 25% 的贵金属，黄金主要通过增加银的含量来替代。低黄金含量合金是黄色或白色的金属。

（3）第三种是银-钯合金，含有接近 70% 的银和 25% 的钯。这些金属是白（银）色的。

（4）少于 25% 贵金属含量的合金称为主要贱金属。

（5）"非贵金属"是用于形容那些不含任何贵金属成分的合金。

（五）金属烤瓷修复体的合金

1. 金属烤瓷合金的要求

金属烤瓷修复体的铸造合金与全金属修复体的合金有相同的力学性能及生物相容性要求。唯一不同的地方在于延展性，因为金属烤瓷修复体的合金是将陶瓷结合到金属上，合金的延展性通常认为没那么重要。金属烤瓷合金必须耐受陶瓷烧结的高温。这些温度比全金属铸造修复体的合金熔融温度要高得多。金属烤瓷的合金不会因为这样的高温而熔化或变形是非常重要的，因为它在陶瓷烧结及临床使用时都要发挥支撑的作用。

2. 瓷与金属粘接（选读）

（1）在金属基底（或者核）的蜡型完成、铸造后，清理干净铸件的金属表面。

（2）接着通过在陶瓷烤箱中加热逐渐氧化金属表面。陶瓷烤箱可以达到比一般脱蜡烤箱高很多的温度，并且能够更精确地控制温度。在金属表面会形成结合氧，使金属与陶瓷形成化学结合。小量的（1%~5%）的非稀有金属成分添加到金属烤瓷合金中，以便在表面形成附着氧。常见的非稀有金属有锡、铟和镓。

（3）制造商提供的是粉末状的陶瓷，如图 10.9 所示。每种色度都有相应的粉末。瓷粉一层一层地进行涂

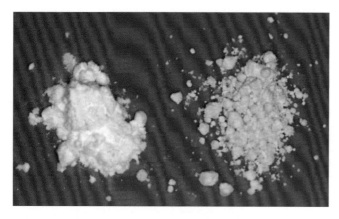

图 10.9　两种不同色度的瓷粉。

刷或堆塑。每一层都有各自的美学特点,用以模仿牙齿、牙本质及牙釉质各层的外观,如图 10.10 所示。

(4)堆瓷的第一层是用来遮盖金属颜色的。它称为遮色层,可以覆盖金属的灰色氧化表面。在继续添加瓷层前,先对遮色层进行烧结。

(5)堆瓷的第二层是形成牙本质或体瓷的色度。这一层陶瓷构成了修复体的大部分。可能会用到超过一种色度的体瓷,因为同一牙齿在不同部位可能有多种色度。

(6)在体瓷完成后,就要涂上釉质层或透明层。这是透明度最高的陶瓷材料,它使修复体的外观显得更加

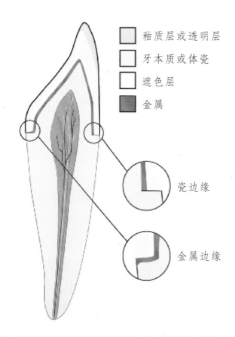

釉质层或透明层

牙本质或体瓷

遮色层

金属

瓷边缘

金属边缘

图 10.10　烤瓷冠制作中瓷涂层结构的示意图。舌侧显露金属边缘,唇侧显露瓷边缘。

自然。

(7)每一瓷层可以分开烧结,也可以与另一层一起烧结。牙科陶瓷要在非常高的温度[如 850~1100℃(1550~2000°F)]下烧结。要完成一个金属烤瓷修复体通常需要 3~5 次的烧结过程。

(8)在 YouTube 上可以找到金属筑瓷的过程:在金属基底上进行遮色以及涂体瓷及釉质瓷。

3.烧结陶瓷

加热陶瓷引起瓷粉变成"烧结状态"。烧结使陶瓷从粉末变成固体。瓷粉是不会熔化的,所以大致的形状是保持不变的。烧结的过程就类似于捏雪球。并不是雪融化了,而是将雪压缩在一起。烧结陶瓷与烧黏土罐、陶瓷和瓷砖所使用的工艺是一样的。减少最终产品的孔隙是非常重要的,产品的孔隙越少(即越致密),最终产品的强度就越高。

烧结后,最终修复体的形状通过研磨来修整。技工申请单上面标注的色度细节通过染色釉后烧结来实现。

4.金属烤瓷合金的类型

金属烤瓷合金可通过多种方法分类。下面描述其中一种分类方式。

(1)贵金属合金

全金属修复体的贵金属合金在与陶瓷粘接时有所调整。黄金(约88%)-铂(约4%)-钯(约6%)合金最先开发出来,不含银(或含量很少)、不含铜;呈黄色(像全金属修复体所用贵金属一样),但熔点更高,以承受瓷的烧结温度。

黄金(约50%)-铂(约40%)合金呈白色,比黄金-铂-钯合金有更好的力学性能,目前这些是金属烤瓷修复体可选择的贵金属合金。

钯金(约60%)-银(30%)合金费用较低,同样也是白色。

高钯金含量(约80%)合金也是白色的。它们比含黄金成分的金属烤瓷合金更便宜,但比钯-银合金贵。

(2)非贵金属合金

镍(约80%)-铬(约10%)合金是白色的,比金属烤瓷贵合金拥有更高的熔融温度。它们比金属烤瓷贵金属合金强度更高,更坚硬,价格更便宜。

铬(约65%)-钴(约25%)合金也是白色的,同样比较便宜。它们拥有最高的熔融温度,也最难铸造。它们的力学性能与那些强度最高的镍-铬合金相似。

六、钛金属

钛金属是生物相容性最好的金属。因此,学者们在这方面做了大量的努力,试图寻找方法和材料使得钛金属能应用于冠、固定桥和局部义齿支架。目前,对于钛金属的利用仍很局限。伴随着未来钛合金修复体制作的简化,其会越来越多被采用。钛金属近数十年来已作为种植体的材料而被使用。如果能正确地处理,钛金属能与骨产生骨结合。骨结合是一种骨与材料之间的生物结合。种植体的相关内容详见第 12 章。

七、局部义齿支架

(一)合金

曾经有一段时间,局部义齿支架是用金合金来制作的。由于制作一个支架所需要的金属量非常大,也使义齿的费用相当高。因此,航空产业中的一些较便宜合金,例如镍-铬合金以及钴-铬合金被应用于可摘局部义齿支架的制作。20 世纪 80 年代黄金的价格升高,近年来这些非贵金属合金经过调整后就成了冠和桥制作用合金。这些金属的高熔点意味着略有不同的铸造技术及包埋材料的要求。

(二)硅酸盐和磷酸盐粘接包埋材料

用于铸造高熔点局部义齿支架合金以及金属烤瓷合金的材料主要是硅酸盐和磷酸盐粘接包埋材料。它们可以耐受更高的燃烧温度,但与石膏包埋材料相比,其更难以使用。

八、陶瓷修复材料

口腔科医生远在一个世纪以前就已经无比热爱陶瓷材料。陶瓷材料的色度及半透明性在模拟牙齿外观方面是无可比拟的。

(一)陶瓷

陶瓷甲冠是口腔医学界第一个全瓷修复体。冠完全由陶瓷制作而成,如图 1.10E 和图 1.10F 所示。可惜的是,这种易碎材料的力学性能并不足以适用口内大多数修复区域。然而,陶瓷出色的美学性能使人们对这种材料仍保持着关注。

陶瓷甲冠是根据压模形成相应形状的铂金箔纸上一层层地涂刷瓷粉制作而成的。铂金是一种具有很高熔点的成分。而箔纸在烧结时支撑着瓷粉,并且在冠完成以后从里面取出。这样就不会遗留金属,形成修复体非常透明的自然外观。

(二)增强陶瓷材料强度的技术

1.金属烤瓷

为了增强陶瓷的强度,它可以与金属基底结合,就像罐、盆和浴缸一样。金属的优点包括坚韧的力学性能,以及精确契合的冠形态。而它的缺点在于即使是很薄层的金属也无法透光。光线不能像穿过牙齿结构一样穿过金属修复体。因此,金属烤瓷修复体与全瓷材料相比,没有自然或逼真的外观。

2.铝瓷

铝(氧化铝)添加到陶瓷中可以增加其强度,正如增加填料以增加复合树脂强度一样。氧化铝是强度非常高的瓷材料,且添加氧化铝可以轻微增强材料的强度和临床操作性能,同时又不影响其美观性。可惜的是,这一微弱的改进并不足以大大改善它的临床效果。

3.全瓷修复体的改进

对强度更大的陶瓷材料的探索使得全瓷修复体的材料和加工技术得到了显著改进。

(1)铸造玻璃陶瓷材料。最先出现,玻璃的铸造和金属铸造过程很相似,但其还会进行一个强化热处理。热处理析出第二种强陶瓷相,从而产生了所谓"玻璃陶瓷"(与口腔复合树脂相像,但有着两个陶瓷相)。这一口腔材料与用来制作 ComingWare 的烘烤盘的材料是一样的,称作 Dicor。它是由 Corning 公司发明,后来由 Dentsply 公司推向市场的。其只生产了一种白色的、半透明色度的铸造玻璃陶瓷材料。铸造玻璃陶瓷的核用薄层陶瓷装饰,从而产生想要的色度。Dicor 是陶瓷的改进产品,但它对于临床需要来说强度还是不够。

(2)热压陶瓷。在 20 世纪 80 年代末到 20 世纪 90 年代初,口腔医学界出现了多种不同的新型陶瓷产品。IPS Empress 和 In-Ceram 都是有名的品牌。通过熔融陶瓷材料铸块并将该黏性的陶瓷材料压入模具中,产生一个有足够强度且致密的陶瓷材料的核。可以将其想象成将软质的冰淇淋注入冰淇淋圆筒里。该核以陶瓷饰面或不饰面,从而获得想要的美学效果。因为这个核是陶瓷材料,它对光线有半透明性,美学效果与陶瓷甲冠相似。由于这种材料的强度得到了改善，并且具有出色的美学性能，因此大受欢迎，也可以用于一些固定桥的制作。可惜的是，即使它的强度已经提高了，但它仍然会偶尔出现折裂。选择合适的病例是非常重要的。

（3）CAD/CAM。计算机辅助设计/计算机辅助制作（CAD/CAM）在口腔医学界一直在发展。它是一个诊室内的计算机系统，它会获取预备体的光学印模，而非制取实体印模。修复体是在口腔科诊室或口腔科技工室中通过电脑控制机器将高强度陶瓷材料的固体块制作而成。根据患者的美学需要，可增加陶瓷和着色剂。该技术是一种制作氧化锆高强度陶瓷修复体非常重要的方法。氧化锆（ZrO）高强度陶瓷修复体需要以 CAD/CAM 技术来生产。ZrO 成为可负担的金属烤瓷修复体的替代选择材料。CAD/CAM 技术也可用于其他材料的制作，如金属、高分子材料和复合树脂。它可用于冠、固定桥、贴面，甚至是义齿的制作。3D 打印技术也发展了很多口腔方面的用途。要跟上口腔技术发展的步伐是非常不容易的。

九、全金属/金属烤瓷/全瓷修复体的优缺点

（一）折裂

全金属修复体与金属烤瓷、全瓷修复体相比，是最不容易折裂的。金属是坚韧的，金属修复体的折裂也非常少见。而另一方面，全瓷修复体确实会出现折裂，且只适用于特定的牙齿。不承受过大咬合力的牙齿，如上颌侧切牙，其修复体具有很高的成功率。而承受过大咬合力的牙齿，如第一磨牙，则成功率较低。全瓷修复材料近年来已得到很大的改进，且它们在口腔中适当咬合力的区域，如前牙及前磨牙的修复成功率已非常高。只要选择合适的病例，磨牙冠修复和较短的固定桥也是很成功的。

金属烤瓷修复体可用于全口任何牙位。陶瓷的折裂并不常见，但这是最常见的修复体失败的机械因素。金属基底的力学破坏基本上不会发生。根据修复体的复杂性和陶瓷折裂的位置，这可能是一件麻烦事或灾难。随着全瓷修复体的改进以及黄金价格的提升，金属烤瓷修复体的使用已显著减少。

（二）美学

全金属修复体在美学上是否能被接受取决于修复体所在牙位以及患者的选择。金属烤瓷修复体足以模仿大多数部位的天然牙齿。全瓷修复体与金属烤瓷修复体相比，可更好地再现天然牙列的半透明性。全瓷修复体与其他修复材料相比具有最逼真的外观。

（三）磨损

可惜的是，用于金属烤瓷和全瓷修复体的陶瓷材料是很坚硬的。它们比起天然牙体组织或金合金，对于对颌牙牙釉质的磨损要多很多。新型的陶瓷材料有重大的改进，但仍然会对一些患者造成过多的磨损。较软的金合金对于对颌牙牙釉质的磨损则与天然牙相似得多。

（四）龈边缘

铸造技术使金属比全瓷修复体的边缘更加准确。全瓷修复体龈边缘上过大的间隙会增加继发龋的发生风险。幸运的是，现代的口腔医学中有粘接复合树脂水门汀，可用于充填全瓷修复体的龈边缘缝隙。

（五）材料的选择

每种修复材料都存在着优点和缺点，必须根据不同的病例进行相应的评估。必须让患者意识到每种类型材料的"优点"与"缺点"，这在决定方案时必须向患者解释清楚。值得强调的是，口腔从业者正确处理口腔材料对于任何修复流程的成功而言都是非常重要的。

总结

　　固定间接修复体可通过两种方式分类：一种是根据所修复的牙体组织量分类；另一种是根据制作材料分类。嵌体、高嵌体、贴面、冠和固定桥组成了修复牙体组织量的分类类型；金属、陶瓷、金属烤瓷和复合树脂组成了材料的分类类型。

　　本章也讨论了制作一个间接修复体的流程，从诊断和治疗计划到铸造及最终修复体的粘接。全金属修复体的合金分类包括 ADA 的分类方式及其他分类方式。

　　金属烤瓷修复体的制作有许多步骤，因为陶瓷需要结合到金属上面。金属烤瓷修复体合金包括贵金属和非贵金属。

　　陶瓷冠是一个全瓷修复体，对于模仿天然牙外观上，它具有无可比拟的能力。然而，陶瓷冠的力学性能限制了它们的应用，大多数用于前牙。其他的陶瓷材料已经得到发展，它们既有良好的美学性能，也有更高的力学性能。

　　复合树脂间接材料包括颗粒增强和纤维增强复合树脂。这些材料是通过在口腔科技工室用压力和加热的方式来增强它们的聚合作用，使它们可更广泛地运用于口腔医学中。

　　每种全金属、烤瓷金属和全瓷修复体都有各自的优缺点。需要考虑到的方面包括折裂、美学、磨损作用、边缘以及应用区域等。

 学习活动

　　1.假设班上一位同学有一颗牙齿需要冠修复。讨论上颌侧切牙、前磨牙和下颌磨牙可选择修复方式的优缺点。

　　2.描述制作一个金属全冠或金属烤瓷冠所需要的临床及技工室操作步骤。

 复习题

　　1.若包埋和铸造的模具不能_____以与金属合金的反应相适应，铸件大小将会不能匹配。

　　a.收缩

　　b.不变

　　c.膨胀

　　d.以上均不正确

　　2.包埋最主要的目的是：

　　a.通过吸湿膨胀增大模具

　　b.通过热膨胀增大模具

　　c.通过铸造对模具进行塑型

　　d.补偿收缩

　　3.陶瓷与以下哪项最匹配？

　　a.后牙全冠

　　b.MODFL 高嵌体

　　c.前牙贴面

　　d.MOD 嵌体

　　4.口腔固定桥的假冠部分称作：

　　a.桥体

　　b.固位体

c.基牙

d.局部固定义齿

5.以下哪项的蜡较坚硬,脱蜡不会有任何遗留,并且拥有较高的熔点?

a.围模蜡

b.条状蜡

c.黏蜡

d.基底蜡

e.嵌体蜡

6.在铸造过程中,加热一个蜡型,蜡融化后流出模型。若温度继续升高,余留蜡被烧尽。这个加热的步骤叫作:

a.收缩补偿

b.包埋

c.脱蜡

d.坩埚加热

7.离心铸造过程的正确顺序:

a.在模型上加铸道,放入坩埚模型,包埋,然后铸造

b.在模型上加铸道,包埋,放入坩埚模型,然后铸造

c.放入坩埚模型,在模型上加铸道,包埋,然后铸造

d.放入坩埚模型,包埋,在模型上加铸道,然后铸造

8.33%黄金含量的合金也可表达为:

a.10K

b.16K

c.333 纯度

d.33 纯度

9.将陶瓷粉末烧成固体的过程称为:

a.液化

b.烧结

c.抛光

d.包埋

10.有一种形式的全瓷修复体是铸造玻璃修复体。全瓷修复体在各个方面都优于金属烤瓷修复体。

a.第一句话正确,第二句话错误

b.第一句话错误,第二句话正确

c.两句话都正确

d.两句话都错误

11.以下哪项被认为是间接固定修复体?

a.银汞合金

b.直接黄金(金箔)

c.高嵌体

d.复合树脂

12.将修复体材料放置于前牙的唇面以"遮盖"或掩盖美学问题,将其称为:

a.基底冠

b.贴面

c.堆核(核)

d.桥体

13.临时修复体又称为_____修复体。

a.条件

b.非永久性

c.堆核

d.暂时

14.银为一种_____金属。

a.非贵

b.高贵

c.稀有

d.贵

15.将陶瓷粘接于金属上的一个优点是:

a.与金属的精确嵌合

b.可得到不透明性

c.可得到半透明性

d.易于去除菌斑

可摘义齿修复和丙烯酸树脂

第11章

学习目标

1. 列举丙烯酸树脂在口腔医学领域的用途。
2. 解释丙烯酸树脂聚合的物理和化学阶段。
3. 描述热活化和化学活化丙烯酸树脂体系各组成成分的功能。
4. 描述制作义齿的步骤。
5. 总结用于重衬义齿的程序。
6. 解释口腔卫生士在维护丙烯酸修复体中的作用。

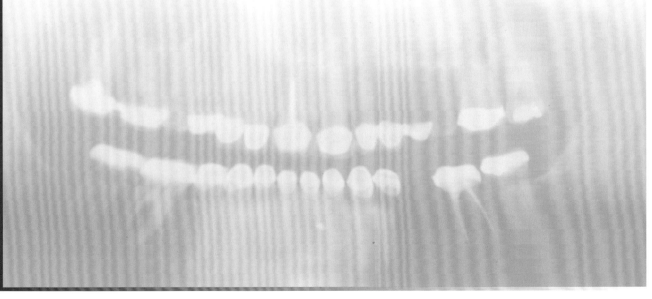

引言

与固定桥一样，可摘义齿也是修复体，它取代了缺失的牙齿。本章介绍了用于局部和全口义齿修复的材料和程序。用于局部义齿支架的合金非常类似于第 10 章中介绍的合金。本章重点介绍丙烯酸材料及其用途。

一、丙烯酸树脂

(一)什么是丙烯酸树脂?

丙烯酸树脂是一种坚硬、易碎的玻璃状聚合物。被称为有机玻璃的商业塑料，是一种丙烯酸树脂产品。丙烯酸树脂透明、无色，这使其成为防风门玻璃的优秀替代材料。丙烯酸树脂易于着色。从技术上讲，丙烯酸树脂被归类为热塑性材料，许多商业产品是通过注塑丙烯酸材料制成的。然而，在口腔科中，丙烯酸树脂更像热固性材料，凝固后不会再被加热及重塑成型。

最常见的丙烯酸单体是甲基丙烯酸甲酯。化学结构如图 5.4A 所示。注意该图中的 C=C 键。丙烯酸树脂是这种单体的长链。这些链具有抑制链间滑动的侧基团，因此比无侧基团的聚合物链具有更高的强度。聚乙烯(与"塑料"三明治袋使用的材料相同)是无侧基团聚合物的一个例子。

(二)丙烯酸树脂作为生物材料

20 世纪 30 年代丙烯酸树脂被开发出来，并于 20 世纪 40 年代首次用于口腔医学领域。它们很快取代了以前用于制作义齿的材料。图 1.6 展示了一种丙烯酸树脂义齿。它们也被用作直接的修复材料(没有成功)。目前它们已经适用于口腔医学领域的其他许多方面。该材料的操作特性和力学性能在各种应用中都非常令人满意。这些用途包括临时冠，如图 1.10C 所示，个性化托盘，如图 8.2 所示，以及义齿结构的基板，将在本章后文介绍。

值得注意的是，一位口腔科生物材料科学家(Dennis Smith)向一位整形外科医生(John Charnley)建议，丙烯酸树脂将是一种用于固定人工关节的良好材料。在

20 世纪 60 年代，丙烯酸树脂作为骨水泥被引入，并被用于髋关节置换。时至今日，丙烯酸树脂仍被广泛用于粘接髋关节假体和其他骨修复体。

二、丙烯酸树脂体系应用于口腔医学

在第 5 章中讨论了口腔科复合材料的加成聚合法，丙烯酸树脂体系通过与之相同的方法制备，并使用相同的术语及分类，且它们都基于引发聚合的方法进行。

(一)冷固化或化学活化的丙烯酸树脂

冷固化或化学活化丙烯酸树脂体系以粉末和液体形式提供，如图 11.1 所示。这些与用于人造指甲的"刷珠"堆积技术的材料相同。表 11.1 列出了典型组分。

1.液体

液体主要是甲基丙烯酸甲酯单体。加入的交联剂为二甲基丙烯酸乙二醇酯。在甲基丙烯酸甲酯中添加抑制剂以防止过早聚合，对苯二酚是最常用的。甲基丙烯酸甲酯是一种强力溶剂。它可以溶解永久性标志物(用于标记事物)，甚至一些聚合物。甲基丙烯酸甲酯溶解聚甲基丙烯酸甲酯树脂(丙烯酸树脂)的能力对丙烯酸树脂体系的混合和处理性能有重要影响。混合后，液体溶解

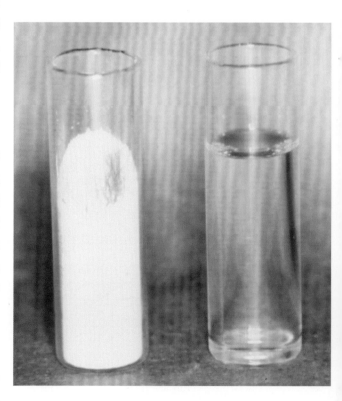

图 11.1　丙烯酸树脂体系粉末和液体的照片。

表11.1	丙烯酸树脂体系的组分	
	冷(化学)固化	热固化
液体	甲基丙烯酸甲酯	甲基丙烯酸甲酯
	对苯二酚	对苯二酚
	乙二醇	乙二醇
	叔胺	
粉末	丙烯酸树脂粉末	丙烯酸树脂粉末
	过氧化苯甲酰	过氧化苯甲酰
	纤维及着色剂	纤维及着色剂

了一些粉末,形成可用的面团。

2.粉末

该粉末主要是加入着色剂和过氧化苯甲酰的聚甲基丙烯酸甲酯树脂。它通常由很小的丙烯酸树脂珠组成,如图11.2所示。活化后,过氧化苯甲酰形成自由基引发聚合反应。

3.凝固过程中的物理变化

当丙烯酸树脂体系的粉末和液体混合时,在凝固过程中会经历几个阶段。当有足够量的材料混合在一起时,就可以注意到这些阶段,如在制作个性化托盘时。初始阶段发生的是物理变化。混合后的粉末和液体具有"粒状"或"沙"的感觉。粉末和液体是分离的两相。当一些粉末溶解时,混合材料变得更黏稠,并且更不易"流动"。随着更多的粉末被溶解,材料到达"面团"阶段。在这一阶段,材料易于操作和塑型,到目前为止,发生的主要是物理变化。

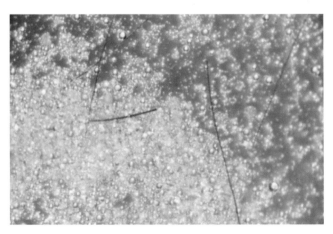

图11.2 丙烯酸树脂粉末的低倍放大照片。注意纤维和各种尺寸的粒珠。(Courtesy of E. M. Krouse, Department of Anatomy, West Virginia University, Morgantown, WV.)

4.聚合反应

冷固化或化学活化体系一般具有需加入液体中的活化剂,通常是叔胺。当粉末和液体混合时,过氧化苯甲酰和叔胺发生反应产生自由基。液体中的抑制剂会破坏最初产生的自由基,由此产生操作时间。这种情况发生在材料从粒状到面团的阶段。

当抑制剂用完时,通常发生在面团阶段,会有化学变化发生,并进行聚合反应。面团状物质变稠,并变得更硬。这个反应也会产生热量,材料温度会升高。很多时候,当大量的材料混合到一个个性化托盘中时,材料会变得非常热且几乎无法触碰。当聚合反应完成时,材料会变得坚硬而坚固。

5.残留单体

最初,上述固化材料中含有一些残余单体。任何不聚合的单体都会很快蒸发,在固化材料中只有很少或几乎没有单体,以及一些未反应的双键。

6.交联

交联树脂在力学性能方面有所改善。没有任何交联剂的线性树脂是脆的。加入交联剂可改善材料的韧性。

(二)热活化丙烯酸树脂

(1)热活化丙烯酸树脂体系与化学活化体系非常相似。主要不同是液体中不存在化学活化剂。一个微小的区别是液体中存在较少的抑制剂。抑制剂不需要提供操作时间,它作为一种防腐剂,在储存过程中与自由基发生反应以防止聚合。

(2)热活化体系由类似于冷固化树脂体系的粉末/液体组成。当粉末和液体混合时,在凝固过程中经历相同的初始阶段。由于没有化学活化剂存在,混合材料会长时间停留在面团阶段。因此,操作时间比热固性丙烯酸树脂的操作时间长得多。在材料塑型为所需形状(将在后面解释)之后,在水浴中加热。热量会分解过氧化苯甲酰,形成自由基。聚合是通过将面团转变成坚硬的材料来进行的。经过适当热固化的产品比冷固化丙烯酸树脂更坚固及坚韧。

(三)光活化及双固化丙烯酸树脂

光活化和双固化丙烯酸树脂体系是可用的,但它们不像光活化和双固化复合树脂材料那样受欢迎。最近,光活化和双固化复合树脂材料已经开始用于临时冠、个性化托盘和其他丙烯酸树脂的应用领域。由于这些复合材料更坚固，它们正在得到人们的认可。随着价格的下降，它们可能会完全取代某些用途的丙烯酸树脂。

(四)丙烯酸树脂体系及多孔性

无论丙烯酸树脂体系的活化类型如何，多孔性都是一个主要问题。甲基丙烯酸甲酯和其他单体在室温下容易蒸发。如果在处理或加工过程中单体蒸发，所得材料将是多孔的，如图 11.3 所示。多孔性会削弱材料性能。此外，义齿孔隙中的碎屑会产生难闻的气味和味道。当加工丙烯酸树脂时，为防止孔隙做了大量努力，可以对压力和温度进行控制以最小化孔隙。

三、全口义齿

如图 1.6 所示，全口义齿替代了整个缺失牙齿的牙弓，也可以替代牙槽骨，当牙齿缺失时，牙槽骨就会被吸收。义齿是用丙烯酸材料制成的，这些材料经过着色以模拟缺失的组织。

通过吸力将全口义齿固定就位，这是表面张力和大气压力的结果。因此，全口义齿需要精确地适应支持组织，形成"密封"以保证固位(像一个吸盘)。唾液有助于实现密封及改善吸力，就像水可以提高吸力杯的有效性一样。全口义齿的制作需要大量的工作来确定和记录支持组织及义齿边缘适当的延伸。由印模记录的义齿边缘在义齿中重现。义齿边缘的适当延伸决定了义齿的密封性及很大程度上的成功。大多数患者的上颌义齿功能相当好。对于下颌的全口义齿来说，情况并非如此。下颌义齿的外周密封效果远不如上颌义齿。此外，上颌义齿有较大的表面承重区(上腭)，并且通常有更好的牙槽嵴支持义齿。

(一)义齿的组成部分

全口义齿有两个主要组成部分:白色义齿牙齿和粉红色义齿基托。牙齿，如图 11.4 所示，是从制造商处购买的。义齿基托是在口腔科技工室按口腔科医生的处方制作的，它是在患者牙槽嵴的阳模模型上完成的。

(二)义齿牙齿

义齿牙齿有各种形状、大小和颜色。通常根据旧照片进行判断，使选择的形状与患者自然牙齿的形状相匹配。另一种方法是根据面部的形状来选择牙齿的形状。大小取决于患者牙弓的大小。牙齿的颜色选择与患者的自然肤色相匹配。通常情况下，患者希望拥有洁白的牙齿，但必须告知患者自然牙齿的真正颜色，因为明亮的白色牙齿看起来就像是人造的。

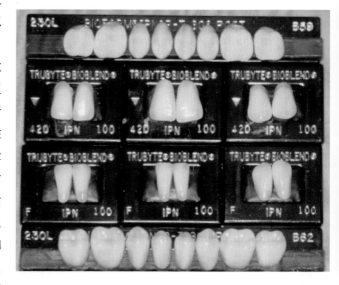

图 11.4　上颌和下颌义齿的丙烯酸牙齿的照片(从上到下):上颌后牙、上颌前牙、下颌前牙和下颌后牙义齿。

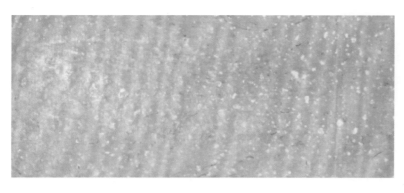

图 11.3　特写照片显示在固化不良的丙烯酸树脂样品中的孔隙(白点)。

1.丙烯酸树脂牙齿

如今，大多数义齿牙齿都是用丙烯酸树脂制成的，就像用来制造义齿基托一样。义齿牙齿中添加了更多的交联剂。由于牙齿是在制造工厂严格控制的条件下制造的，因此它们比用于义齿基托的丙烯酸材料更坚固。在加工过程中，丙烯酸牙齿与丙烯酸义齿基托"化学"结合。

2.瓷牙

制造商制造的瓷牙与丙烯酸牙齿的形状、尺寸和颜色大致相同。瓷牙比丙烯酸牙齿硬得多，耐污性也更强。然而，瓷牙很少被使用，一方面是因为它们会过度磨损相对的牙齿，另一方面是因为人们普遍认为它们会造成支撑骨和相对的牙槽嵴的创伤和骨质流失。如图 11.5 所示，通过嵌在牙齿背面销钉的机械锁合将瓷牙固定在义齿中。

3.复合材料牙齿

复合材料牙齿由类似于口腔科修复用的复合材料制成。树脂略有不同，但添加填料可提高强度和耐磨性。

（三）义齿基托

义齿基托由最终印模制成。义齿基托是位于牙槽嵴上义齿的粉红色部分。

四、制作全口义齿

（一）印模和铸型

通常，义齿的制作需要一系列的口腔科临床预约及技工室程序。口腔科医生制取初步印模、初步铸型、个性化托盘、最终印模及工作模型（按此顺序）。义齿直接在工作模型上制作，如图 11.6A 所示。

（二）记录上颌骨和下颌骨的关系并对牙齿进行排列

上颌骨和下颌骨的关系，或"患者的咬合"，对于义齿的成功非常重要。不适当的关系可能会导致咀嚼肌过度劳损、语音不佳以及不理想的美学效果。

（1）首先，用化学活化的丙烯酸（或类似材料）和基板蜡建造了一个"基板"和"蜡堤"，如图 11.6B 所示。它们被精确地放在患者的牙槽嵴上，如图 11.6C 所示。

（2）基板上的蜡堤被用来确定患者的中线、"咬合

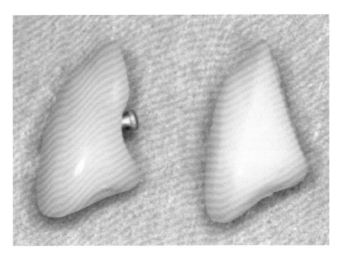

图 11.5　瓷牙(左)和丙烯酸牙齿(右)的照片。注意从瓷牙背面突出的销钉。该销钉用于将瓷牙牢固地固定在义齿基托中。

的平面"，以及义齿的大小。咬合平面是当患者咬合时，上、下牙齿会合的平面，如图 11.6D 所示。

（3）在同一次预约中，记录患者的咬合情况，如图 11.6D 所示。这种咬合用于定位上部和下部的石膏，将其放置在与口腔中支撑组织相同的位置(图 11.6E)。

（4）如图 11.6F 和图 11.6G 所示，借助基板和边缘，用牙科石膏将铸型固定在咬合架上。

（5）义齿牙齿被"固定"在蜡上。使用热的器械很容易使蜡软化，以使义齿的一部分置于蜡中，然后轻松移动到正确的位置（图 11.6F）。当所有义齿都嵌在蜡中时，被称为义齿排牙。如图 11.6G 所示，设定模拟正确咬合（两个牙弓的关系）、垂直尺寸（两个弓之间的距离）以及最终义齿的美学效果。

（6）在制作之前，将蜡牙托(将牙齿固定在蜡中的基板)放置在患者的口腔中。这个程序被称为"试蜡"，如图 11.6H 所示。试蜡可使患者看到义齿的牙齿排列，还可使口腔科医生在实际义齿制作前检查功能、咬合和语音。

（三）制作义齿

（1）制作义齿包括将工作模型和义齿嵌入装有石膏材料的义齿型盒中，就像制作可以裂开的模具。打开模具，在义齿牙齿保持原位时，蜡和基板被移除。将面团阶段的丙烯酸树脂置于模具空间中。然后关闭模具，丙烯酸树脂取代蜡和基板，形成义齿基托。该过程如图 11.7 所示。

（2）封闭的模具在水浴中加热以激活热固化的丙

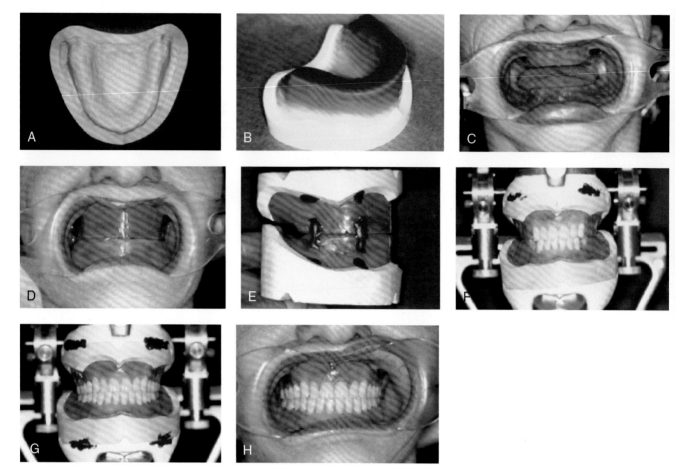

图 11.6　构建义齿的步骤。请参阅文字说明。请注意，在图 C、D 和 H 中，塑料颊部牵开器是用来辅助摄影的，而且在口腔治疗过程中通常不会用到。(Courtesy of Dr. James Overberger, Morgantown, WV.)

烯酸树脂。控制加热速率以降低多孔性。压力的施加使挥发性单体的损失最小化。单体损失会导致多孔性及一些薄弱区。

（3）制作义齿后，通过破坏周围的石膏材料将义齿从模具中取出。然后精加工、抛光、消毒并交给患者。完成的义齿如图 11.8 所示。

五、局部义齿

许多患者都是部分无牙颌的，其余的牙齿通常用于支撑和固位义齿。如果义齿可以由患者取出，则称其为可摘局部义齿，或简单地称为局部义齿。大多数局部义齿由天然牙齿和牙槽嵴支撑，如图 1.7 所示。一个有天然牙齿支撑的下颌局部义齿的安全性和功能性要明显优于下颌全口义齿。口腔卫生士应该向患者强调维持剩余自然牙齿的重要性，以避免佩戴下颌全口义齿。

下颌全口义齿患者经常有咀嚼问题。下颌义齿缺乏吸力或固位力，会在口腔中浮起和移动。下颌义齿缺乏稳定性，可能导致"疼痛点"（口腔黏膜溃疡），并使说话困难。帮助患者保留几颗下颌牙将可使患者佩戴和使用下颌局部义齿。这是口腔卫生士一项重要的预防工作。

(一)支架

局部义齿使用铸造金属"支架"进行固位，如图 11.9A 所示。支架由卡环、连接体和网格组成。

（1）支架上有卡环，它们紧贴在基牙上，如图 11.9B 所示。因为卡环是金属的，所以它们可以弯曲以调整匹配性，如图 11.9C 所示。

（2）连接体是支架的较厚部分，将网格和卡环连接在一起。

（3）支架还具有丙烯酸树脂在局部义齿制作时流入和包绕的网孔区域。形成了牙齿和义齿基托与支架

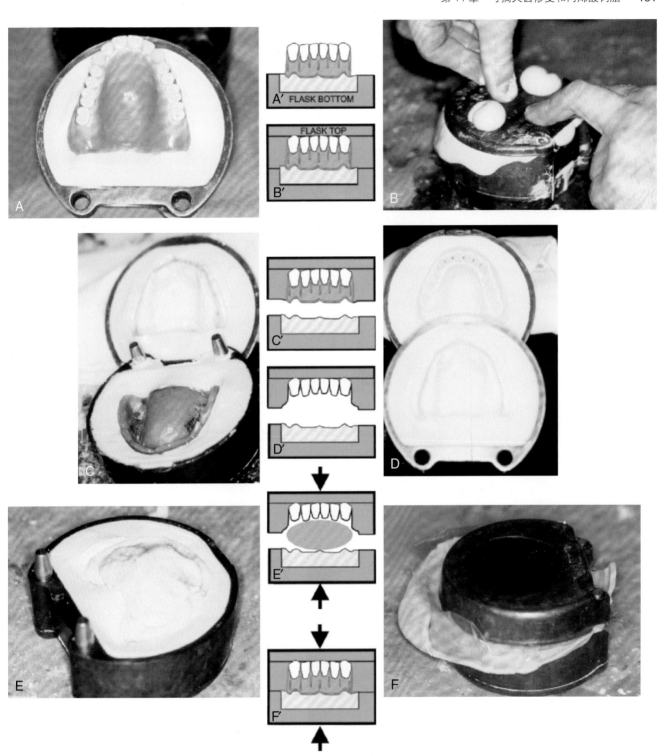

图 11.7 制作义齿。(A,A')工作模型和排好的牙齿嵌入义齿型盒(图中黑色的外线)中的石膏和人造石中。(B,B')先充填型盒的较低部分,直到达到工作模型的水平。其余部分用人造石和石膏覆盖,直到型盒充满。(C,C')形成模具空间。在热水中加热后,打开型盒,并将基板与铸型分开。(D,D')基板被移除,蜡用热水冲洗出来,而牙齿则嵌在人造石中。(E,E')将面团阶段的混合丙烯酸树脂放入模具中,并将模具压缩。(F,F')在压缩过程中,树脂充填工作模型并取代基板和蜡。牙齿保持原有的位置关系。最后,加热型盒,树脂聚合。

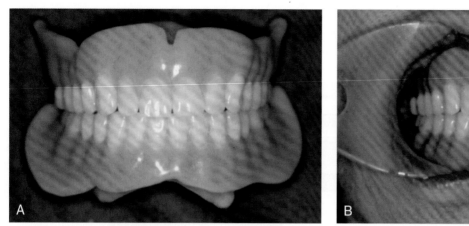
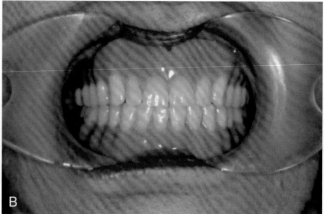

图 11.8 (A)从技工室收到的全口义齿的照片。(B)全口义齿就位照片。(Courtesy of Dr. James Overberger, Morgantown, WV.)

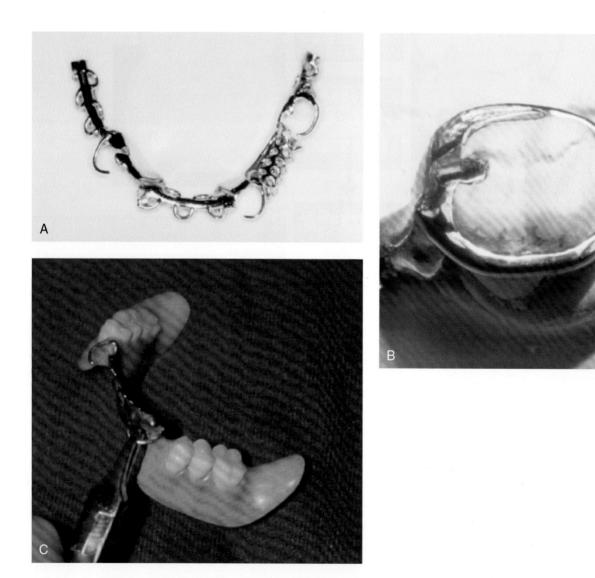

图 11.9 局部义齿的组件。(A)支架。(B)卡环。(C)义齿基托。请注意,卡环正在调整或弯曲。

的机械连接。

(二)义齿基托

义齿基托的构造和使用方式与全口义齿基本相同。但局部义齿支架的网状区域要嵌入丙烯酸树脂中。

(三)牙齿

使用与制作全口义齿相同的牙齿制作局部义齿。选择适当形状、大小和颜色的牙齿来代替缺失的自然牙齿。

(四)制作局部义齿

局部义齿的制作很像全口义齿。但是,丙烯酸树脂必须流入和包绕在支架的网状区域周围。

六、重衬义齿

义齿在一段时间后会不再"匹配",因为牙槽嵴在牙齿不存在的时候会萎缩和吸收。大多数吸收是在牙齿首次拔除时发生的,但在患者的一生中,吸收会缓慢进行。因此,随着牙槽嵴变化,义齿的匹配性也随之发生变化。

义齿不匹配的处理方法包括经常使用义齿粘接剂或非处方义齿"衬垫"材料或衬垫。使用这些材料使得清洁义齿变得困难并且可能导致难闻的气味。长期使用粘接剂可能会导致组织炎症。衬垫可能改变义齿的咬合或封闭,给支撑组织造成创伤。口腔卫生士必须意识到这些问题,并指导患者正确使用非处方药产品及治疗方案。

一个"旧"义齿可以通过一种称为"重衬"的过程来改善其匹配性。重衬将少量新材料添加到义齿基托的内侧组织区域,以替代自使用义齿以来额外失去的的牙槽嵴。重衬义齿可以在口腔科技工室或诊疗椅旁进行。

(一)技工室处理的重衬

技工室处理的重衬需要制作印模,就像制作义齿时的最终印模一样。现有的义齿起到印模托盘的作用。根据临床医生的个人喜好,可使用各种印模材料。将含有印模的义齿送到口腔科技工室。灌注模型,印模和模型分开,印模材料从义齿上去除。添加新的丙烯酸材料以充填义齿和模型之间的空间(先前由印模材料占据的空间)。丙烯酸材料以与新义齿制作相同的方式固化、精加工和抛光。义齿返回到口腔科医生并交给患者。技工

室重衬效果一般优于椅旁重衬;然而,在口腔科技工室进行重衬时,患者需要一天或更长时间不戴义齿。

(二)椅旁重衬

椅旁重衬使用不同的材料。与印模材料功能类似的材料作为添加材料。将材料混合后放入义齿中,然后放入患者口中。材料凝固并在口中变硬。修剪多余部分,将义齿抛光并返回患者。这样做的好处是患者离开时不会没有义齿;缺点是新材料更多孔,并且通常不像技工室制作那样光滑,这将使患者保持清洁更加困难。

七、即刻义齿

大多数义齿是为以往已经拔牙的患者制作的。即刻义齿是一种义齿,它在患者拔牙的同一时间制作。通常,当制作即刻义齿时,牙弓中的许多牙齿已经缺失,并且大部分剩余牙齿也是无望保留的。口腔科医生进行印模,在技工室中制作义齿,类似于全口义齿。在预约复诊时,拔除剩余的牙齿,佩戴义齿,并向患者提供术后指导(图11.10)。即刻义齿不仅可以恢复功能和美观,还可以在愈合期间保护拔牙部位。在大多数情况下,即刻义齿在佩戴几个月后需重衬。

八、丙烯酸修复体或矫治器的修理

义齿、其他丙烯酸修复体或矫治器破损很常见。宠物狗似乎很喜欢咀嚼它们。通过使用新的化学活化的丙烯酸材料作为粘接剂来修复破损。在许多口腔诊所,口腔卫生士可能是修复部分或全部义齿简单破裂的专业人员。该过程包括几个步骤。

(一)清洁表面

首先,清洁被修复的表面。通常,这包括打磨表面以去除薄层表面和任何污染物。

(二)涂布单体

接下来,将单体涂布到清洁的表面以溶解一些凝固材料。一些聚合物链的一端溶解在单体中;另一端仍然嵌入固体丙烯酸树脂中。

(三)放置新材料

然后将新材料混合,放置到表面并让其固化。旧材料的聚合物链缠结在新材料中。由于没有残余的双键可

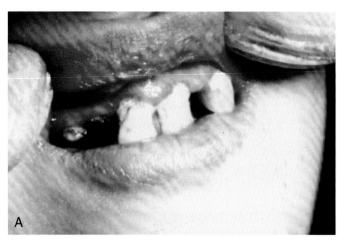 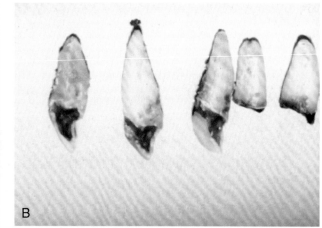

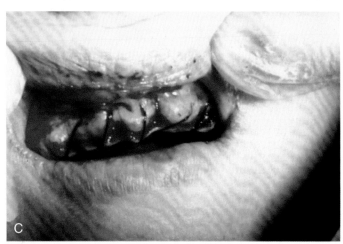 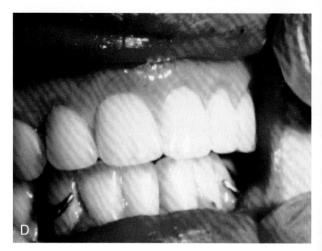

图 11.10　(A)被龋病和牙周病破坏的牙齿。(B)被拔除的牙齿。(C)拔牙后的牙槽嵴。(D)即刻义齿。

用于化学反应,所以这种结合是类化学的。

　　在义齿加工过程中,使用相同的方法"化学"粘接,将丙烯酸牙齿固定到义齿基托上。

(四)精加工和抛光

　　最后,修理的修复体通过使用丙烯酸树脂磨头、浮石和其他材料精修并抛光,与全口义齿制作过程类似。这也可以由口腔卫生士来完成。

九、处理丙烯酸修复体

　　患者经常清洁义齿是非常重要的。应指导患者使用义齿清洁剂和义齿刷清理义齿,或采用其他义齿清洁方法。在与自然牙齿类似的区域中,义齿上可能形成结石。在回访的过程中,口腔卫生士的职责是去除结石,这种方法对丙烯酸是无害的。

　　大多数口腔科医生要求他们的患者睡觉时不要让义齿留在口腔中。因此,患者应在夜间将义齿存放在水中。

　　在口腔科复诊期间,将丙烯酸修复体存放在水中是很重要的。不要让它们变干,因为可能会变形。这不仅适用于义齿,也适用于丙烯酸正畸保持器。口腔卫生士应在回访期间发挥积极作用,并对佩戴全口义齿和局部义齿的患者进行宣教。

总结

本章介绍了用于制作全口义齿和可摘局部义齿的材料和程序。这些口腔修复体主要应用了丙烯酸树脂。在口腔医学领域,丙烯酸树脂除了用于全口义齿和局部义齿基托外,还用于临时冠和个性化托盘。

两种形式的丙烯酸树脂用于制造义齿:化学活化(冷固化)和热活化(热固化)树脂体系。化学活化树脂以粉末和液体形式提供,该液体主要是甲基丙烯酸甲酯,并添加交联剂。粉末是聚甲基丙烯酸甲酯树脂,加入着色剂和过氧化苯甲酰。粉末呈非常小的粒状。

热活化树脂体系与化学活化体系非常相似。主要区别在于液体中不存在化学活化剂。混合的材料也在面团阶段停留更长的时间。热活化产品通常比化学活化树脂更坚固。

义齿由两部分组成:义齿基托和义齿牙齿。义齿牙齿可以由瓷或丙烯酸树脂制成。最经常使用的为丙烯酸义齿,粘接到义齿基托上,不会过度磨损对颌的天然牙齿。

制作义齿包括几个步骤。在工作模型上制作树脂基板,添加蜡堤,并且两者都安装在咬合架上。然后将牙齿固定在蜡中,患者和口腔科医生一起进行试蜡。接下来,将义齿剥离,热固化,精加工并抛光。

局部义齿由天然牙齿和牙槽嵴支撑。局部义齿由金属支架、义齿基托和牙齿组成。该支架包括卡环、连接体和网格。局部义齿的处理很像全口义齿。

随着牙槽嵴继续再吸收,义齿将不再"匹配";然而,可以重新使用"旧"义齿重衬来恢复其匹配性。在诊疗椅旁或口腔科技工室将树脂材料添加到义齿的组织侧。

即刻义齿是在拔牙的同一次诊疗中佩戴的义齿。即刻义齿用于恢复功能以及在愈合期间保护拔牙部位。佩戴几个月后,义齿通常需重衬。

修理丙烯酸修复体或矫治器的过程,包括磨去薄层表面,添加单体,然后放置新的混合材料。一旦凝固完成,它就可以精加工并抛光了。

口腔卫生士在治疗全口义齿和局部义齿的患者中所起的作用,包括简单的修理和对患者预防性宣教,如口腔可摘义齿的家庭护理以及预防过度使用粘接剂。

学习活动

1.讨论具有上颌全口义齿和局部下颌义齿患者的定期口腔和牙齿卫生保健。

2.弄湿纸巾,并将其粘贴在光滑的墙壁或黑板上。究竟是什么使它保持在相应位置?

3.用立体显微镜观察丙烯酸粉末。注意颗粒和纤维的颜色。

4.收集几个没有价值的塑料物体。将几滴甲基丙烯酸甲酯(来自丙烯酸体系的液体)放在不同的塑料材料上。表面会发生什么? 你能用同样的液体去除"永久性标记"吗?

5.观察诊所中有全口义齿和局部义齿的患者。注意义齿的不同颜色和形状。这些与患者的肤色或其面部形状有何关系?

复习题

1.把义齿牙齿固定在蜡中,使用的术语是:

a.义齿排列

b.义齿安装

c.铰接装置

d.铰接排列

2.为了修复破损的义齿,将薄层磨掉。接下来,将单体涂布到表面上,以便:

a.溶解一些凝固的材料

b.加速修复的凝固反应

c.修复的精加工和抛光更容易

d.树脂粉末的颜色不变

3.热活化丙烯酸树脂体系与化学活化体系非常相似。主要区别(或例外)是:

a.热活化体系比化学活化体系的强度低得多

b.热活化体系中存在更多的抑制剂

c.化学活化剂存在于热活化体系的液体中

d.在热活化体系的液体中不存在化学活化剂

4.现在使用的大多数义齿是丙烯酸义齿而不是瓷牙。瓷牙比丙烯酸义齿更柔软,不会对相对的天然牙齿造成过度磨损。

a.第一句话正确,第二句话错误

b.第一句话错误,第二句话正确

c.两句话都正确

d.两句话都错误

5.局部义齿支架通常包括:

a.卡环、义齿基托和连接体

b.牙齿、卡环和连接体

c.卡环、连接体和网格

d.牙齿、义齿基托、连接体和卡环

6.丙烯酸树脂的交联将改善力学性能。它会改善的最重要的或有益的性能将是:

a.弹性

b.韧性

c.疲劳

d.蠕变

7.下颌义齿比上颌义齿更容易磨损。唾液有助于改善将义齿固定到位所需的吸力。

a.第一句话正确,第二句话错误

b.第一句话错误,第二句话正确

c.两句话都正确

d.两句话都错误

8.义齿制作中的蜡堤是用于确定患者的:

a.中线

b.咬合平面

c.义齿尺寸

d.上述所有

9.局部义齿的丙烯酸树脂的处理方式与全口义齿相同,除外:

a.涉及的牙齿较少,因此花费的时间更少

b.打磨和抛光技术有很大不同

c.丙烯酸树脂必须流过并围绕支架的网格

d.支架的设计需要更长的时间

10.下面列出制作义齿的步骤。编号从1到10,对这些步骤进行排序:

_____模型和蜡堤安装在咬合架上。

_____模型和义齿装置嵌入在义齿型盒的人造石中。

_____将丙烯酸树脂混合并置于模具中,然后将模具压缩。

_____患者进行试蜡。

_____模具用热水加热,基板被去掉,蜡被冲洗出去,牙齿保持在人造石上。

_____在工作模型上制作基托和蜡堤。

_____将义齿从模具中取出,打磨、抛光和消毒。

_____为患者试戴基板和蜡堤;确定中线、咬合平面及咬合。

_____加热型盒并使树脂聚合。

_____义齿牙齿固定在蜡上。

第 12 章

口腔种植体

学习目标

1. 列出种植牙的适应证与禁忌证。
2. 描述出种植牙的材料。
3. 回顾种植牙的种类和用途。
4. 描述骨结合。
5. 讨论口腔卫生士在种植牙维护中的作用。

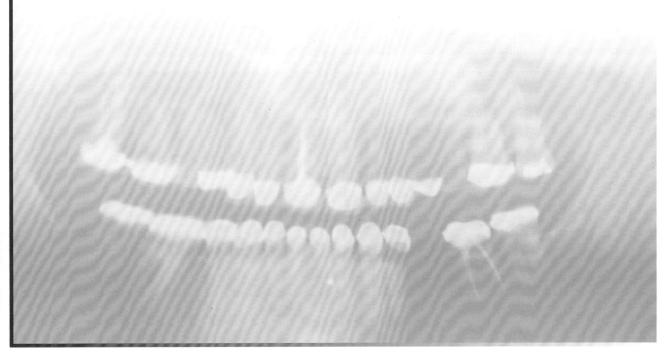

一、医学植入与种植牙

典型的医学植入物是一种完全植入人体的装置,而典型的种植牙是同时存在于体内和体外的。种植牙突出于口腔黏膜,因此,它并不像大部分医疗植入物(如硅胶乳房、人工髋关节、膝盖和晶状体植入物)那样完全被组织包绕。种植牙存在于体内和体外,易受感染,其表面和周围组织的界面是细菌和其他微生物的潜在入口。

二、种植牙的适应证与禁忌证

(一)适应证

1.修复无牙萎缩的下颌骨

最初,种植牙主要是用于对其他治疗方案都不满意的修复患者。最常见的修复问题是为较低或者没有下颌牙槽嵴的患者做义齿。牙齿脱落后,起支撑牙齿作用的牙槽骨不再受到刺激,开始吸收。随着牙槽骨的减少和吸收,可用于支撑义齿的牙槽嵴也在收缩。这种情况被称为萎缩的无牙下颌骨。如图12.1示,种植牙很大程度改善了对这种情况的治疗。随着骨结合种植体的发展和成功,种植牙现在被用作其他传统修复治疗的替代或辅助治疗。

2.修复单独缺失牙

如图12.2,对于单独缺失牙的患者,由骨内种植体支持的冠修复正在成为一种流行的治疗方法。正如我们在第1章讨论的那样,传统的三单位桥需要两颗基牙做冠预备,如图1.5。使用种植体和冠来替代缺失牙,可以避免由于基牙预备而损伤先前未修复的(无充填物)牙齿。通常,一颗种植体牙冠的费用相当于一个三单位桥的费用。具体的费用取决于种植体的选择、种植程序和最终的修复。

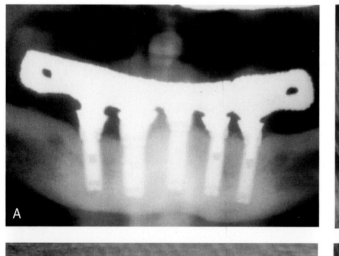

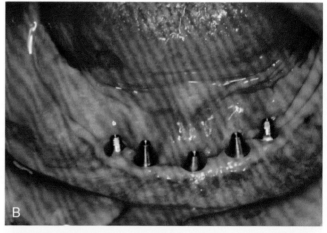

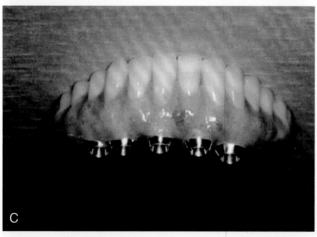

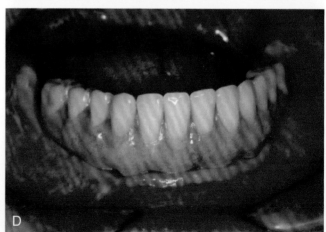

图12.1 一例种植体支持式下颌固定义齿。(A)种植体支持式义齿的曲面断层片。(B)5颗种植体的萎缩下颌骨的照片。(C)义齿。(D)种植体支持式义齿就位。(Courtesy of Dr. Paul A. Schnitman, Wellesley Hills, MA, and Noble Biocare, Yorba Linda, CA.)

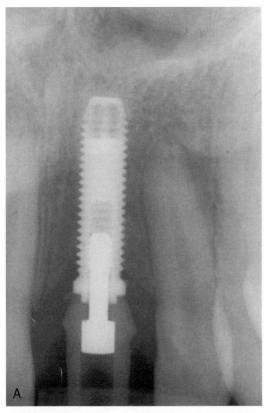

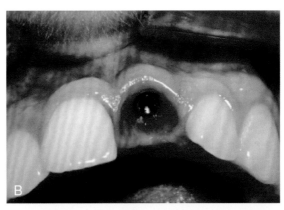

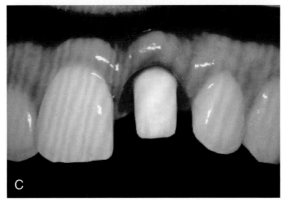

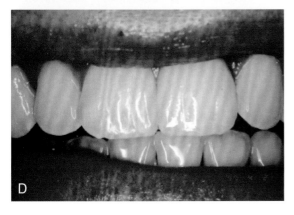

图 12.2　一例冠修复的骨内单颗牙种植体。(A)种植体、基台及基台螺丝的 X 线片。(B)种植体的临床照片。(C)美学基台和圆柱体。(D)种植体支持的冠。(Courtesy of Dr. Roger A. Lawton, Olympia, WA, and Noble Biocare, Yorba Linda, CA.)

(二)禁忌证

患有影响结缔组织的全身性疾病的患者可能不适合种植牙。这些疾病中最常见的是糖尿病。吸烟是另一种常见禁忌证。另一个要考虑的因素是患者维护植入物的能力。有效的菌斑控制、定期的口腔预防和回访检查是种植体长期成功的关键。患者对修复体的现实期望也很重要。考虑到投入了大量的时间、精力和费用,有些患者的期望值可能比实际能提供的要更多。对于预期值无法实现的患者,最好避免任何昂贵的口腔治疗。

三、用于种植牙的材料

种植体材料是影响种植牙成功与否的重要因素,但种植体材料如何植入和使用更为关键。

(一)钛

第 10 章中对钛做了简要讨论。钛和钛合金是口腔医学和医学领域应用非常普遍的植入材料。可惜的是,钛难于铸造,一般通过机械加工为预成的形状来制造种植体。钛的主要优势在于,如果处理得当,它能与骨组织形成骨结合。骨结合是骨与材料间的一种生物结合。钛被用于骨内和其他大多数种类的种植体。许多早期的研究人员也曾使用钛种植体，然而收效甚微。P. I. Brånemark 医生（一位整形外科医生）同时改进了外科程序和种植材料，最终获得了第一个可靠的种植牙。

（1）"cp Ti，" 即商用纯钛，被用于多种临床和口腔种植。与其他纯金属一样，cp Ti 的强度不是很高，但对于很多种植牙来说已经足够了。

（2）"Ti–6 Al–4 V，" 即含有 6% 铝和 4% 钒的钛合金，是一种常用的航空航天合金，也一直被用于口腔种植体，它比 cp Ti 更加坚硬。与其他行业相比，这种合金的口腔版和临床版对成分的要求更为严格。

（二）磷基灰石涂层钛

另一种流行的种植材料是将羟基磷灰石（HA）与金属钛结合。磷基灰石是一大类磷酸钙材料，牙齿和骨骼等硬组织的羟基磷灰石便是一种。羟基磷灰石也能进行骨结合，经 HA 涂层的钛被广泛用于许多不同类型的种植体。在某些临床情况下，经 HA 涂层钛与钛相比具有更高的临床成功率。

（三）其他材料

口腔种植体曾使用许多其他材料制作，然而效果都欠佳，因此，探寻工作一直在进行，直到应用合适技术制作的钛。这些材料包括各种金属、陶瓷和聚合物。

1.金属

金、不锈钢、钴铬合金的使用很少成功。

2.陶瓷

目前，羟基磷灰石和其他磷酸钙类材料被用作种植材料。玻璃状碳、热解碳、氧化铝（蓝宝石）也进行了尝试，但收效甚微。

3.聚合物

各种聚合物，包括丙烯酸树脂，已经被使用。聚合物作为口腔修复的植入物并没有取得明显成功，但其他用途已经开发出来。Gore-Tex 是一种聚合材料，作为牙周组织生长的屏障而被植入。Gore-Tex 是膨胀聚四氟乙烯，与特氟龙是同一种聚合物。

四、各种类型的口腔种植体

（一）骨内或牙形种植体

骨内种植体或牙形种植体被拧入或压入上下颌骨

切削好的洞中。本章插图的种植体都是骨内种植体。它们被放置在骨头内，因此得名"骨内"。

骨内种植体有各种各样的形状。有些是圆柱体，表面有螺纹，像螺栓或螺钉；另一些则是直面的；还有一些称作叶状种植体，被做成像叶片的形状，刻有许多凹槽。目前使用最多的种植体还是骨内圆柱体形。骨内种植体被用于支撑单冠、联冠、桥体或活动牙。

（二）穿骨或钉形种植体（选读）

穿骨种植体过去被用于稳定下颌义齿。它由一块板和几颗螺栓组成，横穿下颌骨的前牙区，板放在下颌骨的底面，螺栓穿过骨和牙龈，进入口腔。螺栓的螺母旋紧在下颌骨的口内侧以保持种植体的位置。为了放置穿骨种植体，还需在颏下做一口外切口。

（三）骨膜下种植体（选读）

骨膜下种植体置于颌骨之上，骨膜之下，过去也被用于稳定下颌义齿，其主要涉及两个外科步骤。

（1）第一次手术显露或"翻瓣"（剥开）颌骨的黏骨膜，暴露义齿承托区牙槽骨，取义齿承托区骨的阴模，然后将软组织缝合回骨面。

（2）接下来，灌注模型，支撑最终义齿的框架由口腔科技工室铸造。支架直接安置于骨面，通过几个穿通黏膜的杆来支撑义齿。铸造支架最常用钴铬合金，但它的生物相容性并没有钛出色，所以，钛也在使用。

（3）第二次外科手术再次翻开覆盖牙槽骨的软组织，支架就位。然后将软组织缝合回原位，固定支架。有时，外科骨螺钉被用于稳定种植体。

（4）网上可以找到一些骨膜下种植体的临床病例。

五、口腔种植体的骨结合

（一）组织相容性

植入物必须与骨组织相容，必须整合以获得机械的稳定性。植入物也必须与封闭口腔环境的上皮细胞相容。植入物必须符合这两个标准

（二）与骨的界面

种植体与骨结合的界面如图 12.3 所示。它包括以下结构。

（1）钛金属。

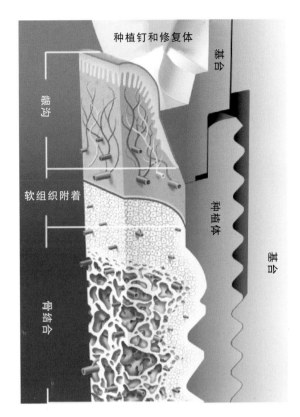

龈沟

软组织附着

骨结合

种植钉和修复体

基台

种植体

基台

图 12.3　骨结合种植体的示意图。(Courtesy of Nobel Biocare, Yorba Linda, CA. Labels of the implant parts and the tissue/implant interface have been added.)

(2)涂有下列任一种涂层的金属表面：①三氧化钛，厚度为 50~100Å(10^{-10}m)(外层实际上是 TiOH)；②瓷涂层，通常是羟基磷灰石。

(3)蛋白质，厚度为 100Å。

(4)由纤维、细胞、羟基磷灰石组成的健康骨质。

六、种植体的软组织附着

上皮细胞对种植体的附着称作生物或黏膜周围封闭。这种封闭形成了一个阻止微生物进入组织的屏障，从而支持了种植体，正如牙齿会因为牙周问题而脱落，种植体也会因为牙周组织不健康而失败。

七、骨内口腔种植体的植入

种植体的植入过程中，一定不能损伤骨质。去骨过程不能让骨的温度超过 47℃(117°F)。骨过热或过度损伤会阻碍种植体的骨结合，导致种植体被结构不良的结缔组织(瘢痕组织)包绕。要想种植牙取得成功，必须有足够支持咬合负载的健康骨质。种植体的植入可以通过一次或者两次外科手术来完成，这取决于植入位置、美学关注和外科医生的偏好。无论哪种方式，下文描述的植入技术都几乎相同。

(一)两期种植体植入步骤

(1)第一期外科手术在骨上备洞，然后植入种植体。首先翻开组织瓣，暴露种植位置的骨面。然后，用可控速外科手机在控制温度的情况下制备种植窝洞。备洞的大小形状与种植体相匹配。然后将种植体植入并用软组织瓣覆盖。种植体在覆盖状态下经过几周至几个月，在不接触口腔污染和机械负荷的情况下愈合和骨结合。如图 12.4A 所示。

(2)第二期手术将愈合帽放置到种植体体部。去除覆盖种植体的软组织，用螺丝将愈合帽就位。愈合帽穿出黏膜并暴露于口腔，这使得上皮组织在一个固定的(不可移动的)物体周围成型。软组织愈合数周后，开始修复牙冠。

(二)单期种植体植入步骤

与两期法一样，先翻开软组织瓣，在骨上备洞。植入种植体，其体部延伸到组织之上。软组织在种植体周围重新定位缝合。放置愈合帽。愈合后，开始修复牙冠。

(三)修复期

(1)如图 12.4B，去除种植体上的愈合帽，放置基台。基台的作用就像桥墩一样，供义齿附着并且支撑义齿。精密的柱形体通常由黄金制成，被放在基台上面，如图 12.4C。用柱形体的阴模灌制形成牙冠用的模型。有些系统则把基台和柱形体连在了一起。

(2)如图 12.4D，牙冠在柱形体上方制作，冠和柱形体连成一体。特定的修复材料决定了牙冠的制作工艺，可能是黄金、烤瓷、复合树脂或者瓷材料。

(3)修复体(冠和柱形体)可以通过几种方式固位在种植体上。可以和牙支持式冠一样粘接在基台上，也可以通过旋入基台的螺丝来固位。如图 12.4D。

(4)要想种植体取得成功，咬合是一个很关键的因素。适当的种植体负载能刺激骨生长和持续的骨结合。许多种植体使用聚合修复材料来缓冲咬合力。种植体超载将会影响骨结合，动度也会增加，过度的移动性可能会干扰上皮附着。咬合和其他的力量十分重要！

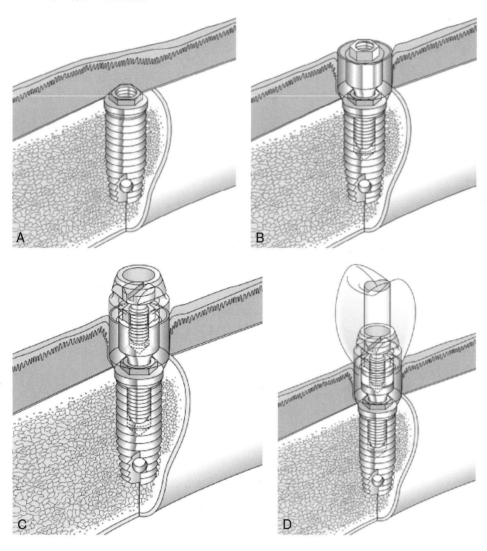

图 12.4　骨内种植体的植入与修复。(A)种植体。(B)带基台种植体。(C)添加柱形体。(D)带冠种植体。如骨内种植体的植入部分所述。(Original artwork, part D, is provided courtesy of Noble Biocare, Yorba Linda, CA.)

八、种植体的维护

为了上皮附着和生物学封闭保持健康状态，并能够一直支撑义齿，种植牙的维护至关重要。

(一)患者方面

患者必须保持有效的菌斑控制，以及定期的预约回访来进行预防。对于单颗种植牙，平常的牙刷、牙线可能足够清除菌斑和维护周围组织健康。对于复杂义齿，使用牙间隙刷，辅以牙线和其他辅助工具作为家庭口腔卫生保健的一部分可能是必要的。

(二)口腔卫生士方面

在种植牙的护理和维护中，口腔卫生士的角色包括

患者教育、口腔卫生指导、预防和预约回访。这些主题在其他著作中有深入介绍，如 E. M. Wilkins 的著作和牙周病课程。倘若没有适当的维护，种植体失败的风险会大大增加。

从口腔材料的角度来看，护理一定不能损伤种植体的表面。用常规设备做刮治和根面平整会损伤钛或者 HA 表面。现在市面上有很多手用洁治器，它们的尖端对钛和 HA 都具有"表面友好"的特性。无论磁伸缩式和压电式，还是往复式手机，都表明用动力系统的低设置和正确的尖端(或尖端覆盖物)十分有用。

以碳酸氢钠水浆做喷砂抛光不会影响种植体周围的表面特性和生物学封闭，可以用经典抛光杯辅以柔和的抛光剂清洁种植义齿。

九、种植体的使用

(一)口腔修复学

种植牙最常用于稳固萎缩的无牙下颌的义齿,有多种修复方法。5~6 个种植体完全可以支持全牙列的固定义齿。有时,可以用两个种植体配上精密附着体来稳定全牙弓的义齿。精密附着体是一种类似夹子的装置,可以夹在一起来固定全口或局部义齿。种植体和精密附着体保证了义齿固定(向下),而牙槽嵴支撑义齿以抵抗咬合力。

随着种植体稳定义齿和其他修复体能力的长期成功,种植牙现在频繁用于支持单冠,有时还植入数个来支持修复多个牙齿的桥。

(二)颌面赝复学

许多颌面赝复体通过骨结合的种植体来固位。最常见的是义耳、义鼻以及其他面部结构。骨结合的种植体避免使用固位假体的黏性粘接材料,自其应用以来,无论是功能还是患者的接受度都有了很大的提高。

(三)正畸应用

种植体目前被用于口腔正畸治疗,为移动牙齿提供支抗。

(四)骨科应用

钛骨科器械(如髋关节、膝关节)不是用骨水泥固定的,而是使用骨结合来固定。

总结

种植牙被用于修复萎缩的无牙下颌和单颗缺失牙。对于那些吸烟、有糖尿病或者口腔卫生非常差的患者,种植体可能不太适合。

钛因其能与骨形成骨结合,成为种植体的首选金属。骨结合是骨对材料的一种生物结合。

三种种植体包括骨内、穿骨和骨膜下。骨内种植体非常普遍,通过拧入或压入预先在牙槽骨制备的洞内就位,穿骨和骨膜下种植体也被用于稳定义齿。

骨内种植体植入包括单期种植体植入手术和两期种植体植入手术。第一期手术时,切开软组织瓣以暴露种植区骨质,在骨内制备出一个洞,再植入种植体,然后用软组织瓣覆盖术区数周。第二期手术时,去除种植体上方的软组织覆盖,放置愈合帽。愈合帽穿出黏膜,上皮组织围绕它愈合成型,然后用基台取代愈合帽。单期手术将两期手术简化为一次手术。以基台支撑修复体,如牙冠。

种植体的维护非常关键,这样上皮附着和封闭才能得以保持。口腔卫生士进行预防工作,选择必要的助手,做椅旁教育,制订家庭口腔护理计划,并为患者安排适当的回访日期。

 学习活动

1.回顾病例,讨论可能用种植牙辅助修复缺失牙的情况。

2.假设一个学生先天缺失上颌侧切牙,试讨论各种治疗方案。

3.假设你的一位临床患者有如图 12.1 所示的种植体和修复体,讨论你对这位患者的治疗计划。包括你的口腔卫生护理、推荐的辅助设备、家庭护理指导和回访安排。

4.上网搜索口腔器械公司的目录,找到种植体洁治器,与常规洁治器比较下面几个方面:
- 价格;
- 设计;
- 材料。

? **复习题**

1.种植体植入时需在牙槽骨打开一个洞,然后压入或者拧入种植体,这种种植体称作:

a.骨膜下种植体

b.钉板种植体

c.穿骨种植体

d.骨内种植体

2.下列哪一项发生在第二期骨内种植手术时?

a.取用于制作牙冠的印模

b.将基台附着到种植体体部

c.将愈合帽附着到种植体体部

d.测量骨结合的量

3.为了保证种植体的寿命和功能,患者负责:

a.最终支付全部种植手术费用

b.菌斑控制

c.应用托盘输送氟化物

d.正确的咬合

4.手术植入种植体时一定不能损伤骨质,过度加热骨质会影响种植体的骨结合,推荐的温度不能超过:

a.98.6°F

b.47°F

c.117°C

d.117°F

5.下列所有的情况都是种植手术的禁忌证,除了:

a.继发龋

b.口腔卫生不良

c.糖尿病

d.吸烟

6.钛难于铸造。钛不是那么坚硬,但对于种植使用还是可接受的。

a.第一句话正确,第二句话错误

b.第一句话错误,第二句话正确

c.两句话都正确

d.两句话都错误

7.如果患者的下颌嵴很小或者根本就没有,就称为:

a.萎缩的有牙下颌骨

b.萎缩的无牙下颌骨

c.医源性无牙下颌骨

d.无功能的无牙下颌骨

8.患者的家庭护理方案可能只包括牙刷和牙线。没有适宜的维护,种植体失败的可能性大大增加。

a.第一句话正确,第二句话错误

b.第一句话错误,第二句话正确

c.两句话都正确

d.两句话都错误

9.种植治疗的修复阶段包括几个"部分"或附件的放置,如果患者已经完成了手术部分,进行修复治疗的顺序是:

a.柱形体,种植体,基台,冠

b.种植体,柱形体,基台,冠

c.柱形体,种植体,冠,基台

d.种植体,基台,柱形体,冠

10.下列所有内容都应包括在患者的种植术后维护。哪一个是例外?

a.必要的椅旁,家庭护理指导

b.推荐的辅助设备

c.选择修复材料修复邻牙

d.特定的回访时间跨度

专科材料

第 **13** 章

学习目标

1.描述固定正畸矫治器的组成部分。

2.探讨正畸患者的患龋风险及口腔卫生士在预防正畸患者龋病和牙周病中的作用。

3.总结根管治疗的步骤。

4.解释牙周塞治剂和缝合线的使用。

5.讨论下列程序的基本原理：

- 牙髓切断术；
- 不锈钢冠；
- 间隙保持器。

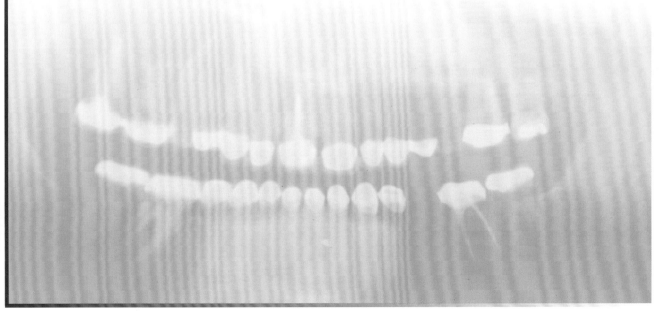

引言

口腔专业日常工作中使用许多相同的材料，而其他的一些材料对某一个或几个专科来说确是非常独特的。本章介绍了一些正畸医生、牙髓医生、牙周病医生、口腔外科医生和儿童口腔科医生常用的材料，这些材料在口腔卫生士的日常工作中也能遇到。

一、正畸材料

正畸学的专长是使牙齿在其最美观和最具功能的位置对齐。正畸医生使用各种各样的材料和设备，有些材料与口腔科其他领域使用的相同，有些则是正畸学所独有。正畸医生使用叫作矫治器的器械移动牙齿，并影响上颌骨和下颌骨的生长。矫治器有固定的和活动的，最常用的固定矫治器由托槽、弓丝和带环组成，如图13.1和图13.2示。正畸保持器是一种可活动的矫治器，如图13.3。

(一)与一般口腔常用材料相似的材料

1.印模材料及石膏制品

在正畸学中使用的印模材料与第8章中讨论的相同。藻酸盐是最常用的印模材料，因为正畸应用不需要精确的铸造修复。正畸医生用口腔石膏灌注模型来制作矫治器，石膏用于制作研究模型，它不像口腔石膏那么坚固，这有助于模型的修整。在正畸石膏中加入增白剂，以改善研究模型的外观。在正畸学中，光学(数字)印模变得越来越普遍，这种数字信息常与数字X线片和治疗计划软件相结合。

2.粘接材料和复合树脂

口腔修复中使用的粘接材料被正畸医生用于将矫治器与牙齿粘接在一起，光固化和化学固化两种复合材料都有使用。一般来说，因为没有涉及牙本质，正畸医生只需要酸蚀釉质。如果酸蚀表面有污染，用口腔粘接处理剂可以改善粘接效果。

几乎所有的复合树脂都足够坚固，可以在正畸时应用于前牙和前磨牙的粘接。粘接材料的强度不是问题，但黏附性是问题。大颗粒型复合树脂的优势在于，在治疗结束需要去除固定矫治器(脱粘)时，更容易定位残留的树脂粘接材料。大颗粒型复合树脂很粗糙，当用金属器械摩擦时，材料的颜色会变灰。大颗粒型复合材料的填料颗粒的硬度比金属器械的还要高，因此，它们能够摩擦器械而自身颜色变灰。口腔科医生和口腔卫生士需要花费大量的时间和精力去清除正畸治疗后遗留在牙齿上的正畸粘接材料。第32章介绍了正畸托槽的脱粘。

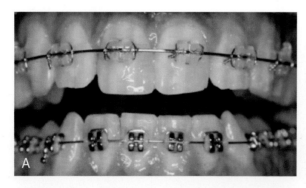
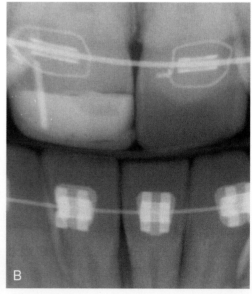

图 13.1 (A)正畸固定矫治器包括上牙弓的聚碳酸酯托槽、金属结扎丝、方形弓丝，以及下牙弓的不锈钢托槽、弹性带、圆形弓丝。(B)显示矫治器的X线片。请注意由钉固位的复合树脂修复体。

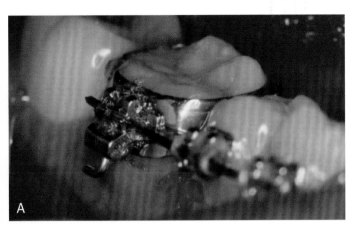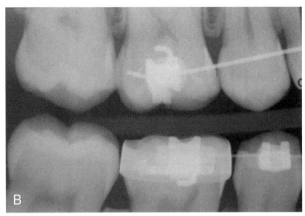

图 13.2 (A)颊面管(图 13.1 所示的矫治器的一部分)的口内照。请注意用于挂弹性带的小钩。(B)同一区域的后牙咬合翼片。请注意下颌颊管使用了带环,而上颌颊管直接粘接在磨牙上面。

3.丙烯酸树脂

用于制作正畸矫治器的丙烯酸树脂与第 11 章中讨论的化学活化材料是相同的。正畸医生们发现,很多青少年患者更加喜欢与众不同的颜色,而不是与口腔组织相匹配的颜色。有时,丙烯酸矫治器并不与口腔环境相协调,而只是一种时尚,红色、绿色、橙色,甚至闪闪发光的颜色也很常见。

(二)弓丝

弓丝在正畸学中的作用是弹簧和稳定器。许多从制造商处购买的弓丝已经被制成理想弓形,其他的一些则由正畸医生弯制成需要的弓形。弓丝通过托槽、结扎丝、颊面管和带环附着到患者的牙齿上。弓丝的弹性变形(弯曲)是用来向牙齿施加力的,就像弹簧一样,施加的力将牙齿推拉或旋转到适当的位置,如图 13.4

所示。

许多金属已被用作正畸弓丝。不锈钢最为常见,镍钛丝也很受欢迎,因为它们比其他金属丝能储存更多的能量,以用于牙齿移动。弓丝以各种形状和横截面积制成,随着尺寸的增加,弓丝的刚度及其所能施加的力也随之增加。有些弓丝是圆形的,有些是矩形或者方形,甚至有些是几根弓丝编织在一起。

(三)托槽、带环和颊管

1.托槽

托槽是一种附着在牙齿上的装置,将弓丝固定在适当的位置,而且被用于传递弓丝、弹簧和弹性带(橡皮圈)的力到牙齿上。如图 13.1、图 13.2 和图 13.4 所示,各种材料被用于制作正畸托槽。历史上,不锈钢一直是使用最为广泛的材料。金属网附在金属托槽的背面。用

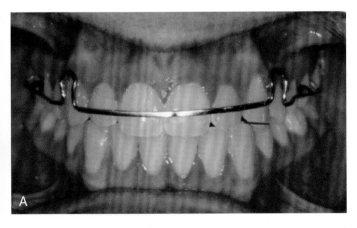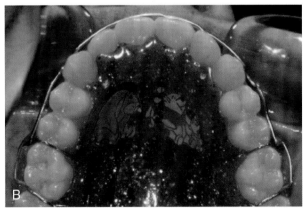

图 13.3 上颌正畸保持器的照片。(A)正面观。(B)殆面观。(Courtesy of Dr. Daniel Foley,Beckley,WV.)

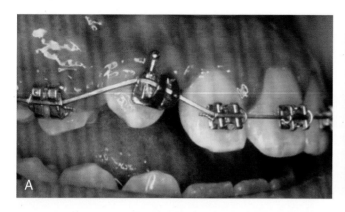
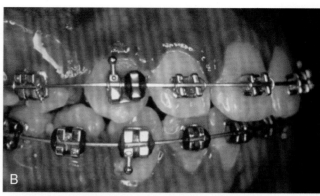

图 13.4　(A)起初,弓丝通过一只错位的尖牙连接在上颌弓上。(B)在弓丝的力量消失之后,尖牙便到了一个更为理想的位置。(Courtesy of Dr. Daniel Foley,Beckley,WV.)

复合树脂材料将网眼固定在粘接材料上,并将托槽贴在酸蚀的釉质面上。金属托槽具有优良的力学性能,但其美观性较差。它们相对容易粘在牙齿上并从牙齿上取下。

用于制造托槽的其他材料是聚合物,如聚碳酸酯树脂,还有陶瓷材料,如氧化铝。聚合物往往太弱,不适合制造托槽,因为它们会随着时间的推移而蠕变。一些制造商在托槽上添加了金属增强材料,以提高聚碳酸酯托槽的强度和刚度。陶瓷托槽也有力学方面的问题。陶瓷托槽虽然抗压缩力强,但也很脆。在治疗过程中,托槽折裂一直是个问题。另一方面,陶瓷托槽具有较高的抗压强度,使其难以从牙面上去除。聚合托槽和陶瓷托槽都进行了许多创新和改进,因为患者通常需要这些托槽的外观美观。将聚合物和陶瓷托槽粘接在牙齿上比粘接金属托槽的技术敏感性高得多。如果遵循了正确使用方法,也容易成功。

2.带环和颊管

正畸带环围绕着牙齿的牙冠。在酸蚀之前,带环用于将托槽附着在牙齿上。托槽焊接在带环上,每颗牙都粘上了带环。目前的正畸治疗只在磨牙上使用带环,因为与其他牙齿相比,磨牙需要更大的力才能移动。

正畸带环和颊管是由不锈钢制成的。正畸颊管大体就是一根可以让弓丝滑过它的管子,如图 13.2A 所示。大多数正畸颊管实际上是由几根圆管和方管组合而成的。正畸医生可能一次使用多根弓丝。一根弓丝用于向一个或多个牙齿施加力,另一根弓丝用于稳定"支抗"牙齿。正畸颊管焊接在带环上,带环又粘接在磨牙上。选择的水门汀是玻璃离子水门汀(因为氟的释放)。

有时也用酸蚀复合树脂方法把颊管粘在磨牙上。

(四)弹力圈和结扎丝

弹性这一术语被用于正畸学中的数种产品,可能令人困惑。正畸患者佩戴的"橡皮筋"是用来对牙齿施加力量的,它们被称为弹性带。这些橡皮筋每天都会被患者多次更换,因为它的拉力会随着时间的推移而衰减(减小)。橡皮筋是由胶乳橡胶制成的,有各种大小、级和颜色。

其他的"弹力圈"是用来把弓丝固定在托槽上的。这就是所谓的弹性结扎圈。它们看起来像小橡胶甜甜圈,围绕着托槽的"翅膀"展开,迫使弓丝进入托槽。这些弹性结扎圈通常由热塑性橡胶(如聚氨酯)制成。其他常用的结扎丝是细的不锈钢丝,它们缠绕在弓丝和托槽翼上,扭转以确保弓丝固定在托槽。然后,将结扎丝的末端剪断并折进托槽附近,这样便把弓丝绑入了托槽内。两种类型的结扎丝如图 13.1 所示。

(五)保持器

牙齿移动到合适的位置后,正畸医生就会移除带环和托槽。移除带环和托槽后,患者通常会很高兴,然而,此时如果不加干涉,牙齿将倾向于"复发"或部分恢复到原来的位置。为了防止复发,正畸医生使用保持器将牙齿保持在理想的位置。有许多种类的保持器,而且很多类似于功能性活动正畸矫治器。

上颌弓的普通保持器由一块带有几根金属钩的丙烯酸腭板(很像部分义齿支架)和一根位于牙齿唇面的弓丝组成。图 13.3 显示了保持器,牙齿夹在丙烯酸腭板和弓丝之间,固定在适当的位置。

普通的下颌保持器是一个舌弓。这种保持器,在下前牙舌面上放一根粗弓丝,用复合网垫将其与尖牙结合在一起。图 13.5 显示了一个舌弓保持器。

(六)不锈钢

不锈钢设备在正畸中很常见。不锈钢中通常有显著的镍含量(约 8%),但许多患者对镍过敏,正畸医生也发现了自己对于这种情况往往进退两难。直到最近,许多产品还只提供含镍的不锈钢产品。然而,越来越多的制造商开始使用很少或根本没有镍或其他金属的不锈钢。钛是不锈钢的一种很受欢迎的替代品。

(七)口腔卫生与正畸患者

所有正畸患者都被认为患龋的风险很高。因为每餐后都会留有食物残渣,戴有正畸矫治器患者的口腔卫生就很难保持。因此,许多正畸患者在拆除托槽后,牙齿上都留有"白垩斑"。这些白垩斑是早期脱矿(龋病)的可见表征。一些正畸患者会出现空洞性病变。口腔卫生士必须强调口腔卫生和合理饮食对正畸患者的重要性,经常性的菌斑控制不良会导致牙龈炎症。粘在弓丝和托槽上的食物残渣是产酸细菌碳水化合物的持续来源。"硬件"被去除后,正畸患者的肿胀牙龈能很快愈合,但龋损必须要靠修复才行。对于一般口腔科医生来说,修复年轻患者的前牙唇面真的很令人沮丧,特别是当他们知道这些龋损本可能——而且本应该——被预防的时候。许多正畸医生会向他们的患者推荐含氟漱口液和口腔卫生辅助设备,以防止龋齿的发生。此外,正畸医生也正在使用释氟粘接材料和含氟涂料来降低患者患龋的风险。

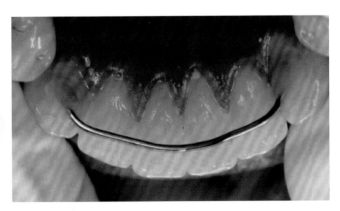

图 13.5 粘接后的舌弓保持器。

二、牙髓材料

(一)广义牙髓病学

牙髓病学是治疗牙髓和根尖周组织病变的口腔专业,牙髓治疗通常包括根管治疗。

1.诊断

诊断包括确定哪颗牙需要根管治疗。牙髓及根尖周组织的状态对诊断有重要意义。偶尔,患者能确定是哪颗牙齿引起了疼痛;而更多时候,所受累的牙齿是很难确认的。临床医生必须使用诊断测试来做出最终诊断。诊断测试包括叩诊试验 (用口镜把手轻敲牙齿)、活动度、对冷热刺激的反应、牙周探诊、牙髓电测试和 X 线片。图 13.6A 显示了根尖周围透射影的牙齿 #7 的 X 线片。在进行根管治疗之前,临床医生必须确定牙齿能否恢复到适当的形状和功能,包括检查牙齿的牙周健康和龋齿的程度。

2.根管治疗术

根管治疗术是指去除牙髓腔的内容物,包括髓室和根管。根据牙髓的状态,局部麻醉是第一步。牙髓可能是有活力的结缔组织、坏死的碎片,或两者的组合。牙髓的去除通过锉和冲洗剂来完成,这将在本节后面介绍。根管空间被预备成可以容纳充填材料的形态。根管充填材料是与根管封闭剂结合使用的古塔胶(一种类似橡胶的材料)。充填材料要能在三维方向充满根管空间,并且要预防口腔液体和污染物渗漏到根尖周组织。

3.修复

牙髓治疗后的牙齿修复可以像充填治疗一样简单(银汞合金或复合树脂),也可以像桩/核和冠一样复杂。修复的复杂性取决于牙齿的位置和牙体组织的缺失量。修复体必须保证充满髓腔,并且保护根管充填材料不受口腔液体的侵袭。在修复牙髓治疗后的患牙时,为了减少冠方渗漏,应采用现有的粘接修复材料。不良的冠修复体导致了许多效果良好的根管治疗最终失败。许多临床医生认为,为了防止牙齿折断,后牙应该接受全冠覆盖,而前牙如果剩余的牙体组织足够的话,可以只用简单的充填修复。然而,许多需要根管治疗的牙齿其实已经失去了大量的牙体组织,这些牙齿可能需要一个不锈钢或口腔铸造合金制成的桩,通过把桩粘接在根管内来支持核的建立。核是由银汞合金或复合树脂制成的,它

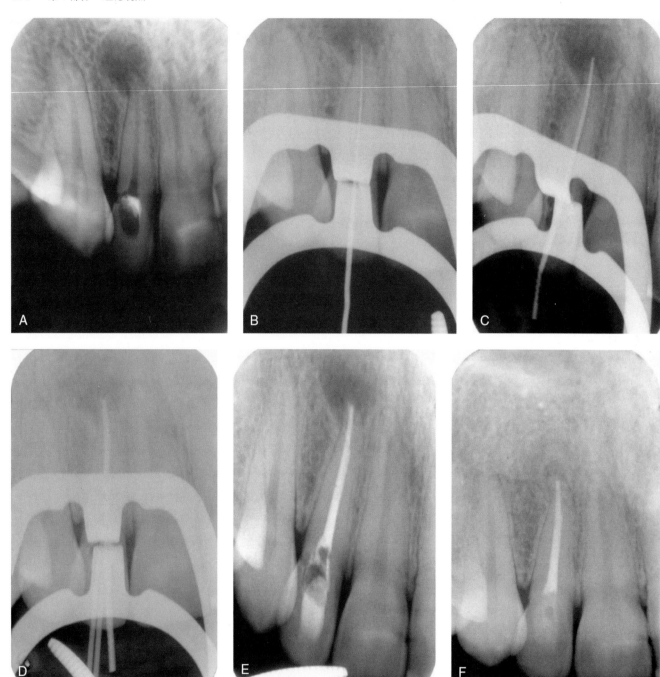

图 13.6　根管治疗术的 X 线片。(A)初始的根尖周透射状态。(B)初尖锉。(C)主尖锉。(D)主牙胶尖和几个副牙胶尖。(E)根管治疗完成后。(F)1 年后回访。注意观察根尖透射影面积减小了。B、C 和 D 的 X 线片在上有橡皮章和固定装置的时候曝光的。

取代了缺失的牙体组织,并且为冠提供固位,如图 15.2。

(二)清理根管

1.管腔通道的预备

诊断后,与患者讨论治疗方案。使用局部麻醉剂,并放置橡胶障进行隔离。在进行根管治疗时,必须使用橡胶障,以保护患者不吞咽或吸入小的根管器械或冲洗液。使用高速手机建立进入管腔的通道。每一个根管都通过根管探针或者根管锉来定位,很多时候,也用显微镜来定位小的根管。

2.根管锉

根管锉和其他器械被用来去除根管系统的内容物。

用锉扩大和成形根管来容纳充填材料，它可以分为两种：手用锉和机用锉(手机驱动)。传统的根管锉是用不锈钢制作的，但是近年来，镍钛锉也开始普及起来。把锉伸入根管内，上下移动，偶尔轻轻旋转几下，这样来机械性地清理和成形根管系统。根管锉尺寸的国际标准已经由美国口腔协会和国际标准化组织逐渐建立起来，相应的牙胶尖和纸尖的标准也已经建立。锉和牙胶尖如图 13.7 所示。锉被放置在根管中，根管的长度由 X 线片确定，如图 13.6B 和 C 所示。随着根管的扩大，要用多个 X 线片来确定根管的确切工作长度。用于成形最尖端部分根管的锉称为主尖锉，如图 13.6C。

3.冲洗液

冲洗液是用来杀灭细菌和溶解牙髓组织，并消毒根管系统的水溶液。常见的冲洗液包括次氯酸钠(5.25%，或稀释至 2.5%)、葡萄糖酸氯己定(0.2%)或无菌生理盐水。用注射器和针头将它们注入根管。当它们从根管和牙冠中流出来后，用吸唾器吸走。

4.纸尖

图 13.7 中显示了纸尖。纸尖主要用于牙胶尖和封闭剂充填根管之前根管的干燥。

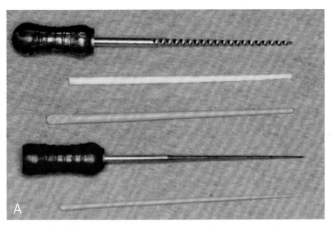

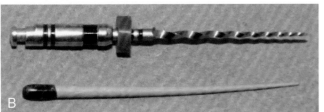

图 13.7　(A)(从上到下)根管锉、纸尖、牙胶尖、侧压针和副牙胶尖，注意锉、纸尖、牙胶尖的形状和直径都是一样的。(B)机用锉及相应的相同大小/锥度的牙胶尖。

(三)充填根管(填充)

1.古塔胶

有很多材料可以用于充填或封闭根管，最常用的充填材料是古塔胶和根管封闭剂联合使用。古塔胶是一种聚合材料，几个世纪以来一直被用于各种用途。口腔古塔胶由氧化锌(约 66%)、古塔胶(约 20%)、硫酸钡(约11%)、蜡/树脂(约 3%)组成。加入硫酸钡使其不透射线，如图 13.6D~F 所示。两种锥度的牙胶尖如图 13.7 所示。古塔胶在室温和体温下都是一种弹性材料，但加热温度超过 65℃(150℉)时，它便会软化。使用古塔胶的时候有多种充填技术，它可以用热或溶剂软化，然后放入根管腔隙。

2.侧方加压

最常用的充填技术是冷牙胶侧方加压术。在该技术中，选择了一个与主尖锉大小和长度相匹配的主牙胶尖。主尖涂上根管封闭剂，然后放置在根管内，使其达到预备根管的整个长度。再用图 13.7 所示的侧压针放置在主牙胶尖旁边，然后推入管内，在主牙胶尖旁边形成一个空间。从根管内旋转退出侧压针，将副牙胶尖插入挤出来的空间内。一根主牙胶尖和数根副牙胶尖的 X 线片如图 13.6D。冷侧方加压的过程继续进行，直到实现致密的三维充填，如图 13.6E。

3.根管封闭剂

根管封闭剂是一种口腔水门汀。封闭剂覆盖管腔和根管壁与古塔胶之间的所有空间。牙髓封闭剂主要是含有添加剂的氧化锌丁香油酚(ZOE)产品。最常见的添加剂是其芳香油和化学物质，如硫酸钡或银，使材料放射不透明，氢氧化钙封闭剂也是可用的。封闭剂通常是双糊剂型或粉/液的形式。

(四)修复和回访

根管治疗完成后，牙齿需要及时修复，可以立即开始或推迟到某些症状被解决之后。患者需要被告知，放置永久修复体是根管治疗成功的关键，如果暂时充填物脱落，要及时返回。如图 13.6F 所示，大多数口腔科医生将在预约回访时给做根管治疗的患牙拍摄根尖片，以评估治疗是否成功。

(五)根尖切除术与倒充填

根管治疗的成功率约为 95%。如果失败，治疗方案包括保守治疗、拔除、或根尖切除术。根尖切除术是一种切除 1~3mm 根尖的手术方法。此外，还要预备根管的根尖部分，然后放置充填材料以封闭根的末端（倒充填）。图 13.8 显示了这种治疗的 X 线片。在过去，倒充填材料包括银汞合金或者水门汀。而现在 MTA（矿化三氧化物聚合物）是首选的材料，详细内容参见第 7 章。

三、牙周和其他外科包裹材料

由于牙周病和口腔外科涉及软组织的切割，本节将讨论这两组材料。因为口腔卫生专业的牙周病课程已经讲过一些重要内容，那些材料在此不再详细讨论。

（一）牙周/外科塞治剂

牙周塞治剂用于保护手术部位和促进愈合。把塞治剂混合成泥状的稠度，然后放置在手术部位。如图 13.9 所示，通过压迫材料进入牙齿的外展隙而保持塞治剂不会脱落，牙周塞治剂的放置和去除将在第 33 章和第 34 章详述。

1. 化学成分

许多牙周塞治剂是基于第 7 章中描述的典型的 ZOE 配方。当非丁香酚临时水门汀被开发出来后，非丁香酚牙周塞治剂很快也出现了。放置的材料不像水门

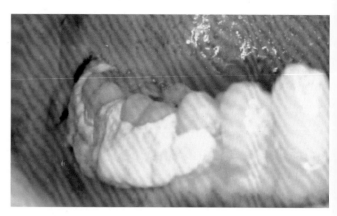

图 13.9　牙周塞治剂放入后的照片。(Courtesy of Dr. Louise Veselicky, Morgantown, WV.)

汀那么坚固，因此在需要时很容易就能去除。

光固化牙周塞治剂也已上市。凝固反应与之前在第 5 章中描述的加成聚合反应是一样的。单体和聚合物与通常的口腔复合材料略有不同。固化的材料比复合材料要弱得多，更容易去除。

2. 形态

与临时水门汀类似，多数塞治剂的系统是粉/液型或者双糊剂。光固化材料以腻子的形式呈现，不需要混合。

（二）缝线

缝线是一种细线或细丝，用于复位因外科手术或创伤而移位的组织。如图 11.10C 和图 13.10 所示。有各种缝线和缝合材料可供选择。它们是由天然或人造的材料制成。可吸收的和不可吸收的缝线都是可用的。

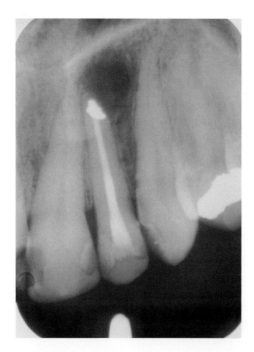

图 13.8　根尖切除术和银汞合金倒充填 X 线片。(Courtesy of Dr. C. Russell Jackson, Morgantown, WV.)

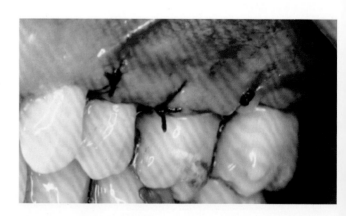

图 13.10　缝合后的照片。(Courtesy of Dr. Louise Veselicky, Morgantown, WV.)

1.可吸收缝线

可吸收缝线会被身体吸收,因此,不需要在第二次预约时取出。可吸收的缝线材料包括外科肠衣(朴实无华的)和合成聚乙醇酸。乙醇酸通过加成聚合法聚合,形成纤维。

2.不可吸收缝线

不可吸收缝线包括外科用丝和其他线,可以是天然材料,也可以是合成材料。重要的是,这些缝线应该在以后的预约中拆除。因为它们同时存在于体内和体外,缝线有感染的风险。缝线的拆除参见第 34 章。

3.缝线的物理特性

缝线可以是单丝,也可以是扭曲或编织的多丝材料。缝线的尺寸(直径)由若干个零指定。最小的是 0,叫作 "ought",00 叫作 "double ought",3-0 叫作 "triple ought"。最大的尺寸是 8-0,或者说"eight ought"。

4.缝针

缝合时缝线需要用针将丝线从组织中拉出来,就像用针和线缝纫一样。大多数针头是不锈钢的,它们有各种各样的形状。很多外科医生使用带线缝针(没有针眼的缝针),这种缝针不需要通过打结来将缝线绑在缝针上。相反,针尖另端是一根管子,将缝合材料插入管中,再把管的两侧面压扁或者锤扁,这样就把缝线与缝针连在了一起。与有针眼和线结的针头相比,带线缝针更容易穿过组织,造成的组织损伤也更少。

(三)骨替代材料

已经开发许多材料以取代因牙周病丧失的骨质。有的是天然材料,有的是合成材料。有多种形式的人和动物的骨质可供使用,用几种化学物质处理骨质,以防止病原体的传播。其他合成材料也用于替代骨,典型的是磷酸钙配方,其中有些是可吸收的,而另一些则不能。

(四)膜

聚合物膜用于防止牙周手术后上皮组织和牙周袋基底部的上皮附着向根尖方向生长。有可吸收膜和不可吸收膜两种形式。放置不可吸收膜需要第二次手术才能去除它。

(五)抗生素装置

研究人员已经进行了 20 多年的实验,这种材料可以将抗生素释放到龈沟和牙周袋中。以 Atridox 和 Arestin 为例的新型可吸收和不可吸收的产品已获得美国 FDA 的批准,它们在牙周病治疗中的应用非常普遍并被广泛接受。

(六)骨板和螺钉

口腔外科是治疗上颌骨和下颌骨以及其他面部结构骨折的口腔专科。有时,需要使用固定装置来稳定折裂骨的几个部分。要用到板、螺钉或者粗金属丝。这些材料可以留在原位,或在骨折充分愈合后拆除。它们是由钛或可吸收材料制成的。

四、儿童口腔

虽然儿童口腔是公认的专科,但大多数儿童都在一般口腔诊所接受治疗。在这样诊所工作的口腔卫生士能接触到许多年轻的患者。大多数儿童口腔与年轻患者的口腔治疗类似。然而,也有少数病例并不是完全符合典型的成人患者的治疗程序。下面介绍几种情况。

(一)牙髓切断术

牙髓切断术是将牙髓的一部分切除。通常情况下,只需要去除乳磨牙或恒磨牙牙髓的牙冠部分,而根管中的牙髓组织则留在原位。去除冠髓后,将各种药物放置在髓室内消毒或干化处理可及的剩余牙髓组织。髓室充填口腔水门汀,通常是增强的 ZOE 产品。

对于乳磨牙(图 13.11A,B),牙髓切断术是一个永久性的操作。另一方面,牙髓切断术是恒磨牙的一种临时(经常是紧急)性手术,然后是根管治疗(如前所述)。牙髓切断术的乳磨牙通常用不锈钢冠修复(图 13.11C~E)。

(二)不锈钢冠

在年轻的患者中,严重破坏的磨牙可以用预制的不锈钢冠修复(参见图 13.11C~E)。这种冠是一个有预成解剖形态的金属壳(薄层)。每颗磨牙都有不同尺寸的不锈钢冠,包括乳牙和恒牙、上颌和下颌、第一磨牙和第二磨牙。该牙齿的预备方式类似于铸造冠。选择好合适的近远中尺寸的预制冠后,调整牙冠,在冠内充填水门汀,就位粘接到预备好的牙齿上,多余的水门汀在凝结后除去。乳牙上的不锈钢冠被设计用来修复牙齿,直到它脱落。恒牙上的不锈钢冠被设计用来修复牙齿,直到患者

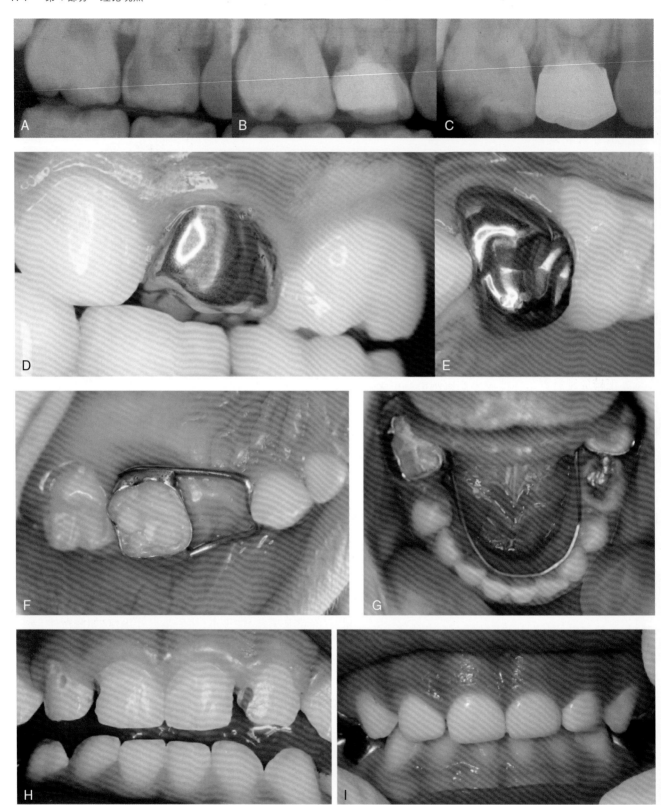

图 13.11 乳牙 X 线片:(A)深龋。(B)牙髓切断术。(C)不锈钢冠。不同方向牙冠的照片。(D)颊面观。(E)骀面观。(F)丝圈式间隙保持器。(G)低位舌弓式间隙保持器。(H)术前照片显示龋损。(I)乳牙氧化锆冠的术后观察,#D、#E、#F 和 #G。(Courtesy of NuSmile Dr. William Waggoner,Las Vegas,NV.)

变老,牙齿完全拔除,所以患龋的风险会更高。

(三)美学冠

乳牙可用各种预成的前牙冠,但很多牙冠的美观性没有得到父母们的认同。最近,预合成的钇稳定氧化锆冠已经可以供家长选择。类似于不锈钢冠,它们也有为不同牙齿设计的各种规格。颜色的选择是非常有限的,但足以满足大多数患者的需要(图 13.11H,I)。

(四)间隙保持器

有些患者在恒牙准备好萌出之前就失去了乳磨牙。邻近该空间的牙齿可能会移动到之前缺失牙的空间中。当恒牙萌出时,恒牙空间的丧失往往会导致拥挤。为了纠正拥挤问题,还需进行正畸治疗。

间隙保持器是一种预防在此情况下邻牙移动的矫治器,它们能保持恒牙的空间,使恒牙得以萌出,这样就降低了正畸的可能性。当恒牙开始萌出时,拆除间隙保持器。图 13.11F 和 G 分别显示了单侧丝圈式和双侧低位舌弓式间隙保持器。

(五)预防材料

其他章节介绍了各种预防材料。防护牙托如图 1.12、图 18.1 和图 18.3 所示。防护牙托吸收能量,防止创伤。封闭剂如图 1.11。封闭剂通过聚合材料充填易受龋侵袭的凹陷和裂隙来防止龋齿。凹陷和裂隙是牙齿易患龋的生态基础,细菌在那里聚集,牙刷刷毛无法清洁。第 25 章介绍了口腔封闭剂的应用。有些人可能会考虑使用玻璃离子来防止龋齿复发。然而,目前还没有确定的支持性研究。几类口腔产品可以预防口腔疾病。漱口水可以减少牙龈炎。含氟牙膏、凝胶和漱口水一直被认为是预防龋齿的有效方法。磷酸钙产品,如 MI 糊剂,有助于龋病的预防和再矿化。

近年来,含氟涂料已经成为越来越常见的防龋产品。这些产品最初用于降低根面的敏感性。对于高龋风险患者来说,它们已经成为一种很受欢迎的预防辅助工具。根据临床研究,含氟涂料可以减少大约 40% 的龋齿。典型的含氟涂料含有 5%(22 600ppm)氟化钠,以及载体树脂和挥发性溶剂。牙面不用吹干,涂上含氟涂料后,告知患者 2 小时内不要刷牙或使用牙线,建议至少 2 个小时内只能进软性饮食。部分氟化物被釉质吸收,将羟磷灰石转化为氟磷灰石,降低了釉质在酸性环境中的溶解度。如果没有药物禁忌证,所有年龄的人都推荐使用含氟涂料。有各种各样的时间表,其中 6 个月是应用最常见的间隔。一些产品如图 13.12A 所示。许多产品会导致牙齿的暂时黄色(图 13.12B)。

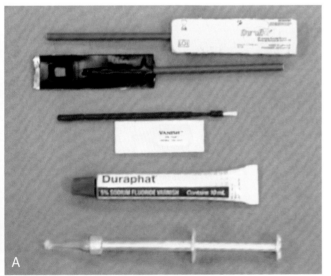
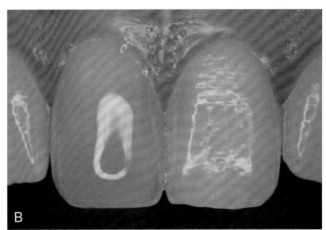

图 13.12 (A)几种含氟涂料产品。(B)含氟涂料用于牙齿 #8。

总结

本章讨论的口腔材料包括正畸学、牙髓病学、牙周病学、口腔外科和儿童口腔的专科材料。在正畸学中,使用的许多材料与一般口腔使用的材料相同。这些材料包括印模材料、石膏制品、粘接剂、复合材料和丙烯酸树脂。在正畸学中,弓丝是用来对牙齿施加力的,托槽粘在牙齿表面,并提供一个"槽"来支撑弓丝。然后,弓丝穿过许多托槽,将所有牙齿"连接"在一起。托槽由金属、聚合物或陶瓷制成。用不锈钢制成的正畸带环绕着牙齿的牙冠。弹性圈和结扎丝也是正畸材料。根据使用的"弹性"类型,这些材料对牙齿施加力或将弓丝固定在托槽上。保持器用于预防治疗后的牙齿复发。

根管治疗使用根管锉去除牙髓内容物。有些锉是手工使用的,另一些则是机动的。古塔胶是一种用于充填根管空间的聚合材料。古塔胶中加入硫酸钡使其放射不透明。根管封闭剂是一种充填于根管间隙和根管壁与古塔胶之间空隙的口腔水门汀。

牙周手术后,牙周塞治剂被用来保护手术部位和促进愈合。它们通常以粉/液型或双糊剂型的形式供应,并混合成泥样稠度。缝线在许多类型的外科手术中被用来复位因手术或创伤而移位的组织。缝线可以是可吸收的(不需要拆除),也可以是不可吸收的(必须拆除)。缝线可以是单丝,也可以是扭曲或编织的多丝材料。要缝合,还需要缝针。缝针由不锈钢制成,通常被固定在缝合材料上。其他外科和牙周材料包括膜、抗生素装置、骨板和螺钉,以及那些用作天然骨替代品的材料。

用于治疗儿童口腔患者的口腔材料和程序包括牙髓切断术、不锈钢牙冠和间隙保持器。牙髓切断术包括去除牙髓的一部分,它可以是永久性的,也可以是临时的,这取决于所涉及的牙齿。不锈钢冠可以作为一个有效的功能性修复体,直到乳牙脱落。对于恒牙,不锈钢冠会在患者长大之后被替换。间隙保持器是用于预防邻牙漂移的一种矫治器,一直要戴到恒牙萌出。

 ## 学习活动

1.检查正在进行正畸治疗的学生。确定使用的材料类型。讨论这些学生可能使用的口腔卫生辅助器具。

2.检查接受过根管治疗患者的 X 线片。讨论根管治疗好处和用于修复这些牙齿的材料。

3.在牙齿模型上放置牙周塞治剂,并去除。

4.缝合一块织物、橘子或鸡肉,并拆除。

5.问问同学,有没有人使用过不锈钢冠或间隙保持器。讨论这位同学所经历的治疗。

6.用一小组学生拍数张 X 线片,寻找下面的片子:
- 任意一个正畸矫治器;
- 任意一种根管材料;
- 任意一种外科固定装置。

 ## 复习题

1.在讨论根管治疗时,"充填"一词的意思是:

a.进入根管

b.充填和封闭根管

c.放入最终修复体

d.去除牙髓内容物

2.在粘接过程中,哪种类型的复合材料在去除正畸树脂时给临床医生带来了优势?

a.微颗粒型

b.大颗粒型

c.混合型

d.以上都不是

3.去除 1~3mm 根尖的根管外科手术称为:

a.根管再治疗

b.倒充填

c.牙根切除术

d.根尖切除术

4.通过杀死细菌和溶解牙髓组织来消毒根管系统的是什么?

a.根管封闭剂

b.纸尖

c.冲洗液

d.古塔胶

5.哪种正畸装置可以防止牙齿"复发"?

a.弓丝

b.结扎丝

c.托槽

d.保持器

6.正畸治疗完成后,需要进行脱粘操作,这种从牙齿表面去除的口腔材料是:

a.复合树脂

b.冷固化树脂

c.口腔水门汀

d.结扎材料

7.最常用的以古塔胶充填根管的技术称为:

a.直接压缩

b.侧方压缩

c.直接加压

d.侧方加压

8.牙髓切断术在恒磨牙上通常作为一种_____术式。

a.暂时

b.永久

c.要么永久要么暂时

d.既不永久也不暂时

9.在正畸治疗中使用的下列哪一种材料可以固定牙齿表面的弓丝?

a.带环

b.托槽

c.复合树脂

d.保持器

10.外科丝线是:

a.外科肠缝线的另一个名称

b.可吸收并在以后的预约中被拆除

c.不可吸收并在以后的预约中被拆除

d.可吸收的,同时存在于体内和体外

第14章 刮治和抛光过程中口腔修复材料的检测和管理

学习目标

1. 应用表 14.1 列出的标准,区分瓷材料和复合材料。

2. 讨论下列指标是如何帮助临床医生区分牙体组织与修复材料或者区分两种不同的材料:
   - X 线片特征;
   - 表面光滑度;
   - 触觉和听觉;
   - 位置。

3. 描述一些经常由口腔卫生士执行的可能对牙体组织或者修复材料不利的常见操作。

4. 通过交流比较用摩擦剂抛光之后的釉质表面与金冠表面有什么不同。

5. 回想一下在铸造修复体的边缘,推荐使用什么样的设备技术。

6. 解释为什么使用高速仪器可能对修复体造成损害。

7. 对于有以下口腔检查结果的患者,建议一个可能的刮治和抛光方案:
   - 龈沟深度为 4mm;
   - 左上象限 V 类玻璃离子修复体;
   - 右下象限两个金冠;
   - 上颌前牙区三个复合树脂修复体。

引言

关于在刮治和抛光过程中使用的各种技术、仪器和材料，已有很多描述。然而，很难找到足够的参考文献来记录它们对牙齿表面、修复体和固定义齿的潜在损伤。

本章描述了修复材料和牙齿结构的特点，以帮助口腔卫生士在刮治和抛光过程中采用适当的处理。本章还将提出标准，以帮助确认目前经常使用的各种修复材料。

在确定患者的修复材料后，必须考虑器械的作用以及氟化物和抛光剂的使用。建议哪些清洁设备、仪器和药剂可用于指定的口腔修复材料。

一、牙齿结构及口腔修复材料的临床检测

(一)牙齿结构和修复材料的辨别

许多区域的牙齿结构和修复材料的类型是很容易辨别的。然而，有时在检查或刮治过程中，要区分暴露的牙本质和最近放置良好的复合树脂修复体还是很困难的。在这种情况下，修复体可能会被忽略，并可能导致不适当的抛光。

表 14.1 的内容为口腔卫生士区分牙齿结构和修复材料以及不同类型修复材料提供了指导。

1.示例

用表 14.1 来区分牙本质和玻璃离子修复体，可以得出几个观点：两者都可能是不透射线的。此外，用探针探查时，牙本质感觉很光滑，而玻璃离子感觉很粗糙。

具有可探测到的边缘也区分了这两种材料。如果用一个尖锐的探针滑过这两个表面，就会注意到声音的变化，沉闷的声音是玻璃离子特有的。被称为尖锐或沉闷的声音很轻微，而且很可能是操作者感知到的听觉和触觉的结合。另一种解释这个概念的方法是，大多数临床医生都认为牙釉质具有一定的硬度和光滑性，而修复体可能有不同的质地和感觉。

仅使用表 14.1 中列出的标准，就可以快速做出辨别。如果口腔卫生士没有注意到修复体的存在，并且用重压从牙齿的牙本质表面(牙龈退缩的区域)刮治到复合物表面，就有可能对修复体造成损伤。在开始任何形式的治疗之前，必须对患者使用的修复材料进行仔细分辨。

2.协助鉴别的其他标准

(1)X 线片特征

X 线透射和阻射两极端之间的灰色阴影有助于训练有素的临床医生识别牙齿结构和材料。这一内容将在第 15 章中讨论。

(2)视觉外观

牙釉质是口腔中唯一对可见光透明的天然材料。牙本质有更多的颜色(黄色)，而且更不透明。近年来，人们做出了相当大的努力来开发牙齿颜色的修复材料，这种材料以类似于牙齿结构的方式传递光。第 5 章对此进行了详细的讨论。这些特点在陶瓷材料和树脂中都很明显，用这些材料制成的修复体很难通过普通观察来发现。有时，经验丰富的临床医生能够发现修复材料，因为它在外观上看起来太一致了，而不是像牙釉质和牙本质那样具有细微差异。

(3)表面光滑度

关于表面光滑性，可以说口腔中所有暴露的牙齿表面都应该是光滑的。当表面光滑时，它不会有不规则的地方。探针可以很自由地滑过这种类型的表面，随着轮廓的变化，也不会遇到阻力。

口腔卫生士的目标之一是在天然牙齿结构和修复材料上产生光滑的表面，并且减少菌斑和食物残渣在光滑表面堆积。

(4)听和触

一根尖锐的探针对敏锐的口腔卫生士来说，可能是最有帮助的诊断工具之一。将探针尖端与检查牙齿的表面形成合适的角度，施以柔和的压力，探针尖端将会传递两种截然不同的感觉给口腔卫生士。

- 触觉指的是表面的特征：它可以是光滑的，如牙釉质，也可以是粗糙的，如磨损的复合修复体。

- 声音在诊断中也起着一定的作用。探针的尖端在光滑的牙釉质上滑过是无声的，但在粗糙的牙面、磨损的复合修复体和残留的正畸粘接树脂上则是粗糙或嘈杂的。当探针的尖端通过修复体的缺陷或磨损边缘时，它会产生"乓"的声音。

- 一些修复体可能与牙齿结构非常贴合，没有"声音-感觉"的差异，它们可能就不会被发现。所有修复材

表 14.1　牙齿结构和修复材料的特征

指标:	牙齿			抛光后的金属修复体				牙色修复体			其他	
	牙釉质	牙骨质	牙本质	银汞合金	铸造金	金箔	基底金属合金	复合树脂	玻璃离子	陶瓷材料	窝沟封闭剂	水门汀
不透明的		X	X	X	X	X	X	1	X	1		X
半透明的	X							X		X	X	
对探针光滑	X		X	X	X	X	X	X	X	X	X	
对探针粗糙		X							X			X
牙色性	X	X	X					X	X	X	2	
光亮表面	X		X	X	X	X	X	X		X	X	
暗淡表面		X						X	X			X
可检测的边缘 [a]					X		X	X	X	X	X	X
迟钝音		X						X	X		X	X
尖锐音	X		X	X	X	X	X			X		

1. 树脂和陶瓷材料的不透明度和半透明度取决于材料的厚度和阴影。
2. 在很多情况下,窝沟封闭剂是透明无填料的树脂,所以很难发现。添加着色剂使封闭剂更容易被发现,而且,也更加容易确定是否需要更换。

[a] 假定所有的修复体都经过正确的处理和抛光。

Modified from Krouse MA, Gladwin SC. Identification and management of restorative dental materials during patient prophylaxis. Dent Hyg. 1984;58:456–461, with permission. Graphic by C. A. Hoffman.

料的理想边缘是探针从牙齿到修复体,或从修复体到牙齿滑过而无法检测到的。探针尖端作为一种辅助工具,不是用于鉴别材料,而是用于检测修复体腔面边缘的状态。洞面边缘是修复体与牙齿外表面的结合点。

（5）位置

修复体的位置会让牙色修复体的识别变得很困难。这取决于使用的材料、使用的时间以及修复体边缘的完整性,牙釉质与修复材料的连接处常常不能通过肉眼识别。因此,临床医生在使用任何仪器前,都应充分利用 X 线片和口镜的适当透照,以确定修复的确切位置。

（二）刮治和抛光过程中口腔修复材料的管理

在口腔卫生士确定了患者的各种修复材料后,就做出了清洁剂、器械和特殊技术的选择。抛光剂、器械和操作程序的设计是为了帮助临床医生在牙齿、修复体和义齿上产生高度抛光的表面。

牙齿和修复材料表面光滑,不易有细菌定植和牙菌斑形成。在刮治和根面平整后,必须以不损害牙齿和修复材料的方式完成牙冠抛光。较为常见的不利操作情况包括在抛光过程中产生过高的热量、过度使用磨料、损坏铸造修复体的边缘,以及使用过高速度的器械。

1.在抛光过程中产生过高的热量

当抛光橡胶杯,以及手机用在天然牙齿表面上时,就会产生热量。在指甲上旋转刚毛刷、橡皮杯或橡皮轮,可以很容易地说明速度或压力能造成快速过热。当使用硅石或氧化锡等磨料时,加入漱口水或甘油来制造浆液将会减少产生的热量。

以单位剂量供应的预防膏是湿润的,因此产生的热量较少。在抛光过程中,患者只需异动 1~2 次,临床医生就会知道已经产生了过多的热量。原因可能是抛光杯留在牙齿上太久、压力太大,或者临床医生使用的速度太快。

140°F 或更高的温度将由于汞的释放而改变银汞合金修复体的表面特性,这将加速腐蚀和边缘破坏。

2.过度使用研磨剂

过多使用研磨剂会在几个方面对患者造成伤害。在牙龈边缘不适当地使用磨料和橡胶杯会导致该区域表面上皮的损伤或丧失。

正如第 16 章中所讨论的那样,研磨剂可能由于下列因素而有害:

- 研磨剂的粒度;
- 每单位时间施加的粒子数;
- 应用速度。

正是由于这些原因,选择性抛光已经成为一种被接受的替代抛光剂抛光的处理方法。

通过对修复材料抛光后表面粗糙度的研究,发现许多修复材料抛光后表面粗糙度变得更高了。本研究采用了金、银汞合金和微颗粒型复合树脂。必须记住的是,对于铸金修复体,如嵌体、高嵌体或冠,技工室使用的终抛光将为患者提供这些修复体能够达到的最光滑

表面。由于速度、压力和粒度的关系,许多抛光剂可以在几种修复材料中产生轻划痕。口腔卫生士应努力使用含有最小磨料颗粒的抛光剂,以去除表面污渍和附着的斑块。

3.对铸造修复体边缘的损害

在刮治过程中,第三种可能对修复体表面造成损害的方法是打开了铸件的粘接边缘。这种特殊类型的修复体可能有一个可探测到的边缘。比起金箔或银汞合金修复体,粘接铸件(嵌体、高嵌体和冠)的"水门汀线"边缘更为常见。混合恰当的水门汀,其薄膜厚度应小于 40μm。铸造修复体的边缘非常脆弱,并且已经被调整好以适应口腔科医生的预备体。着边是用手工工具从铸造金属到牙齿,使铸造金的边缘与牙齿预备体相适应的过程。由于铸造修复体的寿命在一定程度上取决于边缘状态,所以边缘必须清晰。当在一个铸造修复区域刮治时,口腔卫生士应该改变其刮治技术,以避免损害任何粘接铸造体的边缘。

图 14.1A 显示了就位的铸件,以及牙齿斜面边缘(预备体的倾斜或角度边缘)上一个薄而易碎的黄金边缘。图 14.1B 显示了刮治器的潜在位置,图 14.1C 描述了应用这种刮治冲击的后果。刮治器抠住金边,把金边从牙齿上抬了起来,脱离了牙齿,修复体的边缘现在是"开放的"了。值得注意的是,边缘完整性的丧失可以导致继发龋的发生,如图 14.1D。

为了预防这种损伤,有必要先用探针或者刮治器来定位铸造体的边缘。一旦确定了边界,操作范围必须保持在边界以下的区域内。在唇颊面或舌面,应该使用更为倾斜的或水平的刮治角度(而不是垂直的角度),应一直记得铸造边缘的位置。如果学生在探测时,不能确认是铸造边缘还是龈下结石时,建议请临床导师协助完成这一检测。

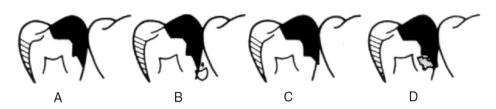

图 14.1　粘接的铸造体。(A)铸造体粘接就位。(B)刮刃位置不当。(C)应用这种刮治冲击的后果,边缘现在开放了(抬起)。(D)开放边缘导致的继发龋。(Reproduced from Krouse MA,Gladwin SC. Identification and management of restorative dental materials during patient prophylaxis. Dent Hyg. 1984;58:456–461,with permission.)

4.动力设备

使用高速仪器,例如声波或超声波刮治器或者喷砂抛光,可能会对几种修复材料造成损坏或脱落。

(1)超声刮治器

超声刮治器的振动尖端可能会对复合树脂修复体、贴面、冠和钛种植体基台造成伤害。银汞合金边缘可能被改变,由陶瓷材料制成的修复体可能会断裂。图14.2显示了黄金冠的损坏情况。

(2)喷砂抛光

口腔修复材料,如水门汀类、复合树脂类和其他非金属材料,可能因为使用喷砂抛光技术而脱落或者凹陷。铸造修复体的边缘也可能由于使用了这种器械而出现明显损坏。

5.氟化物的应用

某些修复材料可能会因为局部氟化物的应用而改变或损坏。

(1)氟化亚锡

随着氟化亚锡的应用,牙色修复体和与修复体相邻的牙釉质边缘可能变色。

(2)酸化磷酸盐氟化物

口腔卫生士必须意识到,在陶瓷、复合材料和玻璃离子修复体上使用酸化磷酸盐氟化物可能会产生有害影响。使用4分钟就可能造成这些修复体的光泽消失或者外观黯淡。氟化物在微观下"蚀刻"这些材料的外表面。

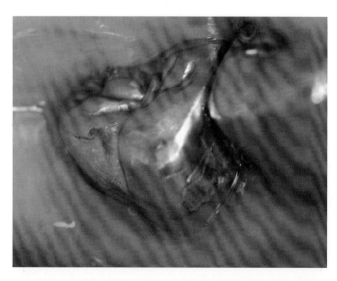

图14.2 使用超声波刮治器不当造成的牙齿#18近中的划痕。

建议口腔卫生士在使用酸化磷酸盐氟化物前,先在修复体上面涂一层凡士林。另一种选择是用2.0%氟化钠(NaF)凝胶或泡沫来替代酸化磷酸盐氟化物。

二、抛光专科修复材料的建议

对典型的修复材料进行修整完成和抛光有许多可行的方法,本节将包括银汞合金、复合树脂、黄金和陶瓷材料的标准规程。

(一)银汞合金

对于新的或最近放置的银汞合金,修整完成和抛光包括使用低速手机的修整钻,然后使用硅石和混合成浆液稠度的白粉。橡皮杯和抛光刷也可以使用,并且在每次更换到下一种磨料时都应该更换橡皮杯或抛光刷。

另一种抛光方法是使用抛光钻,然后是棕色和绿色的橡皮抛光尖。这些尖浸渍了抛光剂,并且不需要使用液体和粉末。然而,重要的是保持尖的湿润(用唾液)。用这些抛光尖时产生的热量会给患者带来不适,并可能伤害牙髓。此外,过热可能加速银汞合金修复体的边缘破坏和腐蚀。第26章中详细介绍了两种修整完成和抛光银汞合金的方法。

对于较长时间的银汞合金,通常使用较长时间的修整钻来获得光滑的表面,然后再使用棕色和绿色抛光尖。

(二)复合树脂

如前所述,有许多方法可以对复合树脂进行修整完成和抛光。邻间区的修整完成可以用手术刀片对表面进行轮廓处理,它可以用来去除复合树脂的悬突和雕刻形成线角。接下来,可以按照磨料粒度从粗到细依次使用抛光条。

对于唇颊面,可以使用一组氧化铝涂层的抛光盘。而对于舌面,可以用卵圆形的修整钻来完成。然后使用磨料尖和杯进行抛光。最后,所有的表面都可以用复合抛光膏抛光。第36章中详细介绍了一种用于复合树脂修整完成和抛光的技术。

近几年来,抛光杯和抛光尖形状的一步法金刚石微抛光产品已经出现(Dentsply/Caulk公司的PoGo),并被推荐用于复合树脂、玻璃离子和复合体修复材料。

(三)铸金和金箔

要抛光金修复体,可以使用银汞合金修复体中提到的两种方案:棕色和绿色抛光尖,或者一系列抛光粉末,如硅石、白粉或氧化锡。氧化锡作为黄金的一种终抛光剂,能够达到极佳的效果。

(四)瓷材料

对于瓷贴面和瓷全冠,有很多种磨光膏可以用于清洁和抛光。请记住,陶瓷材料是在非常高的温度下烧结出来的,这样产生的材料非常坚硬。因此,大多数磨光膏可以用于抛光瓷贴面和瓷全冠表面。如第 10 章中所述,全瓷材料不是陶瓷,在临床上很难将非陶瓷的瓷材料与陶瓷材料区分开来。记住,用陶瓷材料贴面修饰非陶瓷的瓷材料来获得良好的美学效果是很常见的。因此,对于所有的瓷全冠、瓷贴面等,都应把它们当作陶瓷材料来处理,以免损坏修复体。

总结

确定正在刮治或者抛光表面的结构组成是口腔卫生士的专业责任。一些指标有助于鉴定牙齿结构或修复材料。一旦确定,修复体应该按照以下方式处理:

- 抛光银汞合金修复体时不应产生 140°F 或更高的温度。这种温度下会加速修复体腐蚀和边缘破坏。
- 研磨剂不得过量使用。请记住,研磨剂的粒度、用量,橡胶杯或刷子的速度和压力都可能对组织造成损伤,或在牙齿结构或修复体上形成粗糙表面。
- 贴合良好的铸件边缘不应被刮刃打开。应该使用倾斜的或水平的刮治角度(而不是传统的垂直角度)。

- 超声波清洗设备应谨慎使用,而且只有在确认现有的修复材料后才能使用。
- 酸化磷酸盐氟化物不能用于瓷材料、复合树脂或玻璃离子修复体。这种氟化物可能腐蚀这些材料的外部表面,并造成外观暗淡。
- 选用磨料最少的抛光膏来去除污渍和菌斑。

有许多方法可以用于修整完成和抛光修复体。本章的最后一节给出了修整完成和抛光特殊修复材料的建议,如银汞合金、复合树脂、铸金、金箔和瓷材料。

学习活动

1.在临床环境中,尝试找出同学口中的修复材料。

2.列出在刮治或者抛光学习活动 1 中找出的修复材料时,所有需要注意的事项。

3.一位老年女性患者有下列牙齿和牙周症状:
- 牙齿 #30 和 #31 老旧、褪色的银汞合金;
- 牙齿 #3、#4 和 #5 颊侧龈退缩 3~4mm;

- 牙齿 #12 和 #13 两个 V 类洞玻璃离子修复体;
- 牙齿 #18 和 #19 两个金嵌体;
- 牙齿 #22 到 #27 舌侧咖啡斑。

4.理想情况下,对于上面列出的每一种情况,你的刮治和抛光方法是什么?你对患者的家庭护理指导中包含了哪些内容?

复习题

1.下列哪一种修复材料可能会受到酸化磷酸盐氟化物的影响?

　　a.铸金

　　b.氧化锌丁香酚(ZOE)暂时修复体

　　c.玻璃离子

　　d.银汞合金

2. 铸造修复体的边缘能够被刮治器和探针所改变,在去除这些区域的牙结石时,推荐使用的技术是:

　　a.在天然牙结构上采用垂直角度

　　b.垂直角度,但只能用前牙器械

　　c.用合适的器械以倾斜或者水平角度刮治

　　d.超声刮治器可以采用任意角度

3.在下列材料表面上使用器械时,哪一种能清楚地发出钝音?

　　a.金箔及贱金属合金

　　b.牙釉质和牙本质

　　c.银汞合金和铸金

　　d.复合材料和玻璃离子

4.触觉敏感性和尖锐的探针将帮助临床医生识别:

　　a.不透明与半透明

　　b.光亮表面与暗淡表面

　　c.钝音与锐音

　　d.粗糙表面与光滑表面

5.当修整完成抛光银汞合金时,如果产生 140°F 或者更高的温度将会导致:

　　a.停止腐蚀和边缘破坏

　　b.加快腐蚀和边缘破坏

　　c.形成粗糙化的表面

　　d.用探针时的锐音变为钝音

6.口内抛光黄金冠时,选用哪种材料?

　　a.硅石和氧化锡

　　b.棕色和绿色抛光尖

　　c.一组按顺序使用的抛光膏

　　d.一组氧化铝涂层的抛光盘

7.湿抛光剂的一个好处是:

　　a.减少产热

　　b.协助吞咽

　　c.更快的去污力

　　d.易于冲洗

8.当铸金冠被着边时,这意味着:

　　a.铸造体精确地贴合于预备体

　　b.边缘已经与冠准备体紧密地结合在一起了

　　c.铸造体在龈下贴合

　　d.铸造体于相邻的边缘嵴相关

9.在临床抛光金和金箔时,其方案与以下方案相似:

　　a.复合树脂

　　b.银汞合金

　　c.玻璃离子

　　d.烤瓷融附金属全冠

10.下列哪种材料不推荐使用酸化磷酸盐氟化物:

　　a.只有复合树脂和瓷

　　b.只有复合树脂和玻璃离子

　　c.黄金、复合树脂和瓷

　　d.玻璃离子、复合树脂和瓷

口腔组织和材料的放射学表现

第 15 章

学习目标

1.区分放射学图像上的不同牙齿组织和修复材料。

2.从放射学角度解释牙齿组织以及口腔材料在放射图像上表现为透射性或阻射性的原因。

3.结合牙齿组织和口腔材料的放射学表现与临床信息来评估患者的健康或疾病状况。

引言

口腔放射学影像对于评估患者的口腔及牙齿现状是非常有用的辅助工具。尽管许多辅助评估工具可以帮助确定口腔专科疾病或状况的诊断和预后，但口腔放射学影像仍然是患者整体评估的重要组成部分。放射学检查可为诊断者/操作者提供其他任何检查方法所不能收集的重要信息。口腔放射学影像也能用于对比或识别死者，特别是对灾难受害者的识别。个人牙列独一无二的特性可以提供可靠且准确的信息。

一、解读放射学影像的重要性

口腔卫生士必须掌握放射学技术、患者安全范围内的辐射量，以及正确的放射学影像的操作及流程，这是非常重要的。同时，掌握全身及牙齿的解剖、牙周组织、病理状态下的组织以及口腔材料的相关知识也同样至关重要。唯有如此，口腔卫生士才能读懂放射学的图像。

二、将口腔影像学与口腔材料学教材结合在一起的原理

口腔卫生士要想区分牙齿组织与口腔材料、健康状态与病理状态、正常方面与非正常方面，就必须清楚明白临床与放射学上的"正常界限"在哪里。在查看放射学影像时，"在想象中"要扫描每一张放射学照片，寻找正常的解剖结构、标志性的结构以及典型的修复体。在发现意想之外或不寻常的区域时，口腔卫生士的知识及经验会帮助其根据过往知识和经验对材料、物体或解剖标志点做出识别及定义。这种精准地分析可见或不可见的口腔解剖结构、口腔材料及牙齿组织相关影像的能力，对于准确地解读影像或诊断疾病具有至关重要的作用。尽管法律上并不允许口腔卫生士开放射学影像的处方或借此诊断口腔疾病，但这些影像学的信息不仅可用于教育患者，而且还能为口腔科医生提供诊断、治疗计划及治疗过程的准确数据。

三、拍摄口腔放射学影像

X 线片是一种电磁辐射。它表现为不同波长、频率及能量的光波。因为电磁辐射含有生物学细胞效应，所以口腔卫生士掌握放射线的正确用法及影响是很重要的。放射线主光束接触并穿过软硬组织，然后到达 X 线传感器上。硬组织包括牙体组织（牙釉质、牙本质、牙骨质）和骨。

软组织包括上皮组织、肌肉、神经、腺体、牙髓以及会出现在牙髓腔内的血管等。根据厚度及密度，不同的组织及口腔材料会吸收不同量的 X 线光束，因此放射学影像会出现"暗"或"明"以及不同程度的灰度（放射学影像对比度）。

在原始光线穿过不同的物体或材料时，它的能量会减少，称之为衰减。衰减造成了加工后的影像学照片上不同等级的黑、白及灰，可帮助分辨正常的放射学影像的检查结果。组织及口腔材料的厚度、构成（或物体密度）有助于决定放射学影像的整体表现。这些明（透射性）暗（阻射性）的微妙差别有助于诊断及解读患者的信息。

四、修复体材料的放射学分类

（一）阻射性修复体材料

不透射线的阻射性修复体材料包括银汞合金、铸造金属、黏性金属、非贵金属以及烤瓷熔附金属的金属部分。如图 15.1 所示，这是两个体积较大的银汞合金修复体以及其内的金属固位钉。固位钉有多种运用方式，也各种各样的材料，它一般是用于无法提供足够固位力

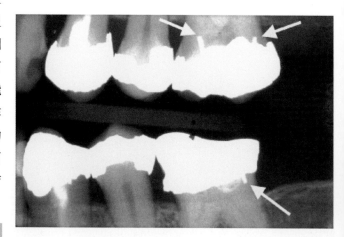

图 15.1　牙齿 #14 和 #19 上的银汞合金修复体包括增强固位力的固位钉（箭头所示）和修复材料。

的天然牙齿，以增加其修复体的固位力。如图 15.2 所示，金属烤瓷修复体中的金属部分表现为白色区域。切牙表面暗影代表修复体冠的烤瓷部分。另外不锈钢和铝制的临时冠的阻射性与材料的厚度有关。

(二)透射性/阻射性修复体材料

其他修复体材料可表现为不同程度的灰影(明暗或放射对比)。这些材料包括复合树脂、粘接剂、水门汀、垫底材料以及陶瓷材料。根据所用材料的不同，一些产品与不透明修复体材料相比可表现出一定的透射性，反之亦然。如图 15.2 中前牙区的陶瓷和金属修复体，根据修复体形式以及金属所用的量，修复体表现出不同程度的透射性和阻射性。正如 15.1 图下的描述，口腔材料在放射学上具有对比性。由于不同的成分组成，用于封闭或

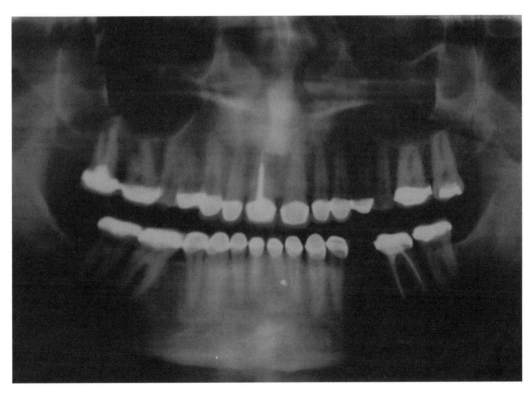

图 15.2　在这张全景 X 线片的上颌弓和下颌弓上可以看到许多金属烤瓷熔附冠。切面(牙齿 #6~#11)和咬合面(牙齿 #2、#3 和 #14)的透射影表面是透射性的烤瓷材料。

表 15.1　口腔材料的放射学表现

组织和材料		牙釉质	牙本质	牙骨质	牙髓	银汞合金	铸造金	种植体	复合树脂	玻璃离子	水门汀	带环	古塔胶	封闭剂	瓷	其他陶瓷
放射学表现	阻射性	X	X			X	X	X	X	X	X	X	X	X	X	X
	透射性		X		X				X		X			X	X	X

ᵃ 某些类别的产品具有透射性，而其他产品则具有阻射性。

Modified from Krouse M, Gladwin SG. Identification and management of restorative dental materials during patient prophylaxis. Dent Hyg. 1984;58:456, with permission.

垫底的水门汀会表现得比覆盖的修复体更暗（透射性）或更亮(阻射性)。金属修复体下的阻射性垫底材料,特别是银汞合金和过量的粘接材料的影像复合,可能会形成类似龋损的影像。如图 1.9D 所示,在已存在的银汞修复体之下是垫底材料(牙齿 #3)。

根据填料的形式及量,口腔封闭剂也可能在放射学影像上显像。同样的,根据修复体材料的形式及其复合体中填料的量不同,一个后牙复合修复体也可能在放射学影像上显像。以上两种情况都将表现为阻射性。如图 15.3,它显示了牙齿 #28 咬合面的复合修复体。尽管该修复体是不透明的,但它比金属修复体的阻射性要低一些。

(三)透射性修复体材料

由于缺乏填料或密度较低,一些修复体材料的透射性会更高一些。这些材料包括由丙烯酸或塑料材料的牙色材料制作的临时冠和(或)桥,与树脂材料和陶瓷材料一样。图 15.1 再次证明不同口腔材料的影像学特征。图 15.4 所示并非龋损,而是不含阻射性填料的树脂,因此呈现出透射性。而图 15.4 中牙齿 #7 远中的复合修复体与牙齿 #6 近中的复合修复体相比,其阻射性更高一些。

五、口腔组织、疾病以及口腔材料的放射学影像描述

(一)口腔组织及疾病的放射学影像描述

在放射学影像上,许多口腔材料都与天然牙齿的结构相似,有些则迥然不同。本章的插图与对比表格有助于分辨口腔组织与口腔材料的放射学"外观"。

1.软组织

软组织并不是致密的(即紧密和坚硬),且并不太能减弱 X 线光束(穿过软组织的光束几乎完全没有衰减)。软组织在放射学影像上表现为黑影或暗影,即称为透射影。因此,软组织在放射学图像上是几乎不可见的。

图 15.5 显示了软组织的透射性。牙间乳头和根管牙髓都是透射性的。越是低密度的组织或口腔材料,它吸收的放射线就越少。因此,当主放射光束接触到接收器,它将在放射学影像上转换成暗影或透射区。

一些口腔材料是可透过射线的,在放射学图像上不

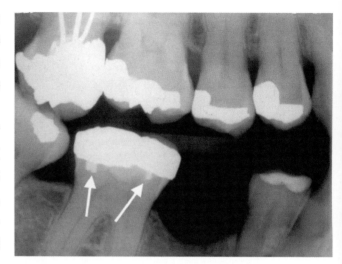

图 15.3　注意牙齿 #28 咬合面的复合树脂修复体。虽然它是不透射线的,但它的放射线外观不像金属修复体那样不透明。也注意牙齿 #31(箭头所示)的固位钉和牙齿 #2 的根管治疗。

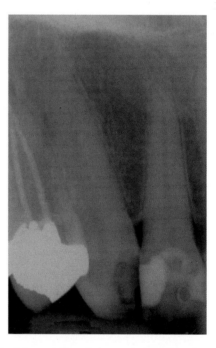

图 15.4　在牙齿 #6 齿的近中表面上存在透射区域。这不是牙齿腐烂;它是具有透射性的复合材料。独特的轮廓区别于龋齿,会有更多的弥散轮廓。根管治疗在牙齿 #5 中很明显。根管充填材料是古塔胶。

可见。这样的材料透过了主放射光线,所以在放射学影像上并不能清晰地辨别出来,例如丙烯酸树脂、陶瓷材料和大多数印模材料。

图 15.2 显示的是上下颌的烤瓷熔附金属冠。在这

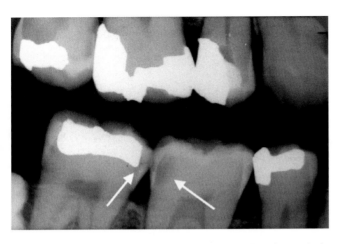

图 15.5　具有透射性的牙间乳头区域位于该咬合影像上的相邻牙齿之间。注意牙冠和牙根区域的牙髓腔。软组织在放射学影像上不可见，并且看起来具有透射性。龋齿是存在于牙齿 #30 的远中和牙齿 #31 的近中(箭头所示)。

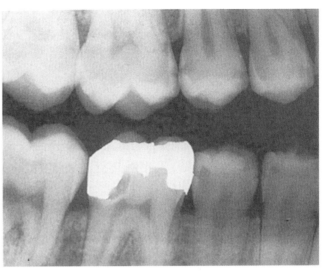

图 15.6　放射学上，龋损出现透射影。该放射学影像上的近端龋损是能够观察到的(牙齿 #3 的近中，牙齿 #4 的近中和远中，牙齿 #5 的近中和远中，以及牙齿 #29 的远中，并且可能在牙齿 #30 上的大型银汞合金修复体下方)。牙釉质轮廓因其密度而不透射线，而牙本质比牙釉质更不透明 (更灰)。(Courtesy of Dr. Thomas F. Razmus, Department of Diagnostic Sciences, West Virginia University School of Dentistry.)

张照片上，切缘及咬合面上的陶瓷呈现为阴影。同样的，其他大部分的阻射性区域显示的是全冠的金属部分。

2. 硬组织

牙齿的牙釉质是非常高密度的组织。事实上，它是全身密度最高的组织，能阻射绝大部分的 X 线光束。相比之下，骨骼比牙釉质密度稍低，同样也能吸收 X 线光束。另一方面，牙本质和牙骨质比牙釉质和骨骼的密度低，所以 X 线光束可以更轻易地穿过这些组织。组织或材料的密度越高，放射线就会被吸收得越多，就会有更少的光子抵达 X 线的传感器。这就会在放射学影像上转换成光亮或透射区。因此，牙釉质的放射学表现是明亮的，牙本质密度稍低，阻射性比牙釉质低一些。牙髓则表现为暗影或透射影。

图 15.6 显示了不同的硬组织阻射性。图 15.2 也描述了大部分区域的烤瓷熔附金属全冠金属部分的阻射性。

牙槽骨是由松质骨(骨小梁)与密质骨组成的。骨小梁显示为间杂了透射影与阻射影的灰色阴影。密质骨比松质骨的阻射性要高许多。一些口腔材料(金属)是非常不透明的；有些则与牙本质和牙釉质的阻射性差不多。要分辨口腔材料与牙釉质或牙本质的放射学影像，就要对比放射学的阻射影与牙齿解剖形态的特点，从而做出判断。图 15.7 显示了 Ⅱ 类洞充填体的形状是区分口腔材料与牙齿组织的证据。同样的，透射影也可以此方法判断，但龋损的多样性增加了辨别的复杂度。

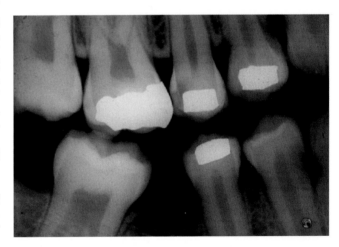

图 15.7　牙齿 #4 远中的龋损是透射性的。银汞合金修复体是阻射性的。

因此，在区分正常解剖的透射影及阻射影时，临床检查的观察也必须考虑在内。如图 15.6 显示的是牙槽骨的骨小梁及邻近牙槽嵴顶的阻射影。

3. 龋齿

牙齿的钙化组织(牙釉质、牙本质、牙骨质)的破坏导致龋齿。在放射学影像上，龋损区域与牙釉质或牙本质相比表现为透射性。诊断医生要在合适的观察环境并以辩证的角度辨别正常的牙体解剖与修复体以及龋损,这是非常重要的。图 15.6 显示了咬合翼片上的邻面龋(透射性)。例如,图上显示了牙齿 #3 的近中面龋损,牙齿 #4、#5 的近中和远中面龋损。另外,牙齿 #28 的远中出现了透射影,牙齿 #29 的近中和远中出现了透射影,以及牙齿 #30 的 MOD 银汞合金充填物下的透射影。图 15.7 显示了牙齿 #4 远中的透射影。

(二)口腔材料的影像学描述

1.口腔银汞合金修复体

如第 6 章所描述的,口腔银汞合金是一种常用的直接充填修复材料。因为它的颜色而主要用于后牙以及前牙舌面的窝洞。口腔银汞合金是由不同密度的金属组成的合金,所以它能吸收原始放射光束,故相应区域的放射学成像表现为阻射性。图 15.1 至图 15.3,图 15.5 至图 15.8 都显示了银汞合金修复体。

2.复合树脂修复体

复合树脂材料是常用的直接充填修复材料。与其他口腔材料一样,复合树脂材料用于后牙时有利也有弊。关于此问题可查阅第 5 章。许多旧一代的树脂充填修复材料在放射学影像上表现为透射性。图 15.4 显示的是前牙透射性的树脂充填。随着生物学材料的技术

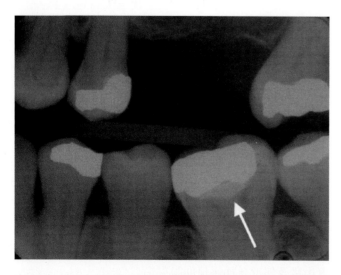

图 15.8　牙齿 #13、#15、#18、#19 和 #21 上存在银汞合金修复体。垫底材料(箭头所示)位于牙齿 #19 上的银汞合金下方。牙齿 #13 上存在近中透射影(龋损)。在这个咬合面的 X 线片上清楚地描绘了阻射的牙槽骨。

发展,如今复合树脂中的填料阻射性已经达到能与相关的继发龋进行区分。

3.(义齿修复学)冠与桥材料

一些固定冠与固定桥的材料是阻射性的,也有一些是透射性的。金属是阻射性的,如图 1.3B 和图 1.5 所示,陶瓷既可以表现为阻射性也可表现为透射性。烤瓷熔附金属修复体同时具有阻射及透射的区域(图 15.2)。临时冠根据其所用的材料,也可表现为阻射性或透射性。丙烯酸树脂材料也可表现为阻射性或透射性。

4.口腔垫底材料

在去除牙齿龋坏及预备牙齿的修复充填洞形过程中,牙髓可能会受到损伤或激惹。为了减少对牙髓的刺激,可用一种称为"垫底材料"的口腔材料放置于所预备窝洞的底层,用以隔绝向牙髓传递的温度刺激。因为垫底材料是一种隔热材料,它必须有足够的厚度以及低的温度传导性。因此,垫底材料可能会比覆盖其上的银汞合金或复合修复充填材料具有更高的透射性,且与龋损的透射性更接近。例如,图 1.9A 中的牙齿 #3、图 15.3 中的牙齿 #30、图 15.8 中的牙齿 #19 显示了银汞合金修复体下方的垫底材料。可参考表 15.1 不同口腔材料的放射学影像特征。

5.口腔暂封材料(暂时修复体)

一些口腔治疗操作由于种种原因不能一次完成,如对感染牙髓的治疗。在两次治疗之间的间隔期,牙齿的预备洞形必须进行暂时封闭,以防止对牙髓的更深刺激。比较常用的有 ZOE、复合材料或玻璃离子材料。图 15.9 显示了牙齿 #19 咬合面上的暂封材料。

6.牙体牙髓科、正畸科、牙周科及外科材料

用于牙齿内、外及周围以治疗、填补或修复牙齿的材料通常都是金属的。因为大多数金属是高密度的,它们在放射学影像上表现出阻射性。图 15.10 至图 15.15 显示了用于不同口腔专业的各种金属材料。

(1)牙体牙髓材料

牙体牙髓科的治疗通常是修复治疗计划的一部分。阻射性的牙体牙髓科治疗工具包括锉、橡皮障及橡皮障架。图 15.10 的放射学影像显示了在根管治疗过程中用于清理并成形牙齿根管的牙体牙髓科的锉。牙体牙髓科封闭材料包括古塔胶、热塑性聚合物、银尖以及牙髓封闭剂。图 15.11 显示了牙齿 #7 牙髓内的根管充填物。古塔胶是一种惰性聚合物,其内含有的硫酸钡成分增加了

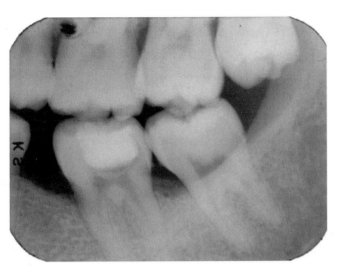

图 15.9 牙齿 #19 的咬合处存在临时修复体。它被认为是阻射性的，但比金属更具透射性。注意不规则的边框。牙齿和修复体之间可能存在腐烂（透射区）。注意牙齿 #18 和 #19 之间的骨质流失。

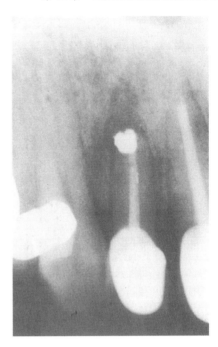

图 15.11 牙齿 #7 展示了银汞合金倒充填。

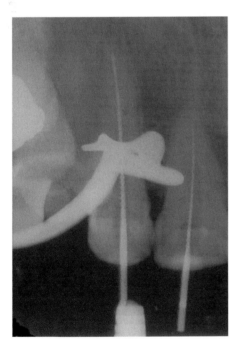

图 15.10 牙齿 #7 和 #8。锉位于牙髓管中以在根管治疗期间定位顶点。还要注意具有阻射性的橡皮障夹具。(Courtesy of Dr. A. L.C. Kayafas, Akron, OH.)

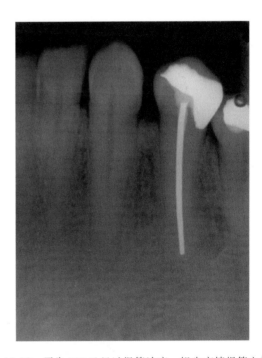

图 15.12 牙齿 #28 已经过根管治疗。银尖充填根管空间。

不透明度。图 15.12 所示，牙齿 #28 中的是银尖。封闭剂通常会用氧化锌丁香油酚材料，同时也会添加硫酸钡。其他的封闭剂是根据其他的口腔水门汀制成。当然，在根管倒充填时也会使用银汞合金或 MTA（三氧矿物聚合物）。根管倒充填是用手术方法将充填物充入根尖区。图

15.11 显示的是用银汞合金倒充填的根管治疗方法。在一些病例中，还会使用固位桩或固位钉来加强牙齿的固位形（图 15.2 的牙齿 #8），特别是用于固定或活动义齿时。

牙体牙髓科的锉、银尖、倒充填银汞、橡皮障夹和橡皮障架、金属桩材料和一些胶片/传感器的夹持装置都是

金属的。这些材料在放射学影像上表现出阻射性。即使古塔胶不是金属的,但它含有硫酸钡成分,所以也会显示为阻射或稍微不同的不透明影,如图 15.4 的牙齿 #5 所示。

(2)正畸材料

用于口腔中的金属正畸材料主要有正畸不锈钢环、托槽和金属丝。带环会干扰放射学影像对龋损的监测。托槽直接与牙面结合,是现在经常会使用的装置,它可能不会出现干扰。其他较常使用的阻射性正畸材料包括弹簧固定或活动保持器、间隙保持器、口腔不良习惯的阻断器以及咬合板。水门汀和粘接材料可能是透射性的,也可能是阻射性的。具体可见表 15.1 所示的口腔材料对比。图 13.2、图 15.13 和图 15.14 所示的是颊面管、带环、托槽和不锈钢结扎丝。

(3)口腔颌面外科材料/创伤修复物

大部分的口腔颌面外科材料表现为阻射性。阻射性材料可在放射学影像上定位,而透射性的材料则不能。外科工具包括种植体或植入固定螺丝、愈合帽和其他组织代替材料。放射学影像有助于持续地评估种植体区域的愈合情况以及种植体的稳定性(详见第 12 章)。其他可能会使用的外科器具包括为了固定创伤后的骨

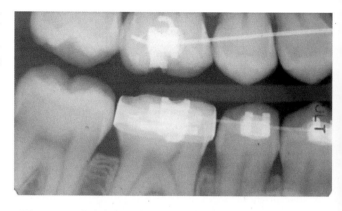

图 15.14　后牙咬合 X 线片与正畸托槽、带环、导线和颊面管。

段而使用的钢丝、钢板或螺丝等,如图 15.15 所示。

(4)牙周科

口腔科医生和口腔科卫生士可从放射学影像上观察牙周组织的变化。放射学影像可作为临床检查的辅助手段,因为它们经常反映了已经发生的牙周组织破坏。然而,它们不能反映破坏的区域现在是否正在经历着牙周疾病的活跃阶段。如图 15.1 中,牙齿 #19 的近中所示由牙周疾病导致的骨吸收是牙周疾病活跃阶段的证明,同样在图 15.3 中牙齿 #3 的远中、图 15.5 中牙齿 #30 的近中、图 15.9 中牙齿 #18 和 #19 的邻间隙都可看见。

为了针对牙周疾病提供正确的治疗,牙周科医生使用可再吸收或不可再吸收的材料来辅助牙周组织的修复或再生。牙周科医生要根据他们的知识、经验、理论、治疗位点、破坏形式以及要运用的特殊治疗等各方面因素来决定使用哪一种材料。不可再吸收的材料(例如牙槽嵴增高材料) 在放射学影像上是可见的,如图 15.16 所示。而可再吸收的材料基本上是在放射学影像上不可见的,但这些材料的愈合反应是能在影像上观察到的。

充填体悬突、轮廓外形不良的边缘,以及暴露的接触区都是菌斑滞留区,会促进牙龈炎及牙周炎的发生。后牙区的充填体悬突通常是复合树脂或银汞合金。如图 15.1 所示,牙齿 #19 的充填体悬突表现为阻射影并引起了牙槽骨吸收。

六、口腔材料和其他成像技术

在医药及口腔医学中还会用到一些其他的成像技术。计算机辅助体层摄影(CAT)在医学中经常应用,并已发展到口腔医学中。锥形束计算机断层扫描(CBCT)、

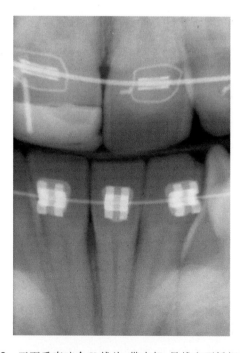

图 15.13　正面垂直咬合 X 线片,带支架、导线和不锈钢结扎线。还要注意固位钉和复合材料恢复断裂的切缘。双侧下颌托可见,且呈阻射性。

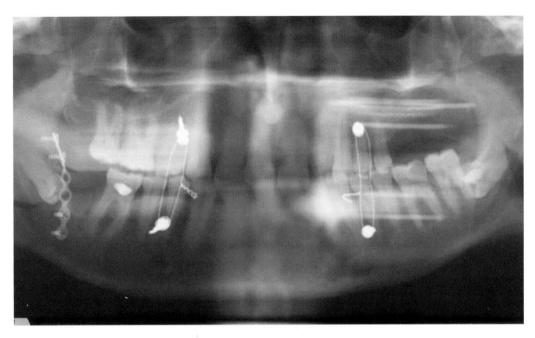

图 15.15 用于在创伤后稳定骨段的骨板、螺钉和线的全景 X 线片。

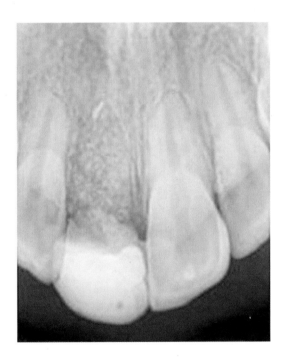

图 15.16 X 线片为牙齿 #8 牙槽窝中的骨替换材料，用于未来植入部位的牙槽嵴增强。牙齿 #8 的表冠暂时与牙齿 #7、#9 结合。(Courtesy of Dr. Eros Chaves, Morgantown, WV.)

可建立一个头颅及颈部的三维影像。CBCT 在正畸治疗计划、种植体植入、牙髓再治疗以及其他口腔颌面外科的介入治疗等方面都有使用。生物学口腔材料与 X 线的光子相互影响，其方式与之前口腔放射学的机制相同。

磁共振成像（MRI），是非常有用的软组织成像技术。即使在口腔医学中不是经常使用，但了解一些关于 MRI 设备使用超强磁场时相互作用的知识是非常有价值的。如果一个带磁性的金属物件放置于 MRI 的房间里，它的超强磁场将会引发一场灾难。幸运的是，很少有口腔材料是带磁性的。例外的是，正畸科里用以移动牙齿或保持义齿固位的磁铁。一些正畸科的不锈钢托槽、钢丝等是带轻微磁力的。为了安全起见，有时可以要求患者在进行拍 MRI 前先将正畸装置摘下来。有学者正在研究对牙周科的患者采用超声技术，来对骨破坏进行成像。这样的装置将会对每次患者复诊时拍片检查骨丧失情况有很大帮助，并且能避免电离辐射的风险。

总结

患者的口腔放射学影像在口腔卫生诊断或最终诊断的决策阶段是极其重要的组成部分。口腔卫生士或执业医师必须能准确地辨认并读出用于口腔治疗的口腔材料。

用于口腔科治疗程序的产品在口腔放射学影像上表现出不同程度的阻射性或透射性。这种程度上的差别取决于材料的密度或致密性，它会影响材料阻挡或吸收原始放射光束的量。例如，银汞充填材料密度较高，所以在放射学影像上表现出阻射性。树脂或陶瓷密度比银汞合金低，所以在放射学影像上表现为不同程度的透射性。

口腔卫生士不仅要能一直拍出高质量的放射学影像，而且还要能识别并让口腔科医生注意到那些与临床检查有关的一些不透明至透明的层次差别。拥有知识、"敏锐的眼睛"、技术以及经验的口腔卫生士在口腔健康团队中能够起到重要的作用，并可担任患者的首位椅旁教育者的角色。

 学习活动

1.以两人或三人一组的形式,探索全口一系列包含各种口腔材料的放射学照片。指出与牙齿解剖(如牙釉质、牙本质或牙髓等)和牙周结构相关的阻射影或透射影。识别并讨论照片中各种其他类型的口腔材料。推测所展示的修复材料或其他口腔材料的组成成分。

2.以其中一位同学为对象进行一次临床口腔检查。对于以下的检查发现画出图表作为标记:银汞合金、复合树脂、金合金修复体、假体等。在图表制作完成后,观察你搭档的放射学影像,将所发现的放射学表现与临床检查的发现联系在一起,并与导师讨论这些发现。

3.两人为一组编排一台病例为基础的情景剧,内容是涉及口腔材料的根尖片和(或)咬合翼片。将这些病例作为实验会议或课堂的讨论学习活动。另外,可进行一次虚拟的临床检查。

4.将不同患者的各种形式修复充填口腔治疗的全口放射学影像与其口内照片进行匹配。

5.将口内放射学影像与患者信息记录内包含的口腔图表进行匹配。

 复习题

1.要将口腔放射学照片与患者的治疗进行有效的结合,口腔卫生士需要:

a.通过口腔放射学影像诊断口腔疾病

b.分辨正常的解剖、标志点和修复体与非正常的、病理的和人工装置的区别

c.开放射学影像处方以及进行口腔卫生学诊断

d.收集数据并做出决定性诊断

2.口腔中的口腔组织和口腔材料在处理的 X 线片上产生放射学影像对比度。这些结构衰减了 X 射线的主光束。

a.第一句话正确,第二句话错误

b.第一句话错误,第二句话正确

c.两句话都正确

d.两句话都错误

3.口腔内物体/材料的密度越高,在口腔放射学影像上该区域的透射性就会越高。而口腔内物体/材料的密度越低,放射学影像上的阻射性就越高

　　a.第一句话正确,第二句话错误

　　b.第一句话错误,第二句话正确

　　c.两句话都正确

　　d.两句话都错误

4.牙齿经过牙体牙髓治疗后可能会用古塔胶密封。古塔胶在放射学影像上是呈透射性的。

　　a.第一句话正确,第二句话错误

　　b.第一句话错误,第二句话正确

　　c.两句话都正确

　　d.两句话都错误

5.烤瓷熔附金属冠在放射学影像上既有透射性也有阻射性。该放射学表现是由于各种形式的电磁辐射造成的。

　　a.第一句话正确,第二句话错误

　　b.第一句话错误,第二句话正确

　　c.两句话都正确

　　d.两句话都错误

6.正畸环的影像会干扰龋损的发现,那是因为:

　　a.该环是环绕牙齿的,且它的透射性影像阻挡了邻面龋或咬合面龋的发现

　　b.该环是环绕牙齿的,且它的阻射性影像阻挡了邻面龋或咬合面龋的发现

　　c.带环是由磷酸锌水门汀粘固的,且它会影响邻面龋或咬合面龋的发现

　　d.带环是由复合树脂粘固的,且它会影响邻面龋或咬合面龋的发现

7.用于牙周组织修复和(或)再生的可吸收材料在放射学影像上并不是完全可见的。而可吸收材料发生的愈合情况是能够在放射学影像上看到的。

　　a.第一句话正确,第二句话错误

　　b.第一句话错误,第二句话正确

　　c.两句话都正确

　　d.两句话都错误

8.垫底材料可以放在新的修复体上,并作为隔热层保护牙髓。对比金属修复体,垫底材料的放射学影像是:

　　a.不透明的

　　b.阻射性

　　c.透射性

　　d.半透明的

9.为了区分阻射性口腔材料和牙釉质或牙本质,应该对比:

　　a.材料与牙齿解剖部分的结合

　　b.材料的大小和牙齿的解剖层面

　　c.阻射影像的形状与预想中的牙齿形态解剖特点

　　d.材料的量与牙齿的解剖部分

10.近年来,在放射学影像上的复合树脂修复体和龋损之间的区分变得不那么困难了。原因在于复合树脂材料:

　　a.增加了压缩强度

　　b.拥有更加接近牙釉质的热膨胀系数

　　c.含有阻射性的填料颗粒

　　d.改进了弹性性能

第16章 抛光材料和磨损

学习目标

1.简单明确以下名词的概念：

- 切割；
- 磨损；
- 修整完成；
- 研磨剂；
- 清洁剂。

2.回忆6种用于临床或技工室的常用研磨料。

3.解释双体磨损和三体磨损之间的区别。举例说明每种类型磨损的抛光程序。

4.总结可能影响磨损率的因素，并解释为什么口腔卫生士在提供患者护理时必须清楚地了解这些因素。

5.讨论牙齿结构和修复体被抛光的原因。

6.回顾抛光过程的细节，包括一系列步骤、划痕的产生、可见光波长。

7.描述选择性抛光和基本选择性抛光之间的区别。

8.描述可接受的抛光膏的特征。

9.描述清洁剂和抛光剂之间的区别。

10.分辨出不能用空气粉末抛光装置进行抛光的修复体类型。

11.分辨能与以下空气粉末抛光剂相适应的修复体材料、牙体组织及牙周组织：碳酸氢钠、氢氧化铝、磷硅酸钠钙、碳酸钙、甘氨酸。

引言

口腔卫生士主要的任务之一是清洁及抛光牙齿和修复体。该任务的对象也包括所有的可摘装置,如全口义齿或局部义齿。

在讨论抛光材料和磨损之前,分辨"清洁"和"抛光"两个词是非常重要的。抛光,顾名思义,指的是研磨材料对表面的磨损作用,该研磨材料要比被抛光表面更难磨损或抛光。当口腔卫生士抛光时,包含研磨材料的膏体或浆体会改变牙齿或修复体表面,这从显微镜上能观察到。本章的第五部分会更详细地描述该内容。而清洁,有时候可认为是去除菌斑,是由不含研磨材料的介质完成的。清洁并不会造成磨损,也不会改变牙釉质或美学修复材料的表面特性。被清洁的表面并不会像抛光时那样被改变或被磨损。

一、定义

如果我们首先理解这些程序中涉及的基本术语的定义,就更容易讨论抛光材料和磨损的主题。

(一)切割

切割指的是通过切割操作来去除材料。切割的方法有研磨、机械加工,或旋转等。该步骤会形成稍微光滑的表面。在口腔医学中,切割是由金属钻头和手机来完成的,它会形成窝洞和冠预备体,这些最终都会用永久修复体修复。图 16.1 显示了手工切割口腔科器械的分类。在使用车针时,其切割过程受以下影响。

1.车针的设计

车针具有许多形态,可帮助口腔科医生创造窝洞及

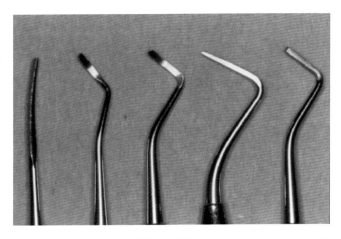

图 16.1　手工切割口腔科器械的例子(从左到右):Wedelstaedt 凿子、挖勺、龈缘修剪器、锄头和斧头。

冠预备体正确的形态设计。图 16.2 显示了典型的车针。

2.车针的锐利度

车针的寿命取决于其制作材料。通常切割钻是由碳钢或碳化钨支撑。碳化钨钻是通过金属成分粉末填料填入模具中后在高温下烧结而成(参见第 10 章)。碳化钨钻比碳钢钻更坚硬,并能保持更锋利的切割边缘。因此,它们能使用更长时间,当然价格也比较昂贵。

(二)磨损

磨损是表面的流逝。它也可以称为研磨。磨损会在表面上产生一些不规则的沟或刮痕。

(三)修整完成

产生修复体最后的形态和轮廓的步骤称为修整完成。在银汞修复体放置以后,它需要在下一次预约时进行修整完成和抛光。大多数的其他修复体都是在充填完成后立刻进行修整完成和抛光。修整完成时所用的工具和器械和抛光所用的不一样。一般用于修整完成的工具

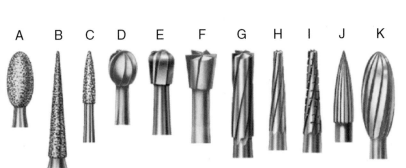

图 16.2　车针的名称和形状。(A)蛋形或橄榄球形金刚钻。(B)针形金刚钻。(C)火焰金刚钻。(D)球形钻。(E)梨形钻。(F)锥形裂钻。(G)直裂钻。(H)倒锥钻。(I)锥形裂横切钻。(J)针形修整钻。(K)蛋形或球形修整钻。(Courtesy of Brasseler USA.)

是车针和磨石。

(四)抛光

抛光是研磨表面以最终减少刮痕大小，直到表面呈现光泽的步骤。这一概念不仅涉及口腔医学中牙体结构和修复体材料的相关知识，还可延伸到日常生活当中。我们都知道珠宝要抛光，我们也会用特定的一些清洁工具来"抛光"我们的水槽和浴缸表面。鞋子和家具的抛光是对表面层进行覆盖，就和汽车打蜡一样。

(五)研磨材料

用以"磨耗"(研磨)的材料称为研磨剂。在自然界，风和水会携带研磨微粒并能磨损石头的表面。而在口腔医学中，研磨微粒可以沾在车针、磨光盘、磨光石、抛光轮或抛光条上，或是将它们与液体混合形成浆状或研磨液。这些将在本章后面详述。

(六)摩擦学

摩擦学是研究相互接触的界面之间运动的科学。它将摩擦、润滑和磨损的基本原理知识和应用结合在一起。在口腔抛光过程中，摩擦介质会在其与被抛光界面接触时产生摩擦和磨损。然后会发现磨损介质被嵌入介质表面如抛光轮之中，或是嵌入浆液之中；而该浆液的大部分成分主要是用作润滑的。在摩擦学之中，抛光被认为是一个双体磨损或三体磨损。

1.双体磨损

双体磨损抛光时，研磨介质微粒稳固地与底层结合，如车针、磨光盘、抛光轮、抛光车轧，或者不需要抛光浆时，研磨介质则沾在橡皮杯上面。

2.三体磨损

当研磨微粒在被抛光介质和抛光器械之间的表面移动时，发生的是三体磨损。三体磨损最好的例子是用橡皮杯和磨光糊剂抛光。研磨微粒被混在磨光糊剂之中。研磨微粒在被抛光的牙齿表面和橡皮杯的表面之间移动。口腔科医生主要使用的也是三体磨损。

二、研磨材料的类型

在口腔医学中会用到多种类型的研磨材料和抛光介质，要列举所有类型会超出本章范围。以下列举的是在典型的临床及技工室操作中最常使用的类型。

(一)白垩粉

方解石的无机物形式称为白垩粉，也称为铅白或碳酸钙。白垩粉是较细的研磨材料，可用于抛光牙齿、黄金和银汞合金修复体，以及塑料材料。

(二)浮石粉

浮石粉是一种类似硅石的火山玻璃，可作为抛光介质用以抛光牙釉质、金箔和口腔银汞合金，以及在技工室中修整丙烯酸义齿基托。它也是"Lava火山岩"洗手液中的研磨介质，以"浮石"的形式去除干燥或起茧的皮肤。浮石粉，也可在黏土中发现，是商业磨光糊剂最常见的研磨材料。在图16.3中显示的是白垩粉和浮石粉。

(三)砂石

细砂是石英的一种形式，可有各种不同颜色。细砂微粒的形状可为圆形或角形。它们通常与纸盘结合，用以研磨金属和塑料。

(四)墨

正如我们今天都知道的，墨是一种细微的石英。这些微粒也是与纸盘结合，呈现灰棕色。它们有粗糙、中等以及精细三种程度的颗粒。在以前，它是应用来自地中海深海中软体动物的贝壳成分制作出来的。装在长尾小鹦鹉的笼子里的"墨鱼骨"也是用相同材料制造的。

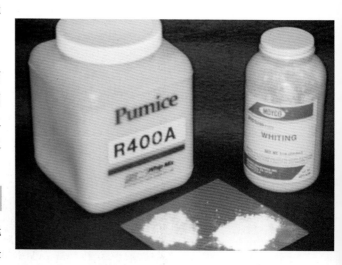

图16.3　散装的滑石粉和浮石。

(五)石榴石

石榴石的颜色一般是暗红色。因为石榴石非常坚硬,因此它很耐磨。它是在涂层磁片上面发现的,可用于塑料及金属合金的研磨。石榴石指的是有着相同性质的各种不同矿物质。这些矿物质是一些硅酸盐,内含锰、镁、铁、钴和铝。

(六)金刚砂

金刚砂有时候也称为“钢玉石”。我们对这种研磨材料并不陌生,因为它通常被用来制作锉指甲的指甲砂锉。金刚砂是一种自然形式的氧化铝,看起来像是浅灰黑色的沙子。它通常可以在口腔技工打磨机的操作板上面发现,可用来碾磨个性化托盘和丙烯酸用具。细砂、墨、石榴石和金刚砂抛光盘可见于图 16.4。

(七)石英玻璃

石英玻璃是一种商业产品,是一种类似二氧化硅(如石英)的材料,通常用作口腔内的研磨介质。它一般以粉末的形式供应,与各种液体混合成糊状物或悬浮液。

(八)二氧化锡

一种极其精细的研磨材料,二氧化锡一般是以白色粉末的形式供应,它是用于牙齿和金属修复体的最终抛光介质。它和硅石一样,都是混合成糊状物或悬浮液来使用。图 16.5 中显示了石英玻璃和二氧化锡两种材料。

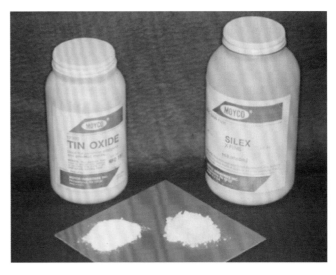

图 16.5　石英玻璃粉和二氧化锡粉的散装形式。

(九)氧化铝

氧化铝是口腔医学中常见的研磨材料,它已经基本取代了金刚砂。这种研磨材料,如图 16.6 所示,可广泛应用于抛光盘和抛光条上,也可以沾在橡皮轮或橡皮尖上使用。它也是广泛使用的“白色磨光石”所需要的研磨材料,可用来调磨牙釉质或磨牙改金属合金及氧化锆材料。

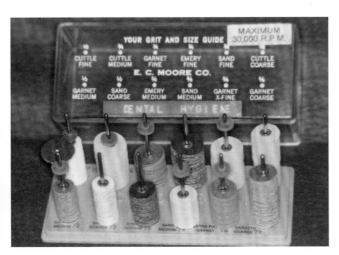

图 16.4　套件中各种各样的抛光盘,涂有砂石、墨鱼骨、石榴石和金刚砂。

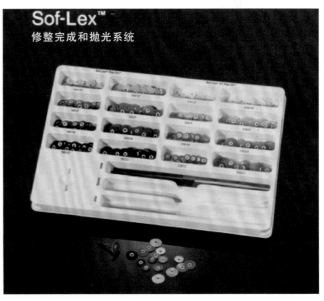

图 16.6　氧化铝涂层的抛光盘和抛光带。(Courtesy of 3M/ESPE Dental Products.)

三、粘接和涂料研磨材料

要使用如前所述的研磨材料,它们必须与能够进行研磨操作的器械相配合。该操作一般是由旋转力完成,但若是使用修整条,该操作就要手工完成。相关的工具如下。

(一)金刚石钻

金刚石钻实际上是许多非常小的金刚石碎片粘在杆上。金刚石是非常坚硬的材料,非常耐磨。根据金刚石碎片的大小,金刚石钻可用于许多口腔科操作。

(二)磨石

磨石有许多种形状、尺寸和颗粒粗细,它们也可以由各种不同的材料制成。图 16.7 的右侧显示的是"空心石"。磨光石可用于临床及技工室的操作中。

(三)橡皮轮和橡皮尖

模压的橡皮是轮子或尖状,其上充满研磨料。橡皮主要作为研磨介质的基底(或黏着物)。如图 16.7 所示。橡皮轮或橡皮尖是为临床及技工室操作而设计的。

(四)橡皮杯

研磨介质嵌入橡皮杯中,用以抛光。这些橡皮杯在洁治术的抛光操作过程中可放置任何的洁治角度,如图 16.8 所示。沾有研磨料的橡皮杯是不能用抛光糊剂的。

(五)抛光盘和抛光条

研磨微粒与一张纸,或金属,或是塑料连接在一起,

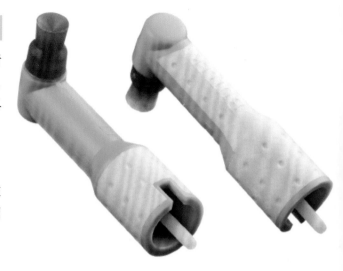

图 16.8　一次性抛光杯角度与嵌入橡胶杯中的磨料颗粒。(Courtesy of Sunstar Americas, Inc.)

形成抛光盘或抛光条。有涂料的抛光盘或抛光条如图 16.9 所示。它们可用于口内和技工室操作。

(六)抛光粉末

如图 16.3 和图 16.5 所示的抛光粉末,是与其他介质和设备一起联用的。这些介质和设备如下。

(1)"载体",例如水、乙醇、甘油、氟化物或漱口水等,是用以制作抛光用的糊剂或悬浮液的。

(2)刷子、橡皮杯、绒锥和轮子,以及布轮是用来将研磨材料或抛光介质在被抛光表面移动的。图 16.10 显示了布轮、绒锥、刷子和橡皮杯等。

有些粉末可用于临床和技工室操作,而另外一些只用于技工室操作。

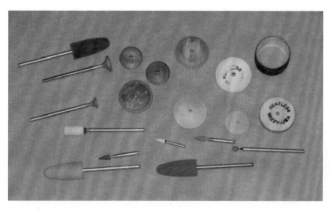

图 16.7　各种用于口腔科的研磨仪器(磨石、橡皮轮和橡皮尖)。

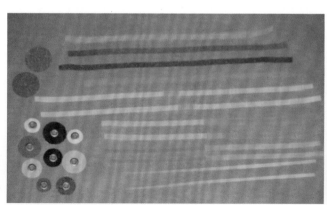

图 16.9　用于口腔科的各种有涂层的抛光盘和抛光条。

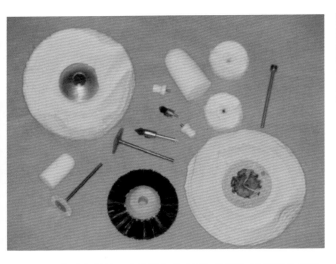

图 16.10　各种各样的口腔科用布轮、绒锥、抛光轮、刷子和橡皮杯。

四、影响磨损率的因素

即使一个班级的口腔学医学生都是被授予同样的抛光方法，每个学生的抛光结果仍会有所不同。放置在抛光杯上的糊剂的多少、抛光杯的尺寸和类型、用在牙齿上的力量大小、抛光杯旋转的速度、抛光杯中研磨料的类型、被抛光的表面（技术性磨耗）都会对抛光结果产生显著影响。以下是一些会影响磨损率的因素。

（一）硬度

如果想要有可接受的磨损率，就必须使研磨颗粒比被抛光表面坚硬。不然，研磨材料就会被破坏，而被抛光表面并不会有太大变化。磨损率可能会有"温度依赖性"（研磨材料在使用时会发热）。被摩擦的物体会变热，这会使得它变软并影响磨损率。

（二）尺寸

常识告诉我们，研磨颗粒越大，它越会比小颗粒产生更深的刮痕。更深的刮痕会导致表面材料更多的去除。粒度是用以描述研磨颗粒大小的名词。更精细的研磨料如粉或粉末随着精细程度的增加划分为等级 F、FF 和 FFF。当微粒粘接在纸上，随着粒度精细程度的增加顺序，划分为 O、OO、和 OOO 三个等级。当抛光膏被贴上"粗糙"或"精细"的标签时，该标签指的是研磨料的颗粒大小（或微粒尺寸）。值得指出的是，在制造商出品的抛光膏之中，是没有界定颗粒尺寸的精细、中等和粗糙等级的标准的。一个制造商出品的"精细"颗粒糊剂可

表 16.1　修复材料、磨料和牙齿组织的莫氏和努氏硬度值

材料	莫氏硬度	努氏硬度
复合材料（超微填料型）	2	30
水门汀	2	40
复合材料（混合型）	2~3	55
牙本质	3~4	70
银汞合金	3	90
金合金（嵌体）	3	100
方解石（白垩粉、铅白）	3	135
牙釉质	5	340
浮石	6~7	560
瓷	6~7	590
砂石、石英、墨鱼骨	7	800
石榴石	8~9	1400
碳化钨（车针）	9	1900
氧化铝、刚玉	7~9	2100
金刚石	10	7000

Adapted from Weast R., ed. Handbook of Chemistry and Physics. 64th ed. Boca Raton, FL: CRC Press; 1983; Anusavice KJ. Phillips' Science of Dental Materials. 11th ed. Philadelphia, PA: Saunders; 2003:362; Callister WD. Fundamentals of Materials Science and Engineering. 2nd ed. Hoboken, NJ: Wiley; 2005:217.

能与另一个制造商出品的"粗糙"等级颗粒糊剂差不多。

（三）形状

许多人认为球形颗粒会比不规则形态颗粒的磨损小一些。不规则形状颗粒的锋利边缘往往会深入被抛光表面，而圆形的颗粒则可能会在其上面滚动过去，因此这使得不规则形态颗粒的磨损率较高。清洁剂有很柔和且平坦的颗粒，一般不会造成磨损。

（四）压力

在修整完成和抛光时使用过大的压力会引起更高的磨损率，因为研磨颗粒会更深地切入被抛光表面。增加的压力也可能会导致被抛光材料更高的温度。上述的一个例子是在银汞合金修复体上用较大的力量抛光。银汞合金的升温会导致汞释放到表面，会加快它的腐蚀，并引起边缘破坏。

（五）速度

"速度"指的是抛光设备旋转率的数值。就像使用的

压力一样,研磨料作用时的速度会增加磨损率。更高的速度会导致温度升高。在抛光时控制抛光杯或抛光刷的速度是非常重要的,这样才能最小限度地控制磨损率和温度的升高。

(六)润滑

在口腔医学中最常使用的润滑剂是水。它一般在窝洞预备时与手机和车针一起使用,用以冷却牙齿。在修整完成和抛光时,也同样需要润滑来减少研磨操作产生的热量。这需要混合润滑介质和研磨介质。润滑介质有水、漱口水、氟化物溶剂(通常是中性氟化钠)、甘油或乙醇等。研磨介质通常是粉末形式。我们将最终混合物称为"糊剂"或"悬浮液",这两种主要是根据液体的成分来区分。

五、抛光流程

(一)为何要抛光

进行牙齿和修复体的抛光有许多原因。

1.减少黏附

正如第6章中提及的,一个光滑的表面可抑制黏附。菌斑、色素和牙石比较难附着在光滑的表面上。抛光可以去除获得性膜。当获得性膜重新形成,它会成为口腔菌斑的附着媒介。它可以附着在牙齿表面,也可以附着在修复体材料表面。

2.使表面感觉光滑

患者期望放置在他们口内的任何修复体都要有光滑的表面。另外,在定期口腔卫生维护复诊时他们会说出进行洁治和抛光后的牙齿表面光滑度的期望值以及评价。

3.提高美学效果

未抛光的银汞合金或黄金牙冠不像其抛光后那样光滑且具有光泽,并具有吸引力。这也同样适用于那些长期吸烟者的牙齿表面在抛光前后的效果。美学性能在口腔医学中具有很重要的地位,而抛光能为患者形成迷人的牙列。而对于吸烟者,去除着色的问题能成为口腔科医生与患者讨论戒烟问题的契机。

4.减少腐蚀

在抛光金属修复体时,它能减少着色和腐蚀的形成,从而延长修复体的寿命。

(二)抛光的准备

在抛光前有三个步骤:

(1)首先必须完善全身病史。在完善患者的全身病史以确定没有抛光的禁忌证之前,是不能进行任何的口腔治疗操作的。

(2)第二个准备步骤是要完善和(或)检查患者已存在的口腔状况及修复体的表格。一些美学修复体制作得过于精巧,颜色过于逼真,以至于用肉眼几乎不可能发现它们。

(3)最后,必须复查最近的X线片,将其与患者的口内情况表格对比,以确定患者口中是否存在美学修复体,或是否存在之前未列入表格中的修复体或口腔情况。

(三)抛光时发生了什么

抛光操作需要一系列的步骤。每个步骤都通过磨损去除材料的一个层次。因为我们会使用一系列越来越细的研磨材料,刮痕也会变得越来越细小,直到它们小于能见光的波长($<0.5\mu m$)。当刮痕已到达这种大小时,表面就会非常有光泽。简单来说,刮痕的尺寸越小,表面就越光亮。

在定期洁治时,抛光牙齿也使用同样的方法。若齿表面有比较多的色素,则要使用粗糙的研磨材料,例如在椅旁将商业糊剂或粉末与液体混合后,经常要接着使用不同的更为精细颗粒的研磨材料以及不同的橡皮杯。

另一种抛光的方法是使用相同的研磨材料,而其颗粒大小由大变小,从而形成越来越小的刮痕。该技术在修整完成和抛光修复体时比在洁治时更常使用。

(四)抛光困难的解决

近年来,有理论认为,并不是在每次口腔卫生保健复诊时都必须对每个牙面进行抛光,需要抛光的只有那些着色的牙齿。该理论主要基于着色去除并不属于治疗行为且菌斑去除是可以由患者自己完成的。该理论被称为选择性抛光。但当选择性抛光理论放在现实情况时,口腔科医生就处于两难境地了。患者希望在口腔洁治时能进行全口牙齿的抛光,想要"光滑清洁,抛光后的感觉";如果没有进行所有牙齿的抛光,他们就会觉得自己花的钱没有获得相应的价值。而事实上,某些患者则会指控医生变懒了！进一步说,学习了选择性抛光方法的口腔科医生知道在抛光时应把牙釉质表面丰富的氟化物表面层去掉,所以应该只抛光严重着色的牙齿。使得该困境更加复杂且更加让人困扰的是,美国牙科卫生协会以及美国牙周学会的关于"口腔预防治疗"的定义也包括了牙齿的抛光。

目前,仍然没有科学证明在抛光过程中有多少牙釉质会被去除,又或者完全不会影响牙釉质。且随着清洁剂如 ProCare (Young Dental Mfg,Earth City,MO) 的使用,所有牙齿都可以在不磨损牙齿或修复体材料的情况下进行抛光。选择性抛光变成了一个新的定义,由 Bames 将其定义为:根据患者需要来选择清洁剂和抛光剂是非常重要的。如果患者有着色,应选择能够去除相应数量的着色斑的抛光剂。比如说,大量的着色斑应该选择粗糙的抛光膏来去除,接着再使用中等及精细大小的抛光膏。如果患者有大量着色,且有美学修复体,这些修复体是不能用任何抛光膏进行抛光的。美学修复体应该用制造商推荐的专用于美学修复体的抛光膏来进行抛光,或者是用一种不会危害美学修复体表面或完整性的清洁剂。而对于那些没有着色的牙齿,应该使用不含研磨颗粒的清洁剂。至关重要的抛光方法的选择可以解决与抛光相关的所有两难困境。另外,这种必要的选择性抛光方法,消除了"一种抛光膏对应所有抛光操作"的方法。接受了这种方法的口腔科医生使用的或者是"任何一种颗粒的抛光膏都适用"的方法(精细-

中等-粗糙或加粗各等级),或者是"粗糙的抛光膏用于所有情况"的方法。后者的方法是基于一个理论,即如果粗糙的抛光膏能去除严重的着色,那么当然也能去除其他较轻的着色。这两种方法都不符合职业道德,是因为以下两个原因:①这两种方法并没有考虑到患者的个人需要;②修复体有可能会被严重损害,达到不得不重新替换的程度。

值得强调的是,牙釉质是处于一种"矿化动态"的连续状态,在脱矿的同时也有再矿化的进行。如果牙釉质的微观层面被带有研磨剂的抛光操作去除,它会在唾液矿物的作用下及时再矿化,并暴露于氟化物,特别是患者接受了氟化治疗或在抛光以后进行含氟涂料的操作时。

抛光的目的应该是保证最小的研磨剂来创造牙齿和修复体的光滑表面,从而防止沉淀物的附着。抛光牙齿和修复体时"做与不做"的总结可见于表 16.2。

(五)抛光技术

当在进行抛光操作时,为了防止研磨时的污染,抛光杯和(或)抛光刷在进行下一次操作前必须进行更换,而且尽量少用研磨剂。在使用下一种研磨剂前,一定要对被抛光表面进行彻底冲洗。另外,如果临床医生想对牙齿上的着色或铸造修复体使用精细的研磨剂,以及对牙体结构使用粗糙的研磨剂,必须先用粗糙的研磨剂。临床医生必须避免在修复体材料上使用粗糙的研磨剂,为此应让患者漱口,更换抛光杯,然后再用更精细的研磨剂进行抛光。

表 16.2 抛光时"做与不做"的总结	
做	不做
• 认识到抛光材料和设备可能会损害软组织	• 损伤牙龈组织
• 使用慢速,避免牙髓创伤和汞合金恶化,必要时,适度至轻微的压力和足够的冷却液	• 产生过多的热量
• 记住牙骨质和牙本质比牙釉质更容易磨损	• 忽略对牙根表面的潜在损害,尤其是牙齿色的修复体
• 大多数抛光研磨剂比修复材料更硬,应使用材料制造商推荐的研磨剂进行抛光,或使用不会磨损的清洁剂	• 用抛光膏抛光修复材料
• 使用高抛光、低磨损的抛光膏	• 使用过度磨损的抛光膏
• 采用指定的选择性抛光程序;选择适当的清洁剂或抛光剂,以满足患者的个人需求	• 使用相同的抛光剂抛光每位患者的牙齿

推荐的抛光技术是使用低速、轻柔的间歇力。抛光刷通常会受区域限制,如咬合面。抛光刷比抛光杯能更好到达咬合面的不规则区,但更容易磨损并引起牙龈的创伤。

牙齿的脱矿表面是较脆弱的牙体结构。比起完整的牙釉质来说,橡皮杯抛光脱矿牙齿的表面可能会引起大量的牙体结构丧失。

抛光修复体可能会形成粗糙的表面。修复体材料如黄金、复合树脂、银汞合金以及玻璃离子等可能会受抛光膏中的研磨介质影响。表面可能会变得粗糙,且有时候修复体的边缘会被破坏。而对于种植体,有特别的非研磨膏用于邻面及假冠的抛光。

我们必须谨记,抛光的目的是形成尽可能光滑的表面。不管是抛光牙体结构还是修复体,我们使用粗糙的研磨剂时都无法达到这一目的。在抛光时可能会在表面产生先前不存在的沟和剐痕。这些不平整的表面现在会更加容易促进菌斑、色素及牙石的形成和附着。现在这些积聚物会比它们被不正确地抛光之前更快形成。

六、抛光膏

口腔科医生可选择的抛光膏有许多种类。近年来,它们不仅由制造牙刷的公司售卖,那些制造一次性和高压灭菌的口腔科洁牙角的制造商也有提供抛光膏。市场上大批量的抛光膏并不多,如图 16.11 所示是罐装抛光膏。然而,大多数是如图 16.12 中所示的单剂量杯装抛光膏。抛光膏制作成各种各样的颜色、材质、气味、颗粒和形态。而其价格也根据品牌和购买数量而有所不

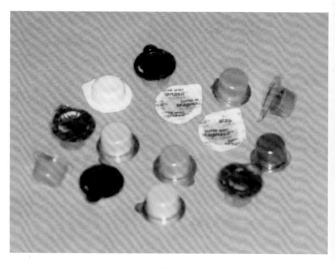

图 16.12　各种单剂量抛光膏。

同。

1982 年,一篇由印第安纳大学的 Putt、Kleber 和 Muhler 研究发表的杂志论文中提到牙釉质的抛光和抛光膏的磨损。该杂志成了关于该话题的出版物的"基石",因为它为口腔科医生提供了关于抛光的重要信息。它还评估了 10 种商业抛光膏的牙釉质抛光和磨损性。可惜的是,那已是 30 多年前的事情了。该杂志评估过的抛光膏大多数都已经不在市场上售卖了。以下是主要的几点内容。

(一)抛光能力

如前所述,抛光剂不能形成太深的刮痕和沟壑。它应该形成非常精细且窄的刮痕和沟壑,这样才能反射光线,并显得"有光泽"。近年来,出现了一种既可以清洁(研磨)也可以抛光的抛光膏。这种产品如图 16.13 所

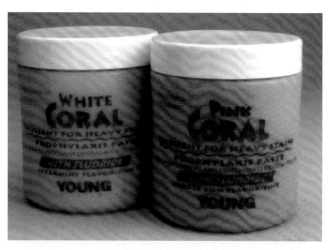

图 16.11　大容量的抛光膏。(Courtesy of Young Dental Mfg.)

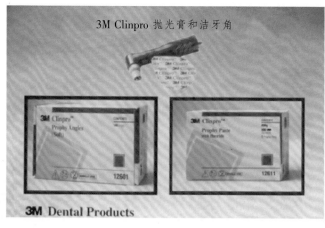

图 16.13　"Clinpro"抛光膏。(Courtesy of 3M/ESPE Dental Products.)

示。它的颗粒形似薄片,称为"珍珠岩",在使用的 15 秒过程中会发生从粗到细的改变。图 16.14 显示的是在抛光 15 秒后微粒的形态和变化。然而,值得指出的是抛光膏中所有的研磨料都会在抛光过程中逐渐碎成越来越小的颗粒。

(二)研磨性质

抛光膏中的研磨颗粒不能对表面产生损害,但必须可以去除污点。

一种能接受的抛光膏必须同时拥有高效的抛光率以及低的磨损率。Putt、Kleber 和 Muhler 发表的文章中列出了少数能达到以上特性的抛光膏,也分出了一些低抛光率和高磨损率的抛光膏。

Putt、Kleber 和 Muhler 的研究还评价了龈缘退缩区域抛光剂的使用。他们指出,必须记得牙本质的磨损比牙釉质快 25 倍。牙骨质只是暂时地存在于龈缘退缩区域,它会比牙釉质快 35 倍磨损,因为它只是一个薄层,且比较"柔软"。常见的操作一般是将龈缘退缩区域视为研磨抛光材料使用的禁忌区域。

(三)"特殊"抛光膏

制造商还推出了一些不只是可以清洁和抛光的抛光膏。口腔科医生的混合产品中很可能是既含有抛光膏又有治疗剂成分的。一些糊剂,例如 Clinpro(3M/ESPE)会发生从粗糙到精细的产品转变。这在前文"抛光能力"中有所叙述,如图 16.13 和图 16.14 所示(然而抛光膏中所有的研磨料都会在抛光过程中逐渐碎成越来越小的颗粒)。其他的产品可能会含有不同量和不同形态的氟化物,如 "D-Lish"(Young Dental)、"Topex"(Sultan Healthcare,Inc)和 "Enamel Pro"(Pre-

mier)等。还有其他的,如"NuCare"(Sunstar Americas, Inc.)和 "ProClude"(Ortek Therapeutics),这些被报道能减少牙齿敏感。值得指出的是,一些含有添加剂的洁治抛光膏的功效并没有被研究证实,如添加了无定型磷酸钙和生物玻璃的抛光膏,声称能增强牙釉质硬度或减少过敏。Clinpro、NuCare 和 Enamel Pro 如图 16.15 所示。

(四)美学修复体的抛光膏

近年来,患者对于美学修复体的需求越来越大。典型的包括微填料型、混合型和复合体型,许多传统的抛光膏是不能用在这些修复体上的,因为它们会形成非常粗糙的表面和(或)会去除树脂表层,使美学修复材料中的填料颗粒暴露。相对的,就需要有一些特别为美学修复体制造的抛光膏。这些抛光膏含有一些如珠光体、氧化铝或金刚砂粉末等研磨料。在不能肯定时,可以使用不会损伤美学修复材料的清洁剂。

如果口腔科医生知道修复体材料的品牌名字,就必须要遵循制造商建议的抛光方法。在许多时候,他们的其中一种产品会被推荐用来抛光。这些抛光材料包含非常精细的研磨料,可以单剂量和调剂用注射器、橡皮杯、橡皮尖和抛光盘等形式来使用。这些产品的例子可见于图 16.16 至图 16.18。

识别用于这些修复体的材料类型(参见表 14.1)和使用正确的研磨料来进行抛光确实需要经过计划和时间。但这是我们作为一个专业人员的职责,从而可以正确地使用材料来处理牙齿和修复体。患者会对最终完成的更光滑、更持久的修复体以及额外的维护和努力致以感谢。

七、空气粉末抛光

(一)传统的空气粉末抛光

传统的空气粉末抛光是利用空气、水和一种特殊形态的抛光粉末进行的。最原始的空气抛光粉末和现在的

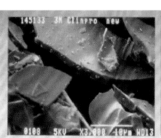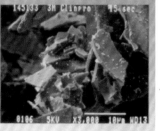

图 16.14　"珍珠岩"磨料颗粒(在 Clinpro 中):粗糙(左)和细(右)。(Courtesy of 3M/ESPE Dental Products.)

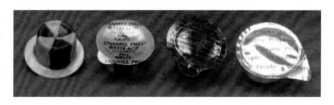

图 16.15　单剂量包装的各种"特殊"抛光膏。

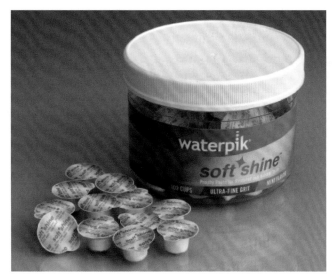

图 16.16　"Soft Shine" 美容修复膏，用于修复体和天然牙齿。(Courtesy of Water Pik, Inc.)

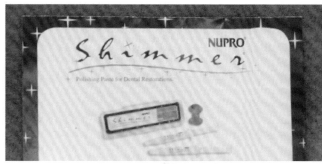

图 16.18　专门为口腔科医生擦亮修复体而开发的抛光剂。

"空气抛光粉末的黄金标准"都是特殊处理过的碳酸氢钠。空气粉末抛光将压缩空气、水和碳酸氢钠结合而成的喷雾，并使用动能推动粉末中的抛光微粒喷洒在牙齿表面。

（二）空气粉末抛光

在空气粉末抛光装置中使用任何空气抛光粉之前，请参阅装置的保修书。使用未经设备制造商许可的空气粉末抛光剂可能会使设备的保修失效。特别选择的粉末（甘氨酸和赤藓糖醇）可以用于龈下，并且据报道可以改善种植体周围炎和牙周牙齿的炎症反应。

1.碳酸氢钙

碳酸氢钙是空气粉末抛光最初使用的粉末，特别配制了少量的磷酸钙和二氧化硅，用以保持它的游离态。这种碳酸氢钠的形式与非处方出售的碳酸氢钠不同。后者会阻碍空气粉末抛光的装置。唯一可以使用的碳酸氢钠是专门为空气抛光装置制造的。空气抛光粉

末的碳酸氢钠的尺寸平均为 60~74μm。值得指出的是，不同品牌碳酸氢钠粉末的微粒大小都不同，有一些品牌比其他的磨损性要大。碳酸氢钙的莫氏硬度数值是 2.5，并与混合复合树脂修复体材料的硬度水平一样。碳酸氢钙粉末是有味道的；患者会尝到咸味并闻到这种气味。

特殊处理的碳酸氢钙用于牙釉质是安全的，特别是在去除由烟草的使用以及氯己定造成的严重着色时。它对于难到达部位着色的去除特别有效。另外，碳酸氢钙用于银汞合金、黄金、陶瓷、种植体、正畸托槽和钢丝以及预备牙齿密封剂的咬合面等都是安全的。但碳酸氢钙不能用于密封剂和牙色修复材料，包括复合树脂和玻璃离子。

2.氢氧化铝

对于不能接受碳酸氢钠的患者而言，氢氧化铝是首选的空气抛光粉末。某些身体健康情况会导致含钠产品的禁用。这些情况包括外科医生指导的钠摄入控制饮食，或者是有高血压或肾功能障碍疾病的患者（可见下文中"空气粉末抛光的禁忌证"）。氢氧化铝的莫氏硬度数值是 4，微粒的筛孔尺寸范围为 80~325μm。

氢氧化铝适用于那些严重牙釉质着色的患者。而禁忌证包括牙本质、牙骨质、银汞合金、黄金、所有类型的

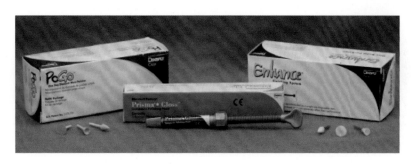

图 16.17　产品包含各种各样的抛光膏、抛光杯、抛光尖和抛光盘，用于抛光美容修复体。

复合树脂、玻璃离子以及种植体。氢氧化铝不会引起陶瓷的表面破坏。但用于陶瓷修复体的粘接剂会被氢氧化铝去除，引起边缘完整性的破坏，很快就会导致龋病的发生。

3.甘氨酸粉末

甘氨酸是一种氨基酸。为了用于粉末，使用水和钠盐的溶剂生长甘氨酸晶体。用于空气抛光的甘氨酸颗粒的尺寸为 18~22μm，并且莫氏硬度值为 2。甘氨酸是目前在美国使用的研磨性最差的空气抛光粉。

4.碳酸钙

碳酸钙是在石头中发现的天然物质。碳酸钙微粒的大小为 60~70μm。它是抗酸药的主要成分，也常用作药物中的填料。碳酸钙的莫氏硬度值为 3，也被称为白垩岩或白垩粉，在"研磨材料的类型"中有所描述。

5.磷硅酸钠钙（甲派氯丙嗪）

磷硅酸钠钙（甲派氯丙嗪）是一种生物活性玻璃，莫氏硬度值为 6，其微粒大小范围为 20~120μm，是空气抛光粉末中最硬的抛光微粒。研究已经证实，磷硅酸钠钙是目前磨损性最高的研磨料之一，也是空气抛光材料中研磨性最高的粉末，它仅用于空气抛光。磷硅酸钠钙会引起牙釉质、复合树脂材料和玻璃离子的过多磨损。值得指出的是，空气抛光粉末不应与空气研磨系统混淆。空气研磨包括运用带有非常坚硬的研磨微粒（氧化铝）的高速气流来去除牙体结构，这是修复操作的一部分。空气研磨系统在第 5 章中有更详细的描述。

6.赤藓糖醇

赤藓糖醇是一种天然存在于植物中的糖醇。赤藓糖醇在美国用于空气抛光，已在 2017 年得到批准。赤藓糖醇在用于龈下时，有望能减少牙周袋和种植体周围炎的炎症。赤藓糖醇是所有空气抛光粉末中最软的材料，并且与复合树脂、牙釉质和牙周软组织都兼容。目前，有越来越多的关于赤藓糖醇的研究，口腔科医生在使用空气抛光时也建议要遵循赤藓糖醇的相关研究。

（三）空气粉末抛光的禁忌证

（1）内科医生指导的钠限量饮食者。

（2）有呼吸系统疾病的患者。

（3）有限制吞咽或呼吸的情况（慢性阻塞性肺疾病）。

（4）具有传染性感染病的患者。

（5）免疫功能不全的患者。

（6）患者正在接受：①钾治疗；②抗利尿剂治疗；③类固醇治疗。

（四）空气粉末抛光技术

大多数的口腔卫生士临床操作教材都会详细介绍空气抛光技术。流程综述如下。

（1）手机角度：①前牙 60°；②后牙 90°；③咬合面 90°。

（2）必须保持高速的吸唾，患者要佩戴护目镜

（3）手机的机头要保持以连续的环形动作移动，并距离牙齿表面 4~5mm。

（4）正确的角度是控制多余气溶胶产生最好的唯一办法。

（5）皮下气肿。

1）皮下气肿会在手机角度不正确时发生；手机的喷嘴不能直接对着龈下袋，因为那里只有很少或完全没有骨组织支持，也不能深入多余位点，以及不能靠近或深入撕裂创伤区或手术伤口区域。

2）定义：空气进入头颈部的软组织时会发生皮下气肿。

3）常规使用抗生素治疗。

4）症状：感到"触感较硬"的区域或是患者感到患区的"爆裂"音。

5）它可以发展成为更加严重的情况，例如血栓和肺栓塞，以及其他情况。

八、种植体

如前所述，牙种植体可以用碳酸氢钠粉末来进行空气粉末抛光，或是用橡皮杯及正确的清洁剂抛光。在口腔预防治疗的抛光时，钛金属与其他金属或其他化学制品的不兼容性必须考虑在内。真正的抛光剂是仅用于牙种植体的，因为目标并不是改变（磨损）钛种植体的完整性。

去除软垢的理想工具是叫作 ProCare（Young Dental Mfg）的一种清洁剂。这种粉末呈圆形、"更柔软"、平整的微粒，并不能描述成一种粗砂。这种产品是抛光膏的一种，研究者 Putt、Kleber 和 Muhler（本章前面有所提及）发现它具有较低的磨损性以及高抛光性能。这种粉末和液体结合成为抛光膏，如图 16.19 所示。另外，为了去除

种植体上的坚硬沉淀物,已经出现了专用的塑料手用器械以及超声刮治器械的塑料外膜。

九、义齿清洁剂

全口义齿和局部义齿会积累菌斑、着色以及牙石,与天然牙齿的积累一样。复诊不仅仅是检查可摘装置的情况,并且在复诊程序的最后,将可摘装置恢复到没有任何沉积物的状态再还给患者,这是口腔卫生士的责任。

义齿基托材料和义齿牙齿是口腔卫生士提供专业服务的口腔材料。义齿的清洁和抛光有多种方法,专门关于口腔科医生临床操作的教材也会详细描述这方面的内容。

清洁和抛光义齿的目标,与清洁和抛光天然牙齿和其他修复体材料表面一样,是用不损害其表面的方法来去除沉积物。必须要足够细心,以保证研磨料、旋转式机器或腐蚀性超声溶剂不会伤害到可摘义齿装置的表面。

十、洁治剂

正如口腔清洁剂一样,在临床操作的教材中也有对洁治剂的详细描述。从口腔材料的角度来说,洁治剂中最重要的成分是研磨剂。

(一)研磨成分和美国牙科协会认可

有各种类型的研磨剂,其中一种可添加到洁治剂当中。多年前,市场上的洁治剂被认为是有很强磨损性的,例如那些推荐给吸烟者使用的。而如今为了使消费者安心,美国牙科协会(ADA)在验收程序中对洁治剂进行了评估。这在第1章的“引言”中有所叙述。如果能达到(ADA)陈述的特定要求,则该洁治剂就被定为“ADA 认可”。总的来说这些要求如下。

1.安全性和功效

洁治剂必须安全并有效。现在,美国 FDA 规定了洁治剂及其耐磨性。ADA 和国际标准化组织(IOS)也设定了洁治剂的标准,这在本章后面会有所介绍。

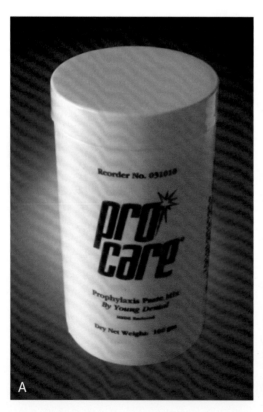
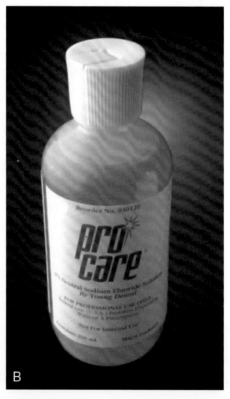

图 16.19　ProCare 是一种清洁剂。(**A**)以粉末形式存在时,必须与水混合。(**B**)如图中所示的中性氟化钠溶液。(Courtesy of Young Dental.)

2.科学数据

洁治剂的制造商必须向 ADA 提供科学数据来支撑任何关于该产品的广告及包装上的声明。这些数据通常是基于广泛的临床实验。

(二)洁治剂中使用的研磨材料

主要有三种类型的洁治剂研磨材料。

1.磷酸盐

它会使牙齿外观更白,并"感觉"更干净。两种用于洁治剂中的磷酸盐为二水磷酸二钙和焦磷酸钙。

2.碳酸盐

碳酸盐已经沿用了接近 100 年,它可以使产品和环境具有更好的气味,并且具有良好的研磨性能。

(1)碳酸氢钠

也称为小苏打。在 20 世纪 20 年代,它是用来清洁银金属的;而到了 40 年代,它被制成了冰箱中的防臭剂。在 70 年代,它又用作洗衣店的洗衣粉以及地毯除臭剂。而在过去 20 年,它已经被制成了牙膏研磨料。另外,研究表明,碳酸氢钠可与氟化物兼容,并能杀死大多数的牙周病原体,它安全、磨损小、价格便宜。可以说碳酸氢钠是最完美的牙膏成分"。

(2)碳酸钙

如前所述,这种研磨材料又称为白垩粉。它是最经济的机械研磨材料之一。单氟磷酸钠可与它联用。

3.二氧化硅

在使用含有二氧化硅的抛光膏和牙膏时,二氧化硅可提供研磨和清洁效果,它具有多种微粒大小。另外,二氧化硅可按配方制造成特定的性质。例如,二氧化硅微粒可以制造成不透明或是半透明。可以在凝胶状牙膏或不透明的抛光膏中发现半透明的二氧化硅微粒。二氧化硅是抛光膏和牙膏中主要的不起反应的成分。它已成为近年来最常使用的研磨材料,并能与可溶性氟化物兼容。在声称具有美白牙齿功能的牙膏中经常能发现二氧化硅成分。

(三)影响洁治剂磨损率的因素

一些口内和口外的因素会影响洁治剂的磨损率。

(1)口内因素包括口干症、唾液稠度和流量、暴露的根面、沉积物的质量和数量,以及特定的修复体材料等。

(2)口外因素包括洁治剂中研磨材料的形态、尺寸

表 16.3　一些常见知名品牌牙膏的牙本质相对磨损指数[a]	
牙膏	相对磨损值
纯小苏打	7
艾禾美牙粉	8
艾禾美牙齿护理牙膏	35
氧亲新	45
Tom's of Maine 舒敏牙膏	45
艾禾美	49
伦布兰特	53
口乐士	53
Tom's of Maine 儿童牙膏	57
高露洁普通牙膏	68
高露洁全效牙膏	70
舒适达	79
艾姆	80
高露洁强效抗敏牙膏	83
水晶莹抗敏牙膏	91
Tom's of Maine 普通牙膏	93
佳洁士普通牙膏	95
美达净	103
舒适达亮白牙膏	104
高露洁炫彩牙膏	106
佳洁士抗敏牙膏	107
高露洁草本牙膏	110
水晶莹美白牙膏	113
艾禾美	117
艾禾美	117
特写小苏打牙膏	120
高露洁美白牙膏	124
佳洁士亮白牙膏	130
特洁牌	133
佳洁士多效美白牙膏	144
高露洁小苏打美白牙膏	145
白速得	150
高露洁	165
高露洁二合一	200
美国 FDA 推荐的最大值	200
ADA 推荐的最大值	250

[a] 0~70 为低磨损,70~100 为中度磨损,100~150 为高度磨损,150~250 可视为损害限制。

Adapted from http://dukeslc.wordpress.com/2008/11/20/toothpaste-abrasion-ratings/. Accessed February 1, 2011.

和数量,以及使用的洁治剂量。牙刷的类型、使用的方法、用力大小以及刷牙频率也是其他的口外因素。

如本章前面所提及的,ADA 提出了一个牙膏的研磨材料指数称为牙本质相对磨损指数(RDA 指数)或放射性牙本质磨损指数。ADA 用 RDA 指数来比较不同洁治剂的耐磨性,如表16.3所示。RDA 指数是根据一种测定洁治剂耐磨性的标准转化方法,称为放射性牙本质磨损(RDA)。RDA 测定的第一步是通过中子放射线提取人类牙齿的放射性;第二步,将被辐射的牙齿剥去牙釉质;第三步,牙本质样本会置于力度和速度都经过标准化的刷洗工具上,并用目标洁治剂进行刷洗。刷洗机器的冲洗水流通过放射性(被磨损牙本

质)进行衡量。最后,通过对比被测试洁治剂和标准研磨材料的参考材料,计算得出一个分数。超过 100 分的都认为具有耐磨性。而洁治剂必须达到 200~250 分或更少的耐磨性分数,才能达到 ADA 和 IOS 提出的耐磨性测试要求。FDA 的限定是 200 分。这意味着被测试的洁治剂必须磨损参考标准的 20%~25% 的牙本质,才能被认为是在正常使用时是安全的。该方法的缺点在于它是在技工室进行操作的,而不能反映活体环境。

致谢

本章用于纪念 Caren M. Barnes 的一位亲爱的挚友,Esther Wikins 医生(1916—2016 年)。

总结

口腔卫生士必须对关于牙齿和修复体的清洁和抛光的名词具有基本的认识。切割是通过剪切过程去除材料。打磨是磨除表面。修整完成是产生修复体最终形态和轮廓的过程,而抛光是研磨表面以最后减少刮痕的大小直到表面呈现光亮。用来磨损或研磨的材料是研磨材料。

本章节包括多种在口腔科操作中常用的研磨材料的介绍。要使用这些研磨材料,它们必须附着在允许研磨操作的设备上。这些设备包括金刚砂钻、磨石、橡皮轮或橡皮尖、抛光盘、抛光条和粉末。

硬度、大小、形状、用力大小、速度以及润滑剂等因素都会影响磨损率。使用干燥的研磨材料和较硬刷毛的抛光刷,而且用力较大、速度较快的话,有可能产生对牙体结构和修复体材料表面的过度磨损。相对的,当医生使用较湿润的、精细颗粒的抛光膏或粉末以及橡皮抛光杯,以及使用温柔的力量和低速来进行抛光,就更有可能形成高抛光而又低磨损的表面。

抛光的理由包括减少附着以防止发生沉积物、产生一个光滑的表面、增加美学效果,以及减少金属修复体的腐蚀。在进行抛光时,通过逐步使用从粗糙到精细的研磨材料,可使表面的刮痕逐渐精细化。然而,关于是否需要进行所有牙齿的抛光这个问题,必须要做出决定。许多口腔卫生士的规划都将"选择性抛光"列入推荐方案之中。

抛光膏有多种颜色、材质、气味、颗粒和剂型。推荐使用的抛光膏是具有高抛光而又低磨损性能的类型。目前有的抛光膏是含有氟化物并能减少敏感作用物质的,而同样也有一些可从粗糙逐渐过渡到精细的研磨剂。还有一些其他的是含有极少甚至没有研磨材料的清洁剂。

义齿基托材料和义齿牙齿是口腔科医生在复诊或维护治疗时值得注意的口腔材料。必须要以不会破坏义齿的方式去除菌斑和牙石。

站在口腔材料学的角度上,在洁治剂中的一种重要成分是研磨剂。一种洁治剂想要得到美国 FDA 和 ADA 认可,就必须达到关于研磨等级的要求,并且任何关于其功效的声明都必须有科学数据支持。

空气粉末抛光使用空气、水和研磨剂来去除牙齿、正畸托槽和钢丝、种植体上的着色和生物膜。选择性粉末可用于龈下区域,根据报道可以促进种植体周围炎和牙周炎牙齿的炎症恢复。因为钛种植体的表面不能被改变,所以只有清洁剂能用在种植体表面的传统抛光上,而非研磨剂。

洁治剂中的研磨剂主要有三种分类:磷酸盐、碳酸盐和二氧化硅。碳酸盐包括碳酸氢钠,这是一种与氟化物兼容的材料,它具有杀菌能力,使用安全,磨损率很低,且价格便宜。而二氧化硅在近年来成了洁治剂中最常使用的研磨材料。

学习活动

1.用小片的黄铜或树脂玻璃、一个慢速手机,以及一些抛光杯或抛光刷,并使用三种不同颗粒大小的研磨剂对以下材料进行抛光:

a.用最大颗粒的研磨材料,只用一个方向对黄铜板的整个表面进行打磨(见右图 A)。

b.更换抛光杯或抛光刷,使用第二粗的研磨剂,以90°角旋转表面,从而使抛光痕迹与上一次的痕迹垂直。抛光大概 2/3 的表面(见右图 B)。

c.再次更换抛光杯或抛光刷,使用最精细颗粒的研磨剂,将表面旋转 90°,回到第一次的位置,并抛光 1/3 表面(见右图 C)。

d.使用相同的抛光杯和研磨剂,对整个黄铜板的下方,表面的一半进行抛光,这会经过之前抛光的所有区域(见右图 D)。

评估你的样本,描述结果。指出不同区域的抛光痕迹的表现。它反映了怎样的抛光正确流程?现在,对比底部和顶部两半的痕迹。用最精细的研磨剂直接覆盖在较粗糙的表面进行抛光会导致怎样的结果?

2.在树脂片上挤出一个复合树脂修复材料的长样本。将树脂片折叠,并将样本平整。用光照直至固化。将树脂片分成三块,并用如第一个学习活动中描述的方法进行抛光,用 Sof-Lex 氧化铝盘从粗到细的顺序进行抛光。用评估黄铜片或树脂玻璃相同的方法评估你的样本。

3.对一位同学的牙齿使用不同的抛光材料进行抛光,如下:

a.牙膏;

b.硅石;

c.二氧化锡;

d.铅白;

e.浮石粉;

f.不同品牌的商业抛光膏。

注意稠度、飞溅的概率以及颗粒粗细。让"患者"向你报告不同颗粒大小、味道和材质的区别。

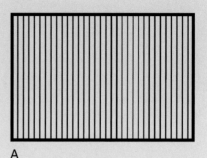

A

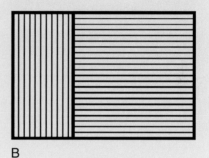

B

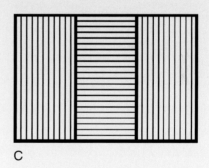

C

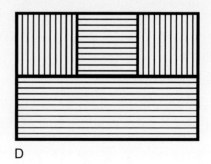

D

复习题

1. 哪一种类型的研磨材料看起来是浅灰黑色,有时又称为"金刚砂"的?
a.二氧化锡
b.石榴石
c.浮石
d.刚玉
e.硅藻岩

2.从火山中发现并用于技术室,制成如黄金、银汞合金和金箔等修复体材料的研磨材料是哪一种?
a.氧化铝
b.浮石
c.硅酸锆
d.砂石

3.以研磨液的形式抛光银汞合金修复体,可称为碳酸钙的研磨材料是哪一种?
a.硅石
b.铅白
c.浮石
d.氧化铝

4.将研磨材料用于修复体材料时,研磨材料必须比被抛光表面_____。
a.硬
b.软
c.相当
d.任何研磨材料都可以

5.以下各项因素都对磨损率有影响,哪项除外?
a.压力
b.速度
c.颗粒大小
d.结合和覆盖的研磨材料

6.形成修复体最终形状和轮廓的操作称为:

a.切割
b.研磨
c.抛光
d.修整完成

7.用以承载粉末的"载体"可以是:
a.橡皮杯
b.绒锥
c.甘油
d.抛光刷

8.抛光需要用到一系列越来越精细的研磨材料。它也可以通过使用同种研磨材料,其研磨粗砂逐渐由大到小的过程来进行。
a.第一句话正确;第二句话错误
b.第一句话错误;第二句话正确
c.两句话都正确
d.两句话都错误

9.日常使用浮石进行抛光时,_____μm 的含氟层会被去除掉。
a.1~2
b.3~4
c.5~6
d.7~8

10.推荐使用的抛光膏具有的性能是:
a.高抛光和高磨损性能
b.低抛光和高磨损性能
c.低抛光和低磨损性能
d.高抛光和低磨损性能

11.下列哪项硬度比牙釉质高?
a.浮石
b.银汞合金
c.复合树脂

d.金合金

12.空气粉末抛光是用来去除：

a.生物膜

b.生物膜与着色

c.牙石和着色

d.菌斑和牙石

13.洁治剂中最常使用的研磨材料是：

a.碳酸盐

b.浮石

c.二氧化硅

d.磷酸盐

14.在美学修复体的抛光剂中,最有可能发现哪一种研磨材料？

a.浮石

b.碳酸钙

c.金刚石粉末

d.金刚砂

15.Smith 女士在一年后进行了洁治复诊，而非医嘱要求的 6 个月。她在天然牙齿的舌面、两个金合金全冠以及数个美学修复体上都有烟草着色。应该选用哪一种清洁剂或抛光剂的组合？

a.传统抛光膏、二氧化锡和美学修复体抛光剂

b.浮石、传统抛光膏和美学修复体抛光剂

c.传统抛光膏、浮石和二氧化锡

d.硅石、二氧化锡和传统抛光膏

第17章 牙齿漂白

学习目标

1. 定义牙齿漂白,解释活髓牙漂白和死髓牙漂白之间的区别。

2. 解释内染色和外染色之间的区别,并分别举例。

3. 确定用于活髓牙漂白的两种化学制剂,并分别解释漂白剂漂白牙齿的过程。

4. 确定两种用于死髓牙漂白的化学试剂。

5. 列出影响牙齿漂白成功的因素。

6. 比较和对比患者自用和专业应用的活髓牙漂白。

7. 列出患者自用和专业用牙齿漂白程序的禁忌证。

8. 讨论预防或减轻牙齿漂白副作用的措施。

9. 熟悉 ADA 关于牙齿漂白的功效安全的声明。

引言

自然变色牙或着色牙可用漂白剂治疗。根据变色的原因或染色的类型,可以选择几种漂白技术中的一种。该过程通常被称为牙齿漂白或牙齿脱色。

死髓牙的治疗与活髓牙不同。死髓牙对温度变化和电刺激没有反应。牙齿中的牙髓不再存活,因此称为"死髓"。当根管治疗完成时,死髓牙内的牙髓腔可能包含坏死的牙髓、没有牙髓或放置惰性材料。

对活髓牙进行治疗时使用的术语为活髓牙漂白。活髓牙(具有活的牙髓组织的牙齿)可以通过口腔科医生在诊室内或患者在家中进行漂白。当患者在家中进行漂白治疗时,漂白剂被放到类似咬合垫的个性化托盘内再贴于牙面,因此经常将其称为夜间活髓牙漂白技术。无托盘牙齿漂白系统现已上市。无托盘系统使用涂有漂白剂的有弹性和黏性的聚乙烯带。牙齿漂白是一种美容治疗,也是所有口腔科美容治疗中使用最频繁的一种。患者对其外观的感知对决定是否接受牙齿漂白治疗至关重要。口腔科医生和口腔卫生士可能对患者漂白治疗的结果满意,但患者可能会不满意,这又取决于患者的自我感觉。

一、治疗选择:修复或漂白

(一)修复

有时牙齿漂白不能达到所需的美容效果。当变色或染色严重时,牙齿的修复治疗可能是一种选择。全冠,无论是全瓷还是金属融附瓷,都需在所有表面磨除大量牙齿。贴面,无论是陶瓷材料还是复合材料,都是一种更保守的修复方法,因为磨除的牙体组织更少。在一些临床情况下,由于需要保存牙体组织,修复治疗可能不是首选治疗方法。治疗计划可能包括漂白和修复。当计划修复牙齿与漂白牙齿联合治疗时,漂白通常是首先完成,以便美学修复的色彩可以与漂白治疗后的天然牙齿相匹配。在漂白治疗结束后会出现立即复发的情况。出于这个原因,牙齿的美学修复应在牙齿漂白完成后延迟 2 周。

涉及牙釉质粘接的修复性治疗(例如贴面)都必须在漂白治疗完成后延迟至少 2 周,因为最近漂白过的牙釉质对修复材料的粘接力较弱。

(二)漂白

漂白是对变色或染色牙齿进行美学修饰最保守的治疗选择。用于漂白的活髓牙可以不牺牲牙齿结构。在治疗死髓牙时,无论是从前牙的舌面还是从后牙的咬合面打开髓腔都是必要的。许多因素都可能影响漂白治疗的结果。该治疗的成功取决于以下因素:

- 变色或染色的原因或类型;
- 变色或染色的程度;
- 漂白剂的选择;
- 漂白剂的浓度;
- 牙齿暴露于漂白剂的时间长短;
- 漂白技术;
- 牙齿的活力;
- 牙齿中存在修复体。

二、牙齿变色的原因

(一)死髓牙

牙髓坏死或经牙髓治疗的牙齿随着时间的推移,牙齿的颜色会变暗。临床检查时应注意明显变黑的牙齿,并应查明变黑的原因。

牙齿的损伤可能导致牙髓组织坏死,除了明显的牙齿变黑之外,牙髓坏死没有任何迹象或症状。牙髓组织的分解,特别是红细胞的血红蛋白,会产生渗透牙本质小管的暗区。

在牙齿被诊断为死髓之后,必须进行适当的牙髓治疗。最常见的牙髓治疗是根管治疗。当进行根管手术时,髓腔的内容物(包括根管和冠状髓室)被去除。然后将髓室和根管内充填惰性材料,如古塔胶(天然树脂)。整个程序在无菌条件下进行,通常需要多次复诊。成功治疗死髓牙后,通常建议使用全冠来保护牙齿。如果根管治疗的牙齿没有用牙冠修复,则可以进行死髓牙漂白治疗以增亮变暗的牙齿颜色。

(二)活髓牙

牙齿通常是白色和明亮的,半透明有助于提高它们的亮度。每个人的牙齿色彩和饱和度都不同,随着年龄的增长,牙齿也会变暗。有些患者可能会询问自己的牙齿颜色或饱和度是否可以通过什么方式改善其外观。漂白可能是健康天然牙齿美学改善的有效治疗选择。

(三)染色

活髓牙和死髓牙都会染色。分为两种类型的染色:外源性染色和内源性染色。

1.外源性染色

外源性染色出现在牙齿的外表面。外源性染色的原因包括食物和饮料,如咖啡和茶、烟草(有烟和无烟)。一些外源性染色可以由患者用牙刷和牙膏去除一部分。一些特制的牙膏可以帮助去除外源性染色,但是它们在去除严重的染色方面作用有限。那些不能由患者自行去除的外源性染色可以由口腔科医生或口腔卫生士通过刮治和抛光而去除。通过漂白处理可以完全去除难以清除的外源性染色。外源性染色牙的漂白效果比内源性染色牙的漂白效果好。

2.内源性染色

内源性染色发生在牙齿结构(牙釉质或牙本质)内。

(1)后天性染色。一些内源性染色发生在牙齿形成之后。造成这种类型染色的原因如下。

• 汞合金修复体:银汞合金引起的染色无法通过漂白过程清除;

• 龋齿:应去除龋坏组织并在漂白治疗前恢复牙体组织;

• 牙髓治疗(根管治疗)产生的染色可以成功漂白。

(2)先天性染色。其他内源性染色发生在牙齿萌出前,当牙齿在发育或钙化阶段。这些染色包括以下内容。

• 四环素染色:在牙齿钙化过程中摄入的四环素类抗生素可能会导致牙本质和牙釉质染色。四环素与牙本质和牙釉质的羟基磷灰石晶体化学结合。当四环素染色的牙本质或牙釉质暴露于黑色(荧光)光时,四环素晶体产生荧光。在自然光和日光灯下,四环素染色部位表现为不同强度的灰色或褐色斑块,通常牙齿内呈横条状分布。四环素染色的牙齿难以漂白。染色越浅,漂白就越成功;

• 氟中毒:牙齿形成和钙化期间从饮用水中获得高含量氟化物(> 1ppm)可能导致染色,称为氟中毒。含氟牙膏和漱口水是全身性氟过量的潜在来源。应告诫家长监督儿童使用含氟牙膏或漱口水以防止意外或有意吞咽。在程度较轻的情况下,氟中毒在釉质中出现白点,没有浅窝或坑凹。在更严重的情况下,氟中毒会导致牙釉质出现棕色斑点或浅窝。氟斑牙难以漂白。氟中毒越轻微,漂白结果就越成功;

• 牙本质发育不全和牙釉质发育不全:牙本质发育不全和牙釉质发育不全是遗传性疾病,分别导致牙本质和牙釉质形成障碍。漂白不会显著改善被牙本质或牙釉质发育不全症所影响的牙齿外观。

三、漂白剂

(一)过氧化氢

过氧化氢(H_2O_2)是一种强氧化剂,易于分解成水和氧气。过氧化氢的分解释放氧自由基,与外源性和内源性染色中的色素反应,产生漂白效果。氧自由基含有不成对电子,因此具有高度的反应性。图17.1A说明了过氧化氢分解成水和氧自由基的过程。

过氧化氢可以穿透牙釉质和牙本质,并可能产生可逆性牙髓炎,这是牙髓组织的暂时性炎症。可逆性牙髓炎引起的牙齿敏感是漂白过程中最常见的副作用。必须采取预防措施以保护患者的眼睛、面部和口腔内软组织

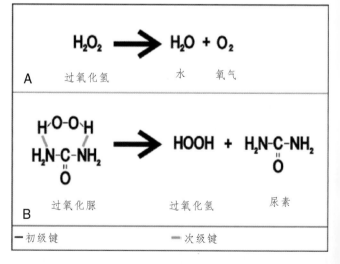

图17.1 过氧化氢的分解。(A)过氧化氢是一种强氧化剂,分解成水和氧气。氧气与外源性和内源性染色中的色素发生反应,产生漂白效果。**(B)**过氧化脲,一种较弱的氧化剂,分解成过氧化氢和尿素。

（唇、面颊和舌）以及患者的衣服免受过氧化氢溶液的伤害。

过氧化氢以液体或凝胶形式用于牙齿，浓度为5%~35%。图17.2显示了一种过氧化氢牙齿增白剂（Zoom，Discus Dental）。

（二）过氧化脲

过氧化脲（$CH_6N_2O_3$）是两个分子（尿素和过氧化氢）的复合物（次级键）。它以液体或凝胶的形式用于牙齿，浓度为10%~20%。图17.3显示了过氧化脲凝胶（Rembrandt；Dent Mat，Santa Monica，CA）和糊剂（Colgate Platinum；Colgate Palmolive，New York，NY）的实例。

过氧化脲分解成尿素和过氧化氢。然后过氧化氢分解成水和氧气（图17.1B）。10%的过氧化脲溶液相当于3%的过氧化氢，而15%的过氧化脲溶液相当于5%的过氧化氢。过氧化脲产品比过氧化氢产品更稳定（更长的保质期）。大多数过氧化脲增白凝胶含有Carbopol（BFGoodrich，Richfield，OH），它是增加凝胶与牙齿黏附的增稠剂，由此加强了与增白剂的接触。

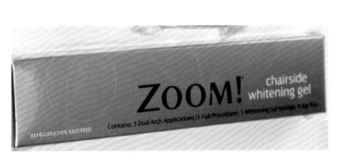

图17.2　Zoom椅旁过氧化氢漂白剂（Discus Dental）。

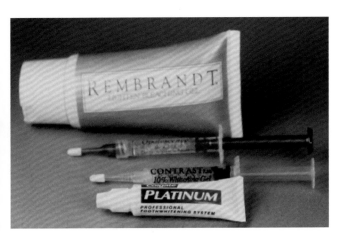

图17.3　碳酰胺过氧化物漂白凝胶。

（三）过硼酸钠

过硼酸钠是另一种弱氧化剂。它有时与过氧化氢一起用于漂白死髓牙。过硼酸钠是许多家用织物漂白剂中的活性成分，被认为对颜色安全。

四、漂白技术

（一）死髓牙漂白

在漂白程序之前，必须完成死髓牙的根管治疗。通过去除古塔胶，打开根管。可以使用两种方法来实现漂白：冷光（热和光活化）增白或夜间漂白方法。

冷光增白与活髓牙漂白相似。一旦髓室清除了腐质，就可以使用拔髓针来清理根管。根管充填，牙齿用树脂隔离。诊室的热、光或激光激活漂白材料施加到牙齿的冠部表面。一旦激活并达到漂白，根管可以充填美学修复材料。研究表明，漂白后材料的粘接强度是最弱的。由于漂白后的粘接力较弱，美学修复必须在漂白程序后至少7天，最好是在2周后进行。

死髓牙内漂白是提亮根管治疗牙齿的第二种方法。将与35%过氧化氢混合的过硼酸钠或选择商用诊室内漂白剂置于清理后的的根管中。根管中装有棉球，并用磷酸锌或IRM封闭。牙髓患者将在患牙髓腔内保留漂白剂3~7天；届时患者将会重新评估结果。该方法可以削弱牙齿表面与美学修复体之间的结合。因此，修复不得早于漂白完成7天后。家庭漂白还可以增加死髓牙根管中自由基的形成并导致外吸收。因为这些副作用，家庭漂白方法不经常进行。

（二）活髓牙漂白

自从1989年引入有效的患者应用技术以来，牙齿漂白已迅速普及。两种漂白技术最受欢迎。

- 专业应用的诊室内技术。
- 患者应用（在家），但有专业监督的技术。非处方漂白产品也向公众开放。但是其中一些不推荐，因为它们使用时没有专业人员的监督，这些将在本节稍后讨论。
- 与任何治疗方式一样，病例选择是确定成功结果的重要因素。当活髓牙漂白时，达到理想效果所需的时间将随所选择的技术以及染色或变色的类型和程度而变化。很难说一种漂白技术在所能达到的最终效果方面优于另一种。

● 需要指出的是任何牙齿漂白技术所取得的成果并非永久性的。预计会出现一定程度的复发。初次治疗后6个月可能需要再次治疗。对于大多数患者，可以计划每2年再治疗一次。

1. 专业应用，诊室内漂白

专业应用的诊室内漂白技术通常被称为强力漂白。由于强力漂白使用更高浓度的过氧化氢(15%~35%)，所有软组织和眼睛必须得到保护。漂白的牙齿用橡皮障或涂料液体树脂障隔离。通常加速漂白过程会应用光活化或热活化方式，但是它们的有效性已被质疑。

涂料树脂障(例如，液体障或Pulpdent Kool-Dam)已经变得普及并且正在替代传统橡皮障的使用。涂料树脂障可以是自动固化或光固化。当使用涂料树脂障时，牙龈、舌头和面部黏膜受到润滑剂涂层的保护。图17.4说明了强力漂白过程的适当隔离。另外，患者的眼睛应用适当的安全眼镜进行保护。

过氧化氢通常以凝胶形式通过注射器注射到牙齿。然后用各种灯加热活化过氧化氢，其中一些是树脂固化灯。许多诊室漂白产品都添加了一种化学物质来吸收光线并加热漂白材料。为避免损害活髓，必须注意不要对牙齿施加过多的热量。另外，不能局部麻醉牙齿，因为这会阻碍患者对高温产生的疼痛刺激做出反应。

2. 激光漂白

激光漂白是将激光束(氩或二氧化碳)应用于牙齿

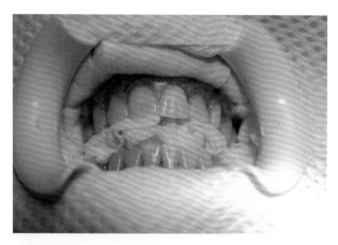

图17.4 患者应用开口器、棉卷、纱布和涂料树脂障隔离，等候强力冷光(光活化/热活化)漂白程序。

以激活增白剂。除激活增白剂外，氩激光还可直接与深色污渍相互作用以中和它们，但在牙齿很白时直接中和污渍变得不那么有效。

激光漂白是目前可用的最快速的漂白技术；但是，必须格外小心。患者和口腔科医生都必须佩戴专用安全眼镜，以保护眼睛免受激光束的能量损害。激光漂白通常在一次就诊中完成。激光漂白必须谨慎使用。与其他用于激活漂白剂的灯相比，激光是唯一可以增加髓腔温度并导致牙髓坏死的光源。永远不要使用全功率激光进行活髓牙漂白。

漂白强化棉签是GRINrx公司的一种运用水性清洁技术的产品，作为在漂白过程之前用于清洁和除去污渍的预漂白程序。该系统将时间和作用的要素与溶剂、表面活性剂、螯合剂和皂化剂结合在一起。材料可通过便捷的拭子使用。牙齿被擦拭以去除碎屑和污点，增强整体漂白过程。一些证据表明，该程序在漂白过程之前水合牙齿，而漂白通常会使牙齿结构脱水。

3. 专业指导下的患者自行漂白

过氧化氢或过氧化脲可用于专业指导下的患者自行漂白。患者漂白的结果主要取决于漂白剂的浓度和治疗时间的长短。

(1) 过氧化氢

浓度为2%~10%的过氧化氢凝胶涂布患者的个性化树脂托盘。托盘被戴在牙齿上，每次治疗30分钟。树脂托盘通常由口腔卫生士制作。该程序包括取藻酸盐印模、制作石膏模型，并修整托盘。第31章中为专业指导的患者自用技术提供了制造树脂托盘的分步步骤。

2000年，宝洁公司(美国俄亥俄州辛辛那提)推出了另一种漂白技术。Crest "Whitestrips"可同时在商店非处方和专业医院获得；两种产品之间的区别在于条带中含有的过氧化氢的浓度。条带黏附在前牙的颊侧，不需要托盘。Whitestrips含有3%~14%的过氧化氢，每天使用两次，每次30分钟。图17.5和图17.6说明了专业漂白条及其使用。

来自Proctor和Gamble的Whitestrips Supreme是专业漂白条，含有最高浓度的过氧化物。过氧化氢浓度为14%。Whitestrips Supreme只能通过口腔专业人员使用。14%浓度的条带与较低浓度的条带以相同的方式使用。漂白条的使用应超过牙列上下微笑线，并且每天两

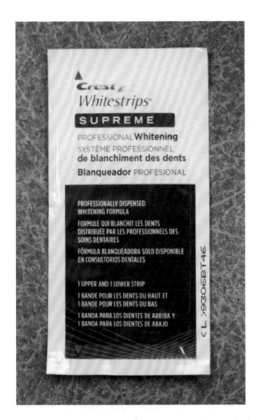

图 17.5　个人使用的漂白条带包含上颌条和下颌条。

次,每次佩戴 30 分钟。高浓度使这些漂白带效率更高。应该由口腔科医生监测整个漂白过程。

Ultradent 公司的 Opalescence 产品中的过氧化氢浓度为 6%、10% 和 15%。该产品是一个患者自行使用的含有过氧化氢的托盘。这些托盘更加适应和贴合牙齿。患者将托盘放置在牙齿上,并用嘴唇进行肌功能修整并在牙列周围形成托盘。根据浓度不同,对于含 6% 过氧

化氢的托盘,托盘保持 60~90 分钟,含 10% 过氧化氢的托盘保持 30~60 分钟,含 15% 过氧化氢的托盘保持 15~20 分钟。如果发生敏感,患者应停止使用。图 17.7 包括包装、托盘、托盘就位以及取下支撑外部绿色托盘后的照片。

(2)过氧化脲

患者将浓度为 10%~22% 的过氧化脲凝胶放入个性化树脂托盘。托盘在白天进行多次使用,每次 2 小时。或者,患者可以选择在睡眠时戴托盘 8 小时。

2008 年 2 月,ADA 发表关于牙齿漂白产品的安全性和有效性的声明。如图 1.1 所示,口腔科医生处方和非处方漂白产品应在产品包装上注明 ADA 批准的认可印章。专业应用产品从 2007 年 12 月 31 日起停止使用,因为专业应用的漂白剂不符合 ADA 认可的条件。

(3)专业漂白和去污拭子

Power Swabs 公司引入了一种预漂白的清洁产品 Power Swabs,用于在家中清洁污渍(图 17.8)。在制造商的网站上有使用说明。洗涤剂技术使用溶剂和其他成分以达到增强漂白和降低敏感度的作用。将来,便捷的棉签可能会进入医院、餐馆和咖啡馆,替代刷牙。

4.非处方漂白产品(患者应用,无监督漂白)

(1)Crest Whitestrips

迄今为止,唯一证明安全又有效的非处方产品是 Crest Whitestrips。除了包含较低浓度的增白剂(3%~7% 过氧化氢凝胶)之外,非处方漂白条与专业漂白条相同。将它们贴于前牙的唇侧表面,每天两次,每次 30 分钟。

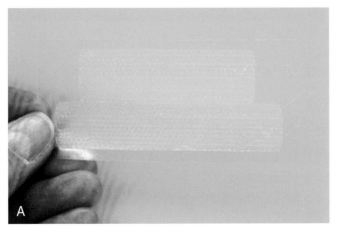

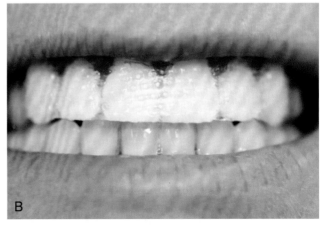

图 17.6　(A)从包装中取出的 Crest 专业漂白条。(B)在上颌面的漂白条。

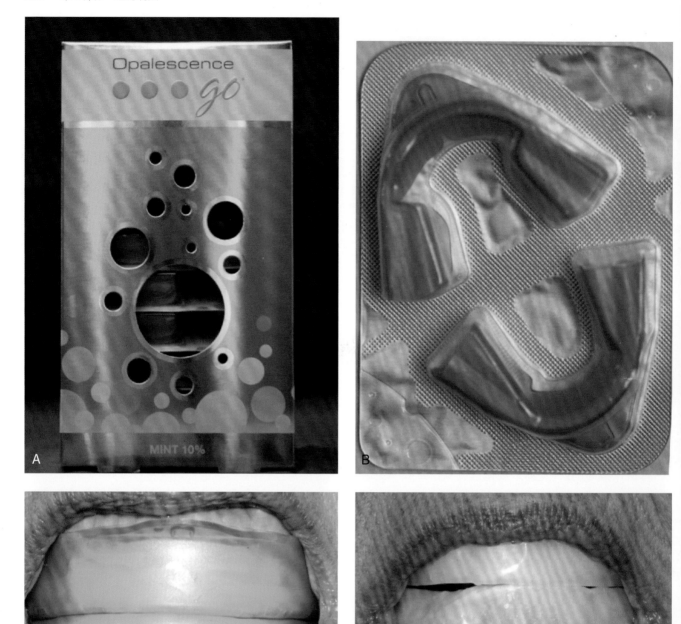

图 17.7　(A)Opalescence Go 套装。(B)托盘。(C)将支撑的绿色和透明托盘放置到位。(D)患者移除外部绿色托盘后,调整透明托盘。

(2)漂白牙粉

漂白牙粉的效果主要是通过摩擦剂机械性除去外源性染色。常见的摩擦剂包括水合二氧化硅、轻质碳酸钙和二水磷酸二钙。一些漂白牙粉含有漂白效果的过氧化物。过氧化物中有过氧化氢、过氧化钙和过碳酸钠。

漂白牙粉在维持漂白后的牙齿方面效果有限,不如在诊室或患者自行托盘漂白或漂白条所应用的漂白剂那样有效。图 17.9 显示了漂白牙粉的示例。

(3)其他产品

随着消费者需求日益高涨,有许多其他的漂白产品可供选择。口香糖、牙线、漱口水、漂白笔、柔韧的蜡状漂白条,甚至带光系统的漂白托盘都可使牙齿变白或变

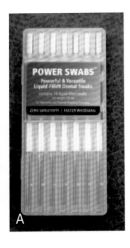

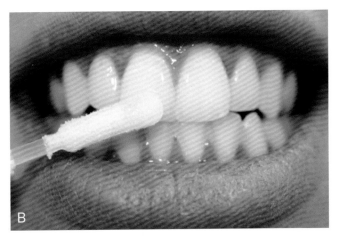

图 17.8 漂白棉签。(A)套装。(B)自用于中切牙。

亮。Listerine 的非处方产品有漂白笔。该笔是一种漂白产品,通过棉签使用,用于难以触及的牙齿表面。建议的使用频率是每天 1~3 次,持续 2 周。许多产品没有明确的科学研究来证实其漂白能力和安全性。口腔科医生和患者必须知道,许多这些产品没有获得 ADA 批准。

五、漂白的副作用

牙齿敏感性和牙龈刺激是牙齿漂白最常见的副作用。这两种副作用都是短暂的,通常在治疗停止后持续几天。

(一)牙龈刺激

当漂白剂从托盘中溢出或者在漂白过程中意外地浸到周围组织上时可能发生牙龈刺激。在诊室漂白过程中,必须注意用传统的橡皮障或涂料树脂障全面保护牙龈组织。对于患者自用的托盘,应该修整托盘形成扇

形且止于牙体组织而非牙龈的边缘。

(二)牙齿敏感性

牙齿的敏感性来自硬性托盘的压力或漂白剂本身。如果仅怀疑漂白剂,可中止治疗。如果需要的话,可用中性氟化钠或硝酸钾的局部施用来治疗牙齿敏感性。脱敏剂可以放在漂白托盘中,每天两次,每次 30 分钟,直到牙齿不再敏感。

已经证明,在漂白之前和漂白期间使用硝酸钾牙膏是漂白过程中防止牙齿敏感的有效方法。在热、光或激光漂白过程中, 髓室内温度升高可能导致可复性牙髓炎。应在漂白时使用低档激光以避免牙髓坏死。

(三)釉质分解

随着对漂白的高需求,在水疗中心和商场售货亭提供的产品通常含有二氧化氯,该物质可导致牙釉质损伤。使用该试剂已证明可以导致染色、点蚀和牙釉质脱落。必须让患者意识到使用含有二氧化氯物质的潜在危害。

(四)潜在的副作用

任何使用过氧化物的漂白过程都会产生自由基。自由基与癌症有关。随着时间的推移,长期过度漂白可能会发现更严重的后果。患者有口腔癌症的风险因素时,如烟草和酒精过量者应谨遵医嘱。

六、口腔科医生的关注点

患者倾向于依靠口腔科医生的推荐和建议。随着从口腔科医生获得牙齿漂白治疗的需求不断增加,口腔科医生必须向患者介绍治疗过程,必须告知患者禁忌证和

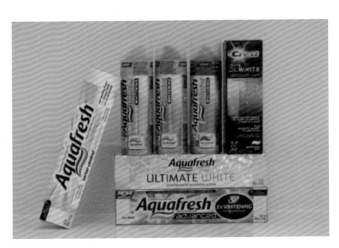

图 17.9 漂白牙膏。

漂白的副作用。研究表明,当口腔科医生监督完成漂白程序时患者发生牙齿敏感的概率较低。

(一)漂白的禁忌证

如果出现下列情况,患者不应该漂白。

(1)漂白后患者不愿意更换前牙修复体。有前牙美学修复体的患者必须被告知漂白治疗不会改变这些修复体的外观(颜色)。

(2)牙釉质有裂纹或发育不良。

(3)存在龋损。

(4)发现牙颈部楔状缺损、脱矿区域或牙齿敏感。

(5)接受放疗或化疗者不能使用光活化系统。

(6)诊断为黑色素瘤者不能使用光活化系统。

(7)使用光敏药物或光敏草药者不能使用光活化系统。

(8)大面积修复的死髓牙。死髓牙本质上较弱,而且漂白剂会使牙齿结构更加脆弱,所以只有具有较小修复体的死髓牙才应该考虑用于死髓牙漂白治疗。

(9)牙本质小管中的汞污渍不能被漂白,因为产品不会使这些区域变白。

(二)使用托盘漂白时要考虑的因素

(1)在漂白治疗之前两周、期间和治疗完成后使用含有硝酸钾的牙粉可以防止牙齿敏感。

(2)使用扇形托盘可以防止牙龈敏感。患者不得在托盘的唇侧面涂抹过量的漂白材料。更多的材料不会加快漂白速度。要擦拭掉牙龈表面的漂白剂。

(3)牙龈敏感时可能需要停止漂白治疗。1~2 天后再恢复治疗过程,若敏感仍然存在,请咨询您的口腔科医生。

(4)可能发生可复性牙髓炎。患者停止漂白 1~2 天,如果牙髓持续敏感,患者可能需要就诊。

5.在夜间托盘中使用中性氟化钠或硝酸钾,每天两次,每次持续 30 分钟,可以降低牙齿敏感性。

6)提醒患者在使用非处方漂白系统时认准 ADA 认可标志。

(三)强力冷光漂白时考虑的因素

(1)可能会发生牙龈敏感或刺激。使用维生素 E 油可以缓解组织损伤。

(2)在治疗前后使用非甾体抗炎药可以预防可复性牙髓炎。

(3)患者应在 24~48 小时内避免食用染色食物(茶、咖啡、芥末、红酱)。

(4)每天两次,每次 30 分钟使用中性氟化钠或硝酸钾可以帮助降低牙齿敏感性。

(5)辅助的夜间漂白可以加强冷光漂白治疗结果;如果出现牙龈刺激或牙齿敏感,请勿使用。

(6)可用漱口水、漂白粉和夜间漂白剂来保持漂白或巩固漂白效果。

(7)如果在漂白治疗后敏感持续超过 2 天,必须通知口腔科医生。

(四)过度漂白

过度漂白自己的牙列可能是身体畸形障碍(BDD)的征兆。BDD 是一种人们永远不满意自己外表的疾病。正如这种疾病适用于体型和外貌一样,这种疾病现在还包括牙齿的颜色。漂白的患者对颜色着迷,他们从不认为自己的牙齿"太亮"或"太白"了。虽然口腔科医生不是精神科医生或心理医生,但他们必须尝试识别这些患者。认识到患者对过度漂白的强迫需求和防止滥用漂白剂,从而可能会挽救该患者的牙齿健康。注意那些已经在家中使用漂白产品并寻求更高浓度过氧化物的患者。评估牙齿是否有过白和白垩的外观。告知这些患者这样做会损害牙齿健康的后果,如敏感、疼痛和牙髓坏死。

总结

牙齿漂白已成为最受欢迎的美容治疗和口腔科治疗。牙齿漂白可以是在诊室内由口腔科医生操作完成,也可以是患者在家中自己操作完成。为了增强漂白的安全性,建议在专业口腔科医生的监督下完成漂白。漂白的副作用包括牙齿敏感和牙龈刺激,通常是轻微的,在治疗结束后的一天或两天内症状减轻。必须让患者意识到极少数情况下可能发生牙髓坏死。任何使用过氧化物的漂白过程都可能产生自由基。自由基与癌症有关。随着时间的推移,长期使用、过度使用和滥用漂白剂可能会发生更严重的后果。口腔科医生在识别谁可以从漂白中受益以及谁可能因漂白而受到伤害方面起着重要作用。所有口腔科专业人士都应该熟悉 ADA 关于牙齿漂白产品效果和安全性的声明。

 学习活动

1.找到使用过的内部有渍的咖啡杯或茶杯。用 3% 的过氧化氢装满杯子的 1/4,3% 的过氧化氢可以在当地药房的货架上找到。让杯子搁置 24 小时。倒空杯子,然后用凉水冲洗。请注意杯子内漂白和未漂白表面的外观差异。

2.煮两个鸡蛋,并煮一杯浓茶。将两个鸡蛋完全浸入茶中,让它们静置 24 小时。从茶中取出两个鸡蛋,并注意黑色污点。将一个鸡蛋放入装有 3% 氢过氧化物的杯中,静置 24 小时。取出并烘干鸡蛋,然后与另一个鸡蛋比较。

3.在杂货店的家庭清洁产品中选择几种织物漂白产品,包括带漂白剂的洗涤剂。阅读标签上的成分列表。哪些成分在该产品中起到漂白作用? 大多数"颜色安全"产品中是否有一种常见成分?

4.搜索药店或杂货店的口腔科产品或健康美容区域。记录下有牙齿漂白功效的产品数量和种类。有 ADA 认可的产品有多少个?

 复习题

1.可以使用术语"非活性"来描述一颗牙齿:
a.经过根管治疗的
b.坏死的牙髓
c.牙髓腔内没有牙髓组织
d.以上所有

2.下列哪种美容牙齿治疗不需要切除牙齿结构?
a.死髓牙漂白
b.活髓牙漂白
c.前牙贴面
d.烤瓷冠

3.以下哪项是准确的?
a.过氧化氢比过氧化脲更稳定
b.过氧化脲用于死髓牙漂白技术称为家庭漂白
c.过氧化氢分解成为水和氧自由基
d.过氧化脲一般以 35% 浓度的凝胶使用

4.下列哪些变量不是活髓牙漂白治疗成功的因素?
a.要治疗的牙齿数量
b.漂白剂的浓度
c.变色和染色的类型和程度
d.牙齿与漂白剂接触的时间长短

5.中等程度的_____牙齿是最难成功漂白的。
a.外源性食物和饮料染色
b.内源性黄色变
c.外源性烟斑
d.四环素染色

6.关于活髓牙漂白造成的牙齿敏感,以下哪些陈述是错误的?
a.这是一个常见的副作用
b.这是不可逆的
c.它可以通过局部使用硝酸钾来治疗

d.这可能是由托盘过硬引起的

7.以下哪项为最常见的口腔美容治疗？
a.前牙贴面
b.全瓷冠
c.烤瓷冠
d.牙齿漂白

8.用含硝酸钾的牙膏刷牙—建议漂白前后使用漂白牙粉。强力冷光漂白时,患者必须麻醉。
a.第一句话正确,第二句话错误
b.第一句话错误,第二句话正确
c.两句话都正确
d.两句话都错误

9.漂白的牙齿应选择何时进行复合材料修复？
a.立即
b.1~2 天
c.3~4 天
d.1~2 周

10.以下所有都是光活化的禁忌证,除了：
a.使用光敏药物
b.黑色素瘤病史
c.进行放疗或化疗
d.先前使用过夜间漂白系统

11.一种用于漂白前的水状和接触式清洁技术是用什么来涂布的：
a.凝胶
b.液体
c.条带
d.棉签

12.口腔科专业人员应该知道关于漂白产品的安全性和有效性的声明可通过以下途径发布：
a.漂白产品制造商
b.SDS
c.ADA
d.ADHA

第 18 章

口腔矫治器

学习目标

1.列出用于口腔科的不同的矫治器。

2.列举使用口腔矫治器的原因。

3.列举不同的热塑性材料,并对这些材料的性能进行讨论。

4.描述制作口腔矫治器的步骤。

5.描述口腔矫治器的日常维护。

6.准备一份剧本或对话来用于对患者进行口腔矫治器的教育。

引言

口腔矫治器是由各种材料组成的：热塑性高分子材料、热固性高分子材料、金属丝、带环和其他预制部件。热塑性材料比其他材料更有优势，因为它们很容易被用来制作口腔矫治器，需要加热就能塑造成所需的形状。热塑性材料越来越多地被用于口腔诊室，以满足不同的需求。

作为口腔卫生士，我们的责任是满足患者对口腔矫治器的需求，以及维护矫治、预防任何可能产生的副作用。对于患者来说，可以选择的口腔矫治器包括运动防护牙套、漂白托盘、氟化物个性化托盘、正畸用具、夜间咬合垫、牙周护理、间隙保持器和治疗阻塞性睡眠呼吸暂停(OSA)矫治器、阻鼾器以及吮指器。表 18.1 列举了这些设备及其用途。图 18.1 和图 18.2 所示是两种不同的口腔矫治器。

有一些口腔矫治器，如运动防护牙套和氟化物个性化托盘，制作相对容易，在一般的口腔科诊室便可完成。本章讨论几种类型的口腔矫治器，并介绍了氟化物托盘和运动防护牙套的制作过程。

表 18.1　口腔器械的用途

器械	目的
吮指器	帮助戒掉吮指的习惯
运动防护牙套	防止口腔颌面损伤
漂白托盘	使漂白溶液紧贴牙列，起到"美白"作用
氟化物个性化托盘	使氟化物凝胶紧贴牙列的托盘；补充矿质，减少牙齿脱矿
正畸保持器	正畸后稳固牙列
夜间咬合垫	减轻牙齿表面磨损
牙周夹板	牙周翻瓣术后延长麻醉和安抚剂时间以及保持牙龈皮瓣
阻塞性睡眠呼吸暂停症矫治器	提升下颌骨，减少气道阻塞，从而减轻打鼾，以及防止轻度至中度睡眠障碍患者的呼吸暂停
间隙保持器	暂时性保持牙齿现有的位置及方向
牙齿固位器	牙震荡后的固位

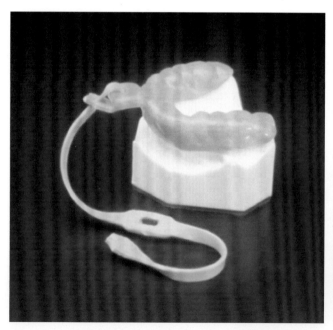

图 18.1　运动防护牙套。(Courtesy of Great Lake Orthodontics，Ltd.)

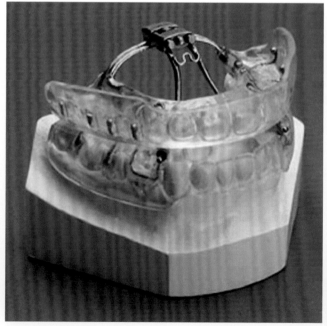

图 18.2　Klearway 矫治器治疗鼻窦炎和阻塞性睡眠呼吸暂停。(Courtesy of Great Lake Orthodontics，Ltd.)

一、口腔矫治器类型

(一)运动防护牙套

运动防护牙套是一种活动的口腔矫治器,在剧烈运动中保护牙齿和周围组织(参见图 1.12、图 18.1 和图 18.3)。运动防护牙套有时也被称为口腔保护器,它通过吸收冲击力来保护牙齿及其支持结构免受伤害。打击的力量是分散在多颗牙齿上,并防止上颌和下颌牙齿相互作用。防护牙套还具有双重功能,可以重新对齐和对位好下颌骨的位置,这样下颌骨的髁状突就不会接触到关节的软组织。从而避免了对这些部位造成的伤害。防护牙套用于预防身体接触性运动和其他娱乐活动中造成的口面部创伤。

1.优点

研究表明,当使用防护牙套时,损伤明显减少。戴着运动防护牙套可以减少牙齿撕脱、牙齿断裂、牙龈和(或)黏膜损伤、颌骨骨折、颈部损伤,还有脑震荡。

2.普及

运动防护牙套从 20 世纪 50 年代起就开始使用了。

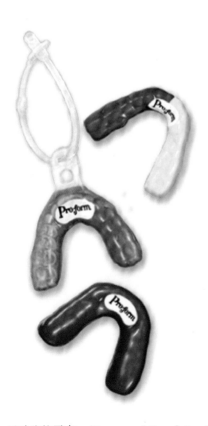

图 18.3 运动防护牙套。(Courtesy of Dental Arts Lab,Inc.)

许多体育协会,包括国家大学体育协会(NCAA),都要求使用运动防护牙套。有趣的是,虽然大多数职业运动不要求使用运动防护牙套,但大多数专业运动员都自愿佩戴。这些专业人士使用运动防护牙套是健康推广活动的一个很好例子。

3.应用广泛

运动防护牙套被推荐应用于各种身体接触性运动和娱乐活动中。这些都在表 18.2 中列出。

4.鼓励使用防护牙套

许多患者并不知道在进行接触性运动或享受娱乐活动时戴上运动防护牙套的必要性。口腔卫生士有指导患者的责任。以下是关于运动防护牙套的重要性和在任何情况下使用它的必要性。研究表明,在业余运动中,儿童开始戴运动防护牙套的时间越早, 当他/她参加更有组织、更有竞争性的运动时,他/她的运动成绩就越高。事实上,年纪小、经验不足的儿童比年长的运动员更容

表 18.2 美国牙科协会建议使用运动防护牙套的活动
杂技
棒球
篮球
骑自行车
拳击
马术项目
田径赛项目(包括铁饼、撑竿跳和铅球)
曲棍球
足球
体操
手球
冰上曲棍球
滑雪
长曲棍球
橄榄球
滑板
滑雪
跳伞
美式足球
垒球
冲浪
排球
水球
举重
摔跤

易受到颌面部损伤。因此，对这些年轻的参与者来说，戴防护牙套的重要性更大。

5.类型

有三种运动防护牙套。

(1)普通型运动防护牙套,有不同的尺寸。它不是定制的,也不太受欢迎(因为不合适且体积过大)。

(2)口形防护牙套,被称为"煮咬式",可以在水里加热,然后放在嘴里。运动员咬合防护器具,产生不精确的形状。这类护齿可能会变扭曲,不适应运动员独特的口腔特征。

(3)最有效的运动防护牙套是个性化防护牙套。这种运动防护牙套是定制的,适合于运动员的牙列。因为它更舒适,有更好的匹配度,因此可以更好地减少伤害。但是,当口腔情况发生更改时,这种类型的运动防护牙套就需要替换。有关理想运动防护牙套属性的信息,请参见表18.3。

(二)氟化物个性化托盘

氟化物个性化托盘适合患龋齿或患龋风险高的患者(图18.4)。这些托盘是定制的,以适应特定个人的牙列。所有牙齿表面都覆盖有氟化物凝胶。此外,这些托盘可以通过使用本章后面描述的方法在口腔科诊室制作。

1.适用条件

使用氟化物个性化托盘的适用条件如下:

- 患龋齿的发病率或风险很高,包括难以控制的牙釉质龋或根面龋;
- 干口症;

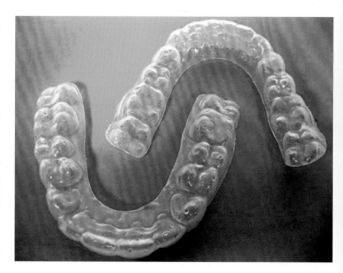

图18.4　图片为氟化物个性化托盘。(Courtesy of Dental Arts Lab,Inc.)

- 覆盖义齿;
- 超敏反应;
- 放射治疗。

2.兼容凝胶

可以放置在个性化托盘中的氟化物凝胶类型包括:

- 磷酸氢钠(0.5%);
- 氟化钠(1.1%);
- 氟化亚锡(0.4%)。

3.提高认识

口腔卫生士应该对患者宣传有关龋齿的原因,以及氟在预防脱矿和牙齿再矿化方面所起的作用。

4.其他用途

虽然还没有得到彻底的研究,但这些托盘已经被用来治疗牙本质过敏,用脱敏剂代替氟化物。再矿化是矿物离子修复牙齿结构的过程。有磷酸钙、精氨酸和硝酸钾产品可供使用,这些产品放置在个性化托盘中时可能有助于再矿化过程,可以用于预防龋齿和牙本质过敏。

(三)正畸器具(牙保持器)

正畸矫治器可用于纠正牙齿覆合、覆盖、邻接问题,以及轻微的错𬌗。有几种类型的热塑性矫正器。在正畸治疗的最后阶段,用牙齿保持器来达到最终牙齿的精确位置。在涉及的牙齿只有轻微移动情况下,可以使用口腔矫治器,如 Invisalign 系统(AlignTechnologies,Inc.,SantaClara,CA)(图18.5)。

表18.3　理想的防护牙套特性
为提供充分的保护,运动防护牙套应: • 适合佩戴者的口腔,并准确地适应他/她的口腔结构 • 由美国 FDA 批准的弹性材料制成,覆盖在一个牙弓上的所有剩余牙齿,通常是上颌 • 舒适和安全地固定在位 • 与佩戴者生理兼容 • 相对容易清洁 • 具有对高冲击能量吸收能力,降低冲击时的传递力

(Adapted from American Dental Association. Using mouthguards to reduce the incidence and severity of sports-related oral injuries. J Am Dent Assoc.2006;137(12):1712–1720.)

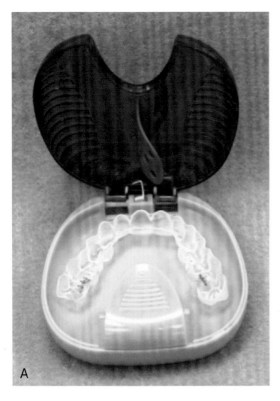
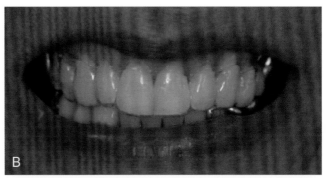
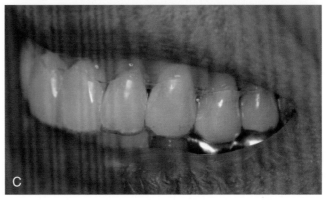

图 18.5　无托槽隐形矫治器械。(A)在储存盒子中的器械。(B)就位。(C)侧视图。

在这两种器具的制作过程中，研究模型上的牙齿被去除，重新定位到正确的排齐位置，同时制作硬的基板，用来保持牙齿在适当的位置。然后，给校正后的研究模型印模，并用第二次印模制作铸造一个口腔矫治器。患者可能需要在夜间戴上器具，或者白天也是如此。

其他正畸器具包括固位器和激活器。它们是由弓丝、带环、热凝树脂制成的。有几种已在第 13 章中进行了讨论。

(四)夜间咬合垫

夜间咬合垫是为患有夜磨牙症的患者使用的。夜间咬合垫的作用是简单地吸收咬合的力量，从而减轻牙列的磨损。比起修复牙列损伤、定期更换器械，这更划算。大多数患者只需要在睡觉时戴上咬合垫，但在极端情况下，白天也可以戴上(图 18.6)。

(五)间隙保持器

间隙保持器是一个临时的设备，当乳牙早失时(图13.11F，G)，这个矫治器能防止后续恒牙萌出前相邻牙齿的移动和关闭间隙，从而减少了对正畸的需要。在维持可移动的和固定的空间情况下，间隙保持器都

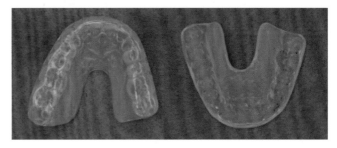

图 18.6　夜间咬合垫。(Courtesy of Dr. James Foor, Morgantown, WV.)

是可使用的。

(六)OSA 矫治器/阻鼾器

口腔矫治器目前也被用于治疗 OSA 和鼻窦炎。OSA 被认为是由上气道的体积缩小和上气道肌肉活动改变所引起的。气道正压(PAP)仍然是睡眠呼吸障碍最常见和最有效的治疗方法。然而，目前市场上的 100 多种美国 FDA 批准的器具在本质上是一样的，目的都是推进下颌骨，将舌头向前移动，从而改变其中的一些情况。轻度至中度 OSA 和(或)打鼾的患者睡觉时可使用这种口腔矫治器。研究表明，这些器具对牙周组织无显

著影响,但对咬合能产生永久性影响。

(七)漂白托盘

近年来,人们对牙齿美容的重视程度越来越高,患者对牙齿美白的兴趣也越来越大,这一点在第17章中有详细的论述。图31.10展示了一个为患者设计的家庭应用漂白托盘。漂白托盘看起来与氟化物托盘非常相似。这个过程中,有时牙齿或更多的牙齿会产生敏感。有两种方法可以防止或减轻这种情况,在漂白产品中添加脱敏剂,或者患者在漂白之前和之后在托盘中使用局部氟化物。第31章中有漂白托盘制作的相关内容,如患者应用、临床专业监督和技工室制作过程。

(八)丙烯酸和双丙烯酸酯(三合一)器具

丙烯酸和双丙烯酸酯材料用于个性化托盘、临时桥体、义齿重衬和修理。二酰基材料与传统的丙烯酸材料非常相似。这两种材料都是热固性高分子材料。登士柏国际集团的三合一体系采用光活化聚合,固化时间更快。此外,也没有甲基丙烯酸甲酯单体气味或危害。如图18.7所示,三合一系统也可以用于制作正畸保持器和夜间咬合垫。第29章中解释了使用三合一系统制作个性化印模托盘的方法。

二、制作材料

(一)定义

各种热塑性材料用于口腔矫治器的制作如图18.8所示,并在表18.4中列出。

热塑性的定义是指一种高分子材料在加热时软化,冷却时变硬,固定成一个形状。这是口腔用器具的理想属性,因为最后的形状可以通过一个研究模型针对每一种情况进行个性化处理。有时,口腔器具使用的材料会用热固性材料代替热塑性材料。热固性材料经过模塑,然后聚合成最终形状。它们在加热时候抗拒变形。热塑性和热固性高分子材料在第5章中讨论。

(二)类型

用于制造简单口腔器具的大部分塑料是热塑性塑料。大多数热塑性材料由聚乙烯、聚氯乙烯、聚丙烯、聚

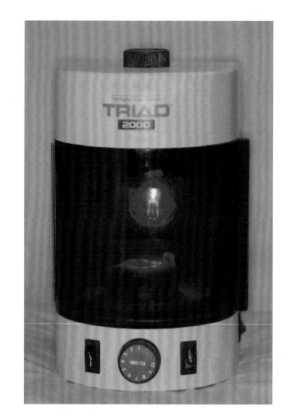

图18.7　三合一2000可见光固化器具。

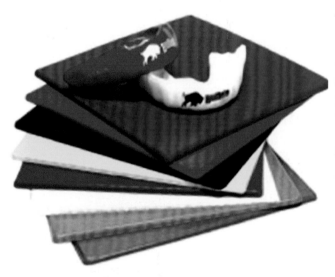

图18.8　热塑性材料。(Courtesy of Buffalo Dental Manufacturing Co.,Inc.)

苯乙烯或聚碳酸酯构成。聚乙烯被口腔临床医生用来制造大部分的口腔器具。

(三)性能

每种热塑性材料都有一个特定的主要高分子材料

表 18.4　热塑性塑料的使用	
材料	应用
聚碳酸树脂	临时冠桥
	正畸保持器
聚乙烯	防护牙套
	牙齿固位器
	夜间咬合垫
	间隙保持器
	氟化物个性化托盘
	支架
聚丙烯	临时桥冠
	模具
聚苯乙烯	个性化印模托盘
	义齿基托
聚氯乙烯	固定夹板
	双重贴面
	临时可摘局部义齿（Flipper）
	正畸保持器

成分。个性化添加其他成分会影响加工性能、物理属性和最终性能。为了口腔器具适用各种各样的用途，这种做法是可取的。

三、口腔器具的制作

本文概述的多数器具都可以由口腔卫生士在诊室完成。更复杂的口腔器具的制作可能需要联系技工室。许多口腔器具的制作使用真空技术，参见图31.6。真空成型机加热以软化材料（图18.8），然后用真空或穿过模型的吸力将材料制作成型。

模型必须显示如牙龈边缘和牙齿解剖，必须保持咬合关系等个别牙列的特征。模型推荐采用石膏，因为它具有多孔性。因此，通过模型直接产生吸力是比较容易的。当使用吸力式真空成型机时，在模型的腭区或舌区钻一个孔，以便利用真空或吸力使材料在模型上成型。

灌注模型并修整后，打开真空器具的加热元件，预热机器2~3分钟，制作过程如下。

（1）选择适用于特殊设备的热塑性材料。

（2）在模型和框架上喷上硅酮喷雾，以减少粘黏。将选定的热塑性材料放入框架中，并将其锁住。把架子抬到加热器上，让材料加热。

（3）每一种材料都有不同的热性能，所以不同塑料的加热时间也会有所不同。

（4）让材料受热而松弛。薄的材料只会使一小部分（0.25~0.5英寸）凹陷，而较厚的材料，比如护齿材料，会有更大的距离（0.5~0.1英寸）。因此，物质越往下滑，它就越薄。

（5）在材料被加热和下垂后，将框架降低到模型上，然后打开真空开关，为了最好的适应模型，让吸力持续20~30秒。为了更好地贴合模型，在真空马达还开启的时候，用湿纸巾按压模型周围的材料。

（6）允许材料在模型上冷却。冷却时间因不同的材料有所不同。为加速冷却过程，可将模塑塑料和模型置于冷水中。

（7）将材料从模型中移除。

（8）用冠状剪刀和桥剪来修剪更薄的材料，用丙烯酸钻头修剪更厚、更硬的材料。

（9）使用表18.5中描述的适当技术来完成该铸件。在调整时，应修整到牙龈边缘，使其适合并确保固位。

（10）附录2中包含了漂白托盘的标准表。如前所述，漂白托盘的制作在第31章中进行了阐述。

四、口腔器具的维护

文献表明，口腔器具日常清洗时用软毛、湿的牙刷。有些口腔器具配有可以使用的刷子。

专业的清洁剂也可用于浸泡口腔器具。清洁剂一般可用于特定的器械材料。

一些口腔器具，特别是加热咬合制作的护齿套和储存器械，不应该在热水中清洗，因为可能导致器械扭曲。

适当的结构和维护，个性化的口腔器具应能使用到其推荐的使用寿命，通常至少为2年。

表 18.5　热塑性塑料的使用	
口腔器具	技术
运动防护牙套	从模型上移除腭区
	修剪中央系带和侧系带
漂白托盘	沿牙龈修剪材料边缘
氟化物定制托盘	沿牙龈修剪材料边缘

总结

由于各种各样的原因，人们经常会使用口腔矫治器，从治疗OSA到牙齿漂白。口腔卫生士应能与患者讨论使用矫正器的原因以及口腔器械的维护和正确的使用程序。大多数口腔矫治器的制造都使用塑料材料，通常需要患者的牙列模型。口腔卫生士应熟悉每个器具的维护以及患者具体的口腔卫生保健情况。

学习活动

1.学生在为搭档制作口腔矫治器之前，先在研究模型上进行练习。这为掌握正确的技术提供了机会，而不会遇到模型不一致的问题。

2.为临床患者制作口腔矫治器前，首先为同学制作，并密切监督学生的临床操作能力。

3.参与角色扮演活动，包括对运动防护牙套、漂白托盘和氟化物个性化托盘的患者教育。

4.将班级分成几组，每个小组有3~5名学生，并将一所高中分配给每一组进行以下研究。让小组把他们的发现展现给全班：

- 需要运动防护牙套的运动；
- 使用时是否有任何伤害；
- 教练或运动员对防护牙套提出的任何其他意见。

复习题

1.OSA患者佩戴口腔矫治器的目的是为了改变上气道结构的位置，使得：

  a.气道扩张

  b.气道缩小

  c.减少气道的塌陷

  d.a和c

  e.b和c

2.患者在睡眠期间佩戴口腔矫治器休息时不会发生的是：

  a.牙周疾病的增加

  b.减少牙周疾病

  c.牙周脓肿的频繁发生

  d.牙周健康的改变

3.运动防护牙套可以预防脑震荡。但是必须正确佩戴才能起作用。

  a.第一句话正确，第二句话错误

  b.第一句话错误，第二句话正确

  c.两句话都正确

  d.两句话都错误

4.夜间咬合垫的作用是：

  a.预防龋齿

  b.减轻牙齿表面磨损

  c.给予牙齿轻微移动或稳定的支持

  d.暂时保持牙齿的位置

5.防护牙套由口腔专业人士制作。个性化的防护套可以在大多数运动商店和药店购买。

  a.第一句话正确，第二句话错误

  b.第一句话错误，第二句话正确

c.两句话都正确

d.两句话都错误

6.热塑性材料加热时会_____,冷却后会_____。

a.变软,再变硬

b.变硬,变软

c.变硬,保持坚硬

d.变软,融化问题

7.患者可用软毛、湿的牙刷清洁口腔矫治器。市面上没有产品可用来浸泡口腔矫治器。

a.第一句话正确,第二句话错误

b.第一句话错误,第二句话正确

c.两句话都正确

d.两句话都错误

8.口腔防护用品可以是:

a.定制的

b.常备的

c.高温和咬

d.以上所有都是

9.间隙保持器用于:

a.缓解磨牙症状

b.保持舌头在适当的位置

c.暂时保持牙齿在适当的位置

d.缓解 OSA 症状

10.运动防护牙套应正确安放在舒适的地方,其材料是弹性材料制成,应由美国 FDA 批准,以及符合:

a.生理上能配合佩戴者

b.有清新的气味

c.增加在下颌弓的咬合力

d.戴在下颌弓上

11.制作口腔器具时,应准确复制下列哪一种口腔解剖结构?

a.龈沟

b.牙周韧带

c.牙龈轮廓

d.软腭

12.建议哪些患者使用氟化物个性化托盘?

a.患有严重牙周病的老年患者

b.患有儿童早期龋病的 3 岁患者

c.正在接受头颈部放疗的成年患者

d.患有严重口臭的青少年儿患者

第**19**章 口腔器械的维护

1.掌握碳钢和不锈钢器械的基本区别。

2.讨论钝化和电抛光技术。

3.总结可以影响器械的问题及条件,包括腐蚀、生锈、点状腐蚀、斑点和着色。

4.解释检查器械的重要性。

5.解释器械磨锐的原因,并测定磨锐适度的时间和频率。

6 讨论器械的清洁,包括使用后立即清洗和不能及时清洗时的处理。

7.复述4种消毒工具的优缺点。

8.为私人诊所设计口腔器械维护计划。

引言

前面的章节已经讨论了口腔材料,如石膏、水门汀、印模和修复材料等,这些在口腔治疗中都是常用的材料。有些材料也同样重要,但往往被忽视,那就是口腔器械。对于口腔卫生士的日常工作来说,不使用口腔器械是极少见的。口腔器械是口腔卫生士履行其职业责任所必需的重要组成部分。

口腔器械是一项重要的成本投入。仅凭这个原因,就有必要使学生清楚地了解制造这些器械的材料,以及如何维护器械使其处于良好的工作状态。对口腔科器械的护理程度直接影响到器械的使用寿命。器械的使用时间越长,投资成本就越低,投资的回报也会更高。

本章将讨论器械的组成、不合格的存放条件、器械检查和维护。

一、器械的组成

口腔科器械通常由碳钢或不锈钢合金制成。有些器械也会有塑料手柄。

(一)碳钢合金

碳钢器械以其优越的硬度和锐度而为人所知。但它们比不锈钢器械对化学物质更敏感,容易被腐蚀,所以需要特殊处理。

(二)不锈钢合金器械

不锈钢合金的主要成分包括铁、铬和镍。不锈钢合金中碳的含量直接关系到合金的硬度和锐度。铬的加入提高了金属的耐腐蚀性,镍改善了金属的力学性能。不锈钢仪器的问题是变色,需要不断打磨,以及暴露于某些化学品时会被腐蚀。有些器械是用两种不锈钢制成的。一是可提高硬度,并保持锋利的边缘,可用以制造刀刃或尖端。二是更耐腐蚀,可用以焊接或作为手柄的第一层镀膜。

合金中的碳含量是硬度和锐度所必需的元素,但也是导致腐蚀或生锈的罪魁祸首。器械制造商通常采用两种方法以减少表面腐蚀。

1.钝化

钝化是一种化学过程,是在器械表面形成一层薄的氧化铬。这一层氧化铬是透明的但极坚硬,它可以保护底层金属。因此钝化后,器械腐蚀的可能性要小得多。

2.电(解)抛光

电抛光产品是一种光滑、高度抛光的成品。高度抛光的表面不太容易腐蚀。电(解)抛光是对复杂形状器械有效的抛光方法。

(三)EverEdge 2.0 技术

EverEdge 2.0 是由 Hu-Friedy Mfg 公司开发的最新和最先进的刮治器械。EverEdge 技术在大约 10 年前开发。这种技术被用于冶金工艺中,热处理和低温技术被用于制造器械,与其他方法制造的器械相比,刀刃的锋利可以保持更持久。近几年来,开发了 EverEdge 2.0 器械,可比原来的 EverEdge 器械保持更持久的锋利性。这些器械没有涂层,但器械尖端在整个使用过程中都存在着磨损,如果器械的锋利性可保持更长时间,则所需的打磨时间和手的疲劳度就会减少。EverEdge 2.0 仪器如图 19.1 所示。

(四)树脂手柄

有些器械可能是树脂手柄。树脂内部是一个完整的钢制内芯,用以增加强度和手感。手柄可能有凹槽和雕花,以增加旋转控制力,并提供一个轻(但安全)的抓取能力。但树脂器械和物品的使用需要特别小心。

(五)不锈钢和碳钢器械的分别放置

不锈钢和碳钢器械应该分开清洗和分开消毒。如果放在一起,可能会产生电腐蚀。

碳钢器械在消毒前应彻底干燥,以防止生锈或腐蚀。建议在消毒前使用防锈剂。

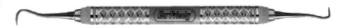

图 19.1 图片展示的是 EverEdge 2.0 刮治器。(Courtesy of Hu-Friedy Mfg. Co., Inc.)

二、器械问题

(一)腐蚀的形式

1.腐蚀

腐蚀是将金属转变为金属氧化物的过程。一个常见的例子是当铁变成氧化铁,或铁锈。腐蚀的发生是因为金属氧化物是金属的低能量状态。在高温、潮湿的环境中会增加金属腐蚀的可能性,例如在口腔或高压灭菌器中。图19.2B展示了一个腐蚀的刮匙。

2.暗锈

暗锈是一种发生在金属表面的化学或电化学腐蚀。很多时候,腐蚀开始于表面的变色,称为暗锈。如果这层漆膜形成是连续的,则能保护金属不再受环境的影响(比如金属上的油漆)并防止腐蚀。许多金属上的薄膜是透明的,看不见的,但它们仍然可以覆盖表面,保护金属免受腐蚀。如果薄膜不是连续的,表面不受保护,可能会继续发生腐蚀,并导致材料损坏。

3.电偶腐蚀

在潮湿环境(如唾液)中的腐蚀是一种称为电偶腐蚀的过程。电偶腐蚀是在电解池中产生电能的过程。在电解池里不同的金属会引起电流的移动。腐蚀可能是由两种不同的接触金属引起的,例如碳钢和不锈钢,或者是同一种金属存在于两种不同的环境中,这两种环境的湿度、pH值、氧气浓度或其他化学浓度的不同会有不一样的影响。随着腐蚀的进行,材料就会损坏。器械或材料就会变色、变弱。

腐蚀并不总是均匀地发生在金属表面上。很多时候,腐蚀会侵袭小区域。因此,表面着色和点状腐蚀就会发生。金属修复体或仪器中的凹坑底部可能具有与表面其他部分不同的pH值和氧浓度。凹坑底和表面的不同环境会导致腐蚀继续,坑可能变得更深。因此,移除凹坑、抛光表面的缺陷可以减少腐蚀。

4.流电学

当两种不同的金属存在于口腔中时,可能会发生电偶腐蚀。有时,这被称为口腔流电刺激。两种金属的物理特性越接近,就越有可能产生流电。有些学者指出,人们不应将汞合金修复物与金冠接触,反之亦然。流电就是其中的原因。然而,这些相邻的修复虽然经常出现,但对患者的修复效果影响不大或没有影响。流电被提出会导致许多健康问题,但尚无科学依据。

5.防腐蚀

在口腔医学方面,我们使用两种技术来保护金属修复体和器械免受腐蚀。

(1)第一种技术是用贵金属进行修复。贵金属不会被腐蚀,但很昂贵,无法用于器械上。

(2)第二种技术是在金属表面形成坚韧的氧化物附着层。这就是所谓的钝化,它保护金属表面不受环境影响。不锈钢就是这个原理。不幸的是,保护不锈钢的氧化铬层在氯离子存在时会破裂。所以,在消毒前清洗掉含氯的清洁剂很重要。残留的清洁剂可能破坏保护膜,仪器可能会腐蚀、生锈、失去光泽和形成坑洼。

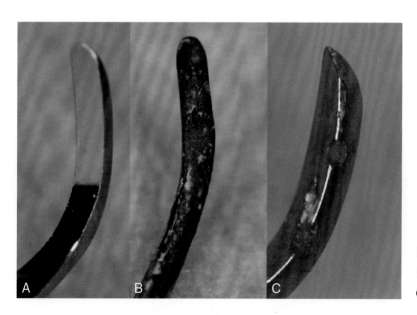

图19.2　(A)保存良好的器械。(B)被腐蚀的刮头。(C)有斑点的器械。(C. Courtesy of Hu-Friedy Mfg. Co.,Inc.)

6.点状腐蚀

点状腐蚀是由化学和电子攻击表面引起的。点状腐蚀是局部腐蚀,防止点状腐蚀的办法如下:

- 使用器械后彻底冲洗;
- 避免长期接触氯化物和酸;
- 避免高 pH 值洗涤剂;
- 不将金属混入超声波清洗机中。

点状腐蚀的一个例子如图 19.2C 所示。

7.斑点

干燥进度缓慢或干燥不当会导致矿物质沉淀,产生斑点。为防止此情况,应检查高压消毒炉的操作,并使用无氯溶液进行灭菌、消毒、漂洗、清洁。

8.总结

表 19.1 总结了上面讨论的几个器械问题。

(二)着色

着色可以沉积在器械上,如在高压炉中被污染的水所引起的斑点,也可以从合金内部发展,如生锈。识别着色来源对解决器械着色问题具有重要意义。大多数着色发生在消毒期。造成着色的可能原因包括:

- 保养不当的消毒器;
- 器械与强洗涤剂和化学品的接触;
- 在清洁和灭菌期中将不同金属放在一起。

(三)生锈

铁锈是铁或钢合金腐蚀时形成的氧化铁。生锈可以是黑色、棕色或红色。严重的锈蚀表现为表面的凹坑或水泡,最终在表面剥脱。

(1)如果没有进行适当的维护,口腔器械可能会腐蚀,器械上可能会出现污渍和凹坑的锈蚀现象。

(2)当含有溶解锈的水蒸发时,锈蚀也可以沉积在器械上,并会扩散。这个过程类似于酒杯洗涤后空气干燥,形成水渍。

(3)如果固体锈悬浮在高压锅的水中,它可以在灭菌过程中沉积在器械上。用干净的水清洁高压炉能将这一概率降到最低。

三、器械检查

在每个口腔卫生教学实习中,应建立一个定期例行检查器械习惯。器械检查的目的是为了防止器械的老化或其他不利情况。图 19.3 显示了几种处于最佳状态的器械。应检查器械是否有下列情况:

- 腐蚀;

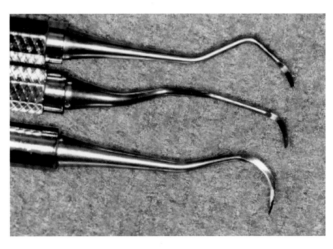

图 19.3　照片中是两个刮勺和一个刮治器的最佳状态。

表 19.1　Hu-Friedy 的器械故障排除指南		
问题	原因	预防
斑点	• 超声波清洗后冲洗不足 • 超声波清洗后干燥不足 • 没有更换超声波溶液 • 灭菌器尚未清洗	• 在稳定的水流下彻底冲洗 30 秒 • 热水冲洗。可选:冲洗后将盒子浸入乙醇中 • 液体应每天至少更换一次 • 灭菌器应每周清洗一次。只使用蒸馏水作为蓄存水
生锈	• 腐蚀从碳钢器械扩散到不锈钢器械	• 分离不锈钢和碳钢 • 碳钢仪器:按消毒器制造商的建议,在防锈液中浸泡
点状腐蚀	• 器械被化学侵蚀	• 彻底冲洗和干燥器械 • 只使用经批准的清洁剂和消毒液

Courtesy of Hu-Friedy Mfg. Co., Inc.

- 点状腐蚀；
- 变色；
- 尖端或部件的断裂、松动或弯曲；
- 手柄有裂纹；
- 钝或过度锐化的边缘；
- 损坏的刀刃。

四、重新磨尖

仪器重新磨尖可以有很多种方法。但是，将新磨尖的器械插入旧仪器手柄会带来风险。

(一)脱落

重新磨尖操作过程中手柄可能会产生小的裂纹，形成一个薄弱的附着点。如此反复会增加手柄开裂的概率，也增加了在治疗过程中尖端脱落的可能性。

(二)污染

手柄上的小裂纹可能会累积碎屑并干扰完整的灭菌。

(三)失衡

重新磨尖常常导致器械失衡。

(四)磨损率

不锈钢器械的刀刃差异很大，刀刃的磨损速度可能更快，更容易变钝。

五、磨锐器械

(一)为什么要磨锐器械？

器械应保持锋利，并充分体现其设计理念，使患者能得到高质量的治疗。适当磨锐和保养器械对患者和临床医生诊疗来说都更便利。磨锐器械带来的额外优点如下所述。

1.减少临床医生疲劳

当刀刃锋利时，每次使用时所需压力较小。这对临床医生的手部、肌肉和肌腱都是一种解放。

2.更好地去除结石

就像你现在可能已经经历过的那样，一个钝的或者不锋利的刀刃是很难控制的，因为它会从牙齿表面滑下来。它无法切割以除去沉积物。相反，它滑过了(结石)外表面，这等于抛光了结石面。如图19.4所示，一个锋利的器械就能去除完整的沉积物。

3.减少椅旁时间

锐利的器械可减少患者和临床医生的椅旁时间。

4.更好的触觉敏感性

锋利的边缘使临床医生能够更容易地感觉到沉积物。

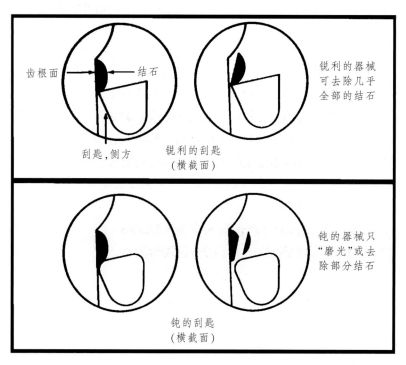

图 19.4 锐利(顶部)与迟钝(底部)器械去除结石。(Courtesy of Hu-Fruedy Mfg. Co.,Inc.)

5.减少患者不适

在同一区域,锐利的器械需要较少的振幅和更少的压力,从而增加患者的整体舒适度。

(二)器械磨锐的时机

最好的时机是在消毒后立即磨锐器械。这就需要有一个无菌的磨石,可以用于在椅旁额外打磨,然后再次消毒。不要等到器械严重钝化甚至失效,在此之前就应进行磨锐。定期维护仪器设备,以保障自己的经费投入。

如图 19.5 所示,按照此图可以很容易地进行维护并容易适应您自己的诊室环境。如果使用电动磨石设备,应在磨锐后再次消毒。磨石及其塑料固定盘不能被消毒,因为部分塑料会在高压炉中熔化。因此,如果用电动磨石消毒,消毒后的器械就不再有效。

(三)器械应该多长时间磨一次?

你可以通过查看你的预约本和问三个简单的问题来回答这个问题:

1.我一天要用多少次,或者说我将要用多少次特定的器械?

2.在使用这个器械的时候遇到困难的程度,或者预计有多大困难?

3.我在什么情况下使用,或者将要用这个器械?

用这三个问题的答案,你将能够为自己的日常需求设计最有效的磨锐器械时间表。

(四)锐化设备

几家制造商已经开发了锐化设备,以消除传统的徒手磨锐方法中可能出现的误差。每个设备的操作方式都不同,重要的是要仔细遵守书面说明,这样才能保证器械不会老化。它们的费用从几美元到几百美元不等。图19.6 所示的就是一种锐化设备。

六、器械清洗

清洗器械时,建议使用特殊手套,以保护皮肤免受可能的刺伤。

(一)患者护理后

在消毒前,所有的器械都应该用无腐蚀性、低泡沫的清洁剂清洗(建议使用超声波清洗)。酶促清洁剂可最大限度地清洗外科手术和牙周器械,它比普通清洁剂更快降解血液蛋白质、组织和其他碎屑。这些特殊的清洁剂降低了手受伤的风险和因污染飞溅而造成的破坏扩散。树脂器械禁止使用酚类、戊二醛和碘附。

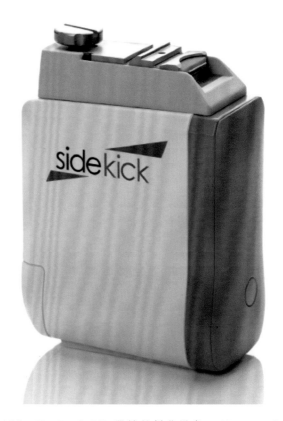

图 19.6　Hu-Friedy Mfg 器械的锐化设备。(Courtesy of Hu-Friedy Mfg. Co.,Inc.)

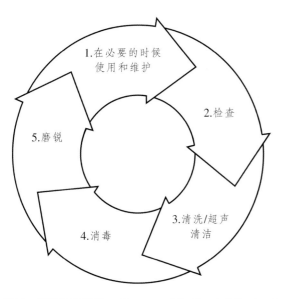

图 19.5　器械维护周期。(Courtesy of Hu-Friedy Mfg. Co.,Inc.)

（二）如果不能及时清洗时

如果器械不能立即清洗，应将其浸泡在溶液中。干燥的碎屑会导致器械的染色和消毒不充分。预清洗液应完全浸没器械。

七、器械灭菌

适当的灭菌可以延长器械的使用寿命，并能将昂贵的替代品需求降到最低。器械灭菌可以通过以下方法来完成。

（一）高压蒸汽炉

高压蒸汽被认为可以最有效地消灭病原微生物或植物。它在270℉（132℃）和27磅每平方英寸（psi）下至少要使用6分钟，适用于医院型高压蒸汽灭菌器（快速蒸汽加热）。与制造商核对正确的循环时间，循环时间应接近15分钟，这取决于在循环开始时是热的还是冷的。同样，超声波清洗和消毒的时间也不一样，取决于器械是袋装的还是盒装的。树脂器械建议使用蒸汽高压炉。

（二）不饱和化学蒸汽

不饱和化学蒸汽对所有金属器械都是有效的。然而，它最适合于碳钢器械，因为化学蒸汽与其他杀菌方法相比含有的水较少，也不易导致锈蚀。在270℉（132℃）和20~40psi下至少20分钟达到消毒标准。缺点是有气味，需要通风。

（三）干热灭菌

干热灭菌是需要内部温度保持在320°F（160℃）约2小时［温度>350°F（176℃）可能导致器械过早报废］。这种方法用于无法承受高压蒸汽条件的物品。使用这种方法可以减少腐蚀，而且尖状和切削工具更能保持锋利。

（四）化学溶液

有几种化学溶液可用于灭菌。然而，ADA以及疾病控制和预防中心建议，它们只适用于无法经受热灭菌过程的物品。这种方法不建议用于口腔科金属器械的灭菌。为了有效，该溶液必须与生物体直接接触适当长的时间以使该生物体被破坏。消毒时间可延长到几个小时。

（五）器械应如何包装以进行消毒？

有多种方法可用于包装灭菌器械。一种方法是在超声波清洗后将器械放在纸袋中，然后干燥。这种方法要求口腔卫生士多次拿取器械，会增加穿刺伤口的风险以及对器械的潜在损坏。

另一种方法是使用灭菌盒。该方法对灭菌过程和椅旁工作有很大的好处。盒子有各种形状和大小，以满足特定程序或诊室设置的需要。盒子的使用可以保持仪器的整齐和安全，并贯穿整个灭菌程序。在操作中，盒子可以关闭和锁紧，放入超声波浴中，冲洗、干燥、包裹，并直接放入高压炉。这种方法将减少仪器潜在的穿刺而导致受伤，或器械的丢失及损坏。使用盒子也可以提高效率，因为它足够大，足够装进一套完整的口腔卫生器械，包括磨石，如图19.7所示。这样会缩短在另一袋包装中寻找器械的时间，或者避免当患者坐在椅子上时，再花费时间去寻找磨石。所有这些都可额外延长器械的使用寿命和营造一个更有秩序的临床环境。

八、特殊器具的灭菌、维护和保养

（一）磁致伸缩器和压电尖端

1. 灭菌

经过适当的清洗后，建议在器械盒或蒸汽高压炉的纸袋中对磁致伸缩器和压电尖端进行消毒。图19.8 A和B显示了磁致伸缩器和压电尖端灭菌盒。

对于磁致伸缩器，以下方法的使用是不可接受的和

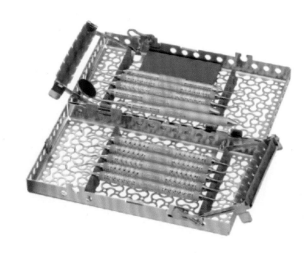

图19.7 手持式器械的灭菌盒及磨石。（Courtesy of Hu-Friedy Mfg. CO.，Inc.）

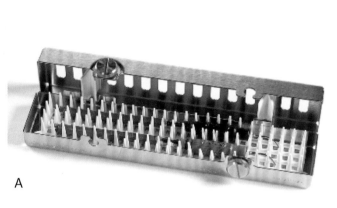
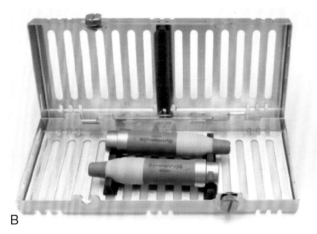

图19.8 (A)磁致伸缩器。(B)压电手柄的消毒盒式盒子。(Courtesy of Hu-Friedy Mfg. CO.,Inc.)

(或)不推荐的:化学蒸汽灭菌、冷液体/化学消毒剂、快速热消毒、酚类、氯仿、硫酸盐和表面消毒剂。对于压电尖端,不要暴露在酚类物质、碘附中或者使用热灭菌。

2. 维护和保养

为了保护磁致伸缩器头部,应该遵循制造商的指示,在使用前和插入仪器时进行冲洗。压电尖端和磁致伸缩器的除垢效率会随着磨损的尖端而减少。不良性能和较差的水供可能是由磨损、损坏、弯曲或改变了尖端造成的。建议至少每月一次检查器械磨损迹象。

(二)种植器械的灭菌和维护

正如我们在临床和器械学课程中所了解的,一般的口腔卫生器械不能用于种植牙。为了不影响钛种植体的表面,特殊的探针、刮治器和刮匙已经被开发出来,用于测量牙周袋和去除结石。

这些植入探针和器械大多是专一用途,或是为短期使用而设计的。Hu-Friedy 的彩色探针提示30次使用后应该更换。他们的刮治器和刮匙是由一种树脂材料制作而成,每次患者使用后,均应予以处理。各种探针和刮治器械如图19.9所示。

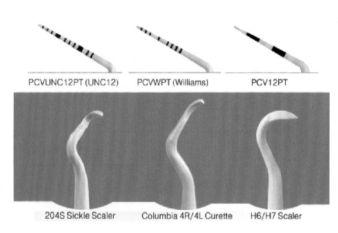

PCVUNC12PT (UNC12)　　PCVWPT (Williams)　　PCV12PT

204S Sickle Scaler　　Columbia 4R/4L Curette　　H6/H7 Scaler

图19.9 各种种植探针和刮治器。(Courtesy of Hu-Friedy Mfg. CO.,Inc.)

总结

口腔器械也被认为是口腔科材料。因为口腔卫生专业的学生为其所用的器械投入了大量资金,所以有必要对于器械的维护和保养进行了解。

口腔器械是用碳钢合金或不锈钢合金制作的。有些器械可能有树脂手柄。不锈钢器械可通过制造过程中钝化和电抛光减少表面腐蚀。不锈钢器械应与碳钢器械分开清洗和消毒,避免交叉腐蚀。本章讨论了如腐蚀、暗锈、电偶腐蚀、点状腐蚀、斑点、着色、生锈等器械问题。

应检查各种器械情况。检查的目的是确定老化或其他危害因素。不推荐使用重新翻制的工具,因为易松脱、易污染、失衡和易磨损。

器械应磨锐以减少临床医生的疲劳、加强结石清除能力、节省时间、改善触觉感受、增加患者舒适度。最安全的磨锐时机是在灭菌后、再次使用前。推荐按照周期维护器械。

所有的器械在消毒前都要清洗,建议超声波清洗。如果做不到及时清洗,应把用过的器械放在预浸泡溶液中。器械灭菌方法包括蒸汽高压炉、不饱和化学蒸汽、干热灭菌法和化学溶液。并非所有方法都适合所有仪器。本章讨论了每种器械组合(树脂、碳钢和不锈钢)的推荐方法。

妥善维护和保养器械能增强它们的功能。除此之外,再加上临床专业知识,将提高对患者的诊疗质量。

学习活动

1.分成小组,检查使用过的器械。对照本章讨论的情况,回顾这些情况产生的原因和预防措施。

2.戴上手套,选择一些已拔除牙齿上的结石(或在人造结石上涂漆),用锐利和钝化的工具来检测和刮除它们。讨论两者之间有何种差异。记录和讨论手部疲劳度、结石清除难易程度,以及敏感性。

复习题

1.在金属上产生一层膜或一层表面的均匀腐蚀过程被称为:

a.腐蚀

b.暗锈

c.电化学腐蚀

d.电偶腐蚀

2.在制造过程中,一种有益的化学方法是在器械表面产生一层薄的氧化铬,以保护其免受腐蚀:

a.合金制造

b.电镀

c.钝化

d.电(解)抛光

3.化学蒸汽灭菌的标准规定是:

a.270°F,27psi,至少6分钟

b.320°F,约2小时

c.270°F,20~40psi,至少10分钟

d.270°F,20~40psi,至少20分钟

4.当重新磨尖器械时,风险是存在的。其中一个风险是手柄和尖部之间经常发生断裂。

a.第一句话正确,第二句话错误

b.第一句话错误,第二句话正确

c.两句话都正确

d.两句话都错误

5.为了确定应该何时磨锐器械,本章提供了在查看预约簿时需要问的_____个问题,以便制订有效的锐化时间表。

a.2

b.3

c.4

d.5

6.不锈钢合金的主要成分如下：

a.锡、铬和镍

b.铁、银和镍

c.铁、铝和镍

d.铁、铬和镍

7.使用贵金属制造器械的主要缺点是：

a.成本

b.腐蚀

c.磨损率

d.点状腐蚀

8.干热灭菌法用于：

a.通风不足

b.物品能承受超过 270°F 的温度

c.物品不能承受压缩蒸汽的条件

d.下一个患者需要应用的物品

9.下列哪一个器械维护周期的步骤是正确的？

a.使用和维护,磨锐,消毒,检查,清洗/超声波清洁

b.磨锐,检查,使用和保养,消毒,清洗/超声波清洁

c.使用和维护,检查,清洗/超声波清洁,消毒,磨锐

d.使用和维护,检查,清洗/超声波清洁,磨锐,消毒

10.在器械上产生光滑、高度抛光的工序被称作：

a.钝化

b.电抛光

c.热处理抛光

d.低温抛光

第20章

口腔诊所的感染控制与安全性

学习目标

1. 描述日常生活中或在口腔诊所工作中常见的安全和风险问题。

2. 为有口腔保健需要的患者推荐用于口腔保健的疫苗。

3. 认识紧急疾病及其必要的预防措施。

4. 定义和了解口腔标准预防措施的操作。

5. 识别在口腔手术室和技工室使用的个人防护装备(PPE)的类型。

6. 解释口腔治疗中选择PPE的标准。

7. 选择适用的灭菌消毒方法来消毒口腔诊室或技工室使用的每种类型的器械和技工用品。

8. 在使用口腔设备时使用适当的灭菌监测仪器。

9. 评估用于口腔诊所的表面消毒剂。

10. 回顾在分发口腔用品时用于防止交叉污染的方法。

11. 描述控制由水雾和飞溅引起的污染的有效方法。

12. 讨论安全处理和安置被血液或唾液污染的尖锐物品。

13. 为了控制血源性病原体,清楚诊室暴露控制计划和方案的重要性。

14. 描述口腔诊所的感染、物理和化学危害。

15. 确认有助于诊室、技工室感染控制和安全的一些方法。

引言

　　在口腔诊所工作可能涉及哪些健康和安全问题？一般来说，口腔诊所是一个非常安全的地方。但是，有些危害确实需要采取预防措施以尽量降低事故或伤害的发生风险，无论是对自己还是对身边的人。

一、定义

(一)风险

　　风险是伤害的可能性。我们所有人都在日常生活中冒险。例如，你系好安全带了吗？有些人喜欢冒险的刺激。而有些人则不这样觉得，因而避免了风险。

(二)安全

　　安全与风险相反；是指没有伤害的可能性。事实上，没有什么事是完全安全的。例如，每天都有人在车祸中受伤，还有雷击、蜜蜂蜇等。有时，甚至似乎麻烦总来找我们。事实上，当我们晚上睡觉时，也有可能(尽管这种可能非常非常小)飞机将从天而降并杀死我们(也许你认为如何通过下一次口腔材料考试是你最大的担忧！)。我们可以通过常识减少工作和娱乐时的危害，避免过度冒险，并使用安全设备。本章讨论了口腔诊所存在的许多风险以及减少可能发生伤害的方法。

二、电离辐射

　　如果处理不当，电离辐射，如 X 射线设备产生的辐射，可能会带来一些潜在风险。安全使用电离辐射的注意事项通常在放射学课程上讨论，本章未涉及。

三、感染控制

　　口腔诊所中的一些潜在风险涉及暴露于体液中的感染性物质，如血液或唾液。采取预防措施使自己免受这些液体和被这些液体污染的物体的感染，可以将风险降至最低。

　　2003 年，疾病控制中心(CDC)发布了《口腔健康保健感染控制指南—2003》(*Guidelines for Infection Control in Dental Healthcare Setting—2003*)，该指南是一个完整的感染控制概述。2016 年 3 月，CDC 发布了《口腔治疗中感染预防措施总结》(*Summary of Infection Prevention Practices in Dental Settings*)文件。2016 年的文件并没有取代 2003 年的文件，而是进行了总结。它还包含自 2003 年以来的相关 CDC 建议。

　　在口腔手术室和技工室中存在暴露于血液传播病原体的潜在可能性时，职业安全与健康管理局(OSHA)提出职业暴露于血液病原体时实施的"通用预防措施"。1996 年，颁布了与血液和其他体液接触的预防措施准则，包括分泌物(汗液除外)和排泄物。这些准则包括并取代通用预防措施，并被称为标准预防措施。标准预防措施要求对每名患者的任何口腔治疗都必须遵循相同感染控制程序，并且所有患者和材料都必须视为具有潜在传染性。因此，应使用标准预防措施。

(一)推荐疫苗和严重疾病的预防措施

　　卫生保健工作者(HCW)常常处于接触疾病和传播疾病的风险中。因此，医护人员应确保自己接种了下列最新的疫苗。

1.乙型肝炎疫苗

　　3 剂量系列(第一次剂量，1 个月后第二次剂量，第二次剂量后 5 个月第三次剂量)。为确保免疫力，在第三次给药后 1~2 个月进行抗体血清学检测。如果未检测到抗体，则进行第二次 3 剂量系列。

2.流感疫苗

　　每年 1 次。

3.麻疹、腮腺炎、风疹(MMR)疫苗

　　如果出生于 1957 年或以后，没有免疫或疫苗的血清学证据，HCW 应该间隔 4 周获得 2 剂 MMR 疫苗。

4.水痘疫苗

　　如果没有免疫力、疫苗接种或水痘史的证据，则间隔 4 周获得 2 剂疫苗。

5.破伤风、白喉、百日咳(Tdap)疫苗

　　在初次接种疫苗后，每 10 年后进行一次破伤风和白喉疫苗注射。

6.丙型肝炎疫苗

　　在撰写本文时，没有用于预防丙型肝炎的疫苗。

Harvoni 是最近开发用于丙型肝炎的药物,但是非常昂贵。

卫生保健工作者应该对新发疾病进行预防。一种具有高度传染性的疾病是埃博拉病毒。虽然在美国很少发现,但 2014 年在西非流行。感染该病毒的人会在 2~21 天出现症状,在此之前不会传染。症状包括发烧、肌肉疼痛、腹泻、出血和经常死亡。由于西非疾病暴发的严重性,CDC 建议在进行任何治疗之前,应询问患者在过去 21 天内是否曾在美国境外旅行过。如果怀疑患者与病毒接触或有任何疾病症状,则必须避免进行口腔治疗,并且必须遵守特定的 CDC 指南。

(二)个人防护设备

口腔科医生和患者可能会接触到各种传染病。在身体与污染源之间使用个人防护设备(PPE)和物理屏障将抑制感染的传播,并减少化学和物理危害造成伤害的可能性。根据其血源性病原体标准,OSHA 要求口腔科医生在涉及与患者唾液和血液接触的护理活动中佩戴适当的个人防护装备(手套、口罩、眼睛保护装备和衣服)。不应将 PPE 穿出临床治疗区域或房间。图 20.1 显示了佩戴个人防护设备的口腔科医生的一个例子。

1.手套

在每一次需要与患者的血液或唾液接触,或处理可能被体液污染的器械时,必须佩戴合适的手套。如图 20.2 所示,手套的类型包括无菌外科手套、非无菌检查手套、薄膜手套和通用手套。

建议在侵入性治疗中使用无菌外科手套,这些治疗包括手术和牙周刮治。它们是最昂贵的手套类型,因为它们的无菌性和制造过程中具有高质量的控制。另外,它们可有多种实际尺寸(如 6、$6\frac{1}{2}$、7、$7\frac{1}{2}$ 等)。

非无菌检查手套可用于检查和非侵入性治疗,以及处理大多数受污染物体(器械、印模和口腔器械)时使用。它们与无菌外科手套有不同的质量控制标准。检查手套的尺寸范围可以从特小到特大,并且不分左右。2016 年,手套制造商提供了半尺寸的检查手套(即小号、1/2 小号等)。在大多数手术过程中,建议口腔科医生使用检查手套。

薄膜手套是共聚物或塑料“食品操作”手套,在患者治疗过程中需要触摸不在口腔中的物体(如患者图表)

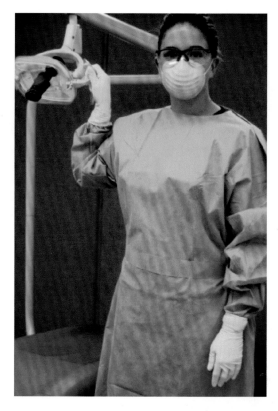

图 20.1　戴上必要的护目镜、手套、口罩和罩袍的口腔护理人员。

时,可能会戴在非无菌检查手套上。但是,在不污染检查手套的情况下戴上薄膜手套是很困难的。因此,在大多数情况下,更好的选择是取下检查手套,然后在重新开始患者治疗时更换新手套。薄膜手套在每个患者使用后都会弃掉。

通用手套是在清洁和处理受污染仪器、清洁和消毒受污染表面以及处理化学品时应该佩戴的较厚的、非无菌的防刺手套。每次使用后必须清洁和消毒。

用于治疗的手套(检查手套和外科手套)有天然乳胶和合成材料,如乙烯基、丁腈和氯丁橡胶。另外,它们可以是带粉的或无粉的。必须为每位患者更换检查手套和外科手套,如果在使用过程中手套的质地有所改变的话,更换要更频繁一些。

2.洗手

患者治疗期间使用手套并不代表不用洗手。在进行非手术口腔治疗之前,手应至少洗涤 15 秒,在戴手套前和取手套后都应该冲洗,彻底干燥。不要洗手套,因为可能导致其吸水及成分分解。优先选用抗微生物洗手液,但如果口腔科医生因为清洁剂而产生皮肤刺激,则可使用更温和的清洁剂。在治疗手套下避免留长指甲或戴戒

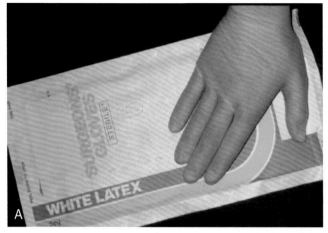
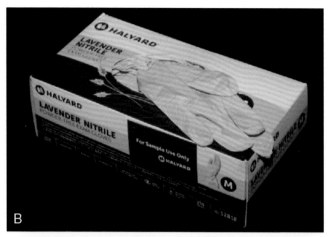
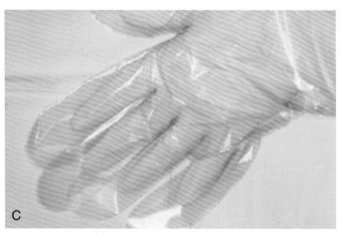
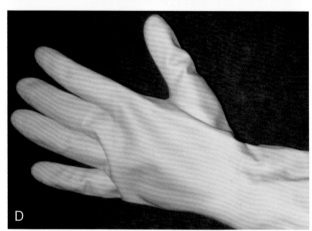

图 20.2　手套类型。(A)无菌外科手套。(B)非无菌检查手套。(C)薄膜手套。(D)通用手套。

指。这可能会导致手套被刺破或撕裂,因为在洗手过程中对手的清洁不充分,它们可能带有细菌。由于残留水分,在戒指或人造指甲下也可能发生真菌感染。

2002 年 10 月,CDC 添加了手部卫生建议,认可 60%~95%的乙醇基产品用于手部清洁。这些产品可以泡沫、凝胶或清洗液的形式使用,并且将它们放在手上摩擦至少 15 秒直至试剂干燥。但是,这些产品不适用于手部明显污染或弄脏的情况。它们也必须远离高温使用和储存,因为它们非常易燃。

3.预防或管理乳胶刺激

意识到患者或操作者对乳胶或其他刺激物过敏是非常重要的,这样可以避免过敏反应。

(1)口腔中的乳胶过敏

保护手部的手套可能会导致皮肤问题。在一项研究中,15%的口腔学生在使用一次性乳胶手套时产生了非过敏性刺激或接触性皮炎。有时,这是由许多手套撒

粉的滑石或玉米淀粉造成的,在某些情况下,长时间接触可能会导致立即或延迟的过敏反应。在与皮肤接触后的几分钟里,相应的接触点处出现荨麻疹和发红则表明发生了立即过敏反应。这种立即过敏反应的严重程度可以从皮疹到全身反应,甚至包括威胁生命的支气管痉挛、低血压和死亡。接触性皮炎发生在暴露后 6~72 小时,是迟发性过敏反应的表现。如果发生过敏反应,应该佩戴由合成材料制成的非乳胶手套。然而,确定是否真正存在乳胶过敏是重要的;因此,应该询问过敏症专科医生并得到准确的诊断。

(2)乳胶过敏患者

对患者的乳胶过敏有所认识是非常重要的。在开始任何口腔治疗之前,应该通过询问患者病史来获得这些信息。乳胶过敏的风险因素包括过敏史、多次手术以及频繁接触乳胶。对于已知乳胶过敏患者的治疗,应尽早安排患者,以尽量减少暴露于空气中的乳胶粉和残留

物。此外,直接接触患者的医护人员必须佩戴无乳胶手套,其他口腔科医生应佩戴无粉手套。在口腔手术过程中,避免使用任何含乳胶的物品。表 20.1 列出了可能含有乳胶的普通口腔产品。

4.口罩和面罩

在产生任何飞溅或气雾的治疗过程中,口腔科医生必须戴上口罩。应该为每位患者更换口罩,因为它的外表面在口腔手术过程中受到飞溅和气雾的污染,或者在治疗过程中医生接触到口罩。同样,如果在治疗一名患者的过程中口罩因呼出的气体变湿,并且失去了过滤器的作用,则应该在治疗过程中更换口罩。

面罩有各种不同的样式,如图 20.3 所示。可接受的面罩由合成材料组成,过滤掉与面罩接触的小颗粒和细

菌。标准口罩并不能保护医护人员免于吸入高度传染性的飞雾,例如那些含有结核分枝杆菌的飞雾。在这种情

表 20.1 乳胶口腔产品
氧气袋
弹性腰带和腕带
手套
口罩和面罩
N_2O/O_2 麻醉口罩
正畸弹圈
橡胶障
抛光杯
注射器盖

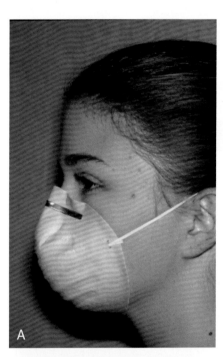
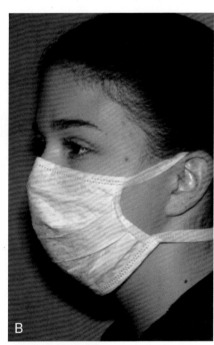
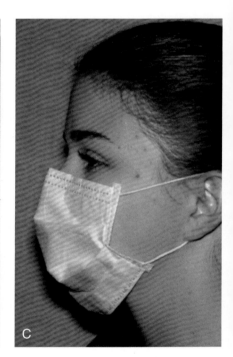
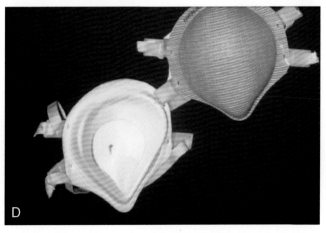

图 20.3 标准口罩有多种款式可供选择。(A)预成型锥体。(B)柔软,带头部和颈部带。(C)柔软,带有弹性耳带。(D)HEPA 面罩的正面和背面,比标准面罩更有效、更厚、更易形成适合的形状。

况下,必须佩戴高效滤网(HEPA)口罩。这些口罩设计用于过滤小颗粒物质,并且更适合脸型。在需要完全过滤的情况下, 可能需要配合呼吸检查 (面罩周围无渗漏)。

如图 20.4B 所示,一个完整的面罩可以保护面部免受飞溅物的影响,但不能从飞雾中保护面部,因为有可能将气雾剂吸入面罩后面。因此,必须在面罩下戴上口罩。如果穿戴面罩,必须在每个患者使用之间清洁和消毒面罩。

5.眼睛保护

在任何可能产生飞雾、飞溅物或喷射物的治疗或手术期间,口腔科医生必须佩戴带侧护罩的防护眼镜。这不仅可以防止传染性疾病,还可以防止可能损害眼睛的物体和化学物质。

(1)危害

有害化学物质,如酸、氟化亚锡、消毒剂和硝酸银可能溅入眼睛。超声波和高速设备在使用过程中会产生飞雾喷雾;牙齿碎片、汞合金、牙石、浮石、黄金或碎屑可以近 60 英里/小时(约每小时 97km)的速度从口腔飞出。在技工室中,工作人员会受到旋转设备(如打磨机)、危险化学品(如消毒剂、显色剂)以及高温的危害。为了尽量减少化学飞溅的后果,应该常备洗眼设备,尤其是在技工室中。

(2)设备

如果佩戴适当的护目镜,可以避免大多数类型的潜在伤害。合格的眼镜包括带有侧面防护罩的眼镜、面罩或护目镜,如图 20.4 所示。矫正镜片可以安装在护目镜中。美国国家标准协会已经发布了选择眼睛保护设备的指南。

(3)患者保护

当在斜躺位置治疗时,患者不仅会暴露于与口腔人员相同的危险中,还会承受从医生手中或离开托盘的器械、注射器或材料掉落的风险。虽然没有强制规定,但患者也应佩戴防护眼镜。除非向患者提供一次性眼镜,否则应在每次使用之间对眼镜进行清洁和消毒。

(4)治疗光线危害

目前,口腔科工作人员还面临几种类型的光线危害:紫外线(UV)光、可见蓝光和激光。尤其是波长在 320~400nm 之间的紫外线会导致白内障和视网膜损伤。有一段时间,紫外线被用来激活聚合反应,但在口腔聚合反应中,可见蓝光(400~500nm)已经取代了紫外线。虽然蓝光本身不具有危险性,但高强度的固化灯会对视网膜造成伤害。制造商推荐的防护设备包括安全防护罩或特殊着色玻璃。ADA 是这些保护性过滤设备的信息来源。

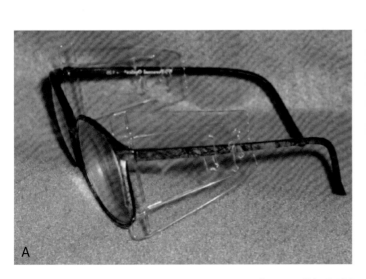
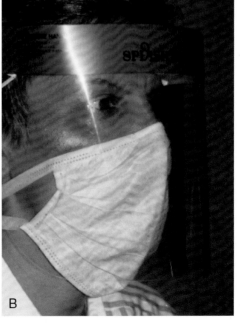

图 20.4　防护眼镜。(A)带侧护罩的眼镜。(B)面罩。

（5）激光器

使用激光时,重要的是不要将激光指向任何非目标组织,特别是眼睛或任何可以反射的表面。医生和患者都需要特殊的眼部保护,这种眼睛保护必须能吸收激光的特定波长。在使用激光器时可用无反射仪器和医生面罩,任何使用激光器的位置都需要标志。

6.防护服

防护服是穿在内衬衣服上的外层衣服。防护服的类型和特点取决于预期的暴露。一个方便的方法是使用长袖、高领、长度足以覆盖自己服装的一次性长袍。这种外衣可以是一次性的或可重复使用的,它包括制服、诊所夹克、技工室外套和长袍。按照 OSHA 的规定,受污染的、可重复使用的防护服不能在家中洗涤,必须在诊室洗涤或商业洗衣服务中心清洗。防护服应该每天更换(或者如果明显变脏或变湿,则应该尽快更换),并且只能在工作区域穿戴。

（三）器械灭菌和表面/器械的消毒

1.去污级别

口腔器械或设备的去污级别取决于其传播感染或疾病的风险。要确定使用哪种去污方法,根据非生物的 Spaulding 分类法将对象分类为高危、中危或低危。

2.高危物品

物体必须在高温蒸汽、干热或化学蒸汽中加热灭菌,包括可能穿透或接触破损黏膜或皮肤的物品,如所有器械、手机和车针。在灭菌包装之前,所有的器械必须用超声波清洗或擦洗。如果器械在使用后不能立即清洗,应将其浸入含有酶的保存溶液中以帮助分解蛋白质并防止烘干时的碎屑残留。按照制造商针对清洁和消毒手机的指导准则。将无菌器械存放在无菌包装中,并在使用前将其打开。如果设备没有制造商提供的清洁和消毒指南,则应该将其视为一次性使用的物品,并且不会再次供患者使用。

3.中危物品

中危物品包括诸如放射拍片支架、比色板和接触但未穿透黏膜的开口器。这些物体需要加热灭菌或化学液体灭菌(高级消毒剂)。加热灭菌是优选的,但是化学液体灭菌对于可能因加热而损坏的物品是必需的。用于灭菌的液体化学品包括戊二醛、过氧化氢和过氧乙酸。消毒时间长（6~10 小时）、存在腐蚀

的可能性和储存过程中的无菌维持是化学液体灭菌的缺点。

4.低危物品

低危物品是不会与黏膜接触但在口腔治疗过程中被触摸或污染的物体。这些物品包括口腔治疗台、开关、手柄、放射球管、口腔椅、石膏碗和抹刀。

中等水平的消毒剂应该用于低危物品的消毒。可接受的消毒剂是在美国环境保护署(EPA)注册的结核杆菌和病毒灭活剂。这些消毒剂必须对亲脂和亲水病毒都具有灭活作用。被脂质包裹的亲脂性病毒比用蛋白质包被的亲水性病毒更容易杀死。表 20.2 总结了可接受面消毒剂的特性。

可使用的表面消毒剂包括过氧化氢、柠檬酸、碘附、酚类、季铵盐、次氯酸钠和溴化钠以及氯。表 20.3 总结了用于表面消毒的产品。由于它们性质不稳定性,这些消毒剂中的一些必须每天即时混合;但是有些是可以预先混合的,保质期为 2 年。在选择最适合诊室使用的产品之前,应该询问所有上述功能。

低水平的消毒剂实际上是清洁剂。一些消毒剂含有洗涤剂,而有些消毒剂则不含。这些信息必须从消毒剂的制造商处获得。清洁剂,无论它是消毒剂的组成部分还是单独的产品,都必须用在消毒表面的第一步。

表面消毒剂可以喷雾或湿巾的形式使用(图 20.5)。瓶装表面消毒剂的使用包括喷湿、擦拭、喷湿程序。初始喷湿可以用清洁剂或含有清洁剂的消毒剂完成。然后擦拭(清洁)表面,通常使用一次性纸巾。随后用表面消毒剂进行最后的喷湿,然后使表面在制造商推荐

表20.2　可接受表面消毒剂的特性	
特性	被破坏的微生物类型
杀结核菌	结核分枝杆菌
亲脂性	乙型肝炎病毒
	人类免疫缺陷病毒
	单纯疱疹病毒
	带状疱疹病毒
	流感病毒
亲水性	腺病毒
	轮状病毒
	柯萨奇病毒
	脊髓灰质炎病毒

表 20.3 表面消毒剂参考表—2011

类别	有效成分
加速过氧化氢	过氧化氢在水溶液中
酚类(双)水性	苯基苯酚和苄基氯酚或叔戊基苯酚
酚类(双)乙醇为主	叔戊基苯酚和(或)苯基苯酚+乙醇或异丙醇
季铵盐衍生物或加酒精	二异丁基苯氧基乙氧基乙基二甲基苄基氯化铵;异丙醇或乙醇;烷基二甲基苄基氯化铵
季铵盐;无乙醇	烷基二甲基苄基氯化铵;EDTA
次氯酸钠	次氯酸钠在水溶液中
溴化钠和氯	NaBr 和 NaCl

重要信息:
许多消毒产品都可用。但是,所有用作预清洁表面消毒剂的产品都必须在美国环保署注册。阅读保质期和使用说明书的标签是很重要的。一些消毒剂会降解某些材料。

This resource is based on information from http://www.osap.org/page/SurfDisinfec2010. OSAP is a nonprofit organization, which provides information and education on dental infection control and office safety. For more information, please call 1–800–298–6727. Organization for Safety & Asepsis Procedures (OSAP), 3525 Piedmont Rd., Bldg. 5, Suite 300, Atlanta, GA 30305, www.osap.org, (410)571–0003. Fax: (404) 264–1956, Email: office@OSAP.org.

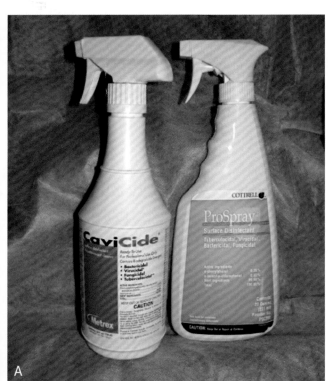
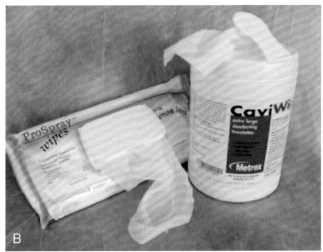

图 20.5 表面消毒剂的示例。(A)喷雾剂。(B)湿巾。

的时间内风干。喷湿、擦拭、喷湿程序如图 20.6 所示。如果使用消毒纸巾,请使用一块浸湿的纸巾首先清洁表面。然后,使用新的纸巾对表面进行消毒,并按照制造商推荐的时间(通常 5~10 分钟)让其进行空气干燥。

5. 灭菌监测

为确保仪器和设备的灭菌效果,应使用结合机械/数字、化学和生物学的指示剂来进行监测。机械或数字

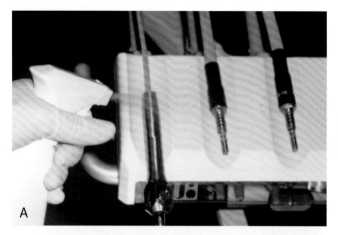

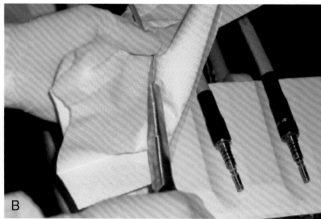

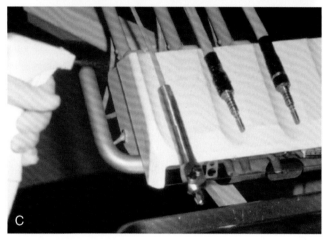

图 20.6　表面消毒的步骤包括"喷雾、擦拭、喷雾"。(A)初始喷雾。(B)擦拭清洁。(C)最后用消毒剂喷雾。

监控灭菌器运行期间有监控仪表或显示器。

根据医学器械促进协会(AMMI)指南,有外部和内部化学指示剂可供使用,包括浸渍在条带、器械袋或胶带上的热敏或化学敏感墨水。内部指示条必须放置在带有器械的包装盒内,指示条从包装外部可见。

AMMI 建立了化学指示剂分类(Ⅰ~Ⅴ类)。最重要的分类如下:

Ⅰ类—以胶带或印刷包装形式的外部指示剂用来区分消毒和未消毒物品。

Ⅳ类—多变指标置于包装内部,旨在与两个或更多关键变量(压力、时间和温度)进行反应。

Ⅴ类—综合指标,用于检测与消毒和灭菌有关的所有关键变量,将它们放置在相同类型的打包带中。

生物监测是利用细菌孢子或指示剂来检测灭菌周期杀死高度耐药的微生物的能力。生物指示剂(Bis)自带小瓶,内装用来监测蒸汽高压灭菌器或化学试剂盒的嗜热脂肪土芽孢杆菌,或者是监测干热消毒的枯草芽孢杆菌。生物检测被放置在一个打包带中,然后与待消毒的物品一起放入消毒器中。灭菌程序结束后,测试小瓶的孢子生长情况。这可以通过内部套件包或通过专业实验室的邮寄套件来完成。内部套件效率更高,因为它们仅需 24 小时即可提供结果。不要使用生物孢子试验失败的任何物品。根据 CDC 指南,生物监测必须至少每周进行一次,以及每次的种植体灭菌时。

(四)保护性屏障

保持表面消毒的有效方法是用一次性保护屏障覆盖清洁和消毒的表面。这包括在消毒后污染前正确放置表面覆盖物,如图 20.7 所示。表面覆盖物应该是不透液体的,包括透明塑料薄膜、袋子或管子。这些塑料覆盖物可以预成形状,适用于特定物品或作为必须包裹物品的外套。选择适合您诊室最经济的屏障类型。

在表面使用防护屏障与表面消毒并不冲突;相反,这些屏障可以与其结合使用。如果您选择使用防护屏障,请在工作日开始时清洁和消毒表面,然后在每次有新的患者时用干净的屏障覆盖这些表面。用戴手套的手

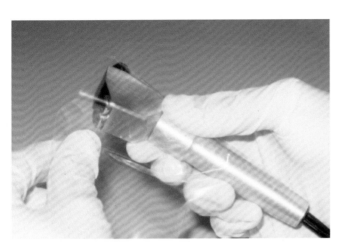

图 20.7　在消毒之后和有机会污染之前，将防护屏障或覆盖物可以放置在消毒后污染前的物体表面。

去除污染的屏障，并小心地更换干净的屏障，以免消毒的表面被污染。保护屏障的使用尤其适用于包含按钮、旋钮和缝隙的表面。

(五)其他感染控制问题

1.补充材料和物品的分发

患者护理需要使用大量的材料，首先需要考虑的是其正确的储存和分发，以避免交叉污染，包括纱布、棉卷、清洁纸、预防膏、印模材料和其他修复材料。

(1)散装供应

为避免散装储存的物品受到污染，必须提供无菌取回器(镊子)用于无菌取出物品。所有科室人员在拿这些物品时都必须非常小心。

(2)套装

修复材料套装，例如在一个以上患者的椅旁使用的牙本质粘接系统，必须在每位患者之间进行清洁和消毒。每位患者必须用一个干净的屏障覆盖盒子；任何受污染的瓶子或管子在返回箱子或柜子储存之前都必须进行消毒。

(3)单位剂量

如图 20.8A 所示，很多类型的耗材或材料有单位剂量供应，从而避免交叉污染。这是通过将少量材料或用品打包在独立包装中以供个别患者使用。单位剂量可能更昂贵，但它在预防交叉污染方面非常有效，并且还可以降低人工成本。

2.一次性物品的使用

一次性用品通常由便宜的材料制成，例如塑料，并且设计成在使用后便可丢弃。包括吸唾器、抽吸滤头、空气/水注射器头、印模托盘和抛光机头(图 20.8B)。其他物品包括治疗手套、围兜、表面覆盖物、面罩和麻醉注射器针头。使用一次性物品还可以减少劳动力成本。

使用后妥善处理这些物品很重要。避免尝试对其进行任何清洁、消毒以供再次使用。

(六)管理气雾和飞溅

在口腔治疗过程中，患者口腔产生并排出的气雾和飞溅会造成口腔科医生和周围环境表面的微生物污染。但是，通过使用以下做法可以控制气雾和飞溅

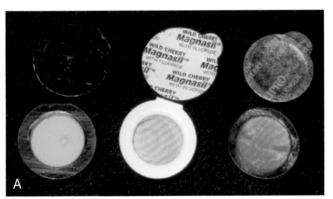

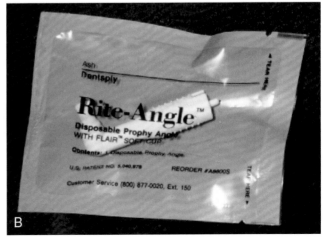

图 20.8　(A)单位剂量的抛光糊剂。(B)一次性抛光机头。

物的数量。

1.口腔屏障和高速抽吸系统

尽可能使用口腔屏障(橡皮障)来减少手术部位的唾液量。同时配合使用高速抽气机和橡皮障可以最大限度地减少口腔气雾和飞溅。

2.口腔治疗前漱口

为患者提供口腔治疗前漱口清洗剂，如 ADA 认证的漱口水,含有葡萄糖酸氯己定或精油。这能显著减少飞溅或气雾中可能逸出的微生物数量。

3.治疗前刷牙

有一种简单而有效的方法可以减少气雾和飞溅物引起的微生物污染，就是让患者在任何治疗开始之前用 ADA 认证的牙膏刷牙。

(七)安全处理和放置被血液或唾液污染的尖锐物品

1.锐器容器

处理尖锐的器械、正畸弓丝、麻醉针、冲洗注射器或其他可能被血源性病原体污染的物品时,应遵循特别的安全预防措施。这些预防措施包括避免在使用这些尖锐物品时被穿破或割伤，以及将这些物品妥善放置到坚硬的"锐器"容器中。这些容器必须放置在口腔治疗台或技工室内,并且在方便获取的位置(即不在水槽下或封闭的橱柜中)。图20.9 中即是一个"锐器"容器。

2.回盖针头

绝不能以双手技术进行麻醉针的回盖。双手技术极容易造成针刺事故。以下任何一种做法都可以大大降低意外针刺的可能性:单手舀技术、使用屏障帽夹持装置或使用一次性自封式"安全"注射器(图20.10)。安全注射器有一个可伸缩的护套,在使用前盖住针头并在使用时向注射器方向缩回露出针头。注射完成后护套滑回针头上。

(八)诊室和技工室日常管理方法

为了尽量减少交叉污染引起口腔科医生感染的可能性,应遵守以下做法。

1.饮食和化妆

不要在治疗区域、口腔技工室或消毒室和放射室区域进食、饮水、涂抹化妆品和润唇膏或取戴隐形眼镜。

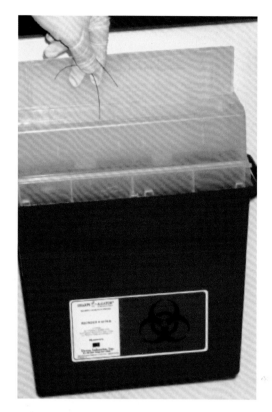

图 20.9　将所有尖锐物品放置在坚硬的"锐器盒"中。

应使用一次性纸巾而不是手帕。

2.食物储存

不要将食物或饮料储存在同时储存口腔产品或其他潜在具有传染性或危险物质的冰箱或冷冻柜中。

3.分开受污染的物品

在技工室中保留两个独立指定的区域,用于放置受污染的物品以及储存或处理清洁或无菌物品。

4.传染性废物

所有传染性废物必须根据当地卫生法规进行处理。一般来说,血液浸湿的物品以及软硬组织被认为是传染性废物,必须将其放于明确标记过生物危害传染性废物容器(盒子、塑料袋)中并由专业机构处理。图20.9 中的锐器容器也是传染性废物容器,应标记生物危害符号。

(九)暴露控制计划

口腔诊室或技工室必须有书面形式的暴露控制计划,其中包括所有必要步骤,以防止在每次口腔治疗时接触血液传播的病原体。该计划还必须包括如果暴露于血源性病原体后要执行的方案。你必须熟悉暴露控制计划,至少每年复习一次。应该指定科室的某个人每年更新这个计划。

四、物理危害

做好许多常识性的工作可以尽量减少事故发生的可能。安排工作区域,让人们有足够的空间通过并安全地绕过人和任何设备。

(一)绊倒、滑倒、碰撞和溅出

1.地板

在门口和可能会弄湿的区域(如水槽附近)使用防滑吸水地毯。只能使用低磨砂地毯,因为起皱地毯可能会成为绊倒的原因,特别是对于老年人。移动设备通常有电线和电缆,它们也可能绊倒他人;不要将这些放置在交通区域。在光滑的地面上出现水渍也是一个重要的问题,应该尽快清理。口腔用的一些粉末,如石膏和丙烯酸粉末,可以使地面打滑。

抽屉和门不应该敞开,特别是在人流较多的区域。开放的抽屉或门可能会导致伤害。较低的左开抽屉可能会有绊倒危险。俯视时可能会碰到打开的上层柜门,或在弯腰后站起时碰到头部。

2.患者

当患者因为复诊而躺在口腔椅上时,让他们坐起来后再给予术后指导是一个好的方式,如果他们坐立后即刻站立,可能会发生头晕甚至晕厥。让患者坐直几分钟可以减少这些问题。对于某些患者,建议让他们坐回口腔椅并将脚放在地板上几分钟。对于有些特殊患者,在患者站立时应站立在可以支持的附近位置。此外,必须将手术灯和其他设备移开,以避免患者在移动过程中头部受伤。视力受损患者需要特别注意;如有必要,他们应该在口腔治疗过程中全程被护送。

(二)搬举伤害

背部受伤是许多类型工作中的主要问题。虽然这不

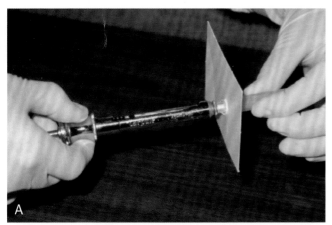

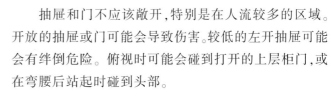

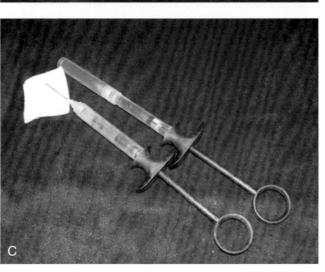

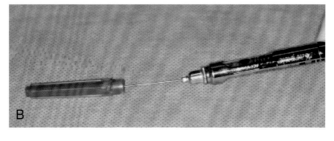

图 20.10　两种可接受的方法来重新回盖针头。(A)使用障碍帽夹持装置。(B)单手舀技术。(C)自封式"安全"注射器。

是口腔科室常见的问题,但文件盒、消毒剂或显影液可能很重。一般要求是,在抬起重物时弯曲腿而非背部。这也包括帮助患者坐上或离开椅子。

(三)车床

在车床和其他快速旋转的设备中容易缠绕散落的物品。请务必扎紧长发,并且在佩戴松散饰品、领带、围巾或宽松手套时不要使用车床。这些散落的物品可能会被缠住,并将手或者更糟的是将头部拖入快速旋转的轴或切割设备中。使用车床时必须保护眼睛,建议使用面罩。

(四)模型修整器

当使用模型修整器时,要确保不会滑动而导致手指或手被推入切割盘。使用"掌托",手掌放在模型修整器桌子的前面(参见第28章)。手指应该在距离切割盘最远的区域握住铸件。用手指弯曲部分将铸件推向切割盘,而不是用不稳定的手或手指推动铸件。使用弯曲方法时,如果铸件从推动的手上滑落,则手指将仅伸直到铸件,而不是进入切割盘。

(五)烧伤、烫伤和火灾

1.灭菌设备

从高压消毒锅中取出物品已成为许多烧伤和烫伤的原因。确保物品在从高压消毒锅中取出之前已充分冷却,或使用耐热手套。按照制造商的说明打开高压消毒锅或其他加热消毒设备。请记住,烫的物品与冷的物品从外观看起来是一样的。

2.个人防护设备

使用打火机去加热仪器或点燃酒精灯时,宽松的、不合适的手套是危险的。如果手套的尖端伸入火焰中,它会融化到手指上。带有延长头的打火机可用于点燃烤架和蜡烛。这些比一般的一次性打火机更安全。此外,只能使用阻燃一次性外套。

3.易燃物

用于口腔粘接系统的许多化学品都是易燃的。幸运的是,它们被装在小容器中,并且使用量很小,不会带来很大的危害。

丙烯酸单体也是易燃的,但是包装和使用量更大。不要在明火周围使用它们,并应立即清理溢出物。丙烯酸单体和任何用作燃料的乙醇应妥善储存。不要在无人照看的情况下放置明火。另外,很重要的是,要知道灭火器的位置,所有员工都应该知道如何使用灭火器。同时,还应具备烟雾探测器。请记住,如果发生火灾,首要任务就是保障人身安全,而不是去扑火。

4.氧气

每个使用一氧化氮的口腔诊室都要使用氧气。口腔诊室的应急包内应存有氧气。我们都记得火灾需要氧气,那么纯氧的危险是显而易见的。如果任何一个设备发生氧气泄漏,火花可能意味着灾难。此外,用于供应氧气和一氧化氮的金属罐很重,需要牢牢固定。如果它们倒落,可能会发生严重伤害。如果罐子倒落或者阀门松脱,任何压缩气体罐就可能变成导弹。

5.电动手机

FDA已收到几例患者因电动手机过热而被烧伤的报告。虽然口腔科医生的患者不太可能因被麻醉而感受不到高温,但使用这些旋转装置时必须小心。合适的操作和使用低速模式可以尽量减少患者受伤的风险。

(六)触电危险

1.靠近水槽的出口

为了尽量减少触电死亡的可能性,目前的电气安全标准要求在靠近水槽的出口或电箱中装有接地故障断路器(GFI 或 GFCI)。如果装有 GFI 插座的设备浸入水中,产生短路会触发 GFI。然后,电路马上迅速切断,以便任何人接触该物品都能避免严重伤害。将便携式电气设备远离水槽,以尽量减少设备落入水中的危险。

2.维护设备

当对设备进行维护时,例如更换固化装置中的灯泡时,应拔下设备插头。修理或维护插入电源插座的设备存在重大风险,应予以避免。根据任务的性质,在清洁过程中拔掉某些设备是明智的做法。

3.起搏器

起搏器可能会受到某些口腔设备产生的电磁场的影响。不应将电动外科和超声波设备用于使用较旧的"无屏蔽"起搏器的患者。如果患者或医生无法确保使用此类设备对于装有起搏器的患者是安全的,请勿使用此设备。

(七)听力保护

1.有害的噪音水平

多年来,口腔设备的噪音一直被怀疑会导致听力损失。口腔专业人员是一个遭受听力损伤群体。有许多关于口腔工作环境的研究,但结果是存在争议的。在口腔诊室里,应根据 OSHA 标准控制噪音。职业暴露限值是在 8 小时内以 85 分贝(dBA)的加权平均值计算的。有害的噪音水平可能有各种来源,其中许多与工作无关。经测量可产生 85 分贝以上声级的噪音源包括真空吸尘器、割草机、汽车收音机、吹风机和电视广告。为保护听力,美国 EPA 规定,在 24 小时内平均暴露量不应超过 70 分贝。

2.保护

听力损失的易感性因人而异。噪音引起的听力损失是微妙的,并最终不可逆转。通常情况下,它首先会影响比日常交流使用频率更高的频率范围,因此它可能会在一段时间内被忽略。要确定一个人是否有听力损失,应该由听力学家测试诊断。口腔诊室的噪音水平可以通过声音环境公司来测量。耳塞或耳罩形式的听力保护装置可有效减少损害,但也可能影响口腔科医生与患者交谈的能力。一些从业人员使用绳子连接耳塞,说话时他们可以把耳塞挂在脖子上,在需要时也很容易使用。在工作中或休息时出现噪音的情况下,采取预防措施减少任何来源的过度噪音是明智的。

(八)呼吸道危害

1.气雾、粉尘、过敏和哮喘

在口腔诊室,包括传染性病原体在内的许多不同的原因都可能对呼吸系统造成伤害。职业性哮喘、尘肺病(如硅肺病)、慢性支气管炎可能由吸入微粒进入呼吸道而引起。口腔诊室产生的一些粉尘可以包括汞合金、石棉、含铍合金、钴、牙釉质、牙本质、金、石膏、浮石和二氧化硅。各种尺寸的颗粒和气雾是通过研磨和抛光产生的,如果没有足够的通风,一些细颗粒可以悬浮在空气中数小时甚至数天。喷雾消毒剂是气雾的另一种来源,它们可能会刺激呼吸系统或加重哮喘。激光器还可能产生具有传染性的组织碎片气雾。

2.过敏性致敏

暴露于丙烯酸粉尘与呼吸道过敏有关。职业性哮喘的发生源于暴露在过硫酸盐(存在于许多塑料中)、不锈钢、镍、钴、铬、碳化钨、甲醛、溶剂(如甲苯、橙油、二甲苯和各种环氧化合物)中。汞的呼吸道危害将在后面的章节中讨论。

3.保护

为了尽量减少这些微粒和气雾的分布,应使用带过滤器的高速真空系统。医生还应佩戴能够过滤掉这些微粒的护目镜和面罩。目前用于防护传染性物质(直径 $1\sim2\mu m$ 的颗粒)的面罩类型不会滤除这些已经发现的粉尘和气雾。推荐改用为过滤可吸入粉尘而设计的面罩,特别是应在打磨复合材料和瓷时使用。

一般来说,使用挥发性物质以及产生粉尘和气雾的活动应在配备有粉尘收集设备的区域进行。在操作中,良好通风系统也很重要。虽然操作标准可能没有规定,但技工室的标准可能是合适的。建议每小时换气 6 次。为了最大限度地降低能源成本,替换的空气可以通过空气对空气热交换器加热,通常可以将热交换器结合到现有的炉/空调系统中。

(九)皮肤危害

口腔科医生手上的皮肤可能会受到许多不同类型的伤害。刺激物包括肥皂和清洁剂、杀菌剂、粘接剂、精油、充填材料、金属、有机溶剂和射线处理化学品。

1.过敏性接触性皮炎

过敏性接触性皮炎可能由许多口腔材料引起,包括丙烯酸单体(其中的甲基丙烯酸甲酯)、乙二醇二甲基丙烯酸酯、丁子香酚、双酚 A(环氧树脂化合物)和消毒剂。丙烯酸单体和戊二醛可以穿透乳胶和聚氯乙烯手套。请参阅安全数据表(图 20.11),或联系产品制造商以获取适合的替代品信息。

2.乳胶手套

如前所述,为了保护双手而戴的手套可能会产生皮肤问题。当手上出现任何皮肤刺激症状时,应考虑乳胶敏感性。无粉乳胶手套相比带粉手套更安全。

3.超声波清洗机

超声波清洗机使用手册警告用户禁止将手指或手

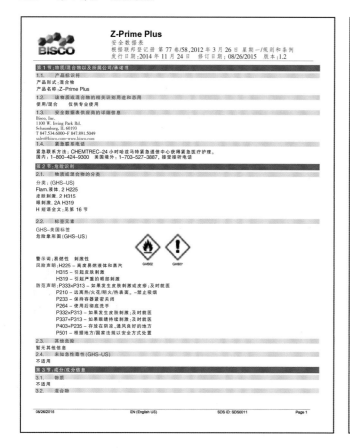

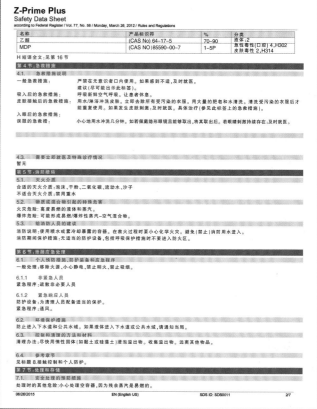

图 20.11　一种粘接底涂剂的安全数据表,7 页表格中的 2 页。(Courtesy of BISCO Dental Products, Schaumburg, IL.)

放在操作设备的水槽内。令人惊讶的是,很难找到任何有关设备本身会产生危害的研究。避免在超声波清洗器开启或关闭时进入水槽的一个合理原因是,设备内的清洗液具有刺激性。建议使用手套或器械来接触超声波清洗器中的物品。

(十)肌肉骨骼问题

虽然没有直接涉及口腔材料的安全性,但口腔科医生的另一个健康问题是肌肉骨骼疾病。最近的研究表明,与肌肉骨骼系统相关的职业疾病数量大幅增加,特别是在口腔医学从业者中。这些障碍也被称为累积运动创伤、重复性运动障碍和(或)累积性创伤障碍。它们是由对肌肉、骨骼和相关结构的重复使用而产生的。肌肉骨骼疾病可发生在身体的任何部位,但对口腔从业者而言可能有问题的部位是腰部、颈部、肩部、手臂、手腕和手部。腕管综合征是一个困扰已久的问题,在大多数口腔卫生学文献中都有讨论。

1. 人体工程学

由于工作性质,口腔专业人员可能会面临受伤的风险。人体工程学(也称为生物力学或人为因素工程)专家试图评估一个人操作时的最佳方式。人体工程学考虑了人体的外形尺寸和能力,以及设备和工作区域的优化设计,以提高工作人员的舒适度和效率。

以下是改善肌肉骨骼健康的建议。

2. 一般建议

(1)良好的照明对于避免眼睛疲劳非常重要。良好的光线和使用放大镜可以减少对患者弯腰、低头的动作以及产生的相关问题。

(2)使用良好的姿势。保持背部和脖子在一条线上,不要向前倾或扭曲。

(3)使用提供良好腰部支撑的椅子,椅子宽度可以调节和移动。应调整座椅的高度,使脚平放在地上,大腿与地面平行。椅子上的脚轮应该能够轻松移动而不会扭曲。

(4)在接诊患者之间起身活动。这样可以缓解坐下时所使用的肌肉,并减轻椎骨间一些椎间盘的压力。

(5)要求患者改变头部位置,而不是工作人员倾斜或扭动,以获得更好的视野或工作角度。

(6)使用口镜间接观察难以看见的口腔区域。避免通过倾斜和扭曲身体以获得直视。

(7)锻炼身体,增强柔韧性,加强手部、背部、腹部、臀部和腿部肌肉。

(8)考虑可能造成肌肉骨骼问题的非工作性活动,主要包括某些运动、过度的电脑使用以及重复的手指活动,如针织或钩编。

3.手部和腕部建议

(1)使用合适的手套。

(2)使用中立的手位和手指休息位。如果屈曲和伸展可以最小化,手腕中的正中神经将承受更少的压力。

(3)使用震动器械时降低振动频率。震动可能导致腕管综合征。

(4)休息和锻炼双手。在更换器械和患者之间伸展双手。

4.仪器建议

(1)使用适当的仪器。

(2)使用轻便平衡的仪器。考虑使用空心仪器。

(3)选择具有质感手柄的器械。它们容易握持,并且在使用时使用较少的“捏”力。

(4)当使用较大直径的器械时,也可以最大限度地减少对“捏”的需求。

(5)保持器械锋利的尖端,从而以最小的力量和更少的敲击就可以达到相应的效果。这一建议在第 19 章中有更详细的讨论。

5.预防伤害

观看你或你的同事在工作时的录像,可能会有帮助。其他人通常可以发现口腔工作人员在专注于患者护理时会忽视潜在的人体工程学问题。目前,OSHA 正在与口腔组织合作,以解决工作场所中的人体工程学问题。即使没有这样的标准,口腔专业人员也应该采取措施预防肌肉骨骼疾病及其造成的不适。

五、化学品

“化学品”这个词对许多人来说,可能听起来很可怕。我们不想在水中或食物中使用化学物质。另一方面,水也是一种化学物质,大多数食物是许多化学物质的复杂混合物(尝试阅读谷物盒上的标签)。在这里,我们关注的是口腔诊室中的危险化学品和材料。我们需要知道正在使用哪些化学品以及如何避免受到它们带来的伤害。

(一)安全数据表(以前称为材料安全数据表)

制造商通常会发送符合 OSHA 危险物质定义的产品安全数据表(SDS)。图 20.11 显示了 SDS。安全数据表列出了材料的危害、使用材料时应采取的预防措施以及在紧急情况下应遵循的程序。如果没有特定产品的SDS,请致电制造商或在网上查阅。所有的口腔专业人员都应该知道 SDS 的放置处。任何可能与相关材料接触的人都应该阅读它们。

OSHA 指导下的 SDS 中的信息是为了工作人员的安全,只包括危险化学品。添加到产品中的化学物质“通常被认为是安全的”,但是它们在 SDS 中没有详细说明,也没有在产品成分中列出,除非 FDA 要求。许多香精或甜味的添加剂未在专业口腔产品的标签或包装页上列出。信息缺失可能对患者或工作人员造成不寻常的过敏或代谢问题。从制造商那里获得专业口腔产品中所有成分的完整信息是困难的,例如氟化物凝胶或预防性糊剂。制造商认为这些信息是专利性的。什么是口腔专业人员要做的?我们必须以个人为基础评估患者风险,并提供尽可能好的治疗方案。

(二)标签

正确标记化学品是非常重要的。化学品的名称和其他重要信息应标记在每个化学品容器上。禁止将有害化学品与食物放在同一台冰箱中。

(三)消毒剂

消毒剂可能会刺激皮肤。许多消毒剂具有腐蚀性,也就是说,如果它们接触到裸露的皮肤,会引起化学灼伤。一些消毒剂可能会渗透某些类型的手套材料;请务必注意制造商针对处理材料的说明。一些消毒剂可能会与诊室中使用的其他化学物质发生反应。除非已知它是安全的,否则避免这种混合。

(四)汞

正如第6章中所讨论的，汞被用于制造口腔汞合金。多年来，人们一直担心患者和口腔专业人员因接触汞而受到伤害。早在19世纪60年代《爱丽丝梦游仙境》出版之前，人们就发现汞与神经系统疾病有关。"疯帽子"角色的原型是当时的帽子制造商，他们因使用无机汞盐软化毛皮制成毡帽而变得"疯狂"。

1.汞毒性

大多数形式的汞是有毒的。毒性程度与汞的化学形式有关。有机形式是特别危险的，如甲基汞。这些形式不用于口腔。无机汞盐是有毒的，也不用于口腔。口腔汞合金中的汞是一种金属间化合物，毒性很低或无毒性。口腔诊室中最危险的汞形式是汞蒸气。在这种"水银"形式中，它变得易挥发，特别是在加热时。当吸入汞蒸气时，大多数是通过肺吸收了。如果液体汞或新鲜混合的汞合金在没有戴手套的情况下处理，可以通过皮肤吸收。慢性汞毒性会影响中枢神经系统。此外，长期暴露于不安全水平的汞下会导致肌肉震颤、口腔炎症、烦躁不安和肾功能下降。急性汞中毒也会影响肾脏健康。

2.口腔人员

研究发现一些口腔科医生的血液和尿液中的汞含量比非口腔从业者高。一些口腔科医生已经表现出神经损伤的早期迹象，他们的诊室汞卫生习惯往往不佳。当重复使用的汞合金胶囊处理不当时，汞会溢出。

溢出的汞会滚下工作台面，隐藏在瓷砖、地板的裂缝中，或被地毯吸收。预密封的汞合金减少了处理汞的需要，并大大简化了使用汞时的卫生要求。立即清理汞泄漏非常重要。溢出套件专门用于汞。汞合金(粉末)会吸收汞并与之反应。ADA发布了汞卫生指南，如果在口腔诊室保持良好的汞卫生习惯，暴露和毒性风险将大大降低。事实上，与传染因素所造成的风险相比，这种风险是很小的。

(五)一氧化氮

一些口腔诊室使用一氧化氮(也称笑气)作为镇静剂。口腔工作人员接触一氧化氮最常发生在给患者使用期间(如果不使用保护措施)。一些与暴露于高浓度一氧化氮有关的影响包括自然流产和生育力下降。其他影响还包括神经系统疾病、血液系统疾病、免疫系统疾病、肝脏疾病和肾脏疾病以及某些恶性肿瘤。大部分支持一氧化氮暴露与产生这些问题之间关系的数据都是在广泛使用保护措施之前获得的。

1.生殖问题

清除设备的使用似乎降低了自然流产的风险。在1995年发表的一项研究中，那些在诊室工作的女性每周接触3小时或以上的一氧亚氮，其自然流产率明显高于未暴露组。那些在诊室使用清除设备工作的女性与未暴露的女性相比，自然流产率没有显著差异。另一项研究表明，男性和女性都受到暴露于气体的影响。暴露于高浓度一氧化氮的男性口腔科医生生育率也会降低。一氧化氮产生这些影响的机制仍在研究中。

2.暴露

关于多少暴露量为过多，这个问题尚存在争议。在撰写本章时，OSHA尚未颁布有关一氧化氮暴露的规则。美国国家职业安全与健康研究所(NIOSH)是研究材料危害并向OSHA提出建议的组织，建议将口腔工作人员的暴露时间限制在25ppm的时间平均(TWA)水平。TWA衡量一段时间内化学物的平均暴露量，NIOSH发布了有关减少口腔人员暴露的实践建议。

3.减少暴露于一氧化氮的措施

(1)检查并维护输送系统以防止泄漏。任何泄漏的设备必须在再次使用之前进行修理。

(2)采用清理系统来减少释放在房间内的废气量。将废气排放到室外。

(3)确保清理系统的面罩适合患者。

(4)定期监测以确定暴露水平。商业应用监测设备可用于估计工作人员暴露水平。

(5)在患者口部附近使用局部排气来排除过量的一氧化氮。

(6)确保良好的室内通风。供气口和排气口应该分开以防止污染的空气进入。

(六)处理化学品

有些化学品可倒入排水沟。但是，对于许多化学品来说，这样做是违法的，因为它们可能会损害环境，必需妥善处理。未使用的材料和化学品需要作为危险废物处理。一些汞废料等可以回收利用。放射性废物，如显影剂、薄膜(银)和铅箔也可以回收利用。但在本文中不会详细讨论这个问题。

六、紧急情况

即使在最安全、最正规的口腔诊所也可能发生紧急情况。在发生医疗紧急情况、火灾或其他事故时知道该做什么很重要。一些州委员会要求口腔工作人员训练急救和心肺复苏技能。所有口腔工作人员都应该考虑进行这种培训。应在电话旁粘贴紧急服务的电话号码,如"911",或当地医院、毒物中心的电话号码等。紧急出口和逃生通道也应该标识出来。应定期检测应急照明和灭火器等装置。应急培训是无可替代的。请记住,最有可能在口腔诊室内突发心脏病的人是口腔科医生。急救箱、急救药箱和包括 AED(除颤器)在内的应急设备应妥善维护或补充。

口腔诊所中的儿童被描述为等待发生的麻烦。不允许他们待在治疗室和技工室区域。当父母或兄弟姐妹接受治疗时,在无人监管的情况下,他们不能单独待在诊室或候诊室。候诊室应该像家中一样有儿童防护设施。未使用的电源插座应被遮盖。玩具不能有导致窒息的小零件。儿童不能爬上家具并弄乱候诊室。应为幼儿提供一个娱乐场所,娱乐场所可提供一些书籍和玩具。许多儿童和成人都喜欢"动画片"。

七、以风险为视角

现在,你可能会想,"哇! 这项工作的危险比我意识到的要多得多。成为特技演员或牛仔小丑可能会更安全!"确实,口腔行业需要考虑许多安全问题。但是,重要的是要记住,存在风险并不意味着会自动变成伤害或疾病。我们在日常生活中始终面临着许多潜在的危险,如烹饪、开车、剪草坪等,而我们在做这些活动时并没有太多考虑所承担的风险。大多时候,我们的日常活动不会导致意外事故,因为作为工作的一部分是我们常规采取了必要的预防措施去避免发生问题。一般来说,在口腔诊室内应采取哪些预防措施来降低伤害或疾病的风险?

- 保持学习。了解危险以及如何保护自己。本章的特定主题已经提供了一些建议,但研究仍在继续。专业团体通常了解最新的研究,这可能是一个很好的信息来源。

- 使用适当的程序和设备,以减少受伤的机会。

- 准备好去处理事故或紧急情况。

- 至少每年或在出现问题时更频繁地进行自我审查。花时间反思你在做什么,并考虑是否可以做得更好或更安全,这不仅关系到你自己的安全,还关系到你患者和同事的安全。

八、致谢

感谢西弗吉尼亚大学工业与管理系统工程教授 Daniel Della-Giustina 博士对本章的审阅。

总结

每位患者都必须遵守标准预防措施。根据 OSHA 的规定,口腔工作人员在涉及接触唾液和血液的护理活动时必须穿戴合适的手套、口罩、护目镜和衣服。治疗手套有各种材料可供选择。使用手套前也必须洗手。

面罩有多种款式,在更换患者时应进行更换。为防止吸入高度传染性的气雾,必须佩戴 HEPA 口罩。在可能产生气雾、飞溅物或抛射物的过程中,必须佩戴带侧护罩的护目镜。

口腔器械和设备被分类为高危、中危或低危,以确定其所需的去污方法。中级消毒剂应该用于消毒安全物品。可使用的表面消毒剂应该已在美国 EPA 注册。它们具有杀灭结核病菌、亲脂性和亲水性病毒的能力。保持表面无菌的有效方法是用保护屏障覆盖清洁和消毒的表面。

处理尖锐物体时必须采取预防措避免被刺破。还必须遵守诊室管理规范,以保护患者和口腔工作人员不受交叉感染。每个口腔诊室和技工室都必须有书面的暴露控制计划,其中包括防止接触血源性病原体的必要步骤。该计划必须每年更新一次,并由机构的所有口腔工作人员进行审阅。

口腔诊所的物理危害包括日常生活中常见的绊倒和跌倒。化学品和设备造成的伤害也值得关注。易燃材料和氧气会增加火灾风险，高温高压消毒锅也是导致灼伤的另一个原因。乳胶手套、消毒剂和其他化学物质会导致皮肤问题。由于显而易见的原因，人体工程学是口腔科医生特别关心的问题。合适的姿势、照明和仪器可以减少肌肉骨骼问题。化学品应妥善储存和标记。口腔诊室的汞和一氧化氮是明确的危害，但按照正确的程序可以降低风险。应该做好应对突发事件的准备工作。

 学习活动

1. 观察诊所里的学生。做笔记详细说明正确和不正确的人体工程学操作。

2. 观察诊所里的学生。寻找感染控制程序中的错误。

3. 清点临床用品柜内的物品。注意哪些是有害物质。

4. 列出日常活动清单，注意用于降低风险的程序和设备。

 复习题

1. 根据 OSHA 的规定，口腔工作人员在提供需要接触患者血液和唾液的治疗期间必须佩戴适当的个人防护设备(PPE)(手套、口罩、护目镜和衣服)。这种 PPE 只能在临床治疗区使用。

　　a.第一句话正确;第二句话错误

　　b.第一句话错误;第二句话正确

　　c.两句话都正确

　　d 两句话都错误

2. 建议采用哪种类型的患者护理手套进行非侵入性口腔治疗?

　　a.无菌外科手套

　　b.非无菌检查手套

　　c.共聚物薄膜手套

　　d.通用手套

3. 在戴手套之前和脱手套之后都应该洗手。如果没有明显的污渍和非手术治疗，可以通过使用乙醇溶液清洁手并擦拭手 15 秒直至乙醇干燥。

　　a.第一句话正确;第二句话错误

　　b.第一句话错误;第二句话正确

　　c.两句话都正确

　　d.两句话都错误

4. 在消毒前用手搓洗受污染的器械时应该戴什么类型的防护手套?

　　a.检查手套

　　b.薄膜手套

　　C.通用手套

　　d.无菌外科手套

5. 在治疗患有高度传染性疾病(如肺结核)的患者时，必须佩戴什么类型的个人防护设备(PPE)?

　　a.戴标准口罩的全脸防护罩

　　b.全脸面罩

　　c.HEPA 口罩

　　d.标准面罩

6. 常规垃圾中不得丢弃麻醉针、弓丝、冲洗针和麻醉药筒。这些物品必须丢弃在标有正确标签的纸箱或塑料袋中。

　　a.第一句话正确;第二句话错误

　　b.第一句话错误;第二句话正确

　　c.两句话都正确

d.两句话都错误

7.以下所有化学品均为可使用的表面消毒剂,但哪一个除外?

  a.酚类

  b.碘附

  c.氯

  d.季铵盐

  e.戊二醛

8.一种可使用的表面消毒剂必须具有抗结核病毒、抗亲水性和亲脂性病毒的能力。亲水性病毒比亲脂性病毒更难杀死。

  a.第一句话正确,第二句话错误

  b.第一句话错误,第二句话正确

  c.两句话都正确

  d.两句话都错误

9.根据 Spaulding 的物体分类,危险物品是可能穿透软组织或骨骼的物品。这些物品必须通过高温或高级别消毒剂进行消毒。

  a.第一句话正确,第二句话错误

  b.第一句话错误,第二句话正确

  c.两句话都正确

  d.两句话都错误

10.将中级消毒剂喷洒到表面并使其风干则完成表面消毒程序。除非事先清洁过表面,否则这种方式无效。

  a.第一句话正确,第二句话错误

  b.第一句话错误,第二句话正确

  c.两句话都正确

  d.两句话都错误

11.在接受乙型肝炎 3 剂系列疫苗后,建议何时进行抗体反应血清学检测?

  a.1~2 天

  b.1~2 周

  c.1~2 个月

  d.1~2 年

12.根据 CDC 的指导原则,应该多久进行一次灭菌器的生物监测?

  a.至少每周一次

  b.至少每月一次

  c.每次使用消毒器时

  d.只有在消毒器发生故障的情况下

13.口腔诊室的安全设备应包括以下内容,除了:

  a.灭火器

  b.GFI 插座

  c.安全革化

  d.氯丁橡胶(橡胶)手套

  e.护目用具

14.医疗工作者因暴露于以下因素而出现健康问题,除了:

  a.汞

  b.消毒剂

  c.乳胶手套

  d.一氧化氮

  e.荧光灯

15.口腔诊室使用的几种化学物质可穿透乳胶手套。有关正确的防护手套的信息可以在 SDS 中找到。

  a.第一句话正确,第二句话错误

  b.第一句话错误,第二句话正确

  c.两句话都正确

  d.两句话都错误

16.以下哪项不会导致肌肉骨骼问题?

  a.照明不佳

  b.姿势不好

  c.间接视野

  d.重复运动

17.口腔诊室遇到的最危险的汞形式是:

  a.汞蒸气

  b.液态汞

  c.口腔银汞合金

  d.汞合金废料

第**21**章 印模材料、义齿以及其他器械和材料的消毒

学习目标

1.分析印模材料和口腔器械需要在以下场所转运时,如何有效控制感染:
- 口腔手术室和口腔诊所内的技工室;
- 口腔手术室和口腔诊所外的商业技工室。

2.解释并演示消毒印模材料的过程。

3.解释并演示消毒义齿及其他口腔器械的过程。

4.描述并应用在调磨或抛光义齿和其他器械时必须遵循的感染控制规则。

5.回顾在口腔材料和修复体的操作过程中建议的消毒和灭菌设备的首选方法。

引言

感染控制的主要目的是防止患者和口腔医护人员之间的交叉感染。由于被唾液或血液污染的印模或器械材料经常在诊所或相隔较远的口腔技工室之间来回转运,可能存在交叉感染。因此,当这些用具被转移时,必须在诊所工作人员之间以及诊所和任何远程口腔技工室之间确实执行和监督感染控制规则。职业安全与健康管理局(OSHA)管理着口腔诊所和口腔技工室之间受污染物品的运输。所有物品必须妥善包装并贴上标签。

这种感染控制规则应包括适当处理和消毒印模、义齿、器械材料以及工作期间使用的设备或材料。同时,在处理这些物品时,必须注意个人防护设备和技工室的物理布局(参见第20章)。

可接受的消毒剂包括戊二醛、碘附、次氯酸钠、合成酚类、活化的季铵盐以及溴化钠和氯。然而,所有的印模材料并非与所有消毒剂都相容。使用活化的季铵盐以及溴化钠和氯消毒印模和义齿在文献中没有被提及,但是,如果选择这些化学物质中的任何一种用于口腔诊所或技工室,需要在材料样品上进行测试,以检查其相容性。此外,绝不能喷洒戊二醛,因为它们是极其有害的气体。

一、印模消毒

(一)个人防护装备

戴上防护眼镜,穿一件长袖外罩,戴面罩和手套。

(二)冲洗印模

取模后立即用自来水冲洗,去除唾液或血液(图21.1)。这一步骤对于优化消毒过程是必不可少的。

(三)消毒技术

洗净和去除多余的水分后,印模必须被消毒。这时可能需要将印模浸入或喷洒可接受的消毒剂(表21.1)。此时一定要参考制造商推荐的特殊材料消毒技术。

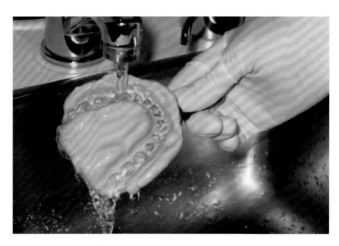

图21.1 用流动水冲洗印模。

1.印模浸泡消毒

浸泡消毒优于喷雾消毒。喷雾消毒药物可能不那么有效,因为喷施的药剂无法保证与印模的所有表面完全接触。

(1)将清洗过的印模放入装有适当消毒剂的带拉链塑料袋中(图21.2)。排出密封袋的空气以确保整个印模与消毒剂接触。

(2)接触消毒剂的时间应该是产品的制造商推荐的时间。消毒剂可能对聚醚和水胶体印模材料产生不利影响。因此,它们的浸泡时间应被限制于10分钟以内。

(3)从消毒剂里取出印模。

(4)用清水冲洗印模,甩去多余的水分。

2.喷雾消毒印模

(1)用一种可接受的消毒剂喷洒清洗过的印模和印模托盘(图21.3)。

(2)将喷过消毒剂的印模密封在带拉链塑料袋中,以制造商推荐的消毒时间消毒。

(3)从密封的袋子中取出印模。

(4)用清水冲洗印模,摇匀,去除多余的水分。

(四)灌模

一旦印模被消毒,就可以用需要的石膏产品灌模或送到技工室。

二、椅旁的调整

对于椅旁的(印模)调整,使用无菌手套、无菌车针,按序列抛光。如图16.7所示的打磨橡胶尖是另一个选

表 21.1　推荐的印模消毒剂 [a]

印模材料	戊二醛	碘附	次氯酸钠溶液(1:10 稀释)	合成酚类
藻酸盐	×	√	√	√
硅橡胶	[b]√	√	√	√
聚醚(多醚)	[b]√	√	√	√
多硫化物	[b]√	√	√	√
ZOE 糊剂	[b]√	√	×	×
合成品	×	√	√	√
可逆性水胶体	×	√	√	√
咬合蜡	×	√	×	√

[a] 咬合记录由不同的材料制成,使用和印模相同的消毒过程。材料与消毒剂之间同样可能出现不相容性,即使是不同公司的相同材料,也可能存在不相容情况。

[b] 只在另一种消毒剂不易获得时才使用。

Adapted from Mercbant VA. Infection control in the dental laboratory environment. In:Molinari JA,Harte JA,eds. Practical Infection Control in Dentistry. 3rd ed. Philadelpbia,PA:Lippincott Williams & Wilkins;2010;251-258;Miller CH,Palenik CJ. Infection Control and Management of Hazardous Materials for the Dental Team. 4th ed. St. Louis,MO;Mosby;2010;208-209.

择。这样就不需要在操作过程中对印模进行消毒。手机和车针在椅旁使用后,需要重新消毒。

(一)消毒前清洗义齿或器械

(1)用未使用过的牙刷或义齿刷刷义齿,或用超声波振荡器清洗义齿。

(2)为了避免超声波清洗过程中发生交叉污染,将设备放置在一个带拉链塑料袋或无菌玻璃烧杯中,其中含有新鲜的超声波清洗液。然后,将密封袋或烧杯放入该装置贮槽内的超声波溶液中。

(3)清洁后将义齿冲洗干净,去除多余的水分。

(4)仅在清洁和消毒过的修复体上使用气枪。

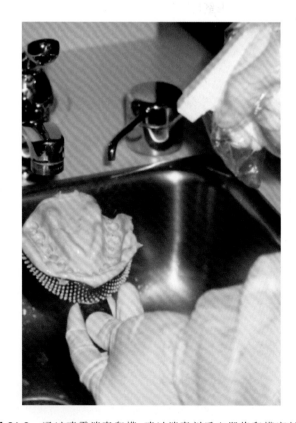

图 21.3　通过喷雾消毒印模,喷过消毒剂后立即将印模密封在带拉链塑料袋内,以制造商推荐的消毒时间消毒。

图 21.2　印模泡在带拉链塑料袋内的消毒剂中。

(二)清洗后的义齿消毒

(1)把义齿放在带拉链塑料袋内,仅留足够的消毒剂,使用制造商推荐的消毒时间(表21.2)。

把金属义齿浸泡在次氯酸盐溶液中可能会损坏金属,因此,建议使用另一种消毒剂。

(2)喷洒消毒剂,然后用拉链密封镀膜的器械。使用制造商推荐的消毒时间。但是 ADA 建议与其用喷洒消毒,不如全部浸泡。

(三)冲洗义齿

义齿从消毒剂中取出后立即彻底冲洗。残留在器械上的消毒剂味道不太好,可能会引起组织刺激。

(四)保存义齿

将消毒后的义齿存放在一个干净的、带拉链的塑料袋中,里面装有漱口水和水的混合物,或者仅仅是水。不要将义齿存放在干燥的环境中。

三、消毒义齿及其他器械

在口腔技工室进行修理或调整之前,必须清洗和消毒患者所佩戴的口腔器具。同样的,义齿也必须在口腔技工室中进行清洁和消毒后才能转到口腔诊所给患者试戴。用戴手套的手处理污染的器具,并用戴手套的清洁手将消毒后的义齿放回患者口腔。

四、用以调磨或抛光器械的感染控制规定

技工室可能对患者曾经使用或者佩戴过的产品或材料进行处理。这些物品或者材料必须先进行消毒。操作这些材料也需要依照感染控制规定:

- 确保房间的通风系统是能运作的;
- 在口腔车床操作时(图21.4),需要戴上防护眼镜和面罩(参见第20章);
- 每天清洗和消毒车床至少一次;
- 每个义齿使用无菌磨轮和石膏以及新的磨石和衬里。

五、对操作口腔材料及修复体中使用物品的灭菌和消毒

所有接触口腔组织的物品,或者接触到曾与口腔组织接触的物品必须进行加热灭菌。这些物品包括金属印模托盘、牙钻、磨轮和抛光盘、金属刮刀,还有玻璃混合板。不与口腔组织直接接触的其他物品也应进行消毒,或者如果是一次性的物品,可以丢弃,如第20章中所述。

记住,在一个物品被成功灭菌或消毒之前,必须先清除所有的生物负载。

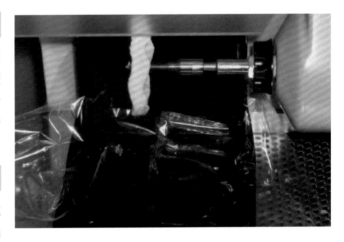

图 21.4 带无菌磨轮和一次性衬里的口腔车床。

表 21.2 义齿和其他器械的消毒[a]				
人工装置	戊二醛	碘附	次氯酸钠溶液(1:10 稀释)	合成酚类
全口义齿	×	√	√	√
可移动器械	×	√	×	√
固定修复体	√	√	×	√

[a] 按照制造商的建议消毒,但含金属义齿的消毒时间要限制在 10 分钟以内。

Adapted from Merchant VA. Infection control in the dental laboratory environment. In: Molinari JA, Harte JA. Practical Infection Control in Dentistry. 3rd ed. Philadelphia, PA: Lippincott Williams & Wilkins; 2010: 255–256.

总结

由于许多被唾液或血液污染的印模或器械经常被运送到诊室或相隔较远的口腔技工室，存在交叉感染的可能性。因此，诊所工作人员必须遵守感染控制规则，诊所和远程技工室也必须遵守同样的规则。

必须穿戴个人防护设备处理污染的印模和义齿。

印模必须冲洗，去除多余的水分，然后浸入或喷洒可接受的消毒剂。

患者佩戴的器具必须清洗消毒后才能在牙齿上进行调整。

同样，义齿必须在技工室中清洗和消毒，然后才能送到诊室给患者试戴。

当在口腔车床上打磨或抛光义齿或其他器械时，使用无菌磨轮和石膏，每个修复体都应更换新的磨石和一次性衬里。戴防护眼镜和口罩，并确保房间有适当的通风。

金属印模托盘、牙钻、磨轮和抛光盘、金属刮刀和玻璃混合板必须经过加热灭菌。其他物品应予以消毒或丢弃。

 学习活动

将学生分成两两一组，并让每组学生观察和评估下面情况下的感染控制方案。

1.在灌注一个模型之前先处理一下印模。每个学生都可以对另一个学生的牙列取模，并灌模。

2.修整后，在技工室中抛光调整后的装置，并为其返还患者做好准备。这是一个模拟的情况，因为来自患者的真实装置也许并不是现成的。

 复习题

1.印模取好后，必须立即在流动水下冲洗，以去除唾液或血液。在印模被消毒前，这一步是必要的。
a.第一句话正确，第二句话错误
b.第一句话错误，第二句话正确
c.两句话都正确
d.两句话都错误

2.器械的椅旁调整可以使用研磨剂、无菌的手机和车针，以及用于抛光的无菌磨轮。这就消除了使用前对器械进行消毒的必要性。
a.第一句话正确，第二句话错误
b.第一句话错误，第二句话正确
c.两句话都正确
d.两句话都错误

3.在技工室修整前，所有可移动的口腔器械都必须先进行消毒，然后再进行下一个步骤。以下哪一个是例外？
a.用戴手套的手处理受污染的器械
b.将器械直接放入超声波装置的清洗液中清洗
c.用流动水冲洗器械
d.甩去多余水分
e.喷洒或浸入可接受的消毒剂以消毒器械，然后在制造商指定的消毒时间后可进行接触

4.在技工室内,当对患者佩戴的旧义齿抛光时,没有必要使用无菌的磨轮。这是因为义齿在修整前、后都会被消毒。

a.这种说法和理由都是正确的

b.这种说法和理由都不正确

c.这种说法是正确的,但理由不正确

5.在对义齿进行修整后,它会被清洗、消毒、冲洗和储存。推荐的存储方法是:

a.义齿安放在患者的石膏铸型

b.为每位患者提供一个的个性化塑料封闭式容器,类似于隔夜浸泡的容器

c.装有漱口水和水的带拉链塑料袋

d.装有无菌水的带拉链塑料袋

6.在处理和消毒印模、义齿和器械材料时,感染控制的主要目标是:

a.保护患者不受技工室人员的感染

b.保护技工室人员不受患者影响

c.防止交叉感染

d.防止口腔科技工室设备受到污染

7.采用浸泡消毒好过喷雾消毒最重要的原因是:

a.诊所工作人员没有必要彻底进行喷消工作

b.喷消程序必须进行两次,中间间隔10分钟

c.喷雾器与印模的所有表面之间的持续接触是无法保证的

d.产生的气雾通常是有毒的

第22章

口腔材料的操作常规

学习目标

1.给出理由说明为什么材料正确的配比、操作时间和调拌很重要。

2.探讨口腔材料在口腔内和在托盘上的固化时间差异。

3.总结光活化口腔材料的推荐指南。

引言

　　口腔卫生士必须要了解常用口腔材料的成分、使用方法、物理特性以及操作技术。这将提高工作效率、节约材料以及提升患者的护理质量。基于这一理解，应遵循一些一般规则，以确保这些口腔材料的操作和应用成功。

一、遵循制造商的说明书

　　(1)阅读、理解和遵循口腔材料的说明书是非常重要的。我们不仅需要阅读说明书的内容，而且还应该理解为什么每个步骤是需要按照说明书指示的方式进行的。

　　(2)工作人员要保存好本诊室所用材料的说明书副本。建议将这些副本保存成文档、硬盘拷贝或者数字化，以便于在工具包的说明书丢失时，副本可以随时拿出。多数制造商都提供了在线说明书。

　　(3)购买一种新材料后，用于临床之前至少练习使用这种材料一次，试用新产品的"手感"，并与其他产品进行比较。

　　(4)将材料存放在阴凉干燥处，许多材料的保质期可通过冷藏延长。另一方面，一些材料如果冷藏会出现凝胶化或混合物分离。适宜的储存方式应参考制造商的说明书。

二、调拌与固化时间

　　(1)使用有秒针或显示秒的时钟来计时酸蚀、调拌、固化和其他重要的时间跨度，这既适用于诊所，也适用于技工室。

　　(2)口腔是一个温暖的环境。因此，材料在口腔中的凝固速度比在器械托盘或工作台上更快。如果一个材料在器械托盘上都凝固了，在口内肯定也凝固了。这一规则的例外是通过冷却固化的材料(如印模膏)和光活化材料。

　　(3)一些材料的固化同样也会被口腔的湿度所加快。

三、材料配比

　　(1)按照说明书的指示合理配比材料。配好材料后盖上管子和瓶子，否则挥发性溶剂会从开放的容器中挥发，这样材料的化学组成也就变了，性能也会被破坏。

　　(2)分配相同长度而不是相同体积的糊剂。

　　(3)分配连续的液滴。在变成独立的液滴从配药尖落下之前，让液滴触碰到调拌板上将会导致不连续的滴落。这种分配方法会导致不连续的液滴和错误的粉/液比。粉/液比是决定材料性能的一个重要因素

　　(4)如果制造商推荐的话，记得抖松粉剂。定期翻滚藻酸盐以抖松粉末，不过也没必要每次印模都抖松藻酸钠粉。

　　(5)不要过早配比材料，尤其是空气湿度高的时候，让材料暴露在外不使用可能会对材料不利。

四、调拌

　　(1)用力调拌口腔材料，它们不是活物，所以不会受到伤害。调拌完藻酸盐，你的胳膊应该要有累感。

　　(2)某些材料的固化速度会受所用的调拌技术的影响。

　　(3)调拌水门汀材料时，用力把粉和液混为一体。

五、光活化材料

　　(1)对于光活化材料，可能会固化不完全，但不会过度固化。

　　(2)固化灯的尖端和口腔组织间要保持一个间隙。一些固化灯的尖端会变得相当热，或许会使牙齿或软组织过热。

　　(3)光活化材料在室内光的环境下会开始变硬，它们不应该提前分配并暴露在灯光下。所以，如果不立即使用，必须避免光活化材料受到光线照射。

六、污染

　　口内液体污染对所有材料来说都是有害的。这个概念适用于粘接修复材料以及非粘接修复材料。当使用粘接材料时，保持牙面干净以及干燥很重要。

总结

当使用任何口腔材料时，遵循并保存好制造商的说明书，以提高患者的治疗质量。诸如恰当配比、正确调拌、充分固化和避免污染，这些操作因素将促进对口腔材料的合理和成功使用。

 学习活动

1.制订一份通常在你诊所常用的口腔材料清单。本章提出的一般规则有哪些适用于这些材料？

2.你能找到学习活动 1 中列出的材料制造商的使用说明书吗？

 复习题

1.在配比双糊剂口腔材料时，相等的＿＿＿＿通常是定量两种糊剂的方法。

a.重量
b.体积
c.长度
d.装载量

2.阅读口腔产品的说明书是很重要的。更重要的是理解口腔材料的配比、调拌和处理。

a.第一句话正确，第二句话错误
b.第一句话错误，第二句话正确
c.两句话都正确
d.两句话都错误

3.除一条外，下列所有说法都是正确的。哪一个是例外？

a.在用于临床前，新材料至少要练习使用一次
b.某些材料的凝固速度会因口腔的湿度而加快
c.口腔材料在口内的凝固速度慢于在托盘上
d.调拌水门汀材料时，用力把粉和液混为一体

4.口腔材料应该以什么样的方式调拌：

a.谨慎缓慢地
b.每隔 5 秒，以大幅度递增
c.每隔 5 秒，以小幅度递增
d.用力地

第 2 部分

技工室和临床应用

混合洞衬剂、垫底材料和水门汀

第23章

学习目标

1.描述下列材料的用途或目的：

● 氢氧化钙；

● 磷酸锌；

● 玻璃离子；

● 氧化锌丁香油酚(ZOE)；

● 临时水门汀。

2.针对上述列举的材料，正确展示其调拌技术，然后，根据本章所述的标准对混合物进行评价。

3.回忆本章所讨论的洞衬剂、垫底材料及水门汀的大概调拌和固化时间。

4.在材料固化前，采用合适的清洁剂清洁水门汀调拌刀或调拌器械和玻璃板。

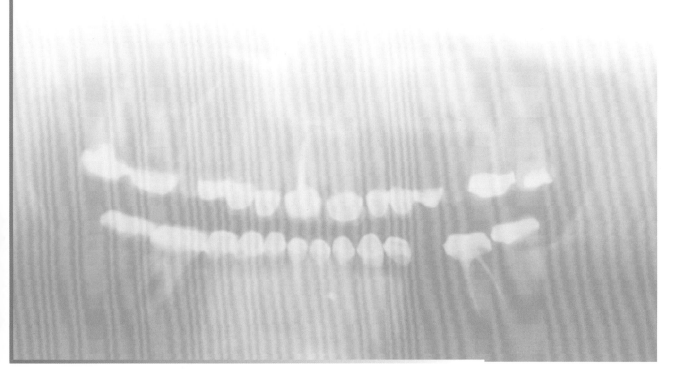

引言

口腔修复中使用的各种水门汀、垫底材料和洞衬剂在第7章中进行了详细的论述。讨论内容涵盖了每种材料的用途、成分、物理性能及化学性能。如前所述，这些材料可用作垫底材料或洞衬剂、粘接材料、永久性或临时性修复体。本章将重点介绍这些常用材料的操作。

一、目的

水门汀、垫底材料和洞衬剂的调拌不是口腔卫生士例行操作的程序。但是，当口腔助理不在时，口腔科医生可能会让口腔卫生士调拌这些材料。这种情况包括将它们用作临时性修复。对一些常用的水门汀、垫底材料和洞衬剂的测量及调拌进行逐步说明是本章的基础。

二、氢氧化钙垫底/衬垫材料

(一)用途

氢氧化钙可用于盖髓术，也可在深窝洞预备的其他口腔修复材料下方充当垫底/衬垫材料。

(二)保护性能

氢氧化钙可充当保护性屏障，位于牙齿组织(牙本质和牙髓)与含酸的水门汀和修复材料之间。

(三)测量

(1)表23.1中列出了调拌氢氧化钙垫底/衬垫材料所需的必须物品。

(2)在调拌纸垫上分配少许但等量的糊剂，如图23.1所示。

表23.1　混合氢氧化钙垫底/衬垫材料的必须物品
调拌纸
调拌器械
氢氧化钙基质和催化剂
2×2纱布

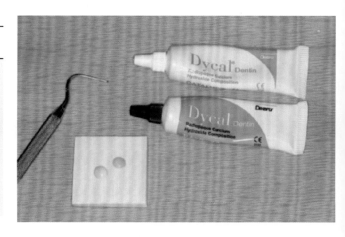

图23.1　将氢氧化钙置于调拌纸上。

(四)调拌

(1)用水门汀调拌刀或小型圆珠笔样的弯曲器械彻底混合，直至获得均一颜色的混合物。图23.2中展示了调拌完全的氢氧化钙混合物。

(2)调拌应在10秒内完成。

(3)表23.2中列出了正确调拌氢氧化钙的标准。

(五)应用

用圆珠笔样器械的尖端将调拌好的材料放置在窝洞预备的底面上。避免将调拌的材料放置在洞壁和边缘处，并避免大量放置。

(六)固化

(1)正常室温下，调拌好的氢氧化钙在调拌纸垫上

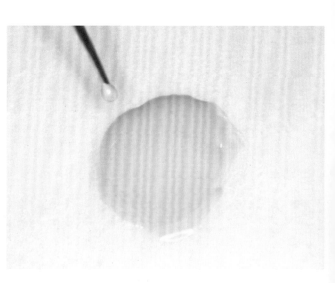

图23.2　氢氧化钙调拌完成。

表 23.2　混合氢氧化钙材料的评价标准
1.用量合适
2.混合过程不超过 10 秒
3.完全混合,颜色均匀统一

的固化时间是 2~3 分钟。

(2)口腔中由于牙本质水分的关系,盖髓剂或垫底材料/洞衬剂的固化时间会极大地减少。

三、磷酸锌水门汀

(一)用途

正如第 7 章中所讨论的,磷酸锌水门汀用于将嵌体、冠、桥、正畸带环及其他矫治器械粘接到牙齿结构上。它也可作为修复体的垫底材料。

(二)相关信息

记住当粉末和液体混合后,会发生放热(释热)反应,如第 7 章所述。为驱散反应的热量:

(1)调拌过程中,必须使用玻璃板的大部分面积。

(2)粉末必须以小增量进行添加。

(3)调拌时间必须延长到 1.5~2 分钟。

(三)粘接稠度的测定、调拌和应用

(1)表 23.3 中列出了调拌磷酸锌水门汀所必需的用品。

(2)第 7 章对该项技术进行了详细介绍,并附有图解。

(3)所需的液滴数和勺粉量可参照制造商提供的

表 23.3　混合磷酸锌水门汀的全套用品
磷酸锌粉
磷酸锌液
液体分配器
粉勺
水门汀调刀
玻璃板
碳酸氢钠溶液(任选)

用法说明书。

(4)用力将粉末增量与液体混合。常采用"8"字调拌法,如图 23.3 所示。有时,也采用来回往复的滑磨运动形式。

(5)每增量的调拌时间通常为 15 秒。

(6)记住,为了获得合适的粘接稠度,水门汀在调拌刀和玻璃板之间应形成"1 英寸的拉丝",如图 7.6 E 所示。

(7)磷酸锌水门汀调拌的粘接稠度,参见附录 2 的能力评估表。

(四)垫底稠度的测定、调拌和应用

(1)粘接稠度与垫底稠度的区别在于,垫底稠度的水门汀需采用更高的粉/液比。这意味着垫底稠度的水门汀需要更少的液滴来混合粉末。具体的使用量由制造商确定。

(2)对于垫底稠度,也需将粉末分成若干增量,但这可能包括将一份粉末增量再分成更小的增量。

(3)调拌时间与粘接稠度大致相同(1.5~2 分钟)。

(4)调拌完成的混合物应该呈稠厚的油泥样,并且可以被搓成一个球。

(5)垫底稠度的磷酸锌水门汀如图 7.6 F 所示。

(6)磷酸锌水门汀调拌的垫底稠度,参见附录 2 的能力评估表。

(五)固化

两种稠度的磷酸锌水门汀固化时间为 5~9 分钟。

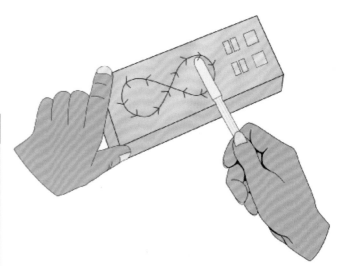

图 23.3　口腔科调拌水门汀的"8"字调拌法。

临床操作建议

氢氧化钙洞衬剂/垫底材料
- 调拌至颜色均匀。
- 应用材料至窝洞预备前,用纱布擦拭清洁调拌器械。

磷酸锌水门汀
- 使用玻璃板的大部分面积进行调拌以驱散热量。
- 调拌完成,立即用肥皂和清水清洗玻璃板和调拌刀。

玻璃离子水门汀
- 分配液体时,花费必要的时间来获得精确、均匀的液滴。
- 调拌时间短,通常为45秒或更短。

氧化锌丁香油酚(ZOE)水门汀
- 加入粉末时,用调拌刀平面施加坚实的压力。
- 加入足够的粉末达到垫底稠度时,加压水门汀,混合物会从调拌刀上"剥脱"。

临时水门汀
- 调拌至颜色均匀。

(六)清洗

在水门汀固化前,使用自来水清洗调拌刀和玻璃板。如果混合物在调拌刀和玻璃板上已经固化,可以将器械浸泡在碳酸氢钠(小苏打)溶液和水中进行清洗。

四、玻璃离子

(一)用途

玻璃离子水门汀可用作垫底材料、粘接剂,或修复性材料。作粘接剂时,它可用来永久性粘接冠、桥和正畸带环。作垫底材料时,它可用作深窝洞预备的绝热材料。

(二)相关信息

正如第7章中所讨论的,玻璃离子水门汀强度高,溶解度低。相比于其他水门汀,它们对牙髓也相对温和。它们可化学粘接牙齿结构,并且可释放氟离子到牙釉质和牙本质,因而被认为可减少继发龋。正是由于这些原因,该种水门汀很受欢迎。

(三)分配系统

玻璃离子可采用三种方式进行分配。

1.粉/液系统

粉末和液体示例如图7.7 A和图23.4所示。本章重点介绍粉/液系统。

2.一次性胶囊

玻璃离子水门汀的胶囊剂型如图7.7 B所示。这种胶囊在汞合金调拌器中进行混合,类似于汞合金胶囊的混合方式。具体的混合说明由制造商提供。

3.双糊剂型系统

双糊剂型系统现正在市场上销售。图23.5所示为双糊剂型的分配装置。按压控制杆可分配每种糊剂的合适比例。与其他双糊剂型系统一样,混合该材料直至获得颜色均匀的混合物。该材料可能带有类似于印模材料使用的自动混合吸头。

(四)粘接稠度的测量和混合

表23.4列出了混合粉/液形式的玻璃离子水门汀所必需的用品。

1.测量粉末

(1)摇动粉剂瓶,以"松散"内容物。

(2)填满但不高出分配勺。

(3)沿着瓶嘴处滑动取出分配勺,如图23.6所示。这一举措会去除多余的粉末。

(4)将一勺粉末倒在混合纸垫上。

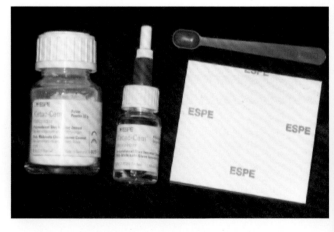

图23.4 玻璃离子水门汀:粉剂、液剂、计量匙和调拌纸。

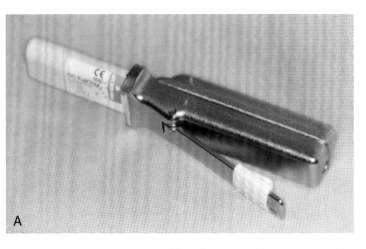

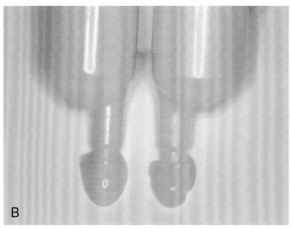

图 23.5　(A)双糊剂型玻璃离子的输送器。(B)糊剂材料被挤出。

表 23.4　混合玻璃离子水门汀的全套用品
玻璃离子粉
玻璃离子液
粉勺
液体分配头
调和纸
水门汀调刀

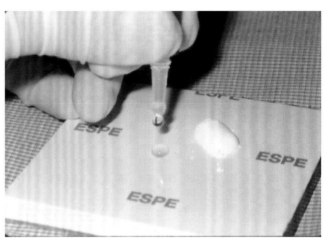

图 23.7　估量挤出玻璃离子液剂。

(2)分配适当数量的液滴。

3.混合粉末和液体

混合时,应将粉末一次性加入。典型的粘接稠度是,材料在调拌刀和玻璃板之间延伸 0.5 英寸,如图 23.8 所示。

4.混合时间

混合时间为 15~30 秒。请参照制造商说明。

5.立即使用

水门汀必须在有光泽时使用。当表面黯淡失去光泽时,固化反应已经开始,此时应该丢弃混合物。

6.技能表现评估表

用于玻璃离子粘接水门汀调拌的能力评估表参见附录 2。

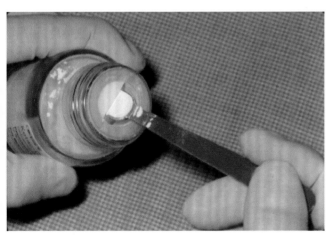

图 23.6　去除计量匙上多余的玻璃离子粉剂。

2.测量液体

(1)分配液体时垂直握住液剂瓶,以便得到精确而均匀的液滴,如图 23.7 所示。

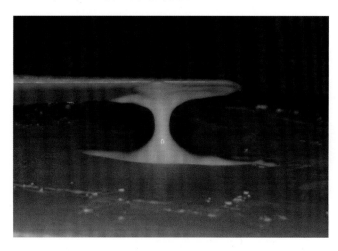

图 23.8 具有合适黏稠度的玻璃离子水门汀。

(五)垫底稠度的测量、混合

(1)对于垫底材料和洞衬剂,采用一种粉/液比更高的不同玻璃离子产品。

(2)为达到垫底稠度,粉末和液体常采用与前述粘接稠度相同的方式进行测量和混合。

(3)垫底稠度的混合时间为 15~30 秒。具体的混合说明由制作商提供。

(六)固化

两种稠度的玻璃离子固化时间通常都是 7 分钟。

(七)清洗

水门汀固化前,调拌刀可以用肥皂和水进行清洗。

(八)光活化玻璃离子材料

光敏玻璃离子材料通常用作垫底材料或修复材料。它们可能是瓶装的粉/液系统,或者胶囊形式。应遵循制作商提供的混合说明。

五、氧化锌丁香油酚(ZOE)水门汀

(一)用途

ZOE 水门汀是刺激性最小的口腔材料之一,它具有以下用途。

(1)在永久冠的制造过程中,用于粘接临时冠。

(2)在永久性修复体下方,创建一个绝缘基底。

(3)为敏感牙齿提供镇痛剂或缓和剂(安抚剂)。

(二)保护性能

作为绝缘基底,ZOE 水门汀将保护牙髓免受热损伤。它对牙髓也有镇痛或安抚作用;因为这个原因,在放置永久性修复体前,它被用作临时性修复体。

(三)测量

(1)表 23.5 中列出了混合 ZOE 水门汀所必需的物品。

(2)使用制造商提供的计量勺,将一勺粉末放在玻璃板或处理的纸垫上。图 23.9 所示为产品、勺和玻璃板。

(3)持滴管将两滴丁香油酚液体垂直滴在玻璃板上。液滴不应该接触粉末,但它们应被滴在靠近粉末的地方。测定的粉末和液体如图 23.10 所示。

(四)垫底材料/临时性修复体稠度的混合技术

(1)手持调拌刀在"平坦"的位置,将大约一半的粉

表 23.5 混合氧化锌丁香油酚水门汀的全套用品

氧化锌粉
粉勺
丁香油酚
滴管
玻璃板或特质纸垫
水门汀调刀
2×2 纱布海绵
异丙醇

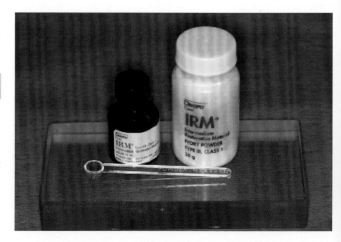

图 23.9 氧化锌丁香油酚(IRM)、计量匙和玻璃板。

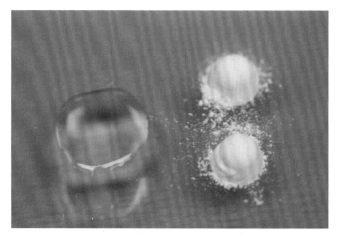

图 23.10 用于垫底或临时粘接的适量氧化锌丁香油酚。

末推入液体。

(2)使用混合表面的一小部分,通过快速运动调拌刀的平坦面,调拌粉末和液体。图 23.11 展示了混合技术。

(3)用调拌刀谨慎地将粉末"压入"混合物中,继续加入小量粉末。混合物必须是稠厚的、油灰样的,且几乎"易碎的"状态。

(4)混合应在 1.5 分钟内完成。

(5)调拌 ZOE 水门汀至垫底材料/临时修复体稠度参见附录 2 的能力评估表。

(五)应用

(1)将水门汀在玻璃板上聚集成一团。

(2)可用手指将水门汀卷成一个球。

(3)任何合适的平刃的器械,如塑料充填器(PFI),都可用来输送部分水门汀至窝洞预备。可首先将手指或器械蘸一些额外的粉末,防止混合的水门汀粘连。

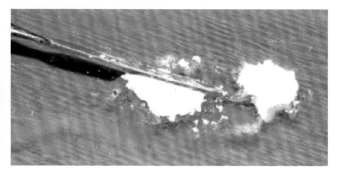

图 23.11 将用于垫底或临时粘接的氧化锌丁香油酚进行调拌。

(六)固化

在口腔中的固化时间为 2.5~3 分钟。

(七)清洗

玻璃板和调拌刀可以用异丙醇和 2×2 的纱布海绵进行清洗。

六、临时水门汀

(一)用途

临时水门汀可用于永久性修复体的试验性粘接,或者临时冠、桥或夹板的粘接。

(二)性能

临时水门汀流动性高,这使得修复体很容易就位。它们足够坚固可以承受咀嚼压力,但在必要时也允许修复体容易被去除。

(三)测量

临时水门汀的组分是一种基质糊剂和一种催化糊剂,分别由两管提供。这种材料的示例如图 23.12 所示。

(1)表 23.6 列举了混合临时水门汀所必需的物品。

(2)从每管中挤出等长的组分至混合纸垫,如图23.13所示。

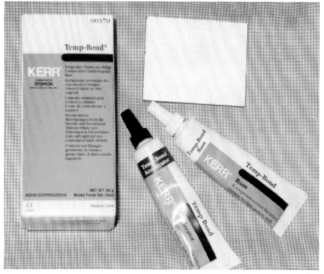

图 23.12 临时粘接剂的基质和催化剂。

表 23.6　混合临时水门汀的全套用品
水门汀调刀
调和纸
临时水门汀基底与催化剂

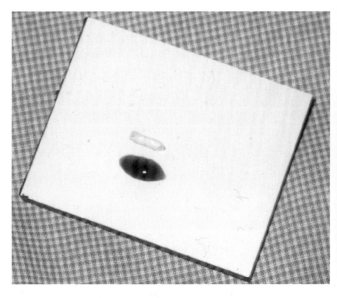

图 23.13 将相等长度的临时粘接剂涂布于调拌纸上。

(四)混合

(1)30秒内充分混合糊剂。

(2)小范围内混合糊剂,直至颜色均一。

(3)从混合纸垫上延伸材料时,应形成一根拉丝。混合过程如图 23.14 所示。

(4)表 23.7 中列出了正确混合临时水门汀的标准。

(五)应用

在与预备体接触的修复体所有区域涂抹一薄层水门汀。

(六)固化

在口腔中的固化时间约为2分钟。

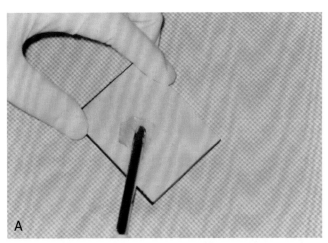

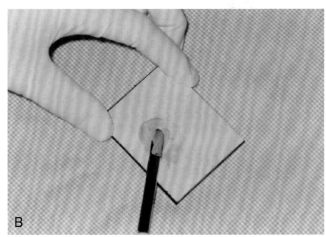

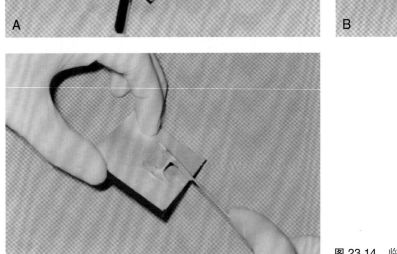

图 23.14 临时粘接剂的调拌过程。(A,B)进行调拌。(C)合适的黏稠度。

表 23.7 混合临时水门汀的评价标准
1.用量合适
2.混合过程不超过 30 秒
3.完全混合,颜色均匀一致
4.水门汀在玻璃板和固粉调刀之间拉丝

注意事项

氢氧化钙洞衬剂/垫底材料

- 潮湿条件会加速固化反应。

磷酸锌水门汀

- 勿冷却玻璃板超出露点范围。冷凝会对混合和固化时间产生不利影响。
- 缓慢混合水门汀,逐步消散热量至关重要。
- 确保试剂瓶始终正确关闭,防止吸收水分。

玻璃离子水门汀

- 混合物必须在有光泽时使用。

氧化锌丁香油酚(ZOE)水门汀

- 对于垫底稠度,重要的是加入足量的粉末。否则,混合物将是"粘连的",且难以放置。

临时水门汀

- 湿度会加速 ZOE 垫底材料的固化反应。

复合水门汀

- 遵循制造商对于粘接系统和水门汀用法的说明非常重要。

七、复合树脂水门汀

复合水门汀是全瓷冠和贴面的首选材料。它们是与粘接系统一同使用的双糊剂型系统,如图 7.9 所示。它们通常以两管形式,或类似于图 23.5 B 所示的分配系统出现。将这种材料与其他双糊剂型系统相混合,直至获得均一的颜色。这些材料可能带有一个自动混合头,如图 7.9 B 所示。使用复合水门汀时,遵循制造商对水门汀和粘接系统的操作说明非常重要。隔湿口腔液体是关键。混合的材料被涂布到冠内部,然后将修复体就位在预备牙上。当达到"面团样"稠度时,此时去除多余的水门汀很重要;需再次遵照制造商的用法说明。如果允许水门汀固化为脆性团块,则此时去除多余的水门汀可能很困难。

总结

用于口腔的各种水门汀都有其各自的用途、混合和固化时间、混合技术,以及成为一个合适混合物的特性。适当的操作会促成每种材料的最佳性能。

氢氧化钙洞衬剂/垫底材料

- 分配小量、等量在调拌纸垫上。
- 使用合适的器械在 10 秒内混合组分。
- 使用干净的器械放置材料,避免大增量的使用。

磷酸锌水门汀(粘接和垫底稠度)

- 为得到期望稠度,按照制造商推荐的液体和粉末量进行分配。
- 分成适当增量。
- 使用玻璃板的大部分面积进行混合。

- 少量添加粉末。
- 混合时间为 1.5~2 分钟(通常每增量 15 秒)。
- 粘接稠度:材料在玻璃板和调拌刀之间形成 1 英寸的拉丝。
- 垫底稠度:稠厚、油灰样,可卷成一个球。

玻璃离子水门汀

- 测量粉末时,先"抖松"容器,然后将勺沿着瓶嘴滑动以去除过多的粉末。
- 测量液体时,垂直握住瓶子,以得到精确、均匀的液滴。
- 粉末以一份或分两份加入液体。混合时间通常为 30~45 秒。
- 粘接稠度:混合物在玻璃板和调拌刀之间应形成 0.5 英寸的拉丝。

氧化锌丁香油酚(ZOE)水门汀(垫底和临时性修复)

- 按照制造商说明,测量粉末和液体。
- 将一半粉末推入液体。
- 使用调拌刀的平坦面和玻璃板表面的小部分面积进行调拌。
- 通过将其"压入"混合物的方式,继续添加少量粉末。
- 混合应大概在1.5分钟完成。

- 完成的混合物应呈稠厚的、油灰样,且几乎"易碎的"。

临时水门汀

- 从每管中挤压等长的量至纸垫上。
- 充分混合至颜色均匀。
- 材料从纸垫上延伸时,应形成一根拉丝。
- 将材料涂布至待粘接的整个表面。

复合水门汀

- 分配等量糊剂,然后混合至颜色均匀。

 复习题

1.混合过程中,以下哪种口腔水门汀会因湿度原因显著加速固化反应?
a.氢氧化钙
b.ZOE
c.两者都会
d.两者都不会

2.哪种口腔水门汀用于安抚受刺激的牙髓?
a.氢氧化钙
b.ZOE
c.磷酸锌
d.玻璃离子

3.哪种口腔水门汀应缓慢调拌,以驱散固化反应的热量?
a.氢氧化钙
b.ZOE
c.磷酸锌
d.玻璃离子

4.哪种口腔水门汀应在其表面由光泽变为黯淡之前使用?
a.氢氧化钙
b.ZOE
c.磷酸锌
d.玻璃离子

5.材料固化前,应最好完成混合玻璃板和水门汀调拌刀的清洗。水门汀材料固化后,它们很容易用肥皂和水进行清洗。
a.第一句话正确,第二句话错误
b.第一句话错误,第二句话正确
c.两句话都正确
d.两句话都错误

6.哪种口腔水门汀通常与一种牙本质粘接系统一起使用?
a.复合树脂
b.ZOE
c.磷酸锌
d.玻璃离子

橡皮障的放置和去除

第 24 章

学习目标

1. 列出放置橡皮障的适应证和禁忌证。
2. 描述橡皮障设备(橡皮障、橡皮障夹、打孔器等)的目的。
3. 总结放置和去除橡皮障的步骤。

引言

　　本章将对橡皮障的放置和去除进行基本的、循序渐进的说明。多数情况下,通常采用两种橡皮障放置方法中的一种:一步法是将橡皮障和橡皮障夹同时放置;两步法是先将橡皮障夹放置在锚定牙上,再将橡皮障材料拉伸到橡皮障夹上。本章选择一步法技术进行介绍。

　　临床成功的橡皮障隔离(暴露选择牙齿)取决于临床医生的放置和固定方法。橡皮障的放置问题是由于橡皮障材料撕裂、打孔的大小和位置不当或放置橡皮障架的紧固力不足造成的。

　　通常在实施局部麻醉后,等待麻醉剂起效期间放置橡皮障。临床医生可在 3~5 分钟内正确放置橡皮障,或者团队协作 2 分钟内完成。

一、目的和适应证

　　在技术敏感的口腔操作中,适当隔离是很重要的,但有时也是难以实现的。放置橡皮障的目的是为了提高口腔治疗的综合质量。放置橡皮障的适应证是湿度控制、能见度、患者保护和患者治疗。放置橡皮障可隔离用于治疗的牙齿(或数颗牙),使其不受口腔液体和其他口腔组织(唇、颊、舌及牙龈)的干扰,为临床医生创造干燥视野。这一措施可防止患者在操作过程中误吞或误吸(吸入肺部)牙碎片及使用的口腔器械。该措施也可保护组织在操作过程中免受刺激性材料的伤害,如应用酸蚀剂酸蚀牙釉质。

二、禁忌证

　　幽闭恐惧症患者、严重哮喘患者或鼻腔呼吸困难患者,禁忌放置橡皮障。其他禁忌证包括患牙未完全萌出者,因为橡皮障夹不能稳固,以及不能耐受非麻醉情况下放置橡皮障夹者。

三、步骤

　　橡皮障的成功放置依赖于临床医生的技巧和熟练程度。表 24.1 中罗列了放置橡皮障所需的物品。

表 24.1　安装橡皮障的全套用品
橡皮障夹
牙线
橡皮障夹钳
橡皮障支架
模板
固定带
口镜
成型充填器
打孔钳
橡皮障布
剪刀
冲压装置

(一)选择橡皮障材料

　　橡皮障材料的选择取决于临床医生对大小、颜色和厚度的偏好。传统的橡皮障材料是乳胶橡胶。当患者和操作者对乳胶过敏时,采用非乳胶橡皮障是必要的。非乳胶橡皮障变得越来越受欢迎。最常见的是按照 6 英寸×6 英寸的规格进行裁剪,用于隔离恒牙列中的后牙。另一种常见的规格是裁剪成 5 英寸×5 英寸,用于乳牙列或隔离恒牙列中的前牙。采用一卷橡皮障材料也是可以的,供选择的颜色可从浅粉到棕色和绿色。颜色是用来对比牙齿,使治疗区域视野更清晰。

　　橡皮障的厚度(计量单位)也有薄型、中厚型和厚型之分。中厚型橡皮障因其便于操作和耐撕裂的特点被广泛使用。图 24.1 展示了一套橡皮障所需的物品。

(二)准备橡皮障材料

1.材料压型

　　橡皮障压型器适用于常规的恒牙列及乳牙列。使用橡皮障压型器可以提前标记几块橡皮布。图 24.2 展示了一个橡皮障压型器和压型的橡皮障。

2.打孔

　　对橡皮障进行打孔,孔的大小与隔离的牙齿相匹配。橡皮障打孔器通常由一个可旋转的打孔圆盘和一个金属钉组成,圆盘上有 5 个或 6 个不同尺寸的圆孔,

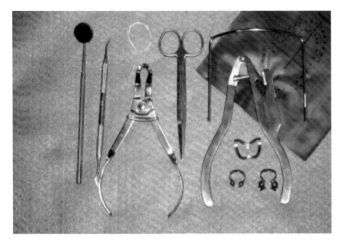

图 24.1　橡皮障的基本器械。

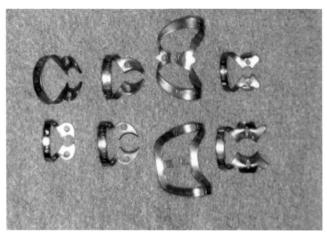

图 24.3　各种橡皮障夹:带翼夹(右侧)、无翼夹(左侧)和用于隔离前牙以及一些后牙颊部的"蝴蝶"夹(中间)(参见图 24.8)。

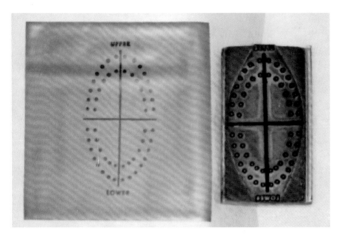

图 24.2　一个橡皮障模板和一个标记过的橡皮障。

金属钉(打孔器)形成孔洞。

3.放置橡皮障夹(固定器)

安放橡皮障夹前,先用牙线穿过橡皮障夹的小孔,然后系一个结,这样做可防止橡皮障夹被误吸。橡皮障夹应该能被轻松弹开,且可以快速弹回。橡皮障夹可作为锚辅助橡皮障材料固位,也可以后退牙龈。有翼橡皮障夹(夹片有额外的隆起)和无翼橡皮障夹(夹片无额外的隆起)都适用,不同形状和大小的橡皮障夹可与对应的乳牙和恒牙相匹配。图 24.3 展示了不同的橡皮障夹。有翼橡皮障夹的额外隆起允许橡皮障和橡皮障夹同时应用,如图 24.4 所示。使用无翼橡皮障夹时,需先将橡皮障夹固定在患牙上,然后将橡皮障布撑开越过橡皮障夹和患牙。

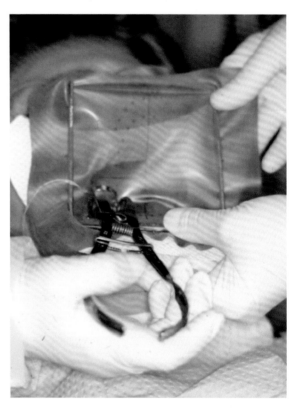

图 24.4　下颌牙的橡皮障、橡皮障夹及橡皮障钳的放置。

(三)放置橡皮障

(1)核对患者病历及病史,记录需进行隔离的区域及潜在的禁忌证。告知患者治疗程序及放置橡皮障所涉及的步骤。

(2)对橡皮障进行压型和打孔准备,制备隔离患牙所需的合适孔洞。

（3）拉伸橡皮障材料，越过橡皮障夹的弓部和双翼。

（4）在患者口腔放置橡皮障纸巾，这样做的目的是吸收口腔湿气，减少乳胶过敏反应。

（5）将橡皮障夹钳插入橡皮障夹的翼孔，并固定橡皮障夹的位置，使橡皮障夹的弓部位于锚定牙的远中。握持橡皮障夹钳，使夹钳的喙部朝向患牙𬌗面（对于上颌锚定牙，掌心向上；对于下颌锚定牙，掌心向下）。图24.4 展示了橡皮障夹应用于下颌患牙。

（6）在指定的锚定牙上放置橡皮障夹。被橡皮障夹夹持的锚定牙位于治疗牙的远中。从舌侧向唇侧安放橡皮障夹时，检查其松紧适合度；在释放橡皮障夹钳时，用示指固定橡皮障夹，保持橡皮障夹稳定。确保橡皮障夹的"所有四点"位于牙齿上，与牙龈不接触。

（7）将橡皮障支架放置在橡皮障上。拉伸橡皮障并使其勾住橡皮障支架的突钉。确保橡皮障表面平滑无破裂。

（8）撑开橡皮障的最后一个孔洞，套入锚定牙的对颌牙上，如图24.5 所示。这样操作者就很容易将剩余孔洞与剩余牙齿配对。

（9）打好的小孔就位后，拉伸橡皮障隔膜（孔洞之间的橡皮障膜），用牙线滑过剩余牙齿间的前缘。继续用牙线将隔膜的剩余部分滑入牙龈外展隙。如图24.6 所示。

（10）在锚定牙的另一端放一根结扎绳（一种约束）稳固橡皮障。这可以用牙线或一片橡皮障材料来完成，如图24.7 所示。

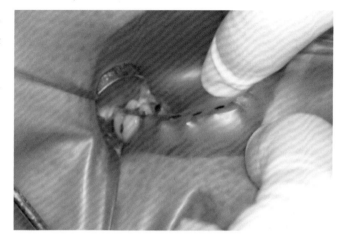

图 24.5 一旦夹住了基牙，最后打的孔应首先放置在基牙上，以便在其余牙上放置橡皮障时更容易定位。

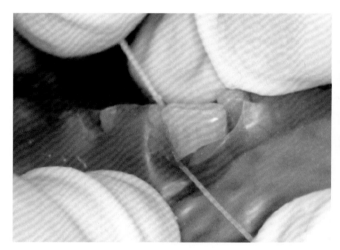

图 24.6 利用牙线帮助橡皮障孔隔通过牙邻接区。

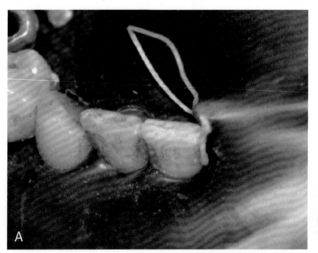
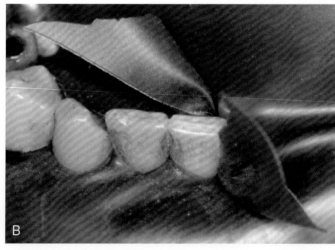

图 24.7 两种结扎类型。(A)牙线。(B)橡皮障的一小角。

（11）用塑料充填器（PFI）（渐平尾翼）反折隔离牙牙颈部周围的橡皮障。想象一下橡皮障被塞进隔离牙的龈沟内，这样做可提供一个封闭良好的区域。可能的话，用注射器轻轻注入空气，辅助橡皮障的反折，以及彻底干燥局部区域。

（12）现有各种"特殊用途"的橡皮障夹可供使用。图 24.8 中展示了"蝶形"橡皮障夹（#212）的使用。这样的橡皮障夹用于排龈及隔离牙齿的唇面。

（13）如果必要，可重新调整橡皮障支架。

（四）评估橡皮障的放置

评估橡皮障的放置参照附录 2 的能力评估表。

（五）去除橡皮障

表 24.2 中列举了去除橡皮障所需的物品。去除橡皮障时，患者可呈直立位或仰卧位。

（1）去除稳固橡皮障的结扎绳。

（2）用橡皮障夹钳去除橡皮障夹。

（3）去除橡皮障之前，用剪刀剪断各个小孔之间的橡皮障间隔。向唇侧拉伸橡皮障，并将一根手指放在附着龈上。这样做是为了保护牙龈组织和引导剪刀，如图 24.9 所示。

（4）从邻间隙向𬌗面牵拉橡皮障，以去除橡皮障。再将橡皮障和橡皮障支架作为整体一同去除。

（5）用探针检查及去除邻间区任何残留的橡皮障碎片。遗留的橡皮障残片将会引起牙龈炎症。

（6）在对照背景板上检查取出的橡皮障，确保所有的橡皮障间隔是完整的（明显的圆形缺口），如图 24.10。

（7）彻底冲洗和疏通治疗区域。

（8）按摩被橡皮障夹固定的牙齿周围牙龈，以促进血液循环。

（六）评估橡皮障的去除

评估橡皮障的去除参照附录 2 的能力评估表。

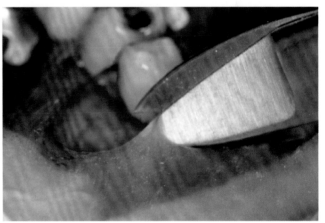

图 24.9　剪断邻接区域时，橡皮障应被拉紧。

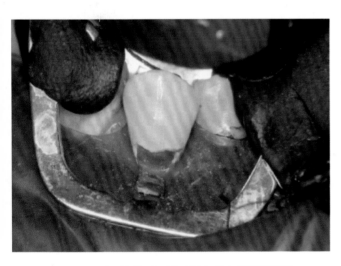

图 24.8　一个"蝴蝶"夹，用于隔离下尖牙唇侧牙龈。

表 24.2　移除橡皮障的全套用品
剪刀
橡皮障夹钳
探针
牙线

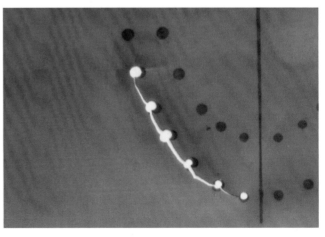

图 24.10　在白色背景下检查被拆除的橡皮障。

四、其他类型的橡皮障

Insti-Dam(图 24.11)是一种预成型的橡皮障装置。灵活的支架结构包含预先打孔的橡皮障材料。Insti-Dam 减少了安装和去除橡皮障的步骤。

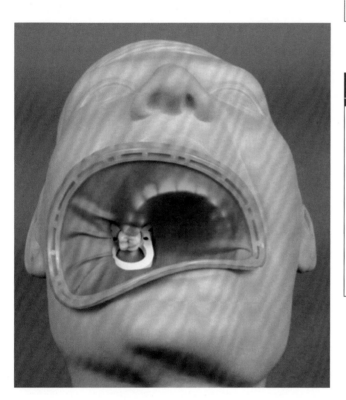

图 24.11 Insti-Dam 放置在人体模型上,以展示橡皮障架的灵活性。(Zirc Company, Buffalo, MN.)

临床操作建议

- 橡皮障应覆盖上唇缘,但不应覆盖住鼻。
- 应当覆盖所有的龈间隙。
- 确保橡皮障夹放置安全稳固。
- 检查橡皮障材料有无渗漏及破损。

注意事项

- 橡皮障夹固定不充分可能导致橡皮障夹从牙齿上"弹起"。
- 医师和患者在整个操作过程中应当佩戴防护眼镜。
- 用牙线结扎橡皮障夹,以防橡皮障夹自由"弹起"时能快速取回。
- 去除橡皮障的过程中,应非常小心地剪断橡皮障间隔,且要有支点,以免伤及牙龈组织。

总结

放置

1. 选择合适的橡皮障材料(尺寸、颜色等)。
2. 恰当地准备橡皮障(打孔大小、打孔间距、结扎橡皮障夹)。
3. 小心就位橡皮障夹。
4. 牙线适当通过牙间橡皮障间隔。
5. 反折牙颈部周围的橡皮障。
6. 对暴露的牙序列中最后一颗牙齿进行结扎。

去除

1. 从锚定牙上去除橡皮障夹。
2. 用剪刀离断橡皮障间隔。
3. 将橡皮障连同橡皮障支架作为整体一起去除。
4. 检查邻间隙有无残留的橡皮障材料。
5. 检查取下的橡皮障是否完整。
6. 对口腔进行冲洗和疏通。
7. 按摩牙龈。

复习题

1.橡皮障材料最常用的尺寸是：

a.5 英寸×5 英寸

b.6 英寸×6 英寸

c.4 英寸×4.5 英寸

d.以上都不是

2.用于去除橡皮障的器械是：

a.剪刀

b.橡皮障夹钳

c.牙线

d.探针

e.以上都是

3.接受治疗的牙齿与锚定牙的位置关系是：

a.治疗牙在锚定牙的远中

b.锚定牙就是治疗牙

c.治疗牙在锚定牙的近中

d.锚定牙位于治疗牙的对颌象限

4.放置橡皮障的适应证包含以下全部除外一个，下列哪一个是除外的？

a.能见度

b.患者保护

c.严重哮喘患者

d.湿度控制

5.哪一种橡皮障夹用于前牙唇面和部分后牙的隔离？

a.带翼橡皮障夹

b.无翼橡皮障夹

c.蝶形橡皮障夹

第25章

窝沟封闭

学习目标

1. 讨论决定封闭成功的因素。

2. 列出应用封闭剂的适应证与禁忌证。

3. 列举几种可以接受但不同的用于封闭前牙釉质表面的处理方法。

4. 总结应用封闭剂的步骤。

5. 从适当隔离、覆盖范围和缺陷方面来评价封闭剂的放置。

6. 解释回访对于封闭剂维护的重要性。

7. 同需要进行封闭治疗的患儿家长进行专业交谈。讨论内容包括封闭原理、过程、治疗时间和预后。

引言

　　窝沟封闭的基本步骤将在本章节进行讨论。对于一种特定的封闭剂材料，熟知并且遵循厂家的使用及存储说明总是很重要的。

　　临床上封闭的成功取决于恰当的充填和固位。封闭失败最常见的原因是隔湿不充分，以及后续的污染。封闭医生必须根据以下特性来选择封闭剂材料：

- 自固化（化学固化）或可见光固化封闭剂。图25.1 所示为光活化封闭剂套装。
- 氟缓释或非氟缓释封闭剂。
- 透明、着色或不透明的封闭剂。
- 粘接树脂的成分、性能及固位机制在第4章中已经进行讨论。

一、目标和适应证

　　窝沟封闭材料会流入咬合面深的凹陷和裂隙区域，并将这些区域封闭以隔绝细菌活动。图 25.2 中展示了放大的咬合面上呈现的几个深凹陷和裂隙区域。有时，形成"I"形状的裂隙非常狭窄，但其有一个球形基底。这种构造因太狭窄而难以容纳牙刷的刷毛。在图 25.3 中可见"I"形裂隙。ADA 的科学委员会认为具有如下情况的患者有应用封闭剂的指征：患龋风险增加、凹陷和裂隙区域牙釉质内初期龋损，或具有在解剖上易患龋的凹陷和裂隙。

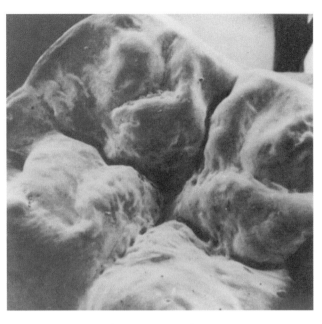

图 25.2　在放大的咬合面上显示有深窝沟区。(Reproduced from Gwinnett AJ. The bonding of sealants to enamel. *J Am Soc Prevent Dent.* 1973;3:21, with permission.)

二、禁忌证

　　窝沟封闭剂禁用于牙面上有明显龋损或牙面上已较好融合的凹陷和裂隙。

三、程序

　　窝沟封闭剂的临床成功依赖于临床医生细致的操作。表 25.1 中列举了放置封闭剂所需要的物品。

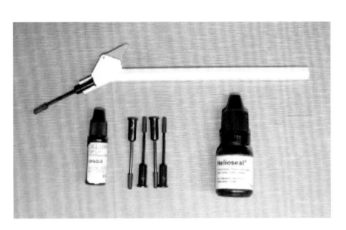

图 25.1　光敏封闭剂。上部：装有单剂量 Delton 封闭剂的注射器。下部：从左到右为散装 Delton 封闭剂、单剂量 Delton 封闭剂和散装 Helioseal 封闭剂。

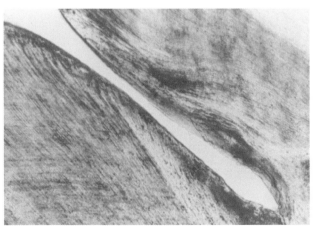

图 25.3　"I"字形的窝沟，非常狭窄，并拥有一个球状的底部。(Reproduced from Gwinnett AJ. The bonding of sealants to enamel. J Am Soc Prevent Dent. 1973;3:21, with permission.)

表 25.1   放置封闭剂所需要的物品
口镜
探针
棉花镊
封闭剂
酸蚀剂(磷酸)
纱布
低速手机
带遮光板的光固化灯
6号或8号球钻,绿砂石或白砂石
隔湿棉片或橡皮障套装
三用枪枪头
吸唾器
高速吸唾管
猪鬃毛抛光刷
咬合纸
牙线
浮石粉
棉卷和 Garmer 棉卷夹
后牙刮治器

(一)牙面处理

临床医生可采用以下方法之一来处理牙釉质表面,进而应用封闭剂。研究人员发现这些方法都是可取的。

(1)用小毛刷或橡皮杯结合低速手机蘸浮石粉清洁牙面,然后冲洗牙面10秒。

(2)小毛刷蘸水清洁牙面。

(3)酸蚀剂仅用于(未进行牙面处理)菌斑控制良好的患者。

(4)气流打磨抛光(抛光喷嘴;在水喷雾中用压缩空气喷射碳酸氢钠颗粒)或使用氧化铝进行非常轻的空气打磨。

(二)隔湿

隔湿可通过以下方式实现。

1.橡皮障

当某一象限中不止一颗牙齿需要进行封闭时,推荐使用橡皮障。如未使用橡皮障,则正如以下推荐的应用棉卷和干燥角(三角棉)隔湿一样,强烈推荐采用辅助性隔湿措施。

2.棉卷应用

采用吸唾器和 Garmer 握持器固定棉卷用于下颌牙弓(图 25.4 A,B)。

3.干燥角(三角棉)隔湿

三角棉隔湿,如图 25.4 C 和 D,也可同任一方法结合使用。

(三)彻底干燥牙齿或牙列

确保空气/水枪头不漏水或油,因为这会影响酸蚀过程中"釉质突"或"微孔"的形成。这些微孔是牙釉质表面细小的、微观的开口,如图 4.3 所示。该区域干燥至少10秒,并且检查有无龋坏。

(四)使用酸蚀剂

(1)酸蚀时间 15~20 秒。

(2)如果使用液体酸蚀剂,应配合小毛刷使用。牙釉质酸蚀材料是由 37% 的磷酸组成的凝胶或液体。

(3)如果使用凝胶酸蚀剂,则其使用和去除不受干扰。图 25.5 展示了凝胶酸蚀剂。图 25.6 展示了临床上使用凝胶酸蚀剂酸蚀前磨牙。

(五)彻底冲洗

(1)如果使用的是酸蚀凝胶,则至少冲洗 30 秒。如果使用的是液体酸蚀剂,则冲洗 10~15 秒。

(2)冲洗过程中,采用强力吸引器吸水。

(六)再次干燥牙齿或牙列

每颗牙齿均应彻底再干燥 15~30 秒。

(七)评估酸蚀的牙面

(1)充分酸蚀的牙面呈无光泽、白垩色、不透明的外观。

(2)如果这种外观不明显,则采用同样的步骤重新酸蚀。图 25.7 中展示了经充分酸蚀的前磨牙。

(八)从牙本质粘接系统中选用一种预处理剂—选读

(1)牙本质粘接系统的预处理剂可帮助封闭剂湿润经酸蚀后受水汽污染的牙面。干燥的牙面是首选,但唾液控制和水汽凝结总是需要考虑的问题。预处理剂通常含有乙醇或丙酮。这些溶剂与水结合并蒸发,带走牙

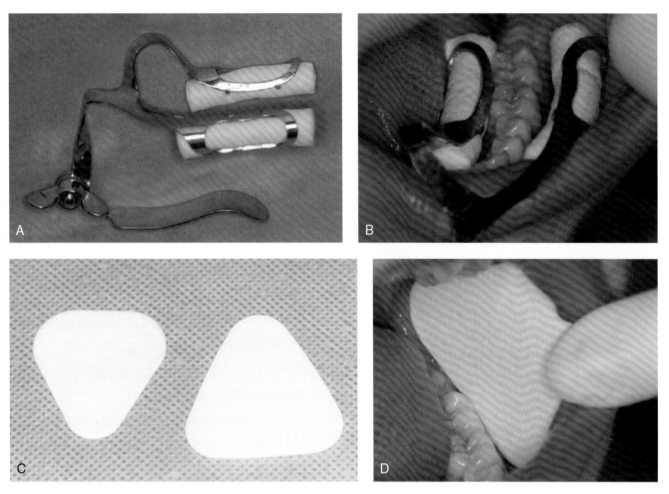

图 25.4　(A)右侧 Garmer 棉卷架。(B)使用中的棉卷架。(C)干燥角。(D)使用中的干燥角。

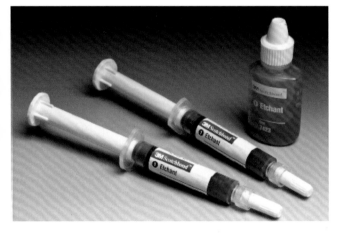

图 25.5　凝胶型酸蚀剂,注射器输送,以及配合毛刷/涂抹器使用的瓶装酸蚀剂。(Courtesy of 3M Dental Products Division.)

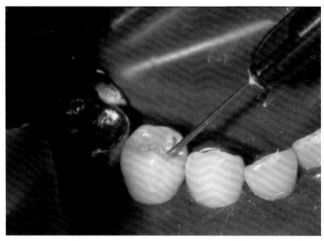

图 25.6　凝胶型酸蚀剂在前磨牙上的应用。

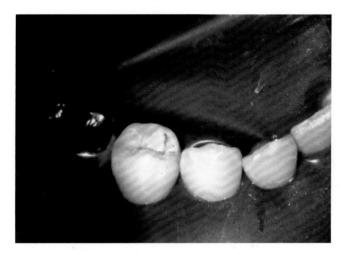

图 25.7 酸蚀后的前磨牙表现出白垩色。

面的水分。

(2)自酸蚀预处理剂也可以使用,一些预处理剂取代了常规磷酸酸蚀的步骤。这些预处理剂应该被封闭剂覆盖。

(九)牙面上使用封闭剂

(1)涂布封闭剂:①可使用制造商提供的涂布装置。如采用这种方法涂布封闭剂,可以使材料流向涂布装置的尖端,如图 25.8 所示;②使用小毛刷;③使用探针。

(2)去除多量的材料,并且尝试消除封闭剂内产生的气泡。

(3)涂布封闭剂材料延展至牙尖斜面。

(4)不要遗漏下颌磨牙颊侧及上颌磨牙舌侧的点隙。

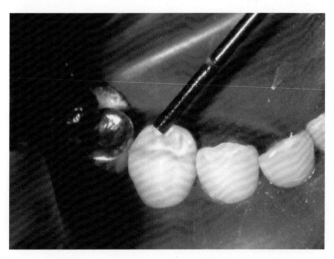

图 25.8 用涂抹器的尖端在前磨牙上涂布封闭剂。

(十)封闭剂固化

1.光活化封闭剂

(1)光固化过程中使用琥珀色眼罩或光防护面罩。

(2)将光固化灯的头端尽可能靠近牙面。

(3)光固化 20 秒,但推荐每个牙面追加光照 5~10 秒。

(4)一些产品经恰当光活化后会改变颜色。

2.化学活化封闭剂

(1)测量液滴,然后混合。一滴混合液可封闭两颗牙齿。

(2)一旦封闭剂被涂布,在固化过程中勿干扰材料。

(3)根据混合容器中的剩余材料来决定固化时间(2分钟)。

(十一)调整咬合面

(1)不含填料的封闭剂容易磨损,涂布封闭剂时的咬合调整通常是不必要的。

(2)含有填料的封闭剂在进行咬合调整时,需要使用咬合纸和 #6(或 #8)的圆钻或绿色(或白色)的磨石。

1)使用咬合纸后,要注意任何残留在封闭剂上的印记。

2)用磨石或车针去除封闭剂上的印记。

(十二)评估封闭情况

(1)通过视诊和触诊(使用探针)检查封闭情况:①所有的凹陷和裂隙被完全覆盖;②无空隙、气泡和缺陷(固化前对封闭剂材料的过度操作可将空气掺入封闭剂中)。

(2)尝试用探针去掉封闭剂材料。如果成功,则采用"吹干、10 秒再酸蚀、冲洗、吹干、封闭"的顺序立即替

注意事项

● 为了保留封闭剂,在涂布封闭剂整个过程中,确保涂布区域不受湿气干扰是很关键的。

● 眼部防护是必要的。

● 光固化过程中,需要使用遮光眼罩。

● 涂布酸蚀剂前,要确保注射器尖端牢固连接,且酸蚀剂流出畅通。

换封闭剂。

(3)用牙线穿过所有封闭牙齿及与封闭牙齿邻接牙齿的邻间区。如果固化的封闭剂材料堵住了邻间隙,可使用洁治器或牙线去除这些材料,以使邻间隙重新开放。

(十三)评价封闭剂的涂布过程

通过附录 2 的能力评估表来评价封闭剂的涂布过程。

(十四)追踪评估

在回访检查中,口腔卫生士需根据封闭剂缺失、空隙暴露及潜在龋损情况,对封闭牙齿的牙面进行重新评估。这种检查可通过视觉和触觉完成。如果封闭剂部分缺失,可尝试用探针去除存留的封闭剂材料。如果这部分仍然完整,则可简单地将邻接的牙釉质和封闭剂进行酸蚀,然后涂布额外的封闭剂。

四、自酸蚀封闭剂和氟缓释封闭剂

(一)自酸蚀封闭剂

自酸蚀封闭剂重新出现在市场上,这种封闭剂是只需一个步骤、只含一种材料的产品。这些产品并不成功,且大多数已经消失。目前市场上的自酸蚀封闭剂产品通常是采用自酸蚀预处理剂或粘接剂的系统。这些系统不能用磷酸进行酸蚀,在光固化之前可能需要一定时间在牙面上就位。该系统可能不如本章所述的封闭过程简便或快捷。

(二)氟缓释封闭剂

许多封闭材料都含有氟。一些材料会释放更多的氟。玻璃离子体产品要比多聚体产品释放更多倍的氟量,比如牙本质粘接系统、复合材料及封闭剂。临床研究尚未证实氟缓释封闭剂有助于抑制龋损。

临床操作建议

- 相比于自固化封闭剂,光固化封闭剂可为临床医生提供更多的操作时间。
- 额外的助手会使得封闭剂的涂布和固位更有效。
- 为避免混入气泡,在固化前用探针尖端沿着所有的凹陷和裂隙进行钩拉。
- 涂布酸蚀剂前,要确保注射器尖端牢固连接,且酸蚀剂流出畅通。

总结

1. 清洁牙齿表面。

2. 隔湿选定的牙齿。

3. 干燥牙齿 10 秒,并检查有无龋坏。

4. 酸蚀 15~20 秒。

5. 冲洗:液体酸蚀剂 10~15 秒,酸蚀凝胶 30 秒。

6. 彻底吹干:15~30 秒。

7. 评估酸蚀的牙面。

8. 根据制造商说明涂布封闭剂。

9. 固化封闭剂。

10. 评估封闭情况:封闭剂覆盖范围、固位力及无空隙和气泡。

11. 检查/调整咬合和邻间隙。

? 复习题

1.封闭剂对_____龋齿是有效的。

a.扭转

b.修复

c.预防

d.扩增

2.经恰当酸蚀和干燥的牙釉质会呈现。

a.闪亮而苍白

b.白垩色

c.暗淡灰

d.灰白色

3.涂布封闭剂后应检查：

a.咬合接触超临界

b.粘接一起的邻接处

c.两者都是

d.两者都不是

4. 液体酸蚀剂应冲洗_____到_____秒,凝胶酸蚀剂冲洗至少_____秒。

a.10 到 15;20

b.10 到 15;30

c.5 到 10;30

d.5 到 10;20

5.充填的封闭剂可能需要进行咬合面调整。这可能只有通过使用咬合纸和 #6 或 #8 的圆钻来完成。

a.第一句话正确,第二句话错误

b.第一句话错误,第二句话正确

c.两句话都正确

d.两句话都错误

银汞合金的充填、塑型、修整完成和抛光

第**26**章

学习目标

1.描述、理解并解释银汞合金充填和塑型各步骤的顺序。

2.能说出用于充填银汞合金器械的名称。

3.解释银汞合金的修整完成和抛光的基本原理。

4.回顾正确进行银汞合金的修整完成和抛光的益处。

5.列出银汞合金修整完成和抛光的两条适应证。

6.讨论不恰当的银汞合金充填及塑型可能会引起的结果。

7.评估一个银汞合金是否需要重新充填，或是否需要修整完成及抛光。

8.区分银汞合金的修整完成与银汞合金的抛光两个步骤。

9.解释在修整完成和抛光过程中温度控制和相关因素的重要性。

10.根据本章提供的标准评估修整完善和抛光的银汞合金。

引言

本章(或本章的一部分)讨论的流程可能不包含在所有州的口腔卫生士的操作范围内。口腔卫生士可合法进行的操作列于各州的法律条文中。

银汞合金的正确充填对于银汞合金修复的长期疗效是至关重要的。现代的银汞合金强度和硬度都足够支撑绝大多数的咀嚼力,它也几乎可以用于修复所有牙齿的缺损。因此,更多需要注意的是在进行银汞合金的充填和塑型过程中的细节。重要的是跟随"学习曲线"来逐步变得熟练,不要感到沮丧。反复的练习、学习操作特点和坚持将使你在口腔修复这个阶段变得自信和熟练。

银汞合金的修整完成和抛光是患者治疗计划当中,与牙周病和牙科疾病预防不可分割的两部分,口腔卫生士常规进行这个操作。进行修整完成和抛光的银汞合金与不抛光的银汞合金相比,更不容易产生菌斑滞留,也更能抵抗腐蚀和着色。一般在银汞合金充填以后至少 24 小时再进行修整完成和抛光。这是为了使银汞合金在打磨和抛光之前完全固化。有一种球形快速固化银汞合金除外,因为它能够在充填和塑型以后在更短时间内即可进行修整完成和抛光。球形银汞合金在第 6 章中有提及。对于之前已充填的银汞合金,修整完成和抛光步骤可以在需要时即刻进行。

一、银汞合金压缩的步骤

正确充填银汞合金才能形成一个对于已丧失牙体组织的良好适应、紧密无空隙的、解剖形态正确的修复。表 26.1 中列出的是一个银汞合金压缩和塑型所需要的整套器械。

(一)成型片的放置

正确的银汞合金压缩要求三维"结构"或盒状结构,其中只有一个面或一个方向是敞开的。二类洞至少有两个敞开的面,因此它缺乏正确压缩所需的盒状形态。成型片是一块薄层长条状材料,可用于放置在牙齿周围,建立牙齿丧失面的盒状形态,从而使银汞合金充分压缩(图 26.1A)。成型夹使成型片保持圈状,并紧密包围

表 26.1　银汞合金压缩和塑型所需器械
橡皮障、支架、夹子(固定器)和打孔钳
成型片、固定夹和楔子
银汞充填器:大和小
塑型:盘状/爪状挖匙、Hollenback 雕刻刀、临面雕刻刀和大挖勺
磨光器:球形磨光器、橡子形磨光器和足球形磨光器
银汞枪
探针和镜子
咬合纸
修整条

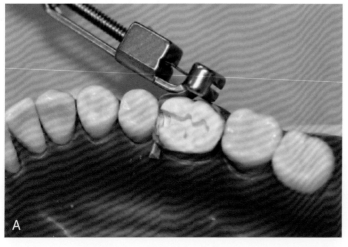
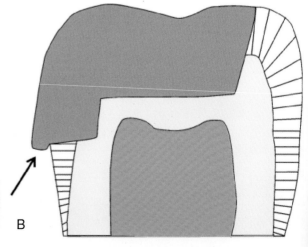

图 26.1　(A)用成型片固定器拧紧楔好的成型片。(B)当成型片未适当调整时可能导致银汞合金悬垂。

牙齿。

(1)选择正确的成型片和成型片固定器。成型片有多种类型(通用型、前磨牙型、磨牙型)、厚度(0.002、0.0015 和超薄的 0.001 规格)以及弹性(常规和极软)。

(2)在放置成型片之前,先在操作台上将成型片弯制,从而形成弯曲的/解剖学的形状。

(3)放置成型片和固定楔子。擦光成型片嵌入邻牙,保证修复体邻接的良好适应。

(4)检查邻面的盒状洞形,保证成型片较好地包裹牙齿,不让银汞合金从任何地方溢出,以防出现边缘悬突(图 26.1B)。

(二)根据制造商说明书混合(磨研)银汞合金

参照制造商的用法说明书混合银汞合金,通常附在包装中。不同的混汞器有不同的搅拌时间和速度建议。

(三)银汞合金压缩技术

(1)在搅拌以后,磨碎的材料充分混入银汞合金当中。

(2)使用汞合金充填器将汞合金放入窝洞预备中;如图 26.2 所示。

(3)在每次充填以后增加材料并压缩,如图 6.4A~D 所示。用正确尺寸的充填器进行压缩,将银汞合金推向窝洞预备的洞底以进行压缩,其后也要向边缘线角和邻面洞方向压缩。压缩过程中用力要稳固、有重叠(越大的充填器需要越大的力量)。如图 26.3A 和 B 所示。

(4)充填从窝洞预备的底部开始,逐步充填增量直

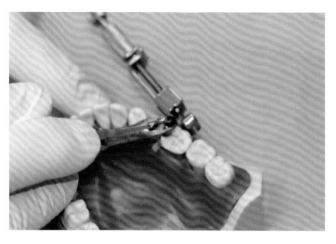

图 26.2　用汞合金充填器将第一增量的银汞合金放入窝洞预备中。

到洞形填满并多出大约 1mm 材料为止。用一个更大的充填器来压缩溢出部分的材料。这个步骤能使材料完全覆盖窝洞预备的边缘,从而保证正确的塑型和去除多余汞材料。

(5)使用磨光器对多余银汞合金进行预塑型,如图 26.4 所示。磨光可将材料挤压并使其与边缘相连续,排出所有空隙。近远中向和唇舌向的磨光形成了咬合解剖的主要窝沟。压缩的步骤应有 2.5~3.5 分钟。

二、银汞合金塑型的步骤

在磨光以后应立即进行银汞合金的塑型,一般使用尖头器械。

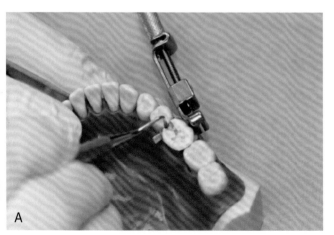

A

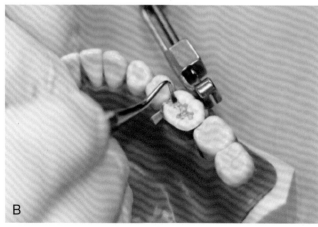

B

图 26.3　(A)压缩第一次增量。(B)压缩接下来的增量。

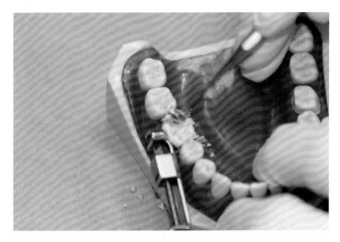

图26.4　磨光压缩的银汞。

(一)边缘嵴和接触区

(1)用探针进行成型片邻接面银汞合金的塑型,形成的咬合面斜面保持探针尖头与成型片表面相对,将探针从颊侧邻接面向舌侧面移动,止于盒型洞中央。重复这个步骤,这次从舌侧面边缘向中央移动,如图26.4A和B所示。

(2)塑型形成接触区和边缘嵴。修复体的边缘嵴和邻牙的边缘嵴应在相同平面。通常接触区位于近中面或远中面中央,或在修复体上。

(二)咬合和邻接解剖

(1)使用平圆形或爪形挖匙来进行咬合面的塑型。保持塑型器刃状口与边缘平行。挖匙的其余部分则放在牙釉质与修复体的连接部分,并运用推力使预备边缘塑型,如图26.6A和B所示。不要让塑型器械的前端越过窝洞预备的中央,如图26.6C所示。咬合边缘要进行塑型,从而避免形成银汞合金的多余薄边或边缘"下降",如图26.7A所示。注意要形成从牙釉质到修复体的光滑、连续的表面。

(2)塑型咬合面的窝沟,从而完善修复体的解剖形态。这些是明显的但不一定是很深的窝沟。当咬合面的窝沟需要加深时,塑型器的边缘不应碰到预备边缘的银汞合金,如图26.6D和26.8所示。

(3)塑型近远中的点隙和三角窝对于正确形成咬合解剖是非常重要的。边缘嵴顶是三角形的底,修复体修复的唇舌面的沟形成三角窝的两个面,并在近远中点隙处相交。在进行三角嵴的塑型时,保持塑型器的刃部与牙尖斜度相同的角度进行塑型。

(4)用Hollenback塑型刀或邻面塑型刀恢复邻面轮廓,要从邻面洞角朝咬合面方向连续提刮,只需要用最小的力度即可。将邻面的边缘和咬合面的边缘融合在一

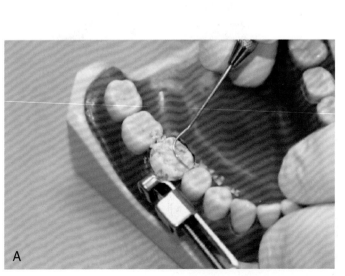

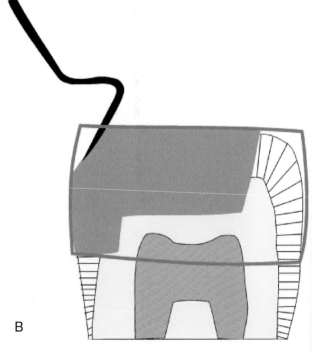

图26.5　(A)塑型边缘嵴。(B)塑型边缘嵴的示意图。

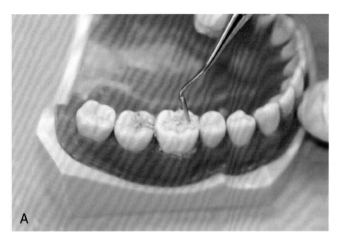

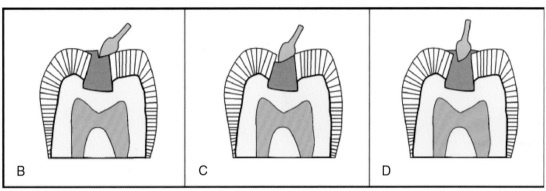

图 26.6　(A)塑型边缘嵴。(B)塑型工具正确地放置于牙齿上，形成一个边缘。(C)塑型刀不会停留在牙齿上，并且朝向相对边缘放置得太远，导致边缘处的台阶状形态。(D)塑型刀不要停留在牙齿结构上，会在咬合面上留下过度延展。

起。保持一部分刀片留在邻近牙釉质上。此时，塑型刀可用于调整边缘嵴的高度和形态、咬合楔状隙，以及边缘嵴的圆缓。使用塑型刀从牙颈部区域去除多余的银汞合金。

(5)使用塑型刀前段或探针来去除牙齿咬合面沟内的所有飞边。

(6)塑型后进行磨光，可以使修复体的咬合面沟非常光滑。

(7)检查修复体的边缘适合性、解剖形态和轮廓是

否合适，如图 26.9 所示。

(三)检查和调整咬合

(1)为了检查咬合，应嘱患者轻轻咬合牙齿，检查修复体上的光亮区域，用塑型刀去除早接触点。

(2)使用咬合纸再次检查咬合，嘱患者轻轻咬牙，用塑型刀去除修复体上在牙齿或邻牙的正中接触时出现的早接触点。该步骤需要一直重复直到去除所有早接触

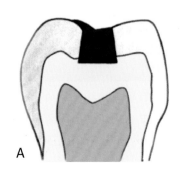

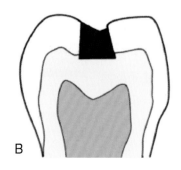

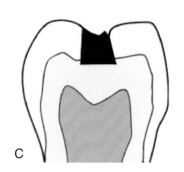

图 26.7　不理想的塑型。(A)过度延展或飞边。(B)边缘不足。(C)边缘开放。

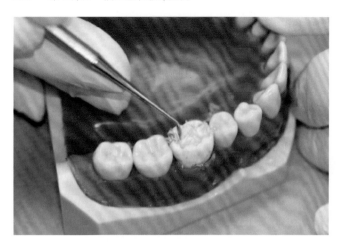

图 26.8 突出咬合面解剖形态。

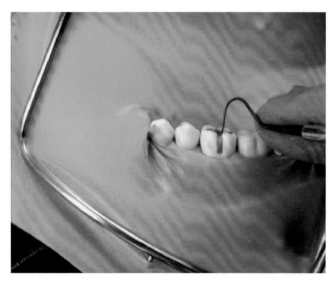

图 26.9 检查边缘缺陷。

点为止。

(3)接下来,运用咬合纸,嘱患者进行侧方咬合和前伸咬合,并去除所有的咬合干扰。

(四)检查修复体

对银汞合金残留的邻接、橡皮障材料或悬突进行二次检查。去除任何悬突或残留。通过确认没有光线能通过邻接点来检查邻接恢复是否适当。用口镜在不同角度的唇舌向观察牙齿。然后用牙线来确认通过牙齿的接触区时有一定的阻力。

(五)术后说明

(1)嘱患者在两小时之内勿以充填修复的患牙咬物。

(2)若患者有进行麻醉,提醒他/她不要咬到嘴唇或舌头。

(3)告知患者会在术后数天会出现冷、热刺激等敏感症状。

(4)如果患者在麻醉效果消失后感觉到咬合太高,应嘱患者与医生联系进行咬合调整。

(5)与患者预约复诊时间,进行24小时后的充填体修整完成与抛光。

(六)压缩和塑型充填体的总结

(1)选择合适的成型夹和成型片并正确放置。

(2)研磨银汞合金。

(3)使用汞合金输送器将汞合金充填到窝洞预备中,并用加压充填器来压缩,直到溢出1mm。

(4)磨光。

(5)用探针进行边缘嵴塑型,形成合适的楔状隙和边缘嵴高度。

(6)取出成型片。

(7)用平圆形或爪形挖匙进行咬合面塑型。

(8)形成近远中的点隙和三角窝。

(9)用 Hollenback 塑型刀来调整邻接边缘和龈缘——Hollenback 塑型刀也可以用于调整或加深咬合面窝沟和解剖结构。

(10)检查邻接、咬合,并进行必要的调整。

(11)给患者介绍术后注意事项,预约下次进行修复体抛光的时间。

临床操作建议

● 在进行下颌牙齿的银汞合金充填时,用非工作手扶稳下颌。

● 在三维的所有方向进行银汞合金的充填。

注意事项

● 不要用手直接触碰刚搅拌完成的银汞合金。

● 确保将成型片正确地放置和楔紧。

三、修整完成和抛光的目的

修整完成和抛光银汞合金的主要目的是为了形成便于患者清洁的修复体,从而改善其口腔环境。修整完成和抛光的其他益处如下。

(一)修整完成和抛光的益处

正确的修整完成和抛光可以获得以下效果:

(1)使洞缘光滑和平整。

(2)重建清晰的解剖轮廓。

(3)减少菌斑附着。

(4)使周围组织更健康。

(5)提高抗着色和腐蚀能力。

(6)延长修复体寿命

(7)提高美学性能。

(二)能获得这些益处的方法

正确抛光洞缘、重建功能性解剖和形成光滑且紧密的银汞合金表面即可获得以上益处。获得一个光滑的表面以及拥有高度光泽是非常有必要的。如果通过抛光步骤只是获得高度的光泽,那余留的不规则表面会比光滑表面更容易腐蚀。这样的话,最终也并不会延长修复体的寿命。

四、修整完成和抛光的适应证

理想状态下,所有的银汞合金修复体都应该在充填24小时后进行修整完成和抛光。然而实际上,并不能达到这个要求。原来存在的银汞合金修复体,也包括"更新"的一些银汞合金,都应该进行修整完成和抛光来解决各种在充填时导致的问题或情况。这些通常都是不正确的压缩、不恰当的塑型、水分污染、自然膨胀或磨耗引起的一些问题。在所有的这些情况中,菌斑都具有更大的概率积聚在修复体表面,这将会导致更高的继发龋风险。

(一)银汞合金充填体的典型问题

1.悬突

悬突是延伸超出洞缘的多余银汞合金,它是由于压缩银汞合金时不正确地放置成型片或楔子导致的(图26.1B)。悬突会增加龋病或牙周病的易感性。

2.解剖形态

充填时没有形成功能性解剖。缺乏正确的功能性解剖会增加菌斑及食物残垢滞留的风险。

3.接触

没有形成邻面接触。敞开的接触区会更易引起食物残渣的残留,从而导致龋病和牙周病。

4.玷污

玷污是银汞合金上一层可去除的表面薄膜或着色。它并不会影响修复体的内部完整性。

5.腐蚀

腐蚀是指发生在银汞合金上或内部的表面或表面下的化学损害。关于腐蚀的详细讨论可见第19章。

6.折裂

银汞合金修复体可能会出现大块折裂。大块折裂是继发龋以及部分修复体缺乏支撑引起的常见结果。折裂的修复体若留在窝洞内可能会成为过敏、渗漏以及继发龋的来源。

7.不恰当塑型引起的结果

(1)过度延展或飞边:过度延展或飞边是用于描述银汞合金的薄边缘延伸超过洞缘的情况,如图26.7A所示。

(2)边缘下区域(或边缘不足):当边缘塑型过多时会形成边缘下区域,边缘银汞合金不足,如图26.7B所示。窝洞预备的内壁会暴露。

(3)开放边缘:开放的边缘是由于不当充填或对颌牙尖将银汞合金的飞边咬折裂而引起的。如图26.7C所示。

(二)银汞合金修复体的评估

在进行患者的评估时,所有的银汞修复体必须进行仔细评估,判断是否符合银汞合金的修整完成和(或)抛光的适应证。如表26.2所列,一些银汞合金不应进行修整完成和抛光,而应该重新充填。

表 26.2　银汞合金修整完成和抛光或是重新充填的决定元素	
充填体的修整完成和抛光	重新充填修复体
• 悬突	• 开放的接触区
• 功能性解剖缺陷	• 过多腐蚀
• 玷污	• 银汞合金折裂
• 飞边	• 敞开的边缘
• 咬合早接触	• 继发龋

五、银汞合金修整完成和抛光注意事项

银汞合金的修整完成和抛光可看成是两个分开的流程或是一个流程中的两个步骤。在进行银汞合金的修整完成时,边缘的不规则点要去除,所有粗糙的区域也要使其变得光滑。

在银汞合金抛光时,用一系列研磨材料将表面打磨光滑,形成有高度光泽的表面。不论银汞合金修复体什么时候修整完成,下一步都应进行抛光;而对于那些不适合修整完成的修复体,则可能会只进行抛光。修整完成时使用的抛光材料可能比抛光时使用的抛光材料要粗糙一点。

在进行修整完成和抛光时,口腔科医生要避免在修复体内产生任何热量,这是至关重要的。因为银汞合金有很高的热传导性,过多的热量会损伤牙髓,引起患者的疼痛。同样的,当温度超过140°F(60℃),银汞合金修复体中的汞会泄露到表面,引起颜色较阴暗的混浊外观。过多的热量产生还会增加修复体破损和腐蚀的发生。因此,一般要求在进行这些流程时要用注射器射水进行冷却。在每一步骤完成时,当刷头或研磨材料更换以后,术区都应进行彻底的洁净、干燥和评估。影响磨损率的因素必须考虑在内,这些都在第16章中有详细叙述。

六、银汞合金修整完成的流程

(一)评估修复体

1.表面

通过观察检查银汞合金表面的功能性解剖及缺陷。功能性解剖结构包括牙尖、牙尖嵴中央沟,以及颊舌沟。缺陷则包括表面的点隙和磨耗面。

2.边缘

用一个尖探针做Z形运动来检查洞缘是否有差异(图26.9)。洞缘是由窝洞壁和牙齿外表面组成的。要记住,粗糙的表面是产生继发龋的不良指标,正如第6章中所述。边缘粗糙的表面会促进菌斑积累,可能会导致龋病的发生风险增加。患者发生龋病的风险也应考虑在内。

3.咬合

评估患者的咬合状况。

(1)使用咬合纸:在咬合面之间充填咬合纸,嘱患者咬合牙齿。

(2)检测咬合强度:观察所有的标记来判断患者牙齿的咬合强度是否相同。

(3)去除早接触点:可以用咬合纸来显示咬合接触。早接触点是银汞合金塑型过少的区域,是进行咬合纸检查时显示为较深色的区域。

(4)检查相同咬合强度的区域:再次使用咬合纸来检查各个咬合标记,判断是否具有相同的咬合强度。

4.邻接区

(1)用牙线检查邻接区。牙线在通过接触区时应有一定的阻力。请记住接触区开放预示的是食物嵌塞。

(2)使用牙线及探针检查是否有充填体悬突。

(二)与患者讨论治疗的步骤

1.基本原理

解释修整完成和抛光银汞合金的基本原理,并复述流程的各步骤。

2.感觉

告知患者他或她在术中可能会出现的感觉,特别是在使用低速手机修整钻进行磨光时。

(三)准备必要的工具

根据修复体及临床医生的偏好选择工具。可参考表格26.3中列举的器械。

(四)用棉卷或橡皮障隔离术区

在第24章中有橡皮障隔离的相关内容。在第25章中有关于棉卷隔离的描述。

(五)必要时进行邻面的抛光

这可能会用到手用器械或修整钻、修整盘及修整条。

1.手用器械

(1)使用修整刀和(或)牙用锉取出龈缘或邻面边缘的悬突。

(2)用力时注意短促、重叠地刮,以防银汞合金折裂。

2.修整钻

(1)在容易达到的区域可用火焰状钻。

(2)注意不要损伤接触区及龈乳头(图26.10)。

表 26.3　修整完成和抛光银汞合金的器械

口镜
咬合纸
探针
低速手机
反角或一次性弯角手机
气/水注射器
排唾器或强吸唾器
橡皮障或棉卷
修整钻
磨光石和修整盘
　绿色石(氧化硅)
　白色石(氧化铝)
　修整盘(硅酸锆)
手用器械
　牙用锉
　金刀
　银汞刀
牙线
修整条
抛光工具
　橡胶尖和杯
　　棕色尖或杯
　　黄色带标的绿尖或杯
　　或
　两个调拌盘
　浮石和水
　氧化锡和乙醇/漱口水
抛光杯(无筋的)
刷子(锥形的和轮状的)

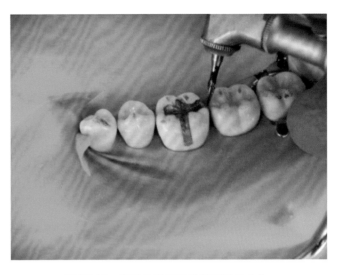

图 26.10　修整钻用于磨光邻面银汞合金。

(2)将修整条放于牙齿和银汞合金都覆盖的位置,来回进行移动。

(3)当使用修整条时应避开接触区,并注意邻间龈乳头及周围的组织。较宽的修整条可纵劈呈两半变成较窄的修整条。

(六)去除咬合面过量材料及消除飞边

1.使用钻或磨光石

使用修整球钻或绿色磨光石去除咬合面、沟和洞缘上的多余材料和不平整部分(图 26.11)。

2.步骤

先从最大的修整钻开始,这可以与表面相适应,然

3.修整盘

(1)选择:修整盘有不同的大小和粒度。选择比较容易达到邻接区的合适修整盘。

(2)技术:用力应短促而重叠,以对角线方式斜越洞缘。

(3)步骤:修整盘应以磨光粉从粗到细的顺序依次使用。

(4)楔状隙:当修整盘用于楔状隙区域时,注意不要损伤到接触区及龈乳头

4.修整条

(1)在使用完修整盘、修整钻、修整刀及锉以后使用精细或中等的修整条。

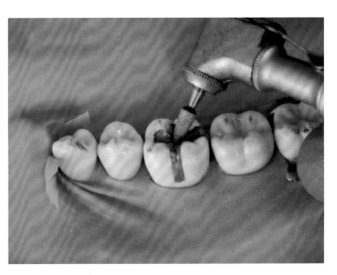

图 26.11　绿色磨光石用于去除多余的材料和不规则处。

后再用更小的、粗糙度较小的修整钻。

3.技术

将钻或磨光石的一侧顺着边缘,同时接触到牙齿和银汞合金,如图26.11所示。

4.旋转修整钻或磨光石的方向

将磨光石或修整钻由银汞合金向牙齿方向旋转,以免造成银汞合金折裂。

5.用力方向

保持从修复体中央向洞缘表面方向进行操作。

6.凹陷区域

着色或凹陷区域使用尖的白色磨光石。

(七)修整咬合解剖形态

(1)用小的修整球钻或绿色磨光石或白色磨光石的尖端,以中度力修整咬合面的解剖形态。图26.12展示的是使用小型球钻进行的操作。

(2)参考仍存在的牙作为解剖形态修整的引导。

(八)使洞缘及咬合面光滑

(1)使用大型修整球钻或火焰状钻来磨光咬合面及洞缘。

(2)更换较小的球钻或火焰状钻来进行深层沟及牙尖斜面的磨光。

(3)使用白色磨光石来去除一些小问题,包括牙釉质(边缘下区域)或银汞合金(悬突)。

(4)现在修复体应呈现光滑且光亮状态。可能仍然

会存在细小的刮痕,但肉眼不可见。

(九)唇颊面磨光

(1)使用不同尺寸及粒度的火焰状修整钻或修整盘来修整及磨光唇颊面。

(2)使修整钻顺着洞缘,同时接触到牙齿及银汞合金。正如26.6B中所展示的方式,但其作用面换成唇颊面。

(3)在靠近龈缘附近要注意小心使用修整钻或修整盘,特别是靠近牙骨质的地方。

(4)在使用修整盘时,首先使用较粗糙的如深红色的修整盘,进而换成较细研磨料的类型,如墨色的。

(5)若修复体上包含部分发育沟,则使用球钻或火焰状钻来修整。

(十)评估修整完成步骤

使用附录2中的能力评估表列举的标准来评价修整完成步骤。在未达到标准之前不要贸然进行抛光。如果修整完成步骤的每一步没有成功修整,抛光是不能形成一个光滑表面的。

七、两种银汞合金抛光的方法步骤

(一)浮石粉和二氧化锡研磨液

该方法使用橡皮杯、橡皮刷及轮刷来完成。

(1)在口腔科调药皿中制备浮石粉和水混合的研磨液。

(2)用抛光杯或抛光刷以及大量浮石粉研磨液来抛光修复体的各个面(图26.13)。要记住是用浮石粉进行抛光的,而抛光杯只是用来移动浮石粉的。光滑的磨光面修整后,表现为较暗的表面。

(3)使用中等或细的抛光车针来抛光邻面。

(4)冲洗并干燥牙齿。

(5)在口腔科调药皿中制备湿润的二氧化锡及乙醇的混合液。可用漱口水或清水代替乙醇。

(6)用新的清洁杯或刷子以及二氧化锡研磨液来抛光修复体各个面。

(7)最理想的最后一个步骤应包含用直手机装上软毛轮刷沾二氧化锡研磨液来持续抛光银汞合金,直到二氧化锡变得干燥,此时高度光泽的表面就完成了(图26.14)。

(8)冲洗并干燥牙齿。

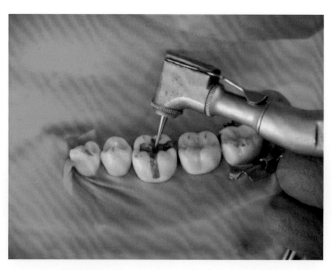

图26.12 用小圆钻修整解剖形态。

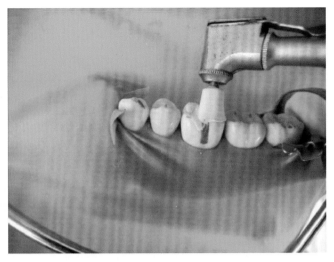

图 26.13　用浮石粉和橡皮杯抛光。

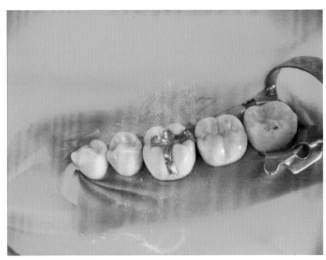

图 26.15　修整完成和抛光修复体。

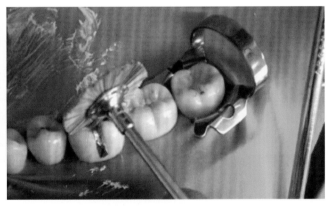

图 26.14　用软轮刷抛光。

9.用口镜、探针以及附录 2 中的能力评估表来评价抛光后的银汞合金。图 26.15 展示的是修整完成和抛光后的银汞合金修复体。

(二)带研磨颗粒的橡胶杯和橡皮尖

1.颜色

带有研磨料的橡皮杯和橡皮尖有三种颜色：褐色、绿色和黄绿相间。每种颜色代表着不同程度的研磨料。在某种程度上，它们可标记为"褐色""绿色和"超级绿色"。

2.使用

橡皮杯的设计主要是为了用于邻面，而橡皮尖则用于咬合面。它们一般可相互交换使用，以便口腔科医生能正确地将它们用在银汞合金表面上。要用相对较低的速度以及较轻的间歇力来操作，而且要保持湿润。

3.优点

橡皮杯和橡皮尖可快速抛光修复体，而且比两种不同研磨介质的研磨液的方法简单一些。

4.缺点

橡皮尖和橡皮杯都会在使用和高压灭菌过程中快速磨耗。最终，金属柄会暴露，并刮到银汞合金表面。然而最大的缺点是会产生热量。银汞合金表面是绝不能在抛光过程中升温超过 140°F 的。在使用带研磨料的橡皮杯和橡皮尖时会快速产生热量。

5.使用步骤

(1)用褐色研磨杯和研磨尖来形成初始光滑的磨光表面。首先抛光咬合面、邻面，最后则是唇颊面。如图 26.16 展示了用褐色抛光尖来抛光咬合面的操作。

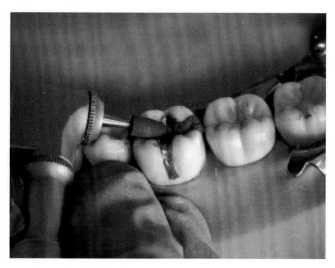

图 26.16　棕色抛光尖用于咬合面。

（2）接着和褐色抛光杯和抛光尖一样，用同样的方法使用绿色抛光杯和抛光尖。在使用以后，检查表面是否光滑，是否达到光亮的磨光程度。

（3）最后使用黄绿相间的抛光杯或抛光尖。这些抛光杯和抛光尖的用法和绿色及褐色的用法一样。图 26.17

显示了黄绿相间的抛光尖的使用。最后检查表面是否达到一个光滑、有光泽的磨光程度。

（4）冲洗并评估是否有残留。

（5）用口镜、探针以及附录 2 中的能力评估表格来评估银汞合金的抛光质量。

银汞合金必须高度光滑、磨光，必须具有高度的光泽。不能对邻牙牙体组织有任何损伤。在使用了褐色、绿色及黄绿相间的抛光尖进行抛光后的银汞合金如图 26.18 所示。

注意事项

- 在银汞合金的修整完成和抛光时，牙齿上可快速产生热量。
- 在用浮石粉和二氧化锡进行抛光打磨时，经常会产生气雾。
- 在使用和高压灭菌过程中，抛光杯和抛光尖会快速磨损。暴露的金属柄会损伤银汞合金表面。

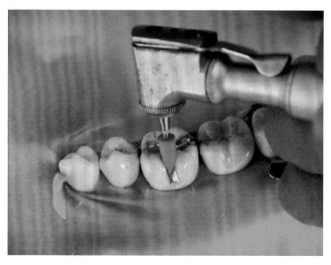

图 26.17　黄色指示带的绿尖用于咬合面。

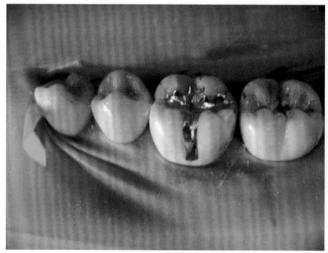

图 26.18　抛光尖抛光后的最终银汞合金抛光面。

总结

在每次进行患者复诊的预约时，都应评估银汞合金修复体是否需要修整完成和抛光。如果需要，该步骤可以在复诊时进行，或者在安排另外一个时间。有研究表明，银汞合金修复体的修整完成和抛光在远期效果上是有益的。当银汞合金修复体正确充填、塑型、修整完成和抛光后，患者可减少菌斑附着，从而降低牙周病和龋病的发病率。另外，修整完成和抛光可以增加修复体的寿命，同时也提高患者的满意度。

修整完成

1.评估修复体(边缘、咬合及邻面区)。

2.与患者交流操作过程。

3.用棉卷或橡皮障隔离术区。

4.必要时打磨邻面(使用锉、钻、盘或车针)。

5.去除咬合高点，消除飞边(使用钻或磨光石)。

6.修整咬合解剖形态(用钻或磨光石)。

7.使洞缘和咬合面光滑。

8.使唇颊面光滑。

抛光

研磨液法

1.制备二氧化锡和浮石粉的研磨液。

2.使用浮石粉和抛光杯或抛光刷抛光各个面。

3.用中等或细抛光车针抛光邻面。

4.冲洗并干燥牙齿。

5.用干净的抛光刷或抛光杯以及二氧化锡研磨液抛光各个面。

6.冲洗并评估是否有残留。

抛光尖和抛光杯法

1.使用褐色的抛光杯或抛光尖抛光咬合面、邻面，然后唇颊面。

2.用绿色的抛光杯或抛光尖以相同方法抛光。

3.用黄绿相间的抛光杯或抛光尖进行最后的抛光。

4.冲洗并评估是否有残留。

 ## 学习活动

1. 在口腔材料或口腔解剖实验室中观察离体牙上存在的银汞合金。

2.在进行患者评估时，用探针和口镜检查银汞充填体，以判定该银汞合金是否需要修整完成和(或)抛光。

3.评估患者的银汞合金，判定是否有银汞合金已经修整完成或抛光。

4.在口腔材料实验室或在具有窝洞预备体的训练模具牙齿上，进行银汞合金的充填和雕刻。在 24 小时以后练习该充填体的修整完成与抛光。

 ## 复习题

1.金属成型片和固定器最可能用于_____类洞的充填。

a.Ⅰ

b.Ⅱ

c.Ⅲ

d.Ⅳ

e.Ⅴ

2.在充填口腔银汞合金时，充填器的尖端应将银汞合金_____入窝洞预备内。

a.剪切

b.推

c.拉

d.旋

e.流

3. 以下哪种用于口内的抛光剂可使得银汞合金充填体具有很亮的光泽？

a.氧化铝

b.二氧化锡

c.硅酸锆

d.浮石粉末

4.在进行银汞合金抛光的操作时,会导致无意的过热。过热可能会导致以下情况,除了:

a.牙髓损伤

b.汞释放

c.修复体的暗沉外观

d.减少腐蚀易感性

5.金属在被着色后会怎么样？

a.表面有点状腐蚀

b.表面变色

c.表面有划损

d.汞浮起到表面

6.在银汞合金修整完成和抛光时,较粗糙的研磨剂必须在精细的研磨剂后使用。这使得银汞合金表面的较大划痕减小成为较浅的划痕。

a.第一句话正确,第二句话错误

b.第一句话错误,第二句话正确

c.两句话都正确

d.两句话都错误

7.理想状态下,银汞合金充填体的修整完成与抛光应在多久以后？

a.1 星期

b.24 小时

c.2 小时

d.在固化后

8.银汞合金的抛光可减少其玷污和腐蚀发生的可能性,那是因为:

a.有助形成一个光滑均匀的表面,可以抵抗玷污和腐蚀

b.将多余汞带到表面,帮助抵抗玷污和腐蚀

c.增加电流的发生

d.将游离汞趋向窝洞预备的基底

9.你在使用 Z 形探针检查牙齿 #18 的银汞合金。在你探查咬合面洞时,你发现了银汞合金多个区域的破坏。探针只有从修复体向牙齿移动时才能探测得到。这种边缘破坏最佳的描述应为:

a.边缘下区

b.开放边缘

c.飞边

d.过度延伸

10.在修整完成 MOD 洞的咬合面时,必须注意:

a.减少对颌牙所有的咬合面接触

b.轻微降低两边的边缘嵴

c.保持修复体原来的解剖形态

d.形成银汞合金表面的高亮的光泽

11.修整完成和抛光银汞合金可改善许多方面的性能,除了:

a.边缘破损

b.表面着色

c.边缘飞边

d.过度腐蚀

12.在抛光银汞合金时,绿色和褐色的抛光尖和抛光杯用于:

a.去除银汞合金表面较明显的不规则点

b.去除较大的接触区

c.抛光银汞合金,从而达到光泽的表面

d.为修整钻做表面预备

制取藻酸盐印模

第 27 章

学习目标

1.用本章所述方法为患者选择最适托盘。

2.用蜡条制作包括上颌托盘的腭部的个性化印模托盘。

3.讨论需要制取藻酸盐印模患者的准备工作。

4.演示如何适当地调制藻酸盐,以及装入托盘、口内就位和移除托盘,从而获得准确印模。

5.使用本章所列的标准来评估印模,并确定该印模是否准确。

引言

制取藻酸盐印模是获得诊断性模型最常见的方法。其味道清新，价格实惠，易于接受，同时可以充分反映患者口腔结构的细节。研究模型或研究代型是将患者牙弓和周围组织精准地复制。它们是诊断和治疗计划中重要的视觉辅助工具。对于患者来说，它们也成了永久记录档案的重要组成部分。此外，诊断性研究模型被广泛地应用于进行修复或正畸治疗的患者，作为治疗前和治疗后记录，以及制作漂白剂托盘和磨牙垫。美国大多数州的口腔卫生士和助理的工作就包括这种治疗前的准备：制取藻酸盐印模。

一、目的

制取藻酸盐印模的目的是准确地复制上颌和下颌以及邻近组织。由藻酸盐印模翻制的研究模型可用于患者治疗的规划，并可作为患者永久记录的档案。

二、托盘的选择与制备

(一)穿孔的

印模托盘通常是穿孔的，当托盘放置在牙弓上时，藻酸盐会流过孔洞，这些孔洞通过机械固位原理防止凝固的藻酸盐在移除时与托盘分离。

(二)可用种类

印模托盘有不同的大小和材料。不可重复利用的(或一次性)托盘通常由塑料制成，而耐高压(永久)托盘由不锈钢制成。

(三)正确的托盘选择

在接受治疗前，应先进行口腔检查，评估上颌弓和下颌弓的宽度、长度或下颌骨或上颌外骨疣的存在(无害性骨过度生长)。如果托盘范围内/外有骨疣存在，为了患者舒适度，需要一个更宽、更大的托盘。空托盘应先放在患者的嘴里确定好合适的位置。每个托盘应该：

(1)托盘部应延伸至将所有牙齿、周围组织及前庭沟包含在内。

(2)需向远端延伸 2~3mm，超过最后一颗牙齿的牙弓范围，包括智齿。

(3)藻酸盐需要超越咬合面和切缘 2~3mm 的深度。

(4)让患者感到舒适。

(5)一些金属托盘可以通过弯曲托盘的两侧来适应患者的牙弓。

(四)灭菌

已"试过"或"使用过"的印模托盘应在被储存前进行消毒。

(五)将蜡添加到托盘中

在选择了印模托盘后，可以在托盘的外围围塑口腔用蜡。这样可以保护组织免受伤害，扩大托盘范围，有助于在托盘内保留藻酸盐材料。

(六)将蜡添加到腭区

上颌托盘也可能需要将蜡放置在托盘的腭区，以支持藻酸盐在一个高位水平，并避免空气灌入。图 27.1 显示在托盘边缘和腭部的围蜡。

三、患者准备

(一)解释过程

询问患者，他(她)过去是否有过取印模经历。如果没有，需要向患者解释制取印模的过程。应告诉患者藻酸盐印模刚放在嘴里时，有点像土豆泥或布丁的质感，然后慢慢固化成橡胶材质，很像橡皮泥。患者在诊治过程中应遵循临床医生的指示。应告知患者根据快凝型或常规型材料的不同，工作时间为 3~4 分钟，且托盘不能

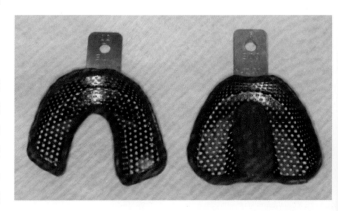

图 27.1 展示在托盘外围和上颌腭区放置围蜡。

在凝固之前移除。应指导患者用举手示意代替语言来提出任何需要或不适。

(二)防溢

把餐巾纸放在患者身上,以保护他/她的衣服。如果唾液过多,需给患者一张纸巾。

(三)尽量减少呕吐

为了尽量避免呕吐或呕吐的欲望,患者在直立坐着时,应经鼻呼吸。当有物体接触到舌头的后 1/3 时,胃部反射就会受到刺激,因此应避免托盘或材料溢出接触到舌头。当材料溢流时,可以通过口镜的末端和强吸来去除。

(四)口腔修复体

让患者取出所有可活动的修复体,如全口或部分义齿、口腔固位器等。将固定桥及其他口腔固定材料的牙龈用蜡封住,防止藻酸盐卡在冠和桥体下,否则会导致材料在脱模的撕裂和变形。

(五)漱口

要求患者用漱口水冲洗口腔,以减少细菌、碎片和唾液的数量,这样可以取制一个更精确的印模。

(六)(按照一定的)顺序

建议先取下颌印模,使患者熟悉取模方法,熟悉藻酸盐的味道和性质。

四、藻酸盐印模

藻酸盐材料有常规型和快凝型两种。常规型材料的凝固时间为 3~4 分钟, 而快凝型材料将在 1~2 分钟内凝固(或成为凝胶)。操作(或调制藻酸盐)所需时间为 1 分钟。

(一)调拌藻酸盐印模材料

(1)需要表 27.1 所列的必要器材。

(2)如果使用散装藻酸盐,如第 8 章中所讨论的,有摇晃或"蓬松"包装罐。在图 27.2 中,印模材料的包装有盒装包装和袋装包装。在打开盖子之前,需要等待 30 秒,使罐中材料先把"粉尘"沉降下来。

(3)用制造商标记并提供的量水杯,将一勺藻酸盐粉末需要的水量放入柔性橡胶碗中。对于大多数预先

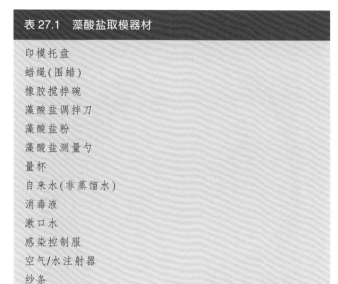

表 27.1 藻酸盐取模器材
印模托盘
蜡绳(围蜡)
橡胶搅拌碗
藻酸盐调拌刀
藻酸盐粉
藻酸盐测量勺
量杯
自来水(非蒸馏水)
消毒液
漱口水
感染控制服
空气/水注射器
纱条

称重的藻酸盐包(3 勺),使用 3"份"水。水越凉,工作时间就越长,但混合物的稠度会更低。随着水温升高,操作时间减少。

(4)对于大盒装藻酸盐,使用测量勺测量。根据制造商的指示,量出印模所需藻酸盐粉末的量。将藻酸盐加入装有水的碗里。对于预称重的袋装材料,撕开或剪开包装,然后将材料倒进碗里。

(5)一手拿碗,一手拿着调拌刀,轻轻搅动,用水把藻酸盐粉混湿。

(6)一旦粉末和水被混在一起,将碗放在一只手的手掌,用另一只手用力地将调拌刀压在碗上旋转。这种搅拌方法如图 27.3 所示。

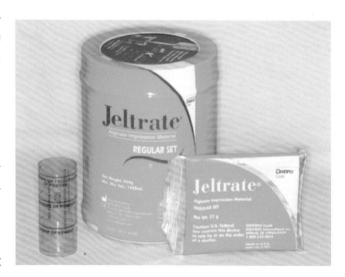

图 27.2 盒装和袋装藻酸盐材料,左面有量水杯。

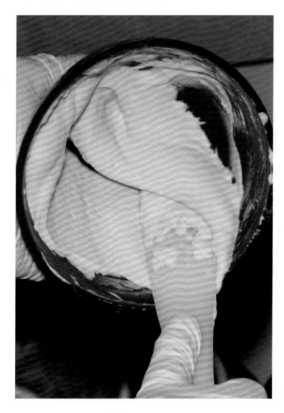

图27.3 藻酸盐印模材料的调拌。

加入粉末和水后,会充分均匀混合,形成平滑稠度。在完成搅拌后,藻酸盐会变成"奶油状",类似于花生酱的稠度。

(7)用调拌刀把藻酸盐材料收集成碗中的一团。

(二)装满托盘

将藻酸盐材料刮到刮刀上。一手拿铲子,一手拿托盘,开始把藻酸盐放在托盘里。

1.下颌托盘

(1)装入托盘:开始从一个托盘侧面装入,然后从托盘的另一侧装入,如图27.4A所示。继续充填托盘前部的材料,如图27.4B所示。

(2)排出空气:使用调拌刀的顶端或末端,将材料压入托盘,以便将混入藻酸盐中的空气排出。

2.上颌托盘

(1)装入托盘:开始从托盘的后部装入,向前推进藻酸盐,如图27.5A所示。在前部加藻酸盐,并将其充填到托盘周围,如图27.5B所示。

(2)排出空气:使用刀尖或刀尾,将材料压入托盘,使托盘和藻酸盐之间混入的空气排出。

3.润湿藻酸盐

用自来水润湿指尖,使藻酸盐材料平整,并在表面做轻微的凹陷,如图27.6所示。这将有助于正确地将托盘放在牙齿上,并防止气泡的形成。过量的水可能会阻碍托盘中材料与牙齿咬合表面材料的结合,这一点将在后面讨论。

(三)印模就位

1.下颌牙弓

(1)操作者应在患者侧方7点钟位置(左手为优势手的操作人员在5点钟方向)。

(2)为了方便与患者接触,应把椅子升高。调整头枕,使咬合面与地面平行。患者和操作员的位置如图27.7所示。

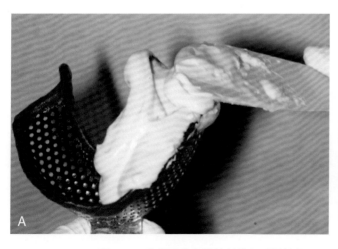
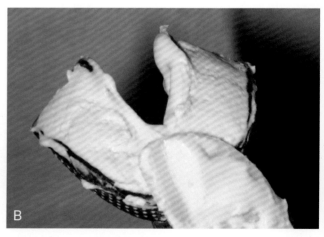

图27.4 将藻酸盐印模材料装入下颌托盘。(A)从托盘上面装入。(B)从托盘前部装入并塑型。

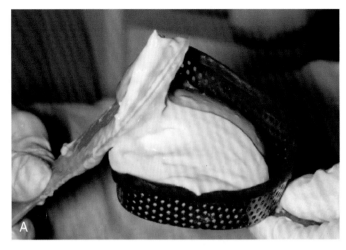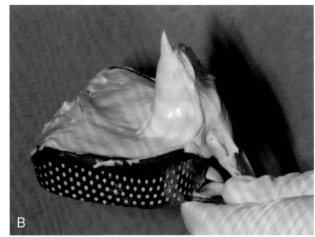

图 27.5　将藻酸盐印模材料装入上颌托盘。(A)从后面装入。(B)从前面装入。

(3)使用(2×2)块纱布或气枪尽可能使患者的牙齿干燥,以便在放置印模托盘之前去除多余的唾液。这将有助于提高准确度并完善印模细节。

(4)让患者张开嘴,用一只手的示指和拇指,撑住患者的颊部。一些口腔科专业人士更喜欢用口镜来撑住口角。它比手指薄,可以方便托盘的放置。用另一只手的示指将少量藻酸盐材料擦在下颌牙的咬合面和邻接面。这种额外的藻酸盐材料有助于减少印模中的气泡。

(5)抓住印模托盘的手柄,使托盘和藻酸盐朝下。用托盘的前部撑住近处的颊部,自由手撑住远处的颊部,将托盘旋转放入口腔中。托盘一旦放好,将其摆正,使托盘手柄与患者面部中线保持一致。

(6)注意前牙的位置和托盘的关系。用双手示指轻

轻地、力量均匀地在下颌弓上方按下托盘,直到感觉到抵抗。应将嘴唇搭在托盘的前面,藻酸盐应延伸并充满前庭沟。过量的藻酸盐物质会从打孔部和下颌前庭及舌侧流出。一旦托盘正确就位,用示指拉开患者的口角颊部,释放前庭区域的空气。这有助于形成一个更精细解剖结构的前庭区。

(7)同时请患者抬高舌头,顶到腭部。让患者闭上嘴,放松舌头和脸颊肌肉,然后把托盘往下压,这有助于形成一个更精细的舌部解剖结构。

(8)指导患者经鼻正常呼吸。如果患者感觉恶心、想吐,使其取直立位,并将椅子稍微向前倾斜。

(9)托盘放在原处直到藻酸盐完全固定(凝胶后2~3分钟)。藻酸盐材料通常在3~4分钟之间凝固。具体凝

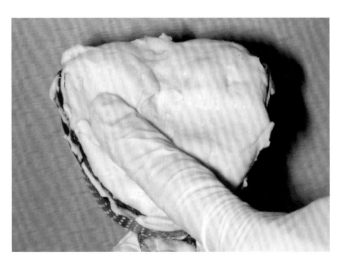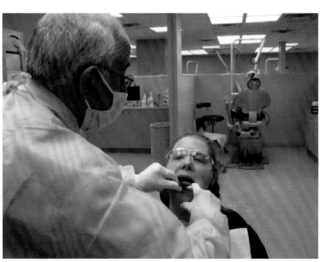

图 27.6　对藻酸盐材料进行润湿和压塑。

图 27.7　取下颌牙弓印模时操作者和患者的位置。

固时间取决于使用哪种类型的藻酸盐(快速的或常规的),以及室温、体温、水温和混合物的稠度。由于体温高于室温,在口腔中的藻酸盐材料比在碗里剩下的凝固快。将计时器设置为材料的凝固时间(在容器的包装中找到),可以免于对剩余时间的估计。

2.上颌牙弓

(1)在进行此操作时,操作者应在患者的侧面和背部,即11点钟位置(左手为优势手的操作者在1点钟方向),如图27.8。

(2)与下颌牙弓一样,在印模前使用(2×2)块纱布或气枪使患者的牙齿干燥,尽可能彻底去除多余的唾液。

(3)让患者张开嘴,用示指和拇指或口镜,再一次拉开患者的口角,将少量藻酸盐擦在咬合面和上颌牙邻接面上,以消除印模中的气泡。

(4)印模托盘和藻酸盐材料应朝上。

(5)把托盘稍微转到一边,放置托盘进患者嘴里。如前述,将通过旋转将托盘进入嘴里。托盘一旦进入,将其摆正,这样托盘把手就对齐患者的脸部中线了。

(6)开始向上轻压甚至施加压力直到感觉到抵抗。在印模托盘后部按压,然后朝向前部就位,使藻酸盐流过磨牙。托盘就位后可以牵拉着上唇前部,如图27.9所示。这时允许任何多余的藻酸盐和空气通过托盘前部,尽量减少气泡和患者恶心。

(7)指导患者经鼻呼吸并取直立位,头稍向前倾,这样能减少下咽反射。

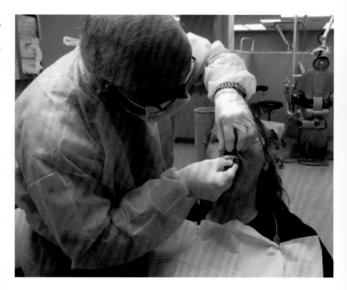

图27.9　放置上颌印模。

(8)根据材料的凝固时间(在材料的包装中可见),把托盘放在适当位置,直到藻酸盐完全结固(凝胶后2~3分钟)。

(四)移除印模托盘

1.下颌托盘

(1)用一只手的手指拉开嘴角,使空气进入前庭。

(2)若要移除托盘,请将示指和中指放在托盘手柄下面。拇指在手柄和托盘的顶部,在托盘和对侧牙弓的前牙间,移除托盘的过程中,对对侧的前牙进行保护。另一只手用来稳定下颌骨,以减少托盘移除时双颌弓及颞下颌关节损伤。使用稳固的、向一侧抬举的动作移除印模。印盘应可以自由翻转,且藻酸盐材料应牢固地固定在印模盘内。

(3)如果托盘不能脱出,说明托盘有密封吸力了。要打破这个密封,需要把一只手的示指放在托盘边缘后部的右边或左边,然后将托盘移除。

(4)用附录2中的能力评估表来评估印模。

2.上颌托盘

(1)用一只手的手指,拉开嘴角,让空气进入前庭。

(2)若要移除托盘,请握住托盘手柄。把拇指放在手柄上,中指和示指放在托盘和对侧的牙齿之间,如图27.10所示。打破密封,向下按压,做侧向翻转运动以移除印模。托盘应该很容易移除,藻酸盐会固定在印模托盘上。另一只手应该在移除托盘时固定头部。

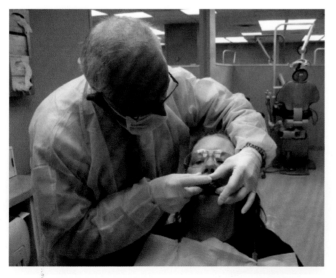

图27.8　取上颌牙弓印模时操作者和患者的位置。

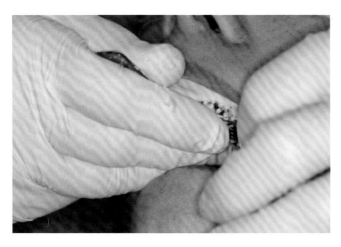

图 27.10 移除上颌印模托盘。

(3)用附录2中的能力评估表评估印模。

3.取模后续处理

(1)取完印模后,嘱患者用清水或漱口水漱口至除去多余的藻酸盐。

(2)用探针或牙线清除牙齿或间隙处任何可能残留的藻酸盐。

(3)在患者离开之前再次让其漱口。用湿毛巾擦去脸上或嘴唇上的藻酸盐。

(4)务必归还患者使用的活动义齿。

(五)消毒印模

(1)轻轻地将藻酸盐印模冲洗干净。自来水可能能冲洗掉印模上留下的痕迹。

(2)轻轻地抖掉多余的水。

(3)使用职业安全和健康管理局批准的消毒溶液喷洒整个印模(顶部和底部)。

(4)将印模放置在封口袋或塑料袋中。

(5)消毒通常在10分钟内完成,这取决于所使用的消毒剂。

(6)再用清水冲洗印模,摇匀,放入清洁封口袋或塑料袋。

(7)如果不能立即灌注模型,请把它们存放在一个有100%湿度的地方。

注意事项

- 在搅拌藻酸盐时戴上口罩。
- 记住,印模已被唾液污染时应妥善处理,消毒印模。

临床操作建议

- 在将藻酸盐放入碗中之前,先使藻酸盐材料蓬松。
- 不要把托盘放得太满。
- 患者在取藻酸盐印模时应保持直立姿势。
- 不要立即清洗搅拌碗。使用留在碗中的藻酸盐作为凝固时间的指示。如果碗中的藻酸盐凝固,那么口腔中的物质也是凝固的。
- 如果对两排牙列都需要取印模,先取下颌印模,使患者习惯这个过程。

总结

1.与患者讨论治疗计划。

2.将一个空托盘放入患者的口腔中,以选择合适的托盘。

3.准备托盘,如果需要的话,在周边和腭区添加蜡。

4.请患者用漱口水漱口。

5.按照制造商的指南混合藻酸盐,并充填托盘。

6.用湿润的手指使藻酸盐光滑。

7.从7点钟的位置取下颌印模。

8.从11点钟的位置取上颌印模。

9.快速操作后,在凝胶化后2~3分钟取出印模。

10.正确消毒印模。

11.尽早灌模。

复习题

1.在为患者取印模前,操作人员应:

a.向患者解释程序

b.把餐巾纸放在患者身上,以保护其衣服

c.将患者置于直立的位置

d.让患者拆下所有可移动的修复体

e.让患者用抗菌漱口水漱口

f.上述全部

g.只有 a、b、d

2.取上颌印模时,右利手操作者应站在哪个位置?

a.12 点钟

b.7 点钟

c.11 点钟

d.9 点钟

3.混合藻酸盐印模材料时:

a.把水加到粉末里

b.把粉末加到水里

c.同时加入粉末和水

d.无论是水还是粉末,都可以按任何顺序添加

4.以下所有关于海藻酸盐材料的"操作时间"的陈述都是正确的,只有一种除外。哪一个是例外?

a.当水和粉末聚集在一起时,操作时间就开始了

b.冷水增加操作时间

c.暖水减少操作时间

d.操作时间从印模开始

5.藻酸盐一般的调拌时间是多久?一般材料的凝固时间是多久?

a.1 分钟;1~2 分钟

b.1 分钟;3~4 分钟

c.3~4 分钟;1 分钟

d.1~2 分钟;1 分钟

研究模型的制作和修整 第 **28** 章

学习目标

1.演示以下技工程序:
- 应用石膏产品借助印模灌注研究模型;
- 使用模型修整器对研究模型进行修整。

2.区分两种诊断模型/研究模型的制作方法。

3.按顺序描述用于治疗患者咨询和牙科治疗计划的模型切割。

4.解释职业安全和健康管理局规定的技工室安全程序和必备的设备。

5.对已完成的研究模型进行检查,并进行适当的修剪。

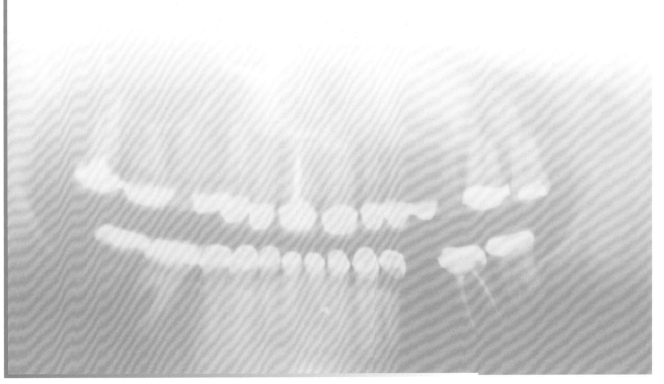

引言

石膏材料的组成、性能和用途已在第 9 章中进行了讨论。研究模型(诊断模型或诊断代型)被定义为"牙列和周围结构的阳性复制品,用作辅助诊断和(或)制作正畸矫治器或修复体的基座"。

法律规定口腔卫生士可以进行这些操作,因此,他们需要掌握相关知识和技能。上述操作通常在牙科实践中执行,以收集患者牙列的信息并进行准确的诊断。然而,与所有技能一样,"熟能生巧"。大多数人必须反复练习才能使技能精进。因此,如果第一次尝试失败,请不要气馁。

操作过程中任何一个步骤对最终的质量都至关重要。如果在第一步中存在缺陷,该缺陷将在整个过程中再现,并体现在最终产品中。因此,自我评估以进行调整或重复该步骤的能力对于获得满意的结果至关重要。本章详细介绍了这些技术的操作步骤。

表 28.1 制作研究模型的器械设备
设备和用品
石膏碗
石膏抹刀
石膏材料
振荡器
尺子
技工刀
蜡铲
量角器(可选)
围模蜡(可选)
串珠蜡(可选)
湿/干砂纸(可选)
上颌和下颌印模
天平
量筒
铅笔
粉红色底板蜡
模型修整器
玻璃或丙烯酸板
感染控制和安全设备
防护眼镜
实验室夹克或白大衣
手套

一、目的/适应证

本章的目的是应用以前学过的知识,并获得必要的技能,以制备美观且实用的研究模型。以下描述了灌注藻酸盐印模、为模型准备基底、将模型与印模分离以及修整模型的过程。安全有效地实践这些技能同样重要,因此,必须遵循职业安全和健康管理局(OSHA)的指南。

二、研究模型的制作

有多种制作研究模型的技工室技术可供选择。需要的器械设备见表 28.1。本章介绍了其中两种技巧:一种是"双灌注"灌模法,另一种是"单灌注"灌模法。

(一)双灌注技术

两阶段灌注将防止变形,并为口腔结构的复制提供足够的基础。双灌注技术涉及两种不同的混合物,因此,有两个不同的凝固时间。

1.第一阶段灌注

(1)根据印模的大小,称量 100~150g 牙科人造石或其他石膏制品。无论采用何种材料,均需遵循制造商的操作指南。

(2)测量相应水量,倒入石膏搅拌碗中。将粉末倒入液体中。

(3)拍打(搅拌)混合物 30 秒。将抹刀压在碗的侧面有助于去除混合物中的气泡。

(4)将搅拌碗放在振动器上,并挤压碗的侧面。气泡会上升到表面并破裂。从振动器上取下搅拌碗。

(5)将印模放在振动器上。从一个角开始,用蜡铲将少量(豌豆大小)混合物"输送"到最后一个磨牙远侧的模具中(图 28.1A)。让这种材料在振动下流入印模,以充填象限中最远端牙齿的印模。

(6)重复上一步骤,直到印模填满,在与初始增量相同的位置添加新材料。材料应沿着牙弓流动,一次充填一颗牙。当材料绕牙弓流动的距离增大时,需增加增量的大小。石膏抹刀可用于为最后充填添加大量的新材料(图 28.1B)。

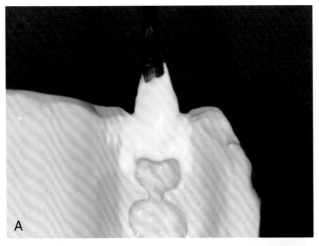

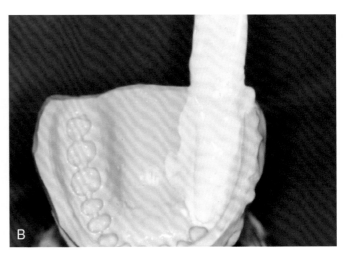

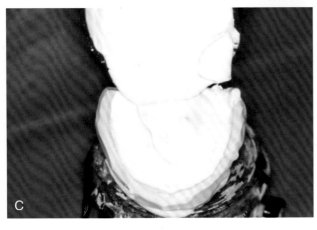

图 28.1　灌模。(A)将少量石膏材料添加到最后磨牙远侧。(B)用石膏调拌刀增加较大的量。(C)牙齿充填后,将剩余石膏材料倒入并充填印模。

(7)在所有牙齿被填满后,将碗中剩余的混合物倒入印模中(图 28.1C)。用石膏材料过度充填印模,使其覆盖所有区域约 0.25 英寸。

(8)向灌注表面添加少量石膏材料,以便进行第二次灌注(图 28.2)。印模面朝上。

(9)让混合物达到初始设定值(参见制造商的说明)。这一情况在"失去光泽"后的几分钟,或者是初始浇注后的大约 10 分钟后发生。

2.第二阶段灌注

(1)将石膏产品(100~150g)调成较稠的混合物,作为支撑第一次灌注的基底。

(2)将石膏材料制成大约 1 英寸厚的底座,其形状类似印模托盘,并将其放置在玻璃、丙烯酸板,或者不会吸水或黏附混合物的表面上(图 28.2)。

(3)将灌注好的印模倒扣在底座上。不要向倒置的印模盘施加压力, 或让印模下沉到离表面 0.5 英寸以下。不要让石膏材料过多包绕托盘外部(图 28.3)。

(4)将两种石膏混合物用石膏抹刀混合在一起,形成两种混合物的连续拼接(图 28.4)。握住印模盘手柄的同时,用抹刀对第一次灌注的人造石侧面进行修正。避免将湿石膏材料从底座一直放置到印模盘上,因为这样会造成机械锁闭,结固后很难分离。确保印模盘的手柄和牙齿的咬合面与平板平行, 以便形成厚度均匀的基底。图 28.5 显示了基底和印模的横截面。请注意,如何将第一次灌注时添加的小堆石膏"互锁"到底座中,以提

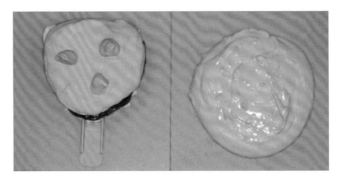

图 28.2　藻酸盐印模浇注牙科人造石。底座是藻酸盐印模的基底。

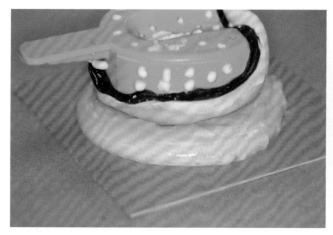

图 28.3 在人造石底座上倒置印模。

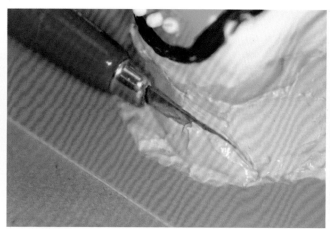

图 28.6 失去光泽后,用技工刀修整多余的牙科人造石。

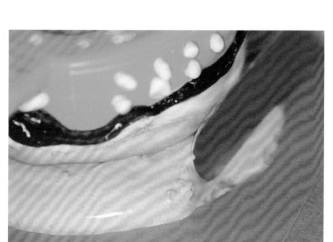

图 28.4 调整人造石基底,使其适配于印模盘中结固的人造石。

（7）从石膏模上取下托盘时,将技工刀放在托盘周边的边缘,轻轻扭动实验刀,撬开黏附的藻酸盐和石膏材料(图 28.7)。围绕托盘周边重复此步骤。

（8）当托盘边缘没有石膏时,向上拉动以便分离(图 28.8)。

（9）如果托盘无法与石膏模自由分离,应确定周围障碍物的位置,并用技工刀小心取出。

（10）避免前后或左右摇动印模盘,这会导致牙齿断裂。

（11）用模型修整器修整石膏模的底部和侧面。本章稍后将讨论模型修整器的使用方法。

（二）单灌注技术

随着双灌注技术的发展,目前已经可以采用单灌注技术制作一些模型或代型。在单灌注技术中,最初需混

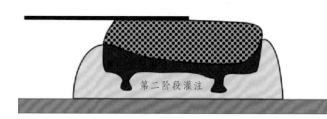

图 28.5 将灌注的藻酸盐印模倒置在石膏底座(基底)上的横截面。

供更坚固的成品。

（5）待石膏光泽消失后,用技工刀将多余的基底修整至离印模外缘约 1/4 英寸处(图 28.6)。由于需要修整石膏模的侧面和底部区域,因此要使用模型修整器。

（6）第二次灌注开始后,等待 45~60 分钟,使石膏模与印模分离。切开石膏材料和藻酸盐,露出托盘边缘。

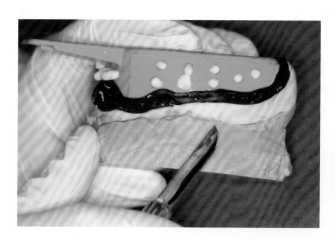

图 28.7 用技工刀将石膏模与印模盘分离。

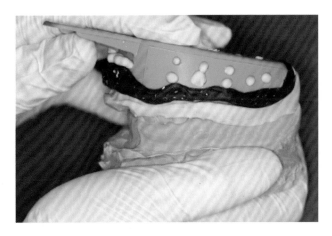

图 28.8 用向上拉的动作分离石膏模与印模。

临床操作建议——灌注印模
● 适当配比和混合石膏产品。
● 一次充填一颗牙。
● 请勿将印模盘锁定在石膏模中。
● 不要让材料在托盘的另一端振动出印模外。

注意事项——灌注印模
● 灌注前对印模进行消毒。

合较大量的原料。将印模填满,并根据上述步骤制备底座。在原料凝固之前,将充填的印模倒置并放置在底座上。需要小心操作,以防止印模盘被锁定在结固的石膏材料中。

(三)采用围模蜡

围模蜡可以用来制作研究模型的基底模型。用围模蜡完全包围印模盘,并使印模暂时"延伸"。这种延伸制成了研究模型的基底模型。目前,使用围模蜡来灌注义齿和其他修复体更为普遍。

三、修整诊断模型或研究模型

精心修整的模型或研究模型可以更专业和美观地向患者展示口腔组织。在咨询预约期间,它可用于告知患者目前的口腔状况和建议的口腔治疗计划。一个制备良好、整洁、准确的研究模型能够提高展示的精确性和专业性。研究模型也可以作为患者记录的一部分。

以下一般说明旨在满足各种临床需要。具体需要可能根据修整技术进行调整。

(一)铸造设计和术语

注意图 28.9 中模型的外型和术语。注意上颌和下颌铸型的切口和形状的异同。

(1)底部平行于咬合面。

(2)背部垂直于底部。

(3)两边和跟部的修整要均匀。

(4)上颌模型的前部在中线处交接为一点,但下颌模型的前部是圆形的。

(二)修整准备

(1)准备必要的材料和设备,见表 28.2。

(2)穿戴适当的个人防护装备。

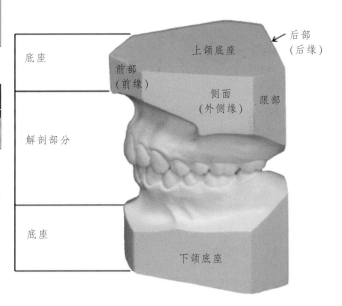

图 28.9 模型术语和模型识别标志。

表 28.2 修整研究模型需要的器械设备
模型或代型
模型修整器
铅笔和尺子
蜡刀和技工刀
眼睛保护罩
手机和车针
车床和附件

(3)确保石膏模结固时间至少为30分钟,然后将石膏模和托盘分开。若石膏模是干的,请使其完全湿润。

(4)用刮蜡刀去除石膏模上的小结节和(或)残留的藻酸盐碎片,特别是在牙齿的咬合面上(图28.10)。

(5)固定好面部的头发。摘除任何挂饰或悬挂的珠宝、配件或衣物。建议摘除耳环。

(6)打开模型修整器。为模型修整器的砂轮提供稳定的水流速度,使其不会堵塞并平稳运行。

(7)修整超出解剖范围的多余人造石。在该步骤和所有其他步骤中,请勿修整掉关键的解剖结构!

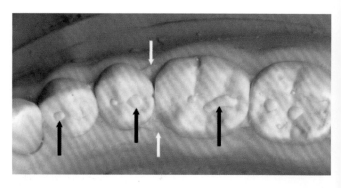

图28.10 要从模型中去除的牙石气泡(黑色箭头)和藻酸盐碎片(白色箭头)。

(三)修整模型

1.上颌基底部

(1)为上颌模型基底部建立平面

为了使上颌模型的基部平行于咬合面,将模型咬合面向下放置在一个具有衬垫(几层纸巾)的平面上。若石膏托在咬合面上时不稳定,则将其调整到前牙上,并执行以下操作之一:

• 用铅笔和尺子,在模型周围至少4个相同高度的地方标记模型。

• 或者将铅笔夹在一本书中的页面之间需要的高度。在周围至少4个位置标记模型,如图28.11所示。

• 用铅笔做实线标记,如图28.12A所示。

• 基底部应约为模型前部总高度的1/3。

(2)修整上颌模型基底部(图28.12)

用稳定的压力将上颌石膏模轻轻送入模型修整器

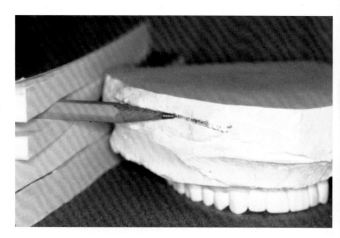

图28.11 上颌石膏基底部与咬合平面平行。

的砂轮中,修整基部,留下光滑平整的切口。平行于铅笔线(和咬合面)进行切割。修整至模型基底在上颌前部区域的高度为0.5~1英寸为止,且保持基底水平。无须沿

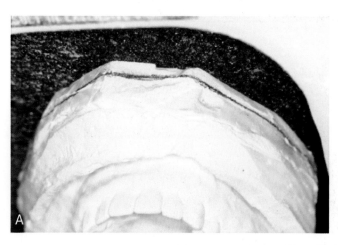

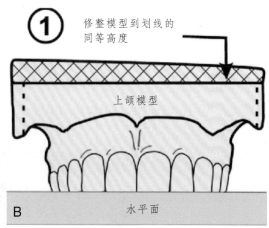

图28.12 (A)平行于铅笔线对上颌模型的底部修整。(B)示意图显示要去除的模型部分。交叉阴影区域表示在此步骤中要修整的材料。虚线表示后续步骤中要修整的区域。

修整模型的逐级检查表

1.上颌基底

—要使上颌弓平行于工作台顶部,在将牙弓向前摆动到前牙上之后执行以下操作之一:

用铅笔和尺子,在模型周围至少四个相同高度的地方标记模型

用夹在书页之间的铅笔在所需的高度划线。转动模型至少在四个位置进行标记(图 28.11)

底部应约为模型总前部高度

—修整上颌模型底部(图 28.12)

模型放置在砂轮上,平行于铅笔标记修整底座。目标是将底部修整成一个平面。然后冲洗干净。将修整过的表面放在台面上定期检查,并尝试从一侧到另一侧"摆动"底座。底座不应有任何倾斜或摇摆现象

2.上颌后缘(图 28.13)

—将两个牙弓都置于咬合状态,并用铅笔标记上颌骨石膏上最后面解剖结构的位置(这样就能知道要磨多远了)

—用铅笔标出中缝(腭中线)位置(图 28.13A)

—将上颌模型修整成与铅笔中线呈直角。研磨到标识最后面解剖结构的标记区域(图 28.13)

3.下颌后缘(图 28.14)

将上颌模型的底部放在模型修整器的平台上。用上颌模型咬合下颌模型(下颌骨模型在上部——仔细观察图 28.14A)

—修整下颌骨模型的背面,直到与上颌模型的背面平齐,但不要修整掉任何解剖结构

—后部两侧(背部)应平坦,当"在末端"直立放置时,咬合不应打开

4.下颌基底

—两个模型保持咬合,背部立于修整台。修整下颌骨模型的底部,使其与上颌模型平行(图 28.15)。组合高度应为 2~2.5 英寸

—模型底部和咬合面应平行于台面

5.外侧缘(图 28.16)

—修整从尖牙到最后一颗磨牙最宽的侧面(图 28.16A)。平行中心槽进行修整(图 28.16B)

—接下来,将牙齿咬合并修整另一侧牙弓,以与之匹配(图 28.16C)

6.前缘(图 28.17)

上颌模型:

—用铅笔在模型底部标记尖牙隆突和中线

—沿尖牙突到两侧的前部中线修整(图 28.17 A,B)。这些磨切面将彼此形成一个点,并与每个外侧边界形成一个点

下颌模型:

—按照牙弓的形状对尖牙的前部进行修整(图 28.17 A,C)。它的外观将是圆形的

7.后角

—将牙弓咬合,修整两个模型的后角(跟部)(图 28.18),使其与模型的侧面和后面均匀对称

8.完成模型

—用技工刀或大型丙烯酸树脂钻和技工机头修整并磨平下颌模型的舌区

—修整两个石膏模侧、后缘多余的"唇"(接触面积)(图 28.19)。除非有要求,否则不要去除黏膜颊褶

—在模型底部用配套石膏产品泥子填补空隙。用防水砂纸打磨基底,不要磨圆或打磨边缘

—用技工刀清除任何残留的石膏结节或气泡

—检查模型是否对称

—用操作者的姓名(用于技工室练习)或患者姓名(用于临床环境)和日期标记模型

铅笔痕迹修整,只需平行修整即可。通过定期将石膏模放置在台面上,来评估打磨后石膏模的整体外观。在前后方向和左右方向上,基底都应平行于咬合面。使用模型修整器后,立即冲洗掉模型上的石膏碎片。

2.上颌后缘(图28.13)

(1)应用或未应用咬蜡法对合上下模型。如果模型未完全咬合,则需修整之间的材料。不要修整有用的解剖结构。

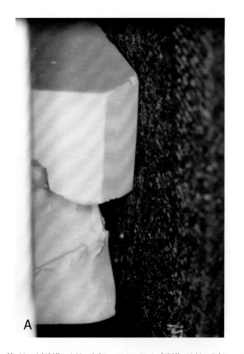

图28.13 (A)垂直于中线修整上颌模型的后部。(B)展示了要移除的模型部分。交叉阴影区域表示在此步骤中要修整的材料。虚线表示后续步骤中要修整的区域。

(2)用铅笔标记上颌骨模型后部的解剖位置:磨牙后垫、翼上颌切迹或上颌结节。此外,在上颌石膏上,用铅笔标记中线和中缝。

(3)将上颌模型的后表面修整成与这条线呈直角,如图28.13所示。修整至石膏模的最外侧。

3.下颌后缘(图28.14)

将上颌模型的底座放在模型修整器台上,模型是颠倒的。将下颌模型与上颌咬合起来,在牙齿之间有咬合记录蜡(如果有的话),以避免模型折裂。换句话说,将上颌和下颌模型置于咬合状态,并将它们倒置(现在上颌位于底部)在修整台上。修整下颌模型的背部,直到与上部模型的背部平齐,但不要修整掉任何解剖结构。背部(后边界)应该是平的,当"末端"(在后侧)直立时,模型的咬合不应打开。

4.下颌基底部(图28.15)

保持上下模型咬合,并将底座放在模型修整台上。

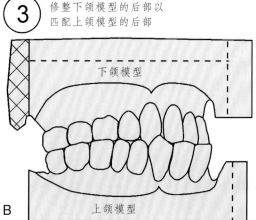

图28.14 (A)修整下颌模型的后部,以匹配上颌模型的后部。(B)示意图展示了模型去除的部分。交叉阴影区域表示在此步骤中要修整的材料。虚线表示后续步骤中要修整的区域。模型正确地位于后缘,牙齿处于咬合状态。

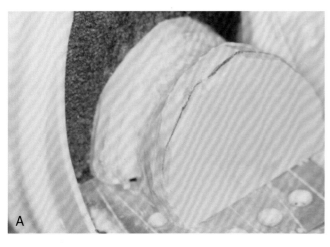

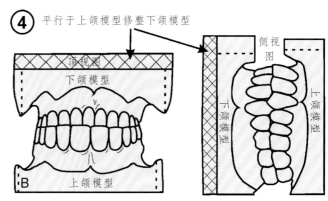

图 28.15　（A）垂直于上颌模型和下颌模型的后部修整下颌模型后部。（B）示意图展示了模型去除的部分。交叉阴影区域表示在此步骤中要修整的材料。虚线表示后续步骤中要修整的区域。

修整下颌底，使其垂直于两个石膏模型后侧，并平行于上颌底和咬合面。模型的组合高度应为 2~2.5 英寸。完成后，咬合模型的基底部和咬合面应平行于工作台，底部应平整。

5. 外侧缘（图 28.16）

先修整犬齿到最后一颗臼齿最宽的侧面。平行中心槽进行修整。在牙齿咬合的情况下，修整相对应石膏模的侧面，以与之前修整的侧面相匹配。完成后，两

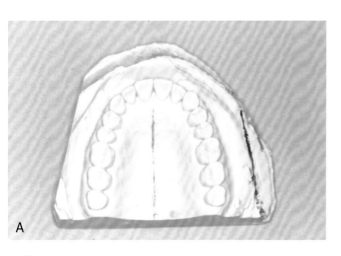

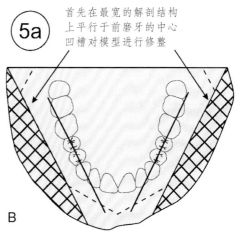

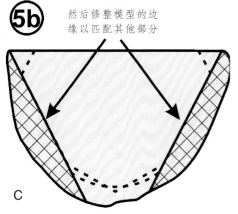

图 28.16　（A）模型的侧面平行于牙齿的中央凹槽进行修整。（B,C）示意图展示了模型被移除的部分。交叉阴影区域表示在此步骤中要修整的材料。虚线表示后续步骤中要修整的区域。

个石膏模的侧面应平整、齐平。

6.前缘（图28.17）

（1）上颌模型：用铅笔在模型底部标记尖牙隆突和中线。这些切口将彼此形成一个点，并与每个外侧边界交接成一个点。

（2）下颌模型：按照牙弓的形状对尖牙的前部进行修整，使之外观呈圆形。

7.后缘（图28.18）

将牙齿咬合，修整两个石膏模的后角（跟部），使其与石膏模的侧面和后面均匀对称。

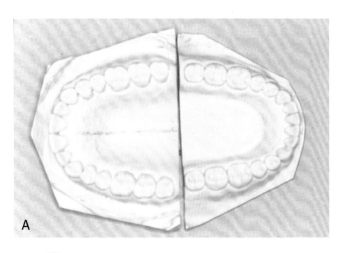

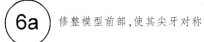

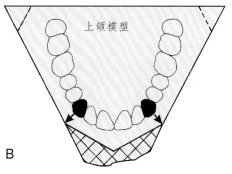

图 28.17 （A）修整上颌模型的前部使之在中线处交接成点，而下颌模型的前部是圆形的。(B,C)示意图展示了模型去除的部分。交叉阴影区域表示在此步骤中要修整的材料。虚线表示后续步骤中要修整的区域。

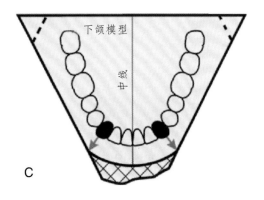

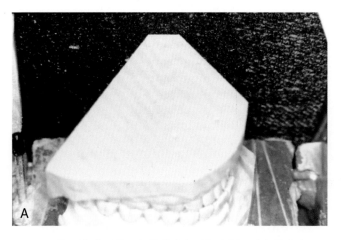

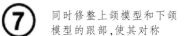

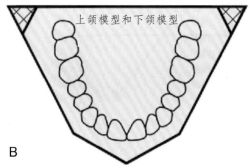

图 28.18 （A）将两个模型的跟部修整成与后部和侧面呈相等角度。(B)示意图展示了待去除模型的部分（交叉阴影区域）的图示。

(四)完成模型

(1)使用技工刀、机头或车床和附件修整和磨平下颌模型的舌区。不要剪掉任何解剖结构(舌系带)。保留舌牙槽沟。

(2)修整两个模型侧面、后缘多余的"唇"(接触面积)(图 28.19)。除非有要求,否则不要移除黏膜颊褶。

(3)在模型底部用配套石膏泥子填补空隙。用防水砂纸打磨基层(图 28.20)。不要磨圆或打磨边缘。

(4)用技工刀清除模型上任何残留的石膏结节或气泡。

(5)在适当的地方检查模型是否对称。

(6)用操作者的姓名(用于实验室练习)或患者姓名(用于临床环境)和日期标记模型。

(7)使用附录 2 中的能力评估表评估模型。完成的研究模型如图 28.21 所示。

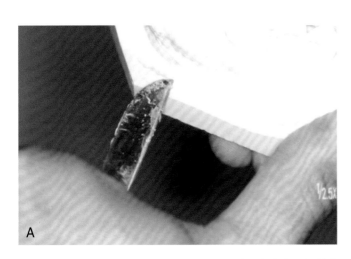

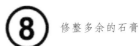

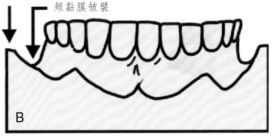

图 28.19　(A)通过修整黏膜颊皱襞上方多余的材料来形成接触区域。(B)示意图显示了移除的部分。

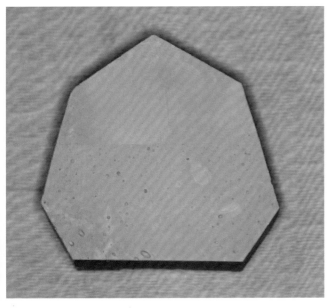

图 28.20　该模型底部的下半部分存在孔和空隙。在上半部分,孔隙和空隙已被充填并用砂纸打磨,以进行最终的修整。

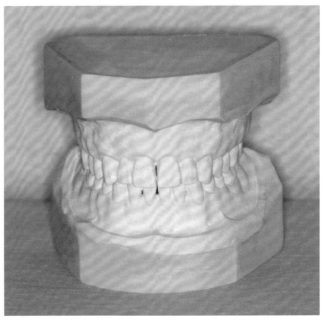

图 28.21　修整和完成的研究模型。

┌─────────────────────────────────┐
│ **临床操作建议——修整模型** │
├─────────────────────────────────┤
│ ● 确保有足够的水流过模型修整器，以防堵塞。 │
│ ● 使用模型修整器后，应立即冲洗模型上的修整碎屑。 │
│ ● 注意不要修整掉牙齿和其他口腔解剖结构。 │
└─────────────────────────────────┘

┌─────────────────────────────────┐
│ **注意事项——修整模型** │
├─────────────────────────────────┤
│ ● 将手掌放在修整器的平台上。 │
│ ● 保持手指"收拢"并远离转轮。 │
│ ● 不要过度用力。 │
└─────────────────────────────────┘

总结

灌注印模

1. 混合石膏材料。

2. 充填牙齿的印模。

3. 充填印模其他部分。

4. 制作基底。

5. 等待 30~45 分钟的石膏材料结固时间。

6. 通过向上提起印模将模型与印模分离（不要使用倾斜运动）。

修整模型

1. 平行于咬合平面修整上颌底部。

2. 垂直于底部修整上颌模型的后部。

3. 修整下颌模型的后部，或者和上颌模型一起。

4. 垂直于两个模型的背部修整下颌模型的底部。

5. 用平行于后牙中央沟的方向修整咬合模型侧面。

6. 修整模型的前部。

7. 在模型处于咬合状态时修整模型的跟部。

8. 清除多余石头或灰泥的气泡。

9. 填补孔隙，打磨光滑。

 复习题

1. 为什么双灌注技术是制作铸造/研究模型的首选方法？

a. 这是相比之下较快的方法

b. 能够防止口腔结构变形

c. 能够更好地复制口腔结构

d. 这是一种更安全的技术

2. 石膏产品初凝的最佳指标是什么？

a. 失去光泽

b. 失去弹性

c. 压缩强度降低

d. 弹性下降

3. 上颌和下颌模型的总的组合高度应该是＿＿＿＿英寸。

a. 1.5~2

b. 2~2.5

c. 2.5~3

d. 3~3.5

4. 下面列出了模型修整的基本步骤。从数字 1 开始作为第一步，按数字 1~7 的顺序进行排序。

＿＿修整垂直于标记中线的上颌模型后表面

＿＿修整下颌模型的底部，使其垂直于两个模型的背面并平行于上颌模型的底部

＿＿用刮蜡刀清除模型上的小结节

＿＿修整侧缘

＿＿修整前缘

＿＿修整平行于构建平面的上颌模型底部

＿＿修整下颌模型的后侧，直到与上颌模型的后侧平齐

个性化印模托盘的制作

第29章

学习目标

1. 列举丙烯酸树脂与可见光固化(VLC)树脂托盘制作技术的差异。
2. 简要描述放热反应的特性。
3. 说出个性化托盘的三个用途。
4. 回想一下口腔医生为什么会选择为患者制作个性化托盘而不是使用成品托盘的四个原因。
5. 解释个性化印模托盘设计的咬合止点的用途。
6. 讨论修整个性化托盘的两种方法。

引言

个性化印模托盘可以由几种类型的树脂制作。自聚合丙烯酸树脂和VLC树脂是用于制作个性化印模托盘、正畸装置、临时修复体和义齿的两种有用材料。这些材料已在第5章进行了详细讨论。

自聚合树脂(图29.1)可通过向聚合物粉末中加入计量的单体液体,然后在初始凝固之前将树脂混合并塑型成所需要的形状。当材料从凝固反应的放热阶段(材料放出热量)冷却时,它可以从代型、铸型或模型中取出,然后修整或抛光。

VLC树脂用避光塑料包装。打开包装后,材料被塑型成所需形状,然后在光固化器材中,经高强度可见光固化变硬。

一、目的

通过使用"3 C"方法记住印模托盘的用途——承载(carry)、控制(control)和界定(confine)印模材料。由丙烯酸树脂或VLC树脂制成的个性化印模托盘用于牙冠和牙桥修复,以及制作义齿的最终印模。

使用个性化托盘而不是成品托盘的原因如下:

- 操作者可以更好地控制材料的厚度;
- 个性化托盘可以适应任何解剖异常,如舌骨隆突过大等;
- 个性化托盘比成品托盘更稳定;

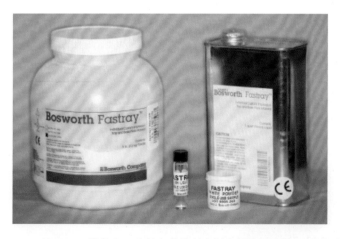

图29.1　散装和一次性包装的托盘树脂粉末和液体。

- 个性化托盘可重复用于同一患者。

这些是使用个性化印模托盘的优点。个性化托盘的使用在第8章已进行了描述。个性化托盘需要初步印模,以获得初步铸型。

临床操作建议

- 如果在自聚合树脂托盘中添加手柄,则在预定手柄放置区域用单体润湿托盘。这将起到加固作用。
- 在操作之前,确保树脂为面团状稠度。如果树脂是黏性的,很难塑型成托盘的形状。
- 将手柄制成合适的形状、尺寸并处于合适的位置,以便进行印模。

二、托盘空间形成程序(适用于有牙齿的个性化托盘)

在本次讨论中,我们假设个性化托盘的制作是在牙模型上的技工室练习,而不是在实际患者身上。出于这个原因,就可以制作单象限托盘,以便可以容易地从牙模型上去除后续印模。然而在临床实践中,为获得更大的稳定性和关节的舒适性,通常会制作完整的上颌或下颌牙弓的个性化印模托盘,而不是单象限托盘。VLC托盘用这种技术进行了说明。

印模材料需要均匀的厚度以产生最精确的模型。个性化托盘的制作使用阻挡方式和"咬合止点"来做出这种均匀的厚度。这些步骤对于自聚合和VLC树脂托盘都是相同的。在填平倒凹程序中应加蜡,来消除或"填平"可能将托盘锁定在模型上的石膏倒凹。添加的蜡为印模材料提供了均匀的空间。支撑点是添加的蜡上的孔,可以精确地放置个性化托盘。支撑点的确切位置、蜡的厚度以及蜡和印模盘的范围取决于患者、印模材料和临床医生的个人习惯。以下是对大多数患者适用的技术。表29.1列出了制作个性化托盘所需的器材。

(1)用Foilcote(Whip Mix Corp.,Louisville,KY)或类似的分离材料(图29.2)涂覆预备的模型。

(2)使用本生灯或热水,软化制作象限托盘需要的

表 29.1　制作个性化托盘所需的器材
患者石膏模型
技工刀
基板蜡
铝箔或锡箔
箔片
小油漆刷
本生灯(煤气灯)

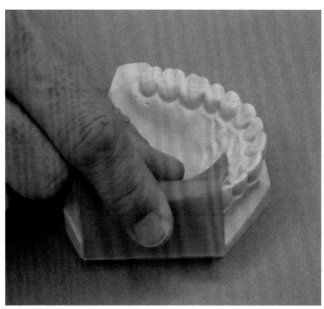

图 29.3　将基板蜡涂在患者的模型上。

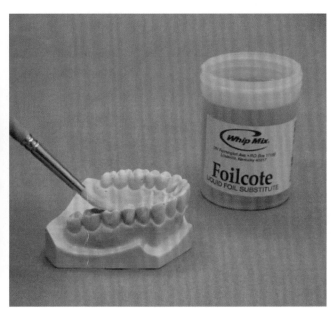

图 29.2　涂有分离介质的石膏模型。

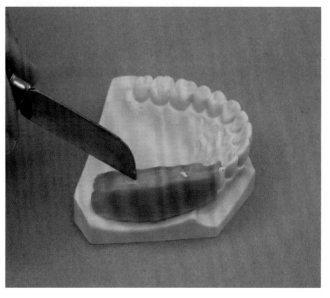

图 29.4　具有用于咬合支持点开口的合适蜡切割。

大约(2×3)英寸大小的一块基板蜡。应小心不要过度加热,因为这可能产生不理想的过薄区域。

(3)在待修复牙齿和邻近牙齿上松散地涂抹加热的蜡(图 29.3)。将蜡延伸到颊侧和舌侧,超出牙龈边缘3~4mm。在第一层的顶部涂上第二层蜡。这将为印模材料提供 2~3mm 的空间。用温热的牙科技工刀修剪多余的蜡。

(4)通过在两颗非预备的牙齿咬合面的蜡上剪下3 个 1~2mm 的开口形成咬合止点。在准备全牙弓个性化托盘时,应将三个咬合形成三角形:两个后止点和一个前止点。图 29.4 显示了形成咬合止点的蜡中的切割口。托盘材料可以流入这些开口,并在托盘的组织面形成"隆起"或突起。托盘制成时,这些粗糙的咬合止点或隆起稳定地抵在牙齿咬合面,且厚度可预测。托盘的精确位置将为印模材料层提供均匀的空间。图29.5 截面图展示了这一效果。咬合止点如图 29.6 中托盘内侧所示。

(5)在蜡上放置一层铝箔、锡箔或箔替代物分离介质,以确保托盘材料在制作后与阻挡物分离。托盘内表面不应被蜡弄脏(图 29.7)。导师(或未来雇主)将会选择要使用何种分离材料。

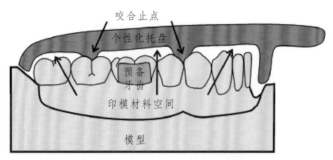

图 29.5 托盘横截面、印模材料空间、咬合止点和预备牙齿。

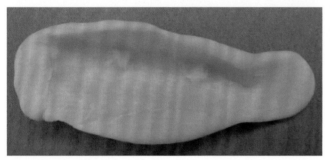

图 29.6 未修剪个性化托盘的内表面显示"支持点"。

注意事项

- 单体液体和蒸汽是可燃烧的。
- 单体液体会溶解许多塑料材料,并渗透进手套中。
- 经常接触自聚合树脂单体液体会引起皮肤刺激,可使用凡士林或丁基橡胶手套预防。
- 在整个过程中应佩戴护目镜。单体可能飞溅,特别是在使用旋转设备时。
- 用牙科车床修剪时,应尽量握紧托盘。

三、自聚合树脂托盘的制作步骤

表 29.2 列出了制作传统个性化托盘所需的器械设备。

(1)将一个单位的托盘树脂混合,或者用制造商提供的测量装置,测量散装材料的粉末和液体。使用蜡纸杯作为混合碗。请记住,丙烯酸单体是一种强有力的溶剂,会溶解某些塑料。

(2)用木压舌板彻底搅拌。所有的液体和粉末必须

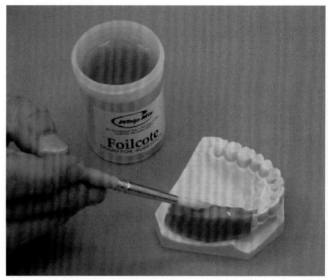

图 29.7 涂有分离介质的石膏模型。

表 29.2 制作个性化丙烯酸托盘所需的器材

填平了倒凹的患者模型
蜡纸杯
技工刀
托盘树脂粉
托盘树脂液
木压舌板
凡士林或丁基橡胶手套
牙科车床、连接杆和磨头
或
桶形亚克力钻和牙科技工用手机

均匀地结合到树脂块中。

(3)当混合物达到面团稠度(2~3 分钟)时,用凡士林轻涂双手或戴手套,这样托盘树脂在工作时不会粘在手上。

(4)一旦混合物接触时不再粘在手指上时,就可以将其从纸杯中取出,用手制作一个短的"香肠"形状,并将其放在模型的封闭区域上(图 29.8)。

(5)如图 29.9 所示,在保持均匀厚度的同时,将混合物以均匀的厚度调整到阻挡区和模型上,并将托盘边界延伸到阻挡区的边缘。将树脂推入咬合止点区,并接触到模型。

(6)在拇指和示指之间按压一些材料,从而在托盘的前部形成一个把手。手柄不能位于朝下的位置。功能

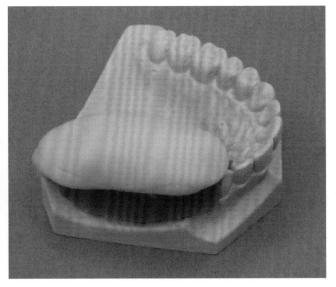

图 29.8　塑型前树脂的初始形状。

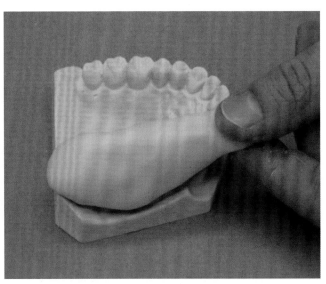

图 29.10　将手柄接续在托盘上。

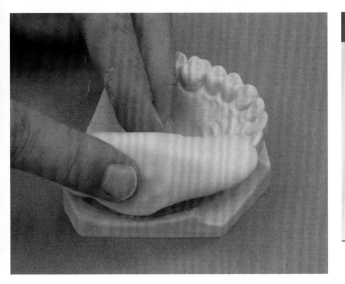

图 29.9　在蜡和模型上塑型托盘树脂。

手柄如图 29.10 所示。

（7）注意托盘凝固时的温度（放热反应）。托盘基本冷却后，将其从模型上取下。如果蜡粘到托盘或铸型上，将蜡覆盖物浸泡在热水中几分钟，然后轻轻将蜡取下。

（8）本章稍后将讨论托盘修整。

四、VLC 树脂托盘的制作步骤

表 29.3 列出了制作传统个性化托盘所需的器械设备。

（1）按照本章前面所述的托盘空间形成步骤来修填模型。

表 29.3　制作个性化丙烯酸托盘所需的器材
填平了倒凹的患者模型
蜡纸杯
技工刀
托盘树脂粉
托盘树脂液
木压舌板
凡士林或丁基橡胶手套
牙科车床、连接杆和磨头
或
桶形亚克力钻和牙科技工用手机

（2）从包装中取出 VLC 树脂（图 29.11）。

（3）在保持厚度均匀的同时，将混合物覆盖在修填后的模型上，并将托盘边界延伸至图 29.12 所示的边缘。将树脂推入咬合止点区域，使其接触模型。

（4）将未使用的 VLC 树脂模制成手柄形状，并接续在托盘的前部，如图 29.13 所示。

（5）如图 29.14 所示，在托盘上涂上 Traid 空气阻隔剂（Dentsply International，York，PA）。

（6）将模型和托盘放入 Traid 光固化装置中固化 2 分钟（见图 18.7）。

（7）从模型上取下托盘，并清除托盘内的所有堵塞材料。

（8）在托盘的组织侧涂上 Traid 空气阻隔剂。

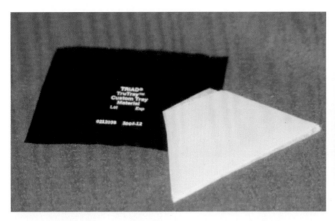

图 29.11 从包装中取出 VLC 托盘材料。

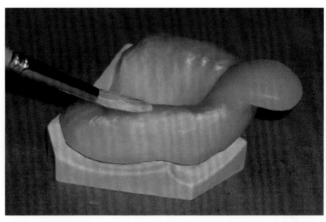

图 29.14 在托盘的组织侧涂上空气阻隔剂。

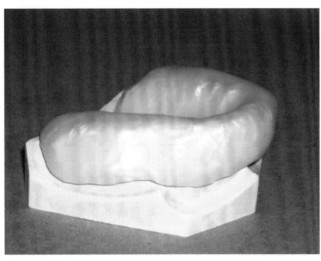

图 29.12 VLC 托盘材料在模型上塑型和修整中成型。

(9)将模型和托盘放入 Traid 光固化装置中再固化 2 分钟。

(10)用肥皂和水清洗,以去除空气阻隔剂。

(11)检查托盘是否正确放置在铸型上。它应该是稳定的,所有咬合止点都应准确支撑。

(12)下一步是修整托盘。

五、修整托盘

(1)修整托盘,除去所有区域的多余材料和粗糙边缘。使用牙科车床、连接杆和磨头进行此操作。连接杆连接到车床上,并固定磨头。磨头是 0.75 英寸宽的粗砂纸环。车床、连接杆和磨头如图 29.15 所示。

(2)在修整过程中,用手指摩擦所有边缘,检查光滑度。如果手指感觉边缘锋利,患者会感到不舒服。打磨尖锐的边缘,使它们光滑而圆。

(3)另一种完成托盘的方法是用牙科技工用手机和筒形的丙烯钻来修整它。在这个过程中要使用手掌握持,如图 29.16 所示。

(4)用附录 2 中的能力评估表评估个性化托盘。

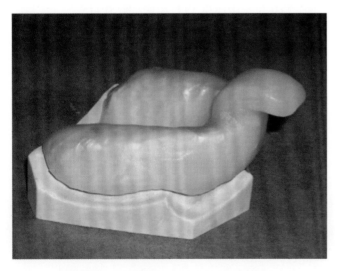

图 29.13 添加 VLC 材料来形成托盘手柄。

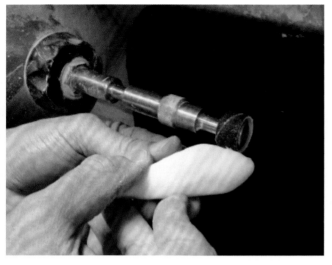

图 29.15　用牙科车床、连接杆和磨头修剪托盘。

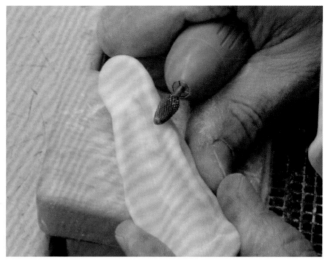

图 29.16　用机头和钻头修整托盘。

总结

留空蜡的应用

　1.用分离材料涂覆模型。

　2.涂上软化的蜡,然后切割出止点。

　3.重新使用分离剂或箔。

托盘制作过程

自聚合树脂

　1.将树脂混合至均匀的稠度。

　2.用凡士林涂手或戴手套。

　3.当混合物达到面团稠度时,填在消除了倒凹的模型上并制作手柄。

　4.树脂开始发热时,从模型上取下托盘。

　5.移除倒凹中的充填物,并重新将托盘安放在模型上。

VLC 树脂

　1.将 VLC 树脂从包装中取出,填在消除了倒凹的模型上。

　2.添加手柄。

　3.在托盘的组织侧涂上空气阻隔剂。

　4.将模型和托盘光固化 2 分钟。

　5.从模型上取下托盘,并取出托盘内的所有倒凹充填材料。

　6.将托盘一侧涂上一层空气阻隔剂,再光固化 2 分钟。

　7.用肥皂和水清洗,以去除空气阻隔剂。

托盘修整

　1.用钻头或其他磨料磨平表面和边缘。

　2.用手指摩擦检查整个托盘和所有边缘。

 复习题

　1.对于个性化托盘,以下所有情况都是正确的,除了:

　a.在使用个性化托盘时,可以更好地控制印模材料的厚度

　b.个性化托盘不适用于像骨隆突这样的解剖结构

　c.个性化印模托盘可再次用于同一患者

　d.使用个性化托盘比使用成品托盘更稳定

　2.个性化托盘制作过程中的托盘空间(阻挡)步骤应提供模型和托盘之间＿＿＿＿＿mm 间距。

a.0.5~1

b.1

c.2~3

d.4~6

3.在消除倒凹的模型使用树脂时,应该做什么?

a.始终将树脂延伸到底面上

b.将树脂延伸到牙龈边缘 3~4mm 以外的组织上

c.压出的树脂使其尽可能薄

d.确保树脂的最终厚度为 6~7mm,以保持硬度

4.关于咬合止点,以下正确的是:

a.需确保个性化托盘的正确位置

b.应放在中心点上

c.仅在上颌骨牙弓上需要

d.放置在颊侧牙龈上

5.托盘的修整可通过牙科车床或带有桶形丙烯钻头的实验室机头来完成。托盘边界应有方形粗糙的边缘,来保证托盘的合适就位和印模材料的固位。

a.第一句话正确,第二句话错误

b.第一句话错误,第二句话正确

c.两句话都正确

d.两句话都错误

弹性印模

第30章

学习目标

1. 简要讨论为什么口腔卫生士需要学习硅橡胶印模材料的准备和技术。

2. 回顾使用硅橡胶印模材料的原因。

3. 解释使用硅橡胶印模材料时必要的托盘准备步骤。

4. 总结下列步骤：

- 准备重体材料(托盘)；

- 准备轻体材料(注射器)。

引言

本章讨论硅橡胶(聚乙烯基硅氧烷或聚硅氧烷)印模材料的操作。硅橡胶印模材料是第8章讨论的四种印模材料之一,这种材料通常要用到自动调拌枪,如图8.14所示。自动调拌枪的使用避免了用调拌刀和纸板的手工调拌法。

一、目的

硅橡胶印模材料通常作为"终印模材料",用于制作冠和桥。口腔卫生士是否采用这种印模取决于其所在国家或地区的具体实践。然而,有时即使是那些未采用硅橡胶印模的人也在促进它的推广。这种材料的一个优点在于其无须在印好后立即灌注模型。优良的稳定性和准确性使硅橡胶成为一种非常受欢迎的材料。

二、两次调拌重体轻体技术的操作

两次调拌印模技术采用两种不同黏度的印模材料。其中一种很黏稠,被用在托盘里。第二种具有较低的黏度,被注射到相应的组织周围。注射材料注入到位后,托盘立即就位。通常,托盘和注射器材料是由两个人同时准备的。

(一)托盘准备(表 30.1)

(1)选择一个塑料成品托盘,并涂布托盘黏合剂,这种黏合剂有助于印模材料在托盘中的固定。使用与印模材料同一制造商的黏合剂。

(2)一定要覆盖托盘内部的唇颊面、舌面和咬合面,如图30.1所示。

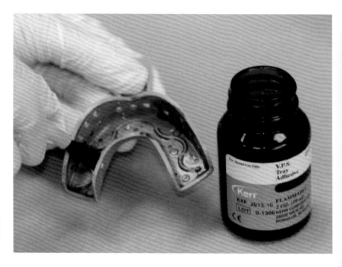

图 30.1　涂有粘接剂的印模托盘。

(3)风干大约10分钟,使黏合剂变黏。

(二)准备自动调拌枪

安装印模筒和搅拌头后,自动调拌枪也就准备好了。在需要使用时,该系统需能够注射出材料。

(1)将筒装入枪内。

(2)拧下密封盖,保存好。

(3)挤压手柄,将豌豆大小的材料滴在纸巾上。这就确保了基质和催化剂材料不会凝固和堵塞印模筒的任一开口。擦拭印模筒的末端。

(4)安装一个新的搅拌头,并将其拧成锁定位置。

(5)用完自动调拌系统后,拆下用过的搅拌头,更换盖子。

(三)准备重体材料

(1)戴塑料手套。不能使用乳胶手套,因为其可能会

表30.1　用于硅橡胶印模的设备

成品托盘(通常是塑料的)
黏合剂
印模材料(重体)
筒枪
印模注射器
注射器头
印模筒(轻体)

临床操作建议

● 避免戴乳胶手套混合重体材料。

● 为了达到最佳效果,托盘和注射器材料由两个人同时准备。

● 水分控制很关键。

● 未固化的材料去除起来非常麻烦,等待一段时间再去除患者面部(或其他部位)的固定材料会更容易。

抑制材料的固化。

(2)用合适的勺子分配等体积的重体基质和催化剂材料。在两个罐子中使用同一个勺子会污染剩余的材料。

(3)用指尖揉捏材料而不是放在手心里,因为用手掌揉会加热并加速材料的固化。30 秒内会得到均匀的颜色。

(4)将混合物卷成 3~4 英寸长的圆柱状,并将其放入托盘中,如图 30.2。

(四)准备轻体材料

(1)挤压自动调拌枪的扳机,将适量轻体挤到印模注射器的枪管后端,如图 30.3 所示。一边从注射器筒倒退自动调拌枪的尖,一边回填材料。

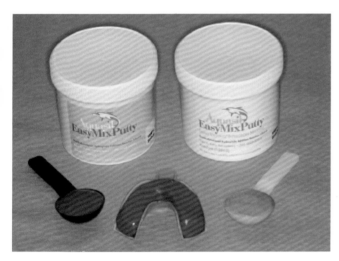

图 30.2 顶部:罐装重体材料。底部外侧:基质和催化剂勺。底部中间:印模托盘内混合了的重体。

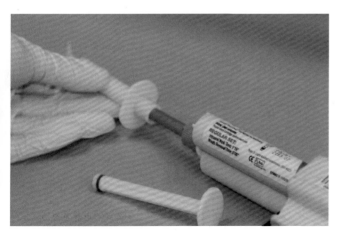

图 30.3 用筒枪中的印模材料填满注射器。

(2)把柱塞放进印模注射器中,尽量不要带入空气。

(五)印模

(1)大多数冠和桥修复的印模都使用了排龈线。排龈线是放置在预备好的牙齿边缘下方龈沟中的一根细线,如图 8.6 所示。排龈线把牙龈从牙齿上推开。在许多时候,排龈线用止血剂或血管收缩剂处理过,以减少出血并暂时收缩龈组织。在取印模之前,可以移除或不移除排龈线,视口腔科医生的习惯而定。取下排龈线后,注射材料将流进排龈线形成的空间内,这就捕捉到了预备体边缘的细微结构。

(2)将注射材料放置在预备牙齿的邻接区内和边缘及咬合表面上,如图 30.4。

(3)预先准备好的托盘材料应立即直接盖在注射材料上,然后在不移动的情况下保持 5~7 分钟(或制造商指定的适当时间)。

(4)快速取下托盘,冲洗,消毒。然后灌模或送往口腔技工室。

(5)使用附录 2 中的能力评估表来评估印模。

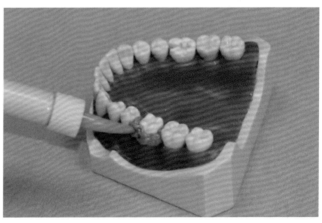

图 30.4 在预备体周围使用注射材料。

注意事项

- 为了避免加快固化,用手指混合重体材料。
- 遵循制造商关于使用过了的尖和筒盖的指南。
- 对于重体材料,每个罐子使用指定的勺子,以避免交叉污染。
- 在使用印模材料时应注意保护患者的衣服,防止着色。

总结

托盘准备

1.将印模托盘涂布黏合剂。

2.等待 10 分钟。

自动调拌枪

1.把印模筒装在枪上,然后挤出少量材料,以确保材料的流动性。

2.安装搅拌头。

3.用完后,遵循制造商关于使用过了的尖和筒盖的指南。

重体材料

1.戴非乳胶手套。

2.分配相同体积的重体基质和催化剂。

3.用手指捏揉材料 30 秒(直到颜色均匀一致)。

4.将混合物卷成 3~4 英寸长的圆柱状,并将其放入托盘中。

印模

1.如有需要,移除排龈线,还要控制好水分。

2.将注射材料放在边缘和邻间区,然后覆盖整个预备体。

3.托盘直接覆盖在注射材料上。

4.保持托盘不动 5~7 分钟。

5.快速取出托盘,冲洗并消毒。

 复习题

1.硅橡胶重体材料放到注射材料上应保持不动_____分钟。

a.1~3

b.3~5

c.5~7

d.6~8

2.硅橡胶印模材料的优点是:

a.稳定

b.可以晚一些再灌模

c.精确

d.全部都是

3.硅橡胶材料的准备最好:

a.只由一名操作者完成

b.由两人完成

c.使用乳胶手套

d.在潮湿的环境内进行

4.硅橡胶重体材料应该用指尖揉捏,而不是在手掌内,因为:

a.材料会弄脏手

b.很难从手上去除

c.加快材料的固化

d.延长固化时间

5.用于两次调拌重体轻体技术的托盘黏合剂应在印模托盘中干燥大约_____分钟。

a.3

b.5

c.7

d.10

活髓牙的漂白

第31章

学习目标

1.列出患者自用、专业监督的漂白技术的适应证和禁忌证。

2.回顾专业应用冷光漂白技术的适应证和禁忌证。

3.概述患者自用、专业监督的活髓牙漂白技术的临床步骤。

4.指出患者在使用专业监督漂白技术时,家庭护理方法的基本要素。

5.总结漂白托盘的制作步骤,确定要使用的设备和材料。

6.概述专业应用冷光漂白技术的步骤,确定要使用的设备和材料。

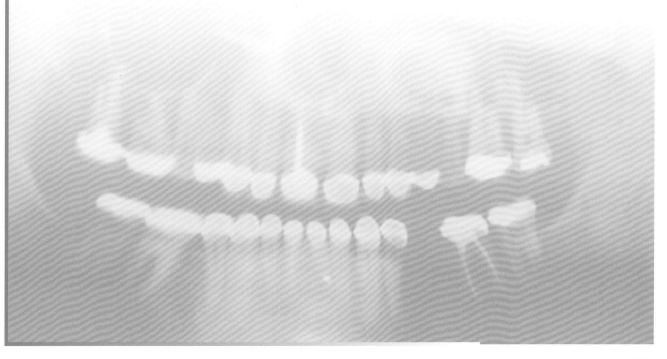

引言

　　牙医和口腔卫生士都可以掌握患者自用和专业应用的"冷光强力"漂白技术。这两项技术的关键要素包括患者的病史、口腔内检查、讨论益处和风险、知情同意、数据收集、保存记录、详细的患者指导和随访评估。卫生士可能会负责更多的工作。

一、目的/适应证

　　患者自用的漂白或专业应用的冷光强力漂白通常对轻至中度内源性染色的活髓牙齿有效。与深蓝灰色和深棕色的色斑相比,黄色、橙色和浅棕色的内源性染色更易于漂白。白色斑块很难用漂白来掩盖。随着染色程度加剧,四环素色牙变得更加难以处理。外源性染色比内源性染色更容易被漂白,然而,预防可能是获得理想美学效果最好的办法。

二、禁忌证

　　由于龋齿、牙髓坏死或根管治疗而染色的牙齿不适合采用患者自用漂白技术。汞合金修复体引起的染色漂白效果也不佳。具有敏感根面的牙齿不应过分漂白,因为漂白会增加牙齿敏感度。少数患者可能对漂白剂中的成分敏感或过敏,偶尔患者可能未表现出成功治疗所必需的动机和(或)合作程度。表 31.1 列出了使用患者自用、专业监督活髓牙漂白技术的适应证和禁忌证。

　　对于使用光敏感药物或草药补充剂的患者,不应使用专业强力冷光漂白。接受化疗或放疗的患者不得使用冷光技术进行漂白。有黑色素瘤病史的患者应避免使用强力冷光漂白系统,因为可能会接触有害光源。严重的内源性染色、楔状缺损/敏感、釉质裂缝、龋齿和前牙修复体不计划更换也是强力冷光漂白程序的禁忌证。当患者未感觉不适时,不应使用局部麻醉药,否则组织可能会受到伤害。死髓牙需要接受专业应用的强力冷光漂白系统。表 31.2 列出了专业应用强力冷光漂白的适应证和禁忌证。

　　在开始漂白治疗之前,应彻底回顾患者的病史。禁忌治疗包括以下患者:

- 妊娠或哺乳期女性;
- 未经父母同意的未满 18 岁的儿童;
- 大量吸烟者;
- 对漂白剂中任何一种成分敏感的患者;
- 具有不会被替换的前牙修复体。

三、临床步骤——专业监护患者自用托盘漂白的三次诊疗

　　患者自用的专业处方漂白剂可以通过流行套装盒形式提供,其包含一次常规治疗过程所有必需用品。以下简要描述使用过氧化脲药物进行活髓牙漂白的推荐临床步骤。表 31.3 列出了此过程的必需项目。

表 31.2　专业应用冷光漂白的适应证/禁忌证

适应证	禁忌证
活髓牙、根管治疗后的牙	未治疗的死髓牙
外源性染色	严重的内源性染色
轻至中度的内源性染色	根面或牙本质敏感
依从性好的患者	对漂白剂成分敏感者
	期待值过高者
	使用光敏药物或草药
	黑色素瘤患者
	正在接受放、化疗治疗的患者

表 31.1　患者自用,专业监督的漂白程序的适应证/禁忌证

适应证	禁忌证
活髓牙	死髓牙
外源性染色	严重内源性染色
轻至中度内源性染色	根面或牙本质敏感
依从性好的患者	对漂白剂成分过敏者
	期待值过高者

表 31.3　专业监督的漂白过程所需项目

表格:病史、知情同意书、临床检查和治疗

预防仪器

相机:视频、影片

比色卡或其他颜色测量设备

书面指导

(一)第一次预约

本章末尾可以找到本节中临床操作步骤的总结。

1.病史

从患者自身获得完整的病史。除前面列出的条件，以及对过氧化氢、过氧化脲，或漂白剂中含有的其他成分不过敏外，无其他医疗禁忌。

2.知情同意

此时患者应阅读并签署知情同意书。知情同意书应简要介绍漂白程序以及可能的益处和副作用。知情同意书应成为患者记录资料的一部分。图 31.1 展示了一份样本同意书。

3.口内检查

进行一次完整的口内检查。检查软组织是否受到托盘或漂白剂刺激。检查牙齿的龋坏、暴露的牙根表面、暴露的牙本质、修复物以及牙齿的缺损或裂隙。口内检查的任何发现都应在患者资料中记录。

4.准备工作

进行治疗前准备。对牙齿进行清洁和抛光，以去除牙菌斑、牙垢和污渍。

5.白色棉签

可以使用含有水样清洁剂的白色去污棉签。强力冷光棉签、漂白增强棉签和 GRINrx 漂白去污棉签 (Power Swabs Corporation, Beaverton, OR)也可用于增强漂白效果。在所有牙面上用棉签轻轻擦拭，以使牙面变白。用棉签去除污渍，为正式漂白程序做好准备，并通过其水合性降低牙体敏感度。

6.口内照片

拍一张显示上下牙齿的口内照片。在这张照片中，包括一个与前牙的颜色相匹配的比色卡，如图 31.2A 所示。比色卡可以放在中切牙的切缘附近。图 3.4 显示了 VITA 比色板。口内颜色测量装置，如图 31.2B 所示的分光光度计，也可用于记录初始牙齿颜色。

7.全口印模

取全口藻酸盐印模。小心地灌注石膏模型。下次诊疗之前，漂白托盘将在石膏模型上制作完成。

(二)第二次预约

1.测试适合度

在患者口中试戴个性化托盘，并进行必要的调整。图 31.3 展示在上颌牙齿上戴上个性化托盘。托盘不应影响口内系带的活动。

2.患者指导

指导患者使用托盘。患者可以在晚上或白天戴托

患者应用、专业监督的牙齿漂白治疗知情同意书

你应用于牙齿的产品含有活性漂白成分——过氧化脲。过氧化物牙齿漂白的最常见副作用是牙齿敏感和牙龈刺激。如果你不小心吞咽了某些产品，可能会发生喉咙痛和恶心。

患者同意：我 _____(全名)，特此同意使用患者应用的专业监督的牙齿漂白剂进行治疗。我已被告知治疗的潜在益处和副作用，并确认我已阅读并理解以上说明。

签字：_____

见证人：_____

日期：_____

一份给患者。

一份存于患者病历档案中。

图 31.1 患者知情同意书。

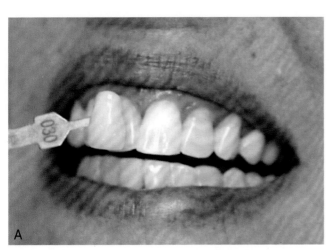

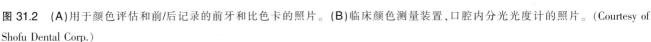

图 31.2 （A）用于颜色评估和前/后记录的前牙和比色卡的照片。（B）临床颜色测量装置,口腔内分光光度计的照片。（Courtesy of Shofu Dental Corp.）

盘。在夜间使用时,患者睡觉时戴上托盘。在白天使用时,托盘每天戴两次,每次 1 小时。一般而言,可在 2 周内达到初步效果。然而,要达到预期效果可能需要更长时间的治疗。

（1）每次戴托盘前,将新的漂白剂涂抹在托盘内。不要将托盘完全填满。只充填托盘中储存室形成的空间;每个唇侧表面只使用少量凝胶。

（2）将托盘牢固地放在牙齿上。用手指或纱布擦拭托盘外部多余的漂白剂。

（3）不要吞服多余的漂白剂。

（4）每次治疗结束后取下托盘,并用冷水冲洗。

（5）在每次治疗结束时刷牙并漱口。

（6）在每次治疗之间将托盘存放在储物盒中。不要让托盘或盒子受热。

（7）记录每次漂白治疗的日期和治疗持续时间。

3.副作用

向患者说明可能产生的副作用,如牙齿敏感或软组织刺激（牙龈、嘴唇或脸颊）。如果发生任何副作用,告知患者可致电诊室进行电话咨询。如果牙齿变得敏感,患者应停止治疗,直到敏感消失,然后再开始治疗,同时缩短日常治疗时间。在漂白托盘中使用中性氟化钠或硝酸钾,每天两次,每次 1 小时,可有效缓解牙齿敏感。

4.书面说明

给患者书面说明。这些说明应有记录治疗日期和治疗持续时间的位置（图 31.4）。

5.后续预约

当漂白治疗完成后安排患者复诊。治疗周期可能会有所不同,但通常需要 2~6 周。一次漂白一边牙列,可以让患者更好地比较治疗和未治疗的牙齿的效果。

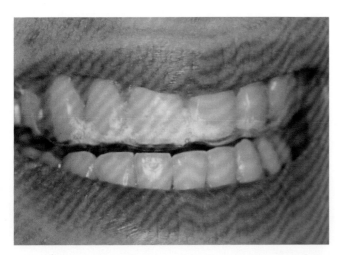

图 31.3 在上颌牙齿上戴个性化树脂漂白托盘。

患者应用专业监督牙齿漂白的指导

在重复应用漂白产品的过程中,你可以看到牙齿逐渐变白。每天使用漂白剂两次,一次 1 小时,还要遵循以下指导:

- 每天常规刷牙并配合使用牙线。
- 在个性化托盘与牙接触的唇面间放少量漂白剂凝胶。
- 将托盘小心地戴在牙上。
- 用牙刷去除掉多余的凝胶。
- 不要吞凝胶。
- 一小时后取下托盘并用清水漱口。
- 用冷水冲洗托盘,并将其储存在远离高温的储物盒中。
- 重复此过程,一天两次。
- 一旦发现任何副作用,请立即停用并向专科医生寻求指导(电话:＿＿＿＿＿＿＿＿＿＿＿＿＿)
- 按预约时间复诊并评估漂白效果。
- 妥善储存漂白凝胶,保证其远离儿童。

治疗记录(患者姓名＿＿＿＿＿＿＿＿＿＿＿＿＿)

每次应用漂白凝胶时做记录。记录治疗的日期和每次治疗的时长。

治疗日期	治疗时长

图 31.4　患者指导表格。

(三)第三次预约

1.检查

检查患者漂白治疗的效果。以小时记录治疗总时间,并记下任何一种副作用。

2.加强漂白

如果需要加强漂白,给患者更多的漂白剂,并在治疗周期结束时(通常为 2~4 周)安排预约进行随访检查。

3.口内照片

达到预期效果后,对治疗后的牙齿拍摄治疗后的口腔照片,包括一个匹配的比色卡(如第一张照片,图31.2A)。这组照片与之前的照片一起,成为患者资料记录的一部分,以记录漂白治疗的结果。或者使用口内颜色测量装置进行牙齿新颜色的测量,并记录颜色变化。

有关患者治疗方案和漂白托盘制作的能力评估表见附录2。

四、技工室程序——制作个性化托盘

个性化漂白托盘由透明的乙烯树脂制成。石膏模型由海藻酸盐印模灌注而成,托盘在模型上制作而成。许多口腔矫治器都是以类似的方式制成的。表31.4列出了技工室的必需材料。

(一)制作人造石工作模型

(1)调拌人造石,倒入海藻酸盐印模中。这种印模无须装盒,但应倒成马蹄形,以免额外的修剪。

(2)在人造石完全凝固后,从印模中取出模型,并在模型修整器上进行修整。保持基底小且薄,呈马蹄形。

(二)为漂白剂制作储存室

(1)模型完全干燥后,如果漂白产品的制造商有推荐,则在牙齿的唇侧面制作一个用于放置漂白剂的空间。漂白剂的储存室是在托盘和牙齿之间形成的用于容纳漂白材料的空间,其不应超过1mm厚。小心地将光固化块树脂放在每颗要漂白的牙齿的唇侧表面上。保持材料止于距牙龈1mm处。切勿遮盖切端或咬合面,也不要充填相邻间隙。

(2)将树脂在固化光下光照10秒,固化每颗牙齿上的树脂(图31.5)。

(三)在工作模型上真空压制树脂膜

(1)将(6×6)英寸的片状树脂材料放入真空成型机的框架中。厚度为0.04英寸的乙烯基树脂用于制作适合的托盘。

(2)将彻底干燥的模型放在真空成型机平台的中央。

(3)加热树脂材料直到其向框架下方约1英寸处下垂。图31.6显示了真空成型机框架中石膏模型上方的加热树脂。

(4)打开真空吸尘器,立即将框架向下压向模型,抽真空30秒。

(5)让树脂冷却,然后从框架中取出树脂覆盖的模型。

(四)修剪漂白托盘

(1)用剪刀修剪乙烯基材料,并小心地将托盘与模型分离。再次修剪托盘,沿着龈边缘形成扇形边界。托盘边界应止于牙齿上。图31.7显示了一个正在修剪的托盘。

(2)用小型喷灯或加热器械轻轻加热托盘的切割边缘(图31.8)。

(3)立即将托盘放回模型,用湿润的手指将托盘边缘重新调整到适合模型(图31.9)。用干燥的手指放置可能会在托盘材料上留下指纹。

(4)将托盘放在模型上,直到将其交给患者。指导患

表31.4　制作托盘所需的器材
真空成型器
树脂固化灯
光固化封闭树脂
小而弯曲的剪刀
微型火焰枪
乙烯板(厚度,0.04英寸)
牙科技工人造石
用于储存托盘的容器

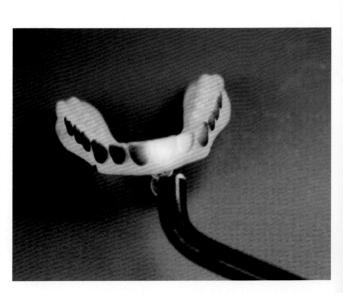

图31.5　光固化树脂暴露在固化光下(每颗牙齿10秒)。

患者漂白治疗的临床操作建议

患者指导

● 为了获得最佳效果,要鼓励患者不吸烟,不进食或饮用含有色素的食物或饮料。

● 强调"不是越多越好"。患者应遵循口腔科专业人员的指导。

托盘制作

● 石材模型的底部应修整得尽可能薄。

● 在脱模或完成真空成型托盘之前,让石材模型完全干燥。

● 修整或从模型中取出树脂之前,让树脂完全冷却。

● 可用一层薄薄的 Silly Putty(可在玩具店购买)代替充填储液池的树脂,并将其覆盖在除牙齿唇侧的颈 1/3 以外的部分,覆盖部分会被漂白。

注意事项

患者指导

● 如果发生牙齿敏感,请停止治疗。在敏感消失后(通常在几天内)恢复治疗,但应将治疗时间缩短一半。

托盘制作

● 固化树脂时,请勿直视固化灯。

● 关闭抽真空机后,加热元件和固定树脂的框架仍然是高温的。

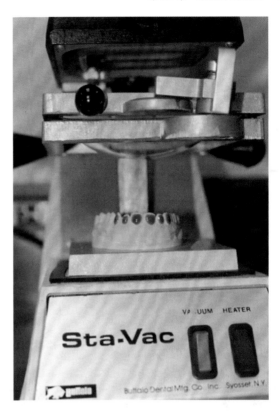

图 31.6 唇颊面有储藏室的人造石模型在真空成型机的正中。固定在框架上被加热的树脂向下坠到框架以下。

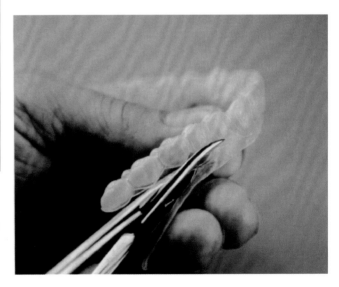

图 31.7 用弯剪修整托盘边缘。

者将托盘放在储物盒中并远离热源。图 31.10 显示了存储盒内的一个修整过的个性化漂白托盘。

(5)使用附录 2 中的能力评估表来评估托盘。

五、专业应用的强力冷光漂白(椅旁光/热激活或化学激活)的临床步骤:两次诊疗

患者对快速漂白的需求也产生了对椅旁强力漂白的需求。可提高过氧化物漂白剂的含量,并使用化学活化剂和光/热设备。牙科团队现在可以达到近乎立竿见影的效果。临床上,患者可能只需要一次治疗和一次后续评估。目前,强力冷光漂白系统中含有更高浓度的过氧化氢,并用活化剂增强。活化剂吸收光线,加热漂白剂,并加速化学反应。加热后的漂白剂更有效。有些产品甚至不需要灯光。那些需要灯的材料则使用树脂固化灯、紫色波长灯、气体等离子灯或 LED 灯。下面描述应

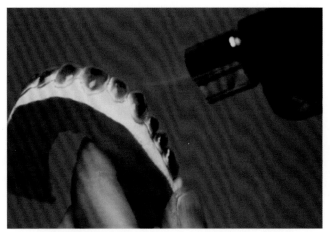

图 31.8　修剪过的托盘边缘用微型火炬枪软化。(Courtesy of Ultradent Products, Inc.)

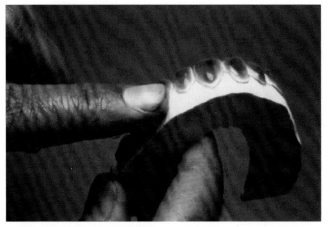

图 31.9　用湿润的手指将加热的托盘边缘重新压附于模型。(Courtesy of Ultradent Products, Inc.)

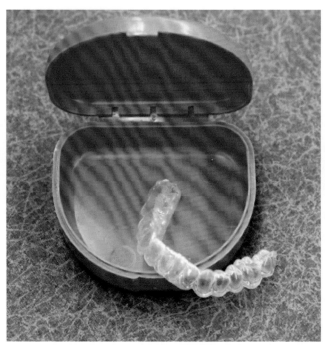

图 31.10　修剪过的个性化漂白托盘放于储物盒中。

表 31.5　使用专业应用的光、热增强漂白剂时所需的器材
表格:病史、知情同意书、临床检查和治疗
预防器材
漂白棉签(可选)
用于拍摄照片或视频的数码相机
比色卡或其他颜色测量设备
书面指导
操作员和患者的安全眼镜
纱布和棉卷
颊部牵引器
防晒霜和(或)维生素 E 油
染色标记过的树脂屏障
固化灯、漂白灯
带活化剂的过氧化氢漂白剂

用这些较高浓度(15%~35%)的过氧化氢增白剂的临床步骤。表 31.5 列出了此过程的必需材料。本章结尾部分可以找到本节临床操作的总结。

(一)漂白诊疗

1. 病史

从患者处获得或查看其完整病史。仔细评估患者有无禁忌证,如对漂白剂敏感、使用光敏药物或草药、接受过放疗或化疗、有黑色素瘤病史、龋齿、牙釉质裂纹或根面敏感,如表 31.2 所列。口腔专业人员应确定患者是否滥用漂白治疗。还应查看患者已进行过的漂白治疗的次数。一旦医疗记录为零,则继续治疗过程。

2. 知情同意

治疗开始前,患者应阅读并签署知情同意书。漂白同意书应简要描述治疗过程、益处和可能的副作用。与患者自用漂白产品相比,采用强力冷光漂白更应向患者强调术后敏感性。知情同意书应与患者的记录资料存放在一起。图 31.11 中提供了一份同意书样本。

专业应用强力冷光漂白知情同意书

口腔医生将在你牙齿上使用的产品是含有催化剂的过氧化氢_____(浓度)。你口内的软组织将被隔离开,该产品将被涂抹在你需要漂白的牙齿表面。用光或热来活化漂白剂。在光或热的活化下,过氧化氢将发挥漂白作用,漂白即刻见效。

牙齿漂白后最常出现的不良反应是牙齿敏感和牙龈刺激。如果不慎将漂白剂误吞,将会造成咽喉发炎或组织坏死,极少数会发现牙髓坏死的情况。

患者知情:我_____(全名)知情并同意医生将漂白剂用于我的牙齿上,我已被告知可能达到的理想效果和潜在的不良反应,我已阅读并理解以上说明。

签字:_____

见证人:_____

日期:_____

一份给患者
一份存于患者病历档案中

图 31.11 强力冷光漂白知情同意书。

3. 口内检查

患者接受全面的口内检查。软组织必须保证无损伤或潜在易受刺激的部位。不能存在龋齿、根部敏感性、裂纹或损坏的修复体。任何不再更换的前牙修复体都会影响该治疗步骤。评估漂白需求,检查已经变歪白的牙齿外观。当患有身体畸形障碍(BDD)时,患者可能会坚持不必要的治疗,这是一种自身形象无法满足的心理障碍。

4. 准备工作

完整的准备工作包括清洁牙面、抛光和使用牙线,以去除牙菌斑、牙垢和污渍。去除所有外源性染色。

5. 用具有水样清洁技术的漂白棉签(Power Swabs, Stain-Away LLC, Farmingdale, NY)

可以用漂白棉签擦拭待漂白的牙表面。在漂白过程之前,用棉签可去除污渍并使牙齿保湿。棉签上应含有溶剂、表面活性剂、阴离子去污剂、螯合剂、皂化剂和泡腾剂。最近研究表明,通过使用漂白棉签,牙表面损伤减少。在漂白治疗前使用漂白棉签,患者反馈牙敏感程度较低。敏感度降低被认为是棉签保湿的结果。需要科学研究来确定棉签的水合作用是否可有效降低敏感度。

6. 口内照片

拍摄上下牙列的照片。正面观将显示微笑线中的牙齿。拍摄时必须包括与前牙牙齿颜色相匹配的比色卡。比色卡可位于中切牙的切缘(见图 31.2A)。还可以使用分光光度计或其他颜色测量装置(图 31.2B)。照片可显示患者初始的牙齿颜色,应将其存放在患者的资料记录中。

7. 隔离并调整患者的软组织

如果使用灯光,可将防晒霜涂在患者的嘴唇和鼻子上(如果该区域可能在照射范围内)(见图 31.12A)。用开口器使嘴唇和脸颊张开,用纱布和棉卷隔离组织,如图 31.12B 所示。不应使用麻醉剂,因为患者必须能够感知化学物质或热量何时刺激软组织或牙髓。

8. 流动树脂屏障

小心地将流动树脂屏障涂在所有暴露的牙龈组织上,在牙龈边缘处,宽度要达到 1~1.5mm,应尽量覆盖漂白区域所有暴露的牙龈。将光固化材料重新用于任何仍然暴露的牙龈区域(见图 31.13)。

9. 防护眼镜

为避免受到光线伤害,操作人员和患者都必须佩戴眼镜。一般不会发生飞溅,但眼镜可以预防潜在的飞溅

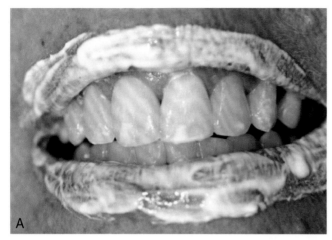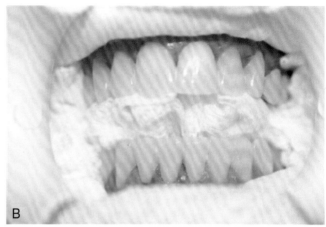

图 31.12 (A)涂有防晒霜的患者的嘴唇。(B)用开口器、棉卷和纱布隔离牙齿。

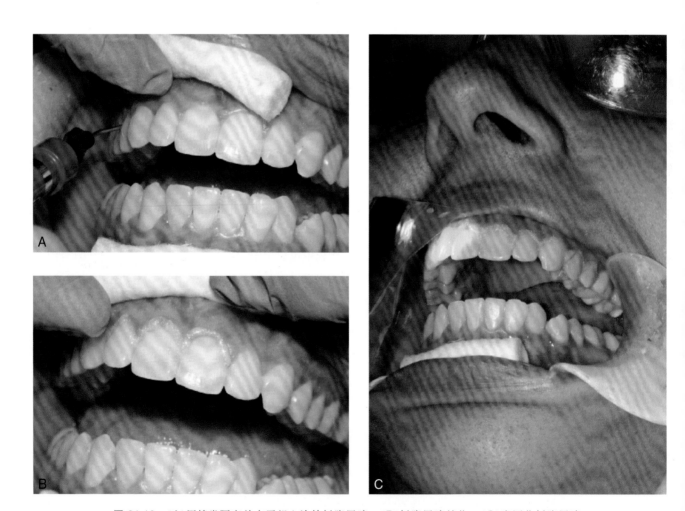

图 31.13 (A)用棉卷隔离并在牙龈上涂抹树脂屏障。(B)树脂屏障就位。(C)光固化树脂屏障。

危害。防护眼镜可以加滤光片,以过滤活化光源。

10.漂白剂的应用

如有必要,按照制造商的指示混合漂白剂。将漂白

剂用于患者微笑时暴露的所有唇侧牙面。将药剂注射到表面,然后均匀涂抹在牙齿上,如图31.14所示。可以使用刷子或棉签将药剂均匀涂抹在牙齿表面。

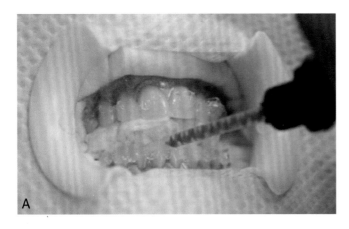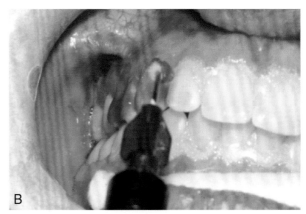

图 31.14 (A,B)将过氧化氢凝胶产品涂于牙齿唇面。

11.漂白剂的光活化

如果增白剂需要光线激活,请根据制造商的建议激活 15~20 分钟。应经常确认患者的舒适度,以免化学或热灼伤。应冲洗,吸走增白剂,并重新使用增白剂。重复此过程两次,整个程序共计涂三次漂白剂和三次光激活。如果使用固化灯,则必须分别照射每个需要漂白的牙齿 30 秒。在每个重复程序之间应让患者休息,或在不舒服的情况下停止治疗。可在第一次漂白结束间隔至少 3 天后进行第二次漂白复诊。按照制造商的指导决定漂白频率和时间间隔。

12.在治疗过程结束时,冲洗,吸走漂白剂,并去除树脂屏障和隔离材料。

13.第二次口内照片

第二次口内照片应在治疗完成时拍摄,以记录最终结果。再次使用比色板来确定漂白效果(图 31.2A)。

14.患者指导

此时,必须告知患者副作用。应给患者一张说明书,图 31.15 是一个示例。患者必须认识到可能发生牙齿敏感和牙龈刺激。检查软组织是否有牙龈刺激发炎。指导患者使用维生素 E 油来治疗牙龈发炎。非甾体抗炎药(NSAID)被推荐用于牙齿敏感。通常建议其在手术前使用。建议患者避免食用可能使牙体染色的有色食物/饮料(如茶、咖啡、芥末和红酱)。患者也应避免吸烟。中性氟化钠凝胶或硝酸钾可放在漂白盘中每天使用两次,每次 30 分钟。这些托盘如图 31.16 所示。用于增强漂白的夜间漂白盘一般在进行冷光漂白之前制作完成。考虑到无敏感症状,患者可以选择在强力冷光漂白过程之后的几天使用夜间托盘,以进一步增强漂白效果。任何持续

强力冷光漂白后患者注意事项

你可立刻看到强力冷光漂白之后的效果,如果你希望有更进一步的漂白效果,可以配合使用夜间漂白 2~3 天。使用托盘时按照以下指导:

- 日常刷牙配合使用牙线。
- 避免食用易于染色的食物,如咖啡、芥末、酱油。
- 如果牙齿发生敏感,在托盘中使用中性氟化钠凝胶或硝酸钾,一天两次,一次 30 分钟。
- 非甾体抗炎药(布洛芬、阿司匹林)可用于预防牙齿敏感。
- 牙龈刺激可以涂维生素 E 缓解。
- 可以使用夜间漂白来加强漂白效果。
- 可以配合使用漂白漱口水或牙粉来维持漂白效果。
- 将来的夜间漂白可以延长和调整漂白效果。

图 31.15 强力冷光漂白后患者注意事项。

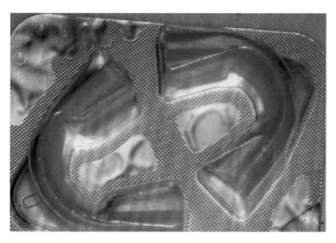

图 31.16　托盘中的 UltraEZ 脱敏凝胶,在强力冷光漂白后使用。

超过 24 小时的疼痛应立即到口腔诊室复诊。

15.文件

在患者资料中记录治疗步骤,包括病史、口腔内评估、知情同意书、照片、使用的材料、光照时间以及开始和结束比色结果。

(二)复诊评估

在评估之前,可以打电话给患者,以确认患者在治疗过程中的舒适程度。患者可能会在 1 周内复诊,以进行后续预约。此时,可以评估牙龈组织和漂白效果。需要更换的前牙修复体可在 1 周后安排修复,最终修复应在漂白后 2 周。任何可能的敏感都应在此时解决。

六、专业应用漂白漆的临床程序

飞利浦 Zoom QuickPro 漂白漆是一种双层漂白漆产品,用于口腔诊室,类似于前面介绍的强力冷光漂白程序。其分两层涂在牙齿上,与其他"冷光"漂白程序非常相似。第一层含有过氧化物增白剂。第二层保护第一层免受口内液体的影响。30 分钟后,患者可刷或擦去漂白漆。

总结

患者自用、专业监督的漂白临床程序

第一次预约

- 获取患者完整的病史。
- 完整解释后获得患者签署的知情同意书。
- 对所有硬组织和软组织进行全面的口腔检查。
- 进行清洁和抛光程序。
- 获取上颌和下颌牙齿的口腔照片,包括比色卡。
- 为模型和托盘制作取得印模。

第二次预约

- 在患者口中试戴定制托盘;做出调整。
- 向患者提供使用托盘的说明。
- 向患者提供书面说明,并安排后续预约。

第三次预约

- 检查漂白牙齿的结果;记录治疗总时间和副作用。
- 如果需要,提供更多漂白剂。安排另一次预约复诊。
- 再次获得治疗后口内照片,包括比色卡。

技工室程序

1.获得一个人造石模型,然后修整,形成小而薄的基底。

2.在需要的牙齿上放置封闭树脂(并固化),选择适当的位置和厚度。

3.加热树脂材料,直到其由框架下陷 1 英寸。

4.打开抽真空吸机,立即拉下框架,抽真空 1 分钟。

5.用剪刀修剪模型中多余的乙烯基树脂膜。

6.再次修整托盘,直到托盘止于牙龈边缘。

7.用一个微型喷灯或加热器械加热修整后的边缘。

8.将托盘再次放在模型上并重新调整边缘,以适应模型。

专业应用强力冷光漂白临床步骤

1.获得完整的病史。

2.获得患者签署的知情同意书。

3.进行完整的口腔内评估。

4.进行准备工作。

5.拍摄包含比色卡的口腔照片

6.开口和分离软组织。

7.使用流动树脂屏障。

8.使用漂白剂。

9.按照制造商建议每次使用激活光源15~20分钟。

10.冲洗并吸走漂白剂。

11.第二次使用漂白剂。

12.第二次光照15~20分钟。

13.冲洗并吸走漂白剂。

14.第三次使用漂白剂。

15.第三次光照15~20分钟。

16.冲洗并吸走漂白剂。

17.撤下开口器,隔离纱布、棉卷和树脂屏障。

18.拍摄包括比色卡在内的第二次口内照片。

19.记录患者治疗过程。

20.向患者解释并给予书面指导。

21.在第二次就诊时重新评估结果。

复习题

1.以下哪项是专业应用的漂白材料？

a.漂白洁牙剂

b.夜间漂白剂

c.强力冷光(光/热活化)漂白剂

d.漂白漱口液

2.以下哪一项可用作夜间牙齿漂白剂的载体？

a.煮沸和用力咬合垫

b.氟化物托盘

c.个性化乙烯基托盘

d.个性化运动咬合垫

3.在夜间漂白时,下列哪项有助于防止牙龈发炎？

a.使用局部托盘

b.在托盘的唇侧表面使用小剂量漂白凝胶

c.在漂白前使用漱口水

d.a 和 b 都是

4.为什么需要带比色板的口内照片？

a.记录最初的牙齿颜色

b.记录最终的牙齿颜色

c.作为患者记录资料

d.以上都正确

5.在强力冷光漂白之前,应用树脂屏障有助于：

a.隔离牙齿并保护牙龈组织

b.激活漂白剂

c.使牙齿和组织保湿

d.为牙齿和组织提供营养

6.以下哪项被视为牙齿漂白的禁忌证？

a.严重的内源性染色

b.根或牙本质敏感

c.BDD

d.以上都正确

第32章

正畸粘接树脂的去除

学习目标

1.解释正畸治疗后从牙齿上去除复合粘接树脂的基本原理。

2.讨论去除粘接树脂的临床意义。

3.描述不恰当的去除树脂的方法或使用不恰当的器械对牙釉质的影响。

4.演示去除树脂的每一个步骤。

5.自我评价去除树脂过程中的效率。

6.如何向刚去除完粘接树脂后的正畸患者解释三个后续注意事项。

引言

粘接树脂通常用于在牙釉质表面粘接正畸托槽。橡皮圈或结扎丝将弓丝固定在托槽所在位置上,如图 13.1。常见的正畸材料已在第 13 章中进行了讨论。正畸医生一般会在正畸治疗结束后取下口腔内的正畸托槽和粘接材料。去除粘接剂是完全去除牙釉质表面的粘接树脂等复合粘接材料。一般来说,正畸医生会做这部分的工作。然而,如果正畸诊所雇用了一名口腔卫生士,他/她通常会进行这项治疗。此时患者通常会被转诊到普通口腔科医生处进行完整的口腔检查、放射检查及预防治疗。一般情况下,全科口腔卫生士是正畸治疗结束后第一个见到患者的人。偶尔在患者的前牙和前磨牙唇面的正畸托槽粘接处会残留少量的粘接树脂。去除残余粘接材料则是全科口腔卫生士的责任。最重要的是要彻底去除所有树脂材料,以避免以下情况:

- 菌斑堆积;
- 着色;
- 不良美学;
- 脱矿和(或)龋的形成;
- 牙龈炎;
- 粗糙树脂引起的黏膜反应。

所有去除粘接材料的方法都会有损牙釉质。口腔卫生士必须选择损伤最小的器械和方法来完成树脂的去除。

一、去除粘接树脂材料的目的

去除粘接树脂材料的主要目的是使牙釉质表面恢复到其天然的、预处理前的外观。其次是将牙釉质表面恢复到其预处理前的纹理及触感。

二、去除树脂时使用不当方法和材料所产生的问题

一些手用器械和旋转工具以及各种抛光材料已被用于去除粘接树脂。许多研究表明,某些牙釉质脱矿是由去除树脂引起的。此外,脱矿牙釉质表面(白斑)比完整的牙釉质更容易出现釉质缺失。器械操作速度越快,抛光材料越粗糙,对牙釉质表面造成的伤害越大。研究人员普遍认为,金刚砂车针、绿石、白石、砂纸盘、手动或超声刮治器、钳子和去结扎丝器不应用于托槽拆除后残留的复合粘接树脂的去除。

三、去除粘接树脂的步骤

不恰当的去除树脂的方法或材料而造成的牙釉质表面被剥离或划伤,会产生和在牙齿上残留下粘接树脂同样的问题。口腔卫生士遵循一定的步骤去除粘接材料,以形成光滑的牙釉质面,这是至关重要的。表 32.1 列出了用于去除树脂的材料。

(一)识别树脂

为了避免在树脂去除过程中对牙釉质表面造成意外损害,必须识别剩余的复合粘接树脂。与常规治疗中的残留物相比,刚刚去除托槽和带环后(图 32.1)的树脂很容易识别。临床医生可以使用下列方法之一来确定残余树脂的位置和数量。

(1)空气吹干牙面后,树脂在牙面上显示为方形、不透明的物质。

(2)用棉棒蘸取指示剂涂在牙齿上。复合树脂材料

表 32.1　去除正畸粘接树脂的器械设备
口镜
探针
慢速手机
锥形、平切、碳化钨精修车针
氧化铝复合树脂抛光杯
橡皮杯
精细浮石粉浆
纱布
显示液
口盘
棉签
一次性抛光机头
反角机头
防护眼镜(用于患者和临床医生)
个人防护装备
牙线
空气/水注射器针头
吸唾器

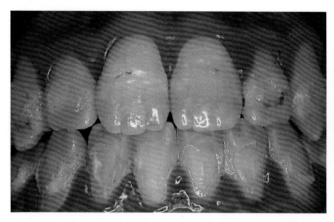

图32.1　对前牙的面部观察,去除正畸托槽后仍然存在粘接树脂。(Reprinted from Gutmann ME. Composite adhesive resin removal following active orthodontic treatment. *J Pract Hyg*. 1996;5(3):16–19, with permission;©1996, Montage Media Corporation.)

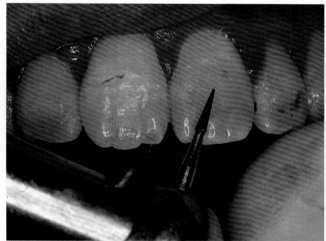

图32.2　用慢速手机除去大量粘接剂。(Reprinted from Gutmann ME. Composite adhesive resin removal following active orthodontic treatment. *J Pract Hyg*. 1996;5 (3):16–19, with permission;©1996, Montage Media Corporation.)

与菌斑染色相同。

　　(3)用探针检查牙齿表面。树脂比光滑的牙釉质感觉粗糙。金属探针也可能会擦伤复合材料,从而在表面留下一条灰色的线。

　　(4)请患者用舌头舔舐牙齿表面,以确定树脂确切的位置。

(二)去除树脂块

　　去除树脂需要使用慢速手机和锥形的普通碳化钨精修钻。慢速手机是为了更好地操作和控制。

　　应避开由于患者在正畸治疗期间菌斑/生物膜去除不充分而经常围绕黏合剂树脂周围形成的脱钙区域。车针只去除粘接树脂,避免牙釉质脱矿。如果有明显的脱矿情况,完全去除树脂可能会加剧这种情况。另一种替换方法是:①初步大致去除粘接材料;②随后进行氟化物再矿化治疗或其他再矿化处理;③3个月后再完成树脂去除和釉质抛光。这一方法应该能减少对牙齿结构的损伤。

　　(1)在一个方向上做刷状移动。

　　(2)从颈部树脂开始,移至切端(图32.2)。

　　(3)树脂被去除时像白色的细屑。

　　(4)频繁用水冲洗牙齿,然后吹干表面来评估进展并避免在完好无损的釉质上滑动。树脂残留物在光滑釉质边显得不透明且暗淡。

　　(5)口腔卫生士应努力在釉质表面的光滑性和去除牙釉质之间取得平衡。随着更多的牙釉质被去除,表面会变得更光滑。随时评估牙面上的树脂残留很重要。当看不到残留树脂时,就可以进行釉质表面的抛光了。

　　(6)在操作过程中,询问患者对于光滑度的反馈。

　　(7)最后用探针和指示剂检查树脂是否完全去除。

(三)最后的精修

　　当釉质表面无可见树脂残留时,可以精修和抛光,以还原外观。

　　(1)使用氧化铝复合精修杯和尖(Enhance Caulk/Dentsply, Milford, DE)低速修整无树脂的釉质表面(图32.3和图32.4)。

　　(2)每颗牙齿都用精细的滑石粉浆和橡皮预防性抛光杯进行抛光(图32.5)。

临床操作建议

　　●操作时,应经常用空气吹干牙面来检查表面;不要在不必要时使用牙钻。

　　●让患者用舌头在每颗牙齿表面慢慢滑动来检测有无残留的树脂。

　　●强调去除粘接树脂后诊室和家庭用氟化物再矿化的重要性。

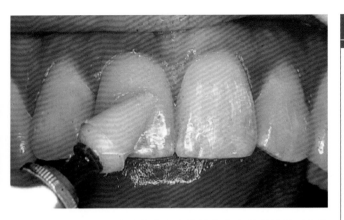

图 32.3　氧化铝钻头去除其他由液体粘接产生的牙釉质面上的痕迹。(Reprinted from Gutmann ME. Composite adhesive resin removal following active orthodontic treatment. *J Pract Hyg.* 1996;5(3):16-19, with permission; ⓒ1996, Montage Media Corporation.)

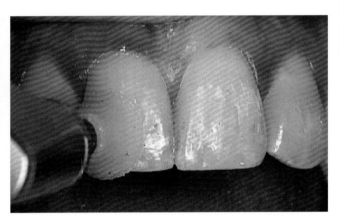

图 32.4　氧化铝复合精修杯去除任何因粘接引起的釉质上的痕迹。(Reprinted from Gutmann ME. Composite adhesive resin removal following active orthodontic treatment. *J Pract Hyg.* 1996;5(3):16-19, with permission; ⓒ1996, Montage Media Corporation.)

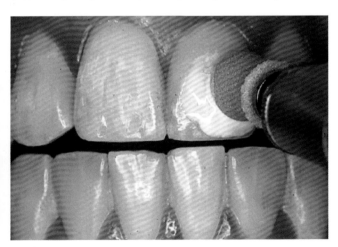

图 32.5　精细滑石粉浆和橡皮杯抛光。(Reprinted from Gutmann ME. Composite adhesive resin removal following active orthodontic treatment. *J Pract Hyg.* 1996;5(3):16-19, with permission; ⓒ1996, Montage Media Corporation.)

注意事项

- 从颈部树脂开始,移至切端或咬合面,以避免意外损伤牙龈。

- 为避免牙釉质层损坏,请勿用以下器械尝试去除粘接树脂:刮匙、刮治器、金刚砂车针、快速手机、砂纸、圆盘、绿石、白石、钳子和带环去除器或超声刮治器。

- 在去除树脂的过程中会产生喷雾,所以戴上面罩很重要。

- 在去除过程中,树脂碎屑飞溅可能会对眼睛造成伤害,因此带防护眼镜对患者和临床医生是必需的。

- 复合树脂抛光尖、杯和盘在工作时可能会产热,将它们用于干燥时要小心。

(四)评估

使用附录 2 中的能力评估表来评估去除树脂程序的有效性。让患者用镜子观察去除后的效果。

四、去除粘接材料后的注意事项

与其他口腔卫生保健一样,患者教育也很重要,应将其作为治疗过程的一部分。建议中包含以下内容:

- 推荐局部涂氟处理,或应用氟漆来补充牙釉质外层达到最富氟层;

- 加强氟化物牙膏的使用。建议每天使用氟化物清洁牙齿;

- 考虑使用 5000ppm 的牙膏或再矿化产品,如 MI 糊剂;

- 根据患者口腔情况(如果粘接树脂的去除是在正畸诊室里进行),安排一个进行全面检查、X 线片检查和预防的预约,以及一个其他预防性工作的预约。如果在普通诊室常规的维护检查过程中发现残余粘接材料,可在复诊期间将其去除。

五、致谢

感谢西弗吉尼亚大学牙科学院正畸学临床副教授 Glen Boyles 博士对本章的审校。

总结

1.通过空气、显示液并根据患者反馈,耐心地识别树脂。

2.使用慢速手机和锥形碳化钨精修车针。

3.将钻头从颈部到切端表面,轻轻地从树脂上刷状划过。

4.频繁通过冲洗和吹干、探查、暴露,并要求患者用舌头评估光滑程度,以评估树脂的残留。

5.除去树脂后,用氧化铝钻头抛光。

6.用氧化铝抛光杯继续执行第 5 步。

7.用精细的滑石粉浆、橡皮杯和慢速手机打磨每个表面。

8.间歇打磨,以避免产热。

9.为患者提供适当的自我维护的指南。

 复习题

1.关于树脂去除器械,以下正确的是:

a.锥形平切精修钻和高速手机

b.锥形平切精修钻和低速手机

c.锥形横切精修钻和低速手机

d.直裂钻、平切钻和高速手机

e.直裂钻、横切钻和低速手机

2.所有去除树脂的方法都会去除一些牙釉质。选择损伤性最小的树脂去除方法是口腔保健人员的责任。

a.第一句话正确;第二句话错误

b.第一句话错误;第二句话正确

c.这两句话都正确

d.这两句话都错误

3.在去除树脂的过程中,钻头的工作方向应该是:

a.牙龈缘,龈缘

b.邻接面

c.楔状隙

d.切端或咬合面

4.在去除树脂的过程中,重要的是去除所有复合树脂材料,以避免除一种以外的所有下列情况。哪一个是例外?

a.咬合变化

b.牙龈炎症

c.染色

d.菌斑堆积

5.在去除粘接材料的过程中,应采取下列哪项措施,以避免不必要地使用牙钻?

a.在两颗牙齿上去除树脂后,换新的钻头

b.经常吹气并检查表面

c.使用车针 5 秒后用精细石粉浆打磨

d.用钻头进行恒定的循环运动

放置牙周敷料

第 33 章

学习目标

1. 正确调配牙周敷料。
2. 正确使用敷料。
3. 区分四种类型的牙周敷料。

引言

牙周敷料是放置在手术部位的物理屏障,以保护需要愈合的组织免受咀嚼过程中力的影响,从而使患者感觉舒适。这些敷料在愈合期间还为松动牙齿提供一定的夹板作用。牙周手术后,它们通过保持黏膜瓣和牙龈移植物对下层组织的紧密度来帮助形成新生组织塑型。牙周敷料通过保持最初的血凝块来帮助预防手术后出血。目前,尚无含有可帮助愈合的治疗剂的牙周敷料。

一、目的

当进行术后护理或当患者出现术后紧急情况时,口腔卫生士可以负责协助医生在手术过程中放置牙周敷料。放置牙周敷料的必要材料列于表33.1。

二、敷料类型

(一)氧化锌—丁香酚(ZOE)敷料

通过将氧化锌与丁香油混合制成早期牙周敷料。这些已在第7章中描述。由于一些患者对丁香油有不良反应,目前这种敷料已很少使用。

(二)非丁香油氧化锌包装

Coe-Pak(G.C. America, Inc.)是最常见的牙周敷料之一,本章讨论其临床准备和应用。与ZOE敷料相比,这是一种更柔软且更光滑的敷料,但它必须在使用时准备好。表33.2列出了患者使用非丁香油-氧化锌敷料的

表33.1 放置牙周敷料需要的器械
塑料涂层混合纸板
木制压舌板或宽的、灵活的不锈钢抹刀
Coe-Pak 催化剂管
Coe-Pak 基质管
凡士林
塑料仪器
刮匙
纱布块
牙列模型(用于实验室练习)

表33.2 对于使用非丁香油-氧化锌敷料患者的术后指导
1.为防止敷料在放置时受到干扰,手术后2小时应避免:
• 吸烟、过度说话、吃烫的食物或喝热饮
• 摩擦或施加压力到对应面部手术区
• 用舌头推敷料
2.如果一小块敷料脱落,只需将其丢弃
3.如果一块敷料脱落,产生锋利的边缘或暴露了手术部位的敏感区域,请联系治疗医生

术后指导。

(三)可见光活化外科手术包

聚氨酯二甲基丙烯酸酯树脂基材料(如Barricaid, Dentsply International, Inc)可用注射器直接注射使用,无须混合糊剂或粉末。材料由可见光活化,以便操作人员可以控制操作和凝固时间。在活化后,形成非脆性、保护性、无味、半透明的弹性覆盖物。这种敷料在前牙美学方面尤其有用。

(四)氰基丙烯酸酯敷料

氰基丙烯酸正丁酯是一种与口腔内组织水分接触后可快速聚合的液体。这种敷料的一个例子是PeriAcryl(GluStitch, Inc.),可以使用单剂量涂药器(图33.1),或带有涂布托盘和涂药器的多功能套装盒。该清洁敷料黏附在组织上具有止血、抑菌的作用,并且可被生物降解,无须在术后随访时去除。这对于在肌内局部放

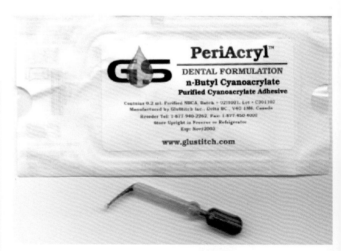

图33.1 PeriAcryl(GluStitch, Inc)的单剂量涂药器,氰基丙烯酸酯敷料。

置抗菌剂之后保护龈缘,以及作为活检后部位的敷料十分有用。其在牙周手术中有较多应用,但目前尚未广泛使用。

三、非丁香油-氧化锌敷料的制备和放置

(一)配方

(1)Coe-Pak 以双糊剂型形式应用,在放置前即刻混合。

(2)含有基质的较大管主要包含凡士林、松香和脂肪酸。

(3)含有催化剂的较小管由氧化锌、氧化镁和植物油混合而成。

(4)如图 33.2A 所示,将相同长度的基质和催化剂挤在混合盘上。所挤出的糊剂直径(但不是长度)是不同的,分别与管口的尺寸相对应。通常,挤出糊剂的长度与手术部位的长度相等,这样足以提供足够的敷料。

(5)Coe-Pak 也被包装成类似印模材料的自动混合材料。简单地将混合材料挤在调拌盘上,调拌混合材料至质地均一即可,如下所述。

(二)混合

(1)使用调拌盘的中心,将基质和催化剂用压舌板(图 33.2B,C)或金属刮刀混合,直至混合物颜色均匀,如图 33.2D 所示。调拌需要 30~45 秒。四环素胶囊可在混合期间添加,以赋予敷料抗微生物的特性。

(2)将混合物收集成一个小块(图 33.2E),并让其静置 2~3 分钟。

(3)用凡士林或无菌生理盐水稍微润滑手指,并测试敷料。当敷料不沾手且柔软时即可使用。

(三)放置

(1)敷料放置前应先止血。用无菌纱布擦拭手术部位和牙齿。不应有大量出血。敷贴部位干燥有助于保存敷料。

(2)如果手术部位位于口腔后部,则用稍微润滑的手指将敷料卷成大约铅笔直径的绳状。图 33.2F 显示了卷形敷料。

(3)从前牙区开始,将卷形敷料放在牙齿的颈部。将敷料压平在所涉及的软组织和牙齿的颈部。将其绕

过最后一个牙的远中,并继续覆盖所涉及的舌侧组织,将舌侧和唇侧邻接处牢固地压在一起。

(4)如果手术部位位于口腔前部,则将材料平均分成两个相等部分,并将材料分别放在唇侧和舌侧。

(5)用塑料器械或刮匙的反面调整邻接区域,如图 33.3A 所示。这些邻接部位为敷料创造机械固位。敷料只有在足够厚度的情况下才提供一定的强度,并且只应覆盖手术伤口部位。

(6)为了保存开放性楔状隙区域,小块敷料材料可以在放置敷料前楔入牙邻间隙。

(7)当手术部位只包含小面积区域时,该区域敷料的唇颊侧和舌侧应连接在牙槽嵴上。

(8)为了增加固位,敷料区域至少包括 4~5 颗牙齿。

(9)最终的放置如图 33.3B 所示。敷料的最大厚度应仅为 2~3mm,总宽度仅为 8~10mm。

(10)Coe-Pak 敷料的工作时间为普通装 10~15 分钟,快速装 5~8 分钟。

(11)使用附录 2 中的能力评估表评估牙周敷料的放置。

四、成功放置敷料的特点

(1)敷料应是不能移动且坚硬的。可移动的敷料会刺激组织,并可能导致长时间的出血。

(2)敷料不应超出牙齿颈部的 1/3。在咀嚼过程中,不应和敷料产生咬合接触。

(3)应覆盖伤口且无过度伸展。敷料不应超过手术部位根尖方 2mm。

(4)敷料材料不应伸入前庭沟或妨碍系带运动。修剪干扰肌肉运动的多余材料。

(5)应尽可能减小体积来提高硬度。

(6)表面应光滑且边缘逐渐呈锥形,以保持患者舒适度并防止菌斑滞留。

临床操作建议

● 应保持手套湿润,以防敷料黏附在手指上。

● 收缩敷料区域的组织,以检查是否干扰肌肉附着。

● 让患者尝试回缩、伸展和侧向移动,以检查咬合干扰。

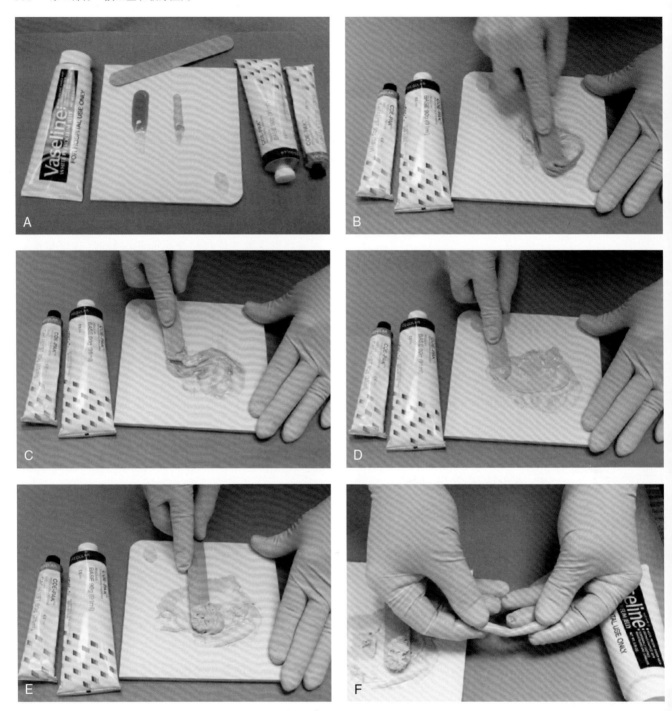

图33.2 混合和放置牙周敷料。(A)等长的基质和催化剂在混合板上分开。(B~D)基质和催化剂在混合板上混合直至颜色均匀。(E)混合物被聚拢成紧凑的团块。(F)当敷料不再发黏时,将其卷成条状。

注意事项

- 对于对氰基丙烯酸酯和甲醛敏感的患者应避免使用氰基丙烯酸酯敷料。
- 使用氰基丙烯酸酯敷料时,临床医生和患者都应佩戴护目镜,以防材料与眼部组织粘连。
- 避免将 Coe-Pak 使用于已知对松焦油产品和花生过敏的患者。

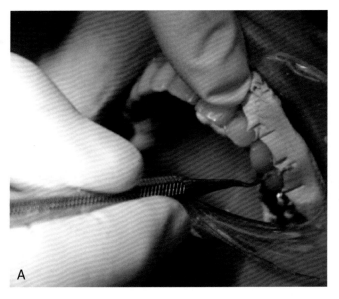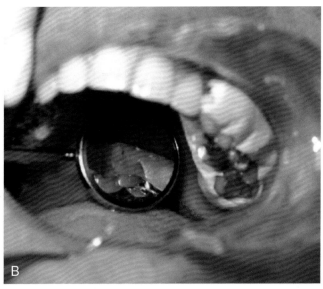

图 33.3　(A)将敷料压在手术部位和牙齿的颈部。将敷料用刮匙或塑料器械的背部压入邻接区域,以产生机械固位力。(B)最终放置。去除咬合面上的敷料。

总结

1.将相同长度的基质和催化剂挤到调拌盘上。

2.混合 30~45 秒,以达到均匀的颜色。

3.将混合物收集成紧凑的块状,静置直到敷料不再发黏。

4.用无菌纱布擦干手术部位和牙齿。

5.将敷料卷成铅笔直径的"绳索",其长度等于手术部位的长度。

6.从手术部位的前部区域开始,将敷料压平在手术部位所涉及的软组织和牙齿颈部 1/3,至少包括 4~5 颗牙。

7.将敷料涂抹在相应部位的舌侧,将舌侧和唇颊侧邻接部位压在一起。

8.使用平滑的器械表面调整邻接区域,以形成固位。

9.修剪位于肌肉系带附着处和咬合面的多余敷料,并使边缘平滑。

　复习题

1.使用非丁香油矿物氧化物手术敷料的目的是什么?

a.缩短愈合时间

b.术后止血

c.帮助固位愈合组织

d.抵抗愈合组织的细菌感染

2.非丁香油–氧化锌敷料通过以下哪种方式固定在位?

a.物理固位

b.对组织的附着力

c.缝线

3.皮瓣手术后非丁香油–氧化锌敷料应放在：

a.扩展到咬合面

b.扩展到前庭沟深度

c.扩展到邻间隙

d.坚硬的锥形边缘

4.从患者上颌左侧切牙和中切牙之间附着的牙龈切除 5mm 的圆形生长物。患者关注随后的美学问题。他是很多公司的顾问，将在未来 2 个月内外出工作。下列哪一项将是该患者手术部位护理的最佳选择？

a.建议每天 3 次温生理盐水漱口

b.放置非丁香油–氧化锌手术敷料

c.放置可见光活化的手术敷料

d.放置氰基丙烯酸酯敷料

5.关于非丁香油–氧化锌敷料,所有以下陈述将包括在牙周翻瓣手术后的指导中,除了哪一个？

a.手术后 2 小时内不要进食热的食物

b.如果敷料在术后断裂引起不适,患者应立即返回诊室进行紧急处理

c.如果一小块敷料崩脱,将其丢弃

d.手术后 2 小时内不要吸烟

牙周敷料和缝线的去除

第34章

学习目标

1. 无创伤下去除手术敷料。
2. 去除敷料后清理软硬组织。
3. 在不污染和损伤组织的情况下取出所有缝线。
4. 去除敷料或缝线时在患者图表中记录信息。
5. 确定口腔常用的缝合方式的名称,并举例说明它们的应用。
6. 了解缝合材料的分类。

引言

牙周手术后,患者常规与口腔卫生士预约术后复诊。在术后第一周结束时,胶原蛋白沉积和新生细胞修复手术部位,为去除敷料和缝线时的伤口提供足够强度。因此,患者应在手术后7~10天复诊进行随访评估。如果敷料未脱落,口腔卫生士应去除敷料,然后拆下缝线并记录愈合状态。

一、去除牙周敷料

(1)使用坚固且钝的器械,如锄型刮治器、塑料器械或刮匙,用光滑的表面贴着组织插进敷料边缘的下方。用轻微的侧向力,小心地撬松敷料。缝线可能与敷料混在一起,在去除敷料前,必须检查缝线是否已经被拆除。用镊子取出敷料,注意不要划伤组织。本章后面将讨论缝线的拆除,表34.1列出了去除牙周敷料的必要材料。

(2)去除敷料后,用棉签蘸取稀释的消毒剂漱口液或过氧化氢,轻轻擦拭牙齿和组织,以去除食物和细菌碎屑,如图34.1所示。然后用温水冲洗该区域。可能需要重复清理该区域。

(3)检查手术部位接近切口边缘是否有渗出、炎症和水肿。在患者图表资料中进行愈合状态的评估和记录。手术操作后,组织应上皮化(被上皮覆盖)。然而,在愈合的早期阶段,上皮细胞易碎。由于血管增生和角化程度低,这些组织可能比周围组织更红。红色、头状的肉芽组织提示有残留牙结石。如果伤口经久不愈且组织变得敏感,则可以在第二周时放置其他牙周敷料。

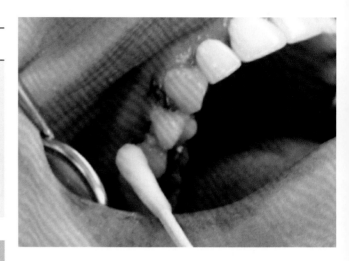

图 34.1 用消毒剂擦拭牙齿和组织。

(4)去除残留敷料和任何可见的牙石,注意不要触碰脆弱的上皮。

(5)使用附录2中的能力评估表来评估牙周敷料的去除情况。

二、拆除缝线

缝线用于控制出血并将组织保持在期望的位置,直到愈合而不再需要缝线。这种愈合在口腔组织内一般需要5~7天。通常在7~10天的术后复诊中拆除缝线。所有在此时未被去除的缝线都可成为身体异物,并引起不同程度的炎症。缝线处的感染称为缝线脓肿或针脓肿。

去除牙周敷料的临床操作建议(技工室练习)

● 如果将敷料置于牙模上进行技工室训练,迅速取下敷料有助于清洁牙模。

● 可使用雕塑器械去除大部分余留材料。

● 用橙色溶剂浸湿纱布方块可以溶解牙模上最后的敷料残留。

去除牙周敷料的注意事项

● 用可控的力去除手术敷料,检查并剪断嵌入的缝线。

● 最好用镊子去除松散的敷料,以防新生上皮的刮伤。

表34.1　去除牙周敷料和缝线所需要的器材
纱布块
棉签
1:1葡萄糖酸氯己定漱口液或过氧化氢
棉花钳子
雕塑器械
缝合剪刀
橙色溶剂(用于技工室练习)
间断缝合去皮鸡胸肉(用于技工室练习)

(一)缝合材料的分类

第13章讨论了缝合材料。图34.2A展示了一个典型的缝线包装。

(1)缝合材料可以是单丝(单股材料)或复丝(多根股线交结在一起)。复丝产生更大的毛细作用,或"芯吸效应",它们将更多的细菌吸进组织,并产生比单丝更严重的炎症反应。多丝缝线经常涂覆涂层,以减少组织的炎症反应。缝线也可以被染色,以便更容易被看到。

(2)缝合材料可以是天然的或合成的。由于存在外来蛋白,天然缝合材料会引起强烈的炎症反应。

(3)缝合材料可分为两大类:可吸收和不可吸收。可吸收缝线可以被分解并被身体吸收,无须在下一次复诊时将其去除。术后评估回访时未被完全吸收的缝线通常会被去除。为感到舒适,患者必须进行预约复诊,以去除不可吸收的缝线。

(4)可吸收缝线

● 天然可吸收缝线被吞噬过程和酶解过程吸收。一些合成材料通过水解而被吸收,产生的炎症反应较少。①外科肠线,或"肠线",是由绵羊或牛的肠黏膜的结缔组织制成的单丝;②铬肠线,已经用铬盐处理,以抑制酶促吸收的外科线。这些缝线可以保留14天或更长时间。

● 目前,合成的可生物降解的缝线已广泛用于牙科。这些缝线可以是聚乳酸或聚乙醇酸编织而成的聚合物纤维。其他具有更大弹性的聚合物单丝也被广泛使用。

(5)不可吸收缝线:不可吸收缝线也可以是天然或人造材料的。这些材料不会被人体吸收,必须在术后复诊时被拆除。

● 丝线是由蚕分泌的蛋白质形成的编织纤维。它们由天然的可生物降解的蛋白质制成,但丝的吸收过程比伤口愈合过程慢得多。因此,丝线被归类为不可吸收,必须将其去除。

● 合成的不可吸收缝线可以由聚丙烯、聚酯尼龙或Gore-Tex制成。Gore-Tex由聚四氟乙烯制成,与特氟龙含有相同的聚合物。

(6)在美国,缝线根据直径确定尺寸并用数字编号,随着零的数量增加,直径减小。例如,"000"缝线的直径大于"0000"缝线的直径。"000"缝线也可以表示为"3-0"缝线,并且显示为"3-0"。最常用于牙科的缝线尺寸为3-0至5-0。

(7)欧洲尺寸系统简单地说明了缝合线的公制直径。

(8)缝合材料可以与缝合针分开使用,或者可以在制造时与针相连,从而形成缝合针线的联合体。后一种方式被称为锻造。图34.2B显示了一种带有缝合材料的锻造针。

(二)缝合技术

(1)每一针缝线都分开打结,称为间断缝合。例如单一间断缝合(图34.3A)和褥式间断缝线(图34.3B)。

(2)不间断或连续缝合是用一根线形成的一系列缝合,并且只在缝合开始和结束时进行结扎。连续缝合的例子是连续的褥式缝合(图34.3C)和简单的连续缝合(图34.3D)。

(三)拆除单一间断缝线的过程

单一间断缝合是最常用的缝合方式。它可以用于大多数翻瓣和移植手术。

(1)除去牙周敷料,并按照本章前面的讨论(图34.1)

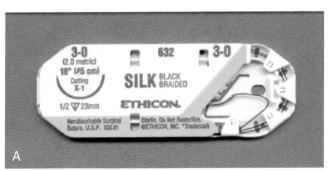

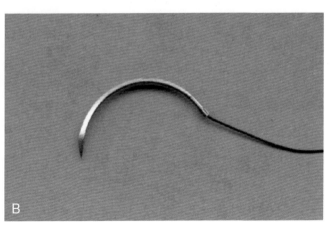

图34.2　(A)缝线。(B)缝合的缝合针。

去除缝线的临床操作建议

- 通过检查病历表来确定已经放置的、需要拆除的缝线的数量。
- 在拆除缝线时,可以使用局部麻醉剂使患者舒适。
- 如果剪刀无法进入线环下面,可以使用 #11 手术刀片。
- 使用鸡胸肉进行技工室模拟练习时,请保持缝线湿润,以便更好地模仿口腔环境并便于将其去除。

图34.3 (A)单一间断缝合。(B)间断褥式缝合。(C)连续纽扣形缝合。(D)简单的连续缝合。宽灰线代表切口。实线表示组织上方的缝线。虚线表示组织下面的缝线。

去除缝线的注意事项

- 切割缝线时使用口内或口外支点。
- 拆除缝线时应确定缝线方式,注意不要将缝线残留在组织中。

清洁手术区域。

(2)将镊子放在非优势手中,用镊子抓住缝线结,注意不要夹住组织。

(3)将结向组织上方提起,形成可以插入剪刀的开口。这也暴露了一部分先前位于组织内的缝合材料。位于组织面下的缝合材料被认为是无菌的。

(4)用优势手将线剪的一个切割尖端插入缝线环的开口中(图34.4A)。Dean 剪刀也常用于拆除缝线。保持持有剪刀的手的稳定性和控制力。

(5)只剪断一端之前位于组织内的缝线。拆除缝线两端可能会导致缝线留在组织中,并形成缝线脓肿。注意不要切割到软组织。如果使用弯头剪刀,则将弯剪刀刃插入缝线环中,使刃远离组织。

(6)以连续快速的动作,将缝线的一端拉出(图34.4B),并将缝线放在纱布块上。

(7)不要将先前暴露在口腔中的结或缝线穿过组织。结或缝线上携带的细菌会污染上皮下组织。

(8)继续取下所有可见的缝线,并将它们放在纱布方块上。缝合部位的出血可通过纱布压迫止血。

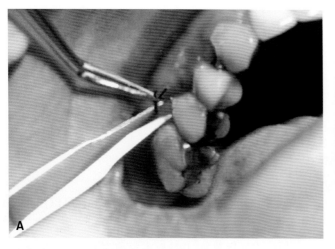

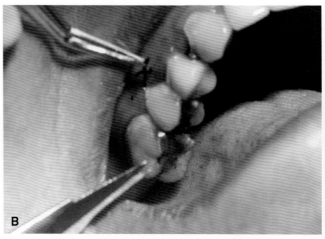

图34.4 拆除缝线。(A)将缝线结轻轻拉离组织,并将剪刀尖插入缝线环中。(B)线的一端被切断,缝线被从另一端拉出。

(9)结束后,数拆下的缝线。这个计数应该等于手术时放置和记录在患者病历资料中的缝线数量。在病历中应记录去除的缝线数量。

(10)使用附录2中的能力评估表评估缝线去除情况。

总结

牙周敷料的去除

1.用坚硬、较钝的器械插入敷料的边缘下方。

2.小心地施加轻微的侧压以松弛敷料。

3.检查并拆除已经结合到敷料中的缝线。

4.用镊子取出敷料。

5.用消毒漱口水和冲洗剂擦拭牙齿和组织。

6.评估并记录组织的愈合状态。

7.刮除残留敷料和残余牙结石。

拆除缝线

1.用镊子夹住缝合结(非优势手握镊子)并拉起。

2.将剪刀(握在优势手中)的一个刃插入缝线环中,并在先前位于组织内的那部分缝线处剪断缝线。

3.以连续快速的动作拉出缝线。

4.数拆除缝线的数量,并记录在患者病历中。

复习题

1.以下哪种松动并去除牙周敷料的方法最好?

a.硬刮匙缓慢且受控的运动

b.镰刀形刮治器缓慢且受控的运动

c.牙周探针快速侧向运动

d.锄型刮治器快速侧向运动

2.78岁的Wilson夫人来到牙科诊所看急诊,自觉最近手术部位不适。两周前,她进行术后复诊,在此期间将敷料和缝线取下。回顾一下病历,你会注意到Wilson夫人是一位通过治疗控制的糖尿病及高血压患者。她说,在敷料放置几天后,一部分就已经脱落。一共使用8根缝线,然而,只有7根缝线被找到并拆除。临床上,你会发现上颌第二磨牙远中有局部红肿区域。按压此部位时,脓液从该部位渗出。最有可能导致该区域发炎的原因是什么?

a.由于年龄的原因,患者治疗效果不佳

b.由于糖尿病,患者治疗效果不佳

c.有遗留的缝线

d.该部位有遗留的牙石

3. 以下所有去除牙周敷料的程序都是正确的,除了哪一个?

a.该区域用消毒剂擦拭并冲洗以除去食物和细菌碎片

b.检查组织是否有愈合反应,并在病历中注明

c.组织内和周围的残留敷料被去除

d.在复诊进行测评和抛光时,去除残余的牙结石

4.为了拆除单一间断缝线,用镊子抓住缝线结,并在剪断之前轻轻地将其从组织中抬起。以下哪个不是这样操作的原因?

a.建立一个插入剪刀刃的开口

b.减少细菌进入组织

c.为了让临床医生从缝合材料的剩余部分剪开

d.为了防止线结穿过组织

5.你正在为口腔科医生准备手术托盘,医生要求 "0000"或较小尺寸的不可吸收缝合材料,你在材料柜中找到以下缝合材料。你应该选择哪一个?

a.00000 羊肠线

b.000 聚乳酸

c.5–0 丝线

d.3–0 聚四氟乙烯

临时冠

第35章

学习目标

1.列出至少 3 个放置临时牙冠的原因。

2.描述用于制作临时牙冠的材料。

3.描述一种用丙烯酸树脂制作临时牙冠的方法。

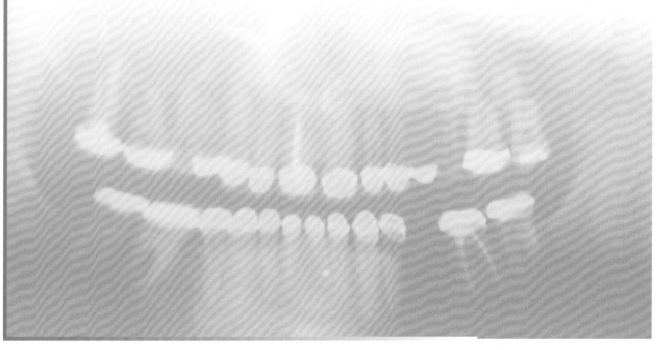

引言

临时冠是一种能够完全恢复牙齿冠部形态的修复体,可由多种材料组成。图1.10显示了临时冠的制作步骤。诊断和制订治疗计划完成后,准备进行牙齿的预备。临时冠在牙体预备和粘固两个预约治疗之间使用,其目的是使患者舒适且美观。临时冠可以保护牙髓免受极端温度和其他刺激,并用临时粘固剂黏合,准备好放置永久性冠修复体时再替换临时冠。在进行其他间接修复时也使用临时修复,如嵌体或桥。在某些口腔领域,术语"interim"和"provisional"取代了术语"temporary(临时)",然而,它们的意思基本上是一样的。表35.1列出了制作临时冠的必备物品。

一、方法

(一)需要考虑的方面

制作临时冠必须考虑三个方面(图35.1)。

(1)牙冠的外表面应再现被预备后牙齿的解剖结构。牙冠的形状包括咬合接触、牙齿邻接和侧面轮廓。咬合接触不要太重(高),否则牙齿会因为咬合力过大而疼痛。然而,如果临时牙冠未咬合接触,牙齿可能会咬合偏移或"伸长"。牙齿的伸长需要永久性冠修复体的过度咬合调整。邻接接触点(图35.1中的黑色箭头)也很重要。如果邻接接触过紧,过大的力量可能会在近中

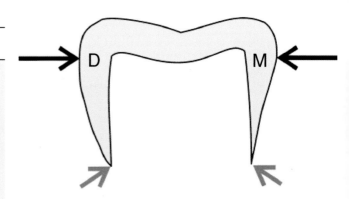

图 35.1　牙冠的横截面。深色箭头指向近中(M)接触点和远中(D)接触点。浅色箭头指向边缘。

或远中方向推动(正畸移动)相邻的牙齿,永久性冠修复体可能会接触不良,食物嵌塞在牙齿之间产生不良影响,从而导致牙周问题。如果临时冠的邻间接触是开放的,食物也可能会发生嵌塞并引起牙周问题。正确的邻间接触和侧面轮廓将促进牙周健康。

(2)临时冠的内表面必须紧密贴合预备好的牙齿形状,以保证固位。与永久性冠修复体一样,预备体应被临时冠覆盖,以防发生术后敏感。临时冠的边缘(图35.1中的亮箭头)应光滑且轮廓适当,以改善牙周健康并保证美观。

(3)临时冠材料必须足够厚且坚固,从而能承受数周的咬合力。

(二)临时冠表面

临时冠的外表面可通过多种方式制成。如图35.2所示,它可以是预成型壳冠的一部分,也可以是用"模

表35.1　制作临时冠所需的器材
备有牙齿的齿模(可替换锈件)
用未准备好的牙齿铸造齿模
真空成型材料(0.02英寸厚)
剪刀
蜡铲
锋利的刀或手术刀
凡士林
丙烯酸粉末和液体
技工室机头
浮石、各种打磨盘、人造石和抛光装置
活页纸(可选)

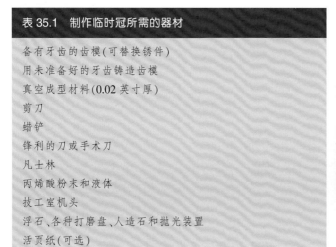

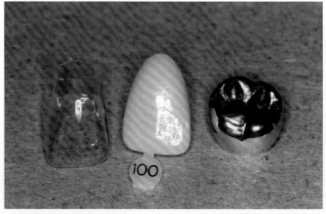

图 35.2　预成型冠的类型,赛璐珞冠(左)、聚碳酸酯壳冠(中)和铝壳冠(右)。

具"(阴面形状)来制作的。模型可以在牙体预备之前在口腔中制成,或者可以在铸件上制成。临时冠的内表面符合制备的过程,因为临时冠通常是在口腔中直接在预备的牙齿上制成的。化学活化的丙烯酸树脂是制作临时冠最常用的材料,但已经被称为"双丙烯酰基"材料的树脂体系取代(见图 35.3A)。双丙烯酰基材料可被描述为是介于丙烯酸树脂和口腔复合树脂之间的化学结构。它们通常含有一些填料。丙烯酸树脂和双丙烯酸树脂都有各种色调(见图 35.3B)。

(三)技术

各种制作临时冠的技术使用了多种材料和产品。每例患者都是独一无二的,他或她都会向口腔科医生提出特殊的挑战。每位临床医生也有自己习惯使用的材料和技术,本章将介绍其中的几种。

一种流行的技术使用了一次性三重托盘印模(见图 8.5B)。在牙体预备之前先取印模。牙体预备后,在面团状阶段用临时材料充填未预备时目标牙齿的印模,然后将印模在患者口中复位。患者做正常咬合,将印模(临时冠的外形)固定到位。待材料凝固,患者张开嘴,去除

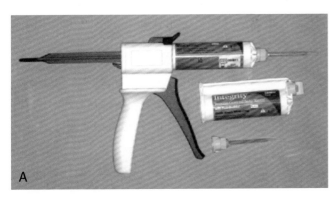

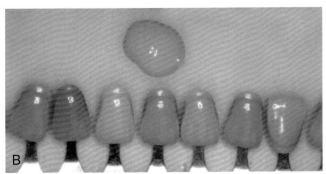

图 35.3 (A)一种双丙烯树脂自动混合产品。(B)比色板旁的 A3 颜色材料。

印模。从印模或牙齿上取下临时冠并整修。由于形状正好被对侧的牙弓精确定位,临时牙冠的咬合几乎是完美的。

二、预制临时牙冠

预制牙冠如图 35.2 所示,预制的牙冠成为临时冠的外表面。

(一)使用

(1)一些预制牙冠可以直接用"更强"的临时黏合剂稀释,如强化氧化锌-丁香酚(ZOE)。黏合剂形成内表面。

(2)或者,预制牙冠可以衬有一种化学活化聚合物体系。首先,将树脂体系混合并放置在预制牙冠内。接下来,将填好的冠形安装在预备好的牙齿上。树脂里衬安置并形成临时牙冠的内表面。整修内衬的牙冠,然后用临时黏合剂粘接。

(二)预先形成牙冠材料

1.聚碳酸酯冠

聚碳酸酯冠提供上下颌切牙、尖牙和前磨牙。每种牙冠有多种宽度,但常规只有一种颜色可用。它们通常衬有丙烯酸树脂,丙烯酸树脂将与聚碳酸酯材料相结合。如果聚羧酸盐牙冠无树脂衬里,黏合剂的颜色可能会显现出来。

2.金属冠

铝冠曾一度很受欢迎,但其他软金属,如锡,目前已经取代了铝。软金属牙冠形状相似,但比不锈钢牙冠更容易调整。不锈钢牙冠会在特别材料中进行讨论。金属外壳牙冠通常用于磨牙和前磨牙,因为这些牙冠被认为对美观影响不大。通常,在黏合前用一种聚合物材料衬里。有时它们也没有衬里,而是用增强的黏稠氧化锌混合物黏合。

三、临时冠的制作

(1)通过使用模型形成外表面,在口腔中牙体预备的牙齿上制成临时冠。模型可以在牙体制备之前在铸件或口腔中制作。模型应具有"理想"的形状。

(2)模型可由蜡、弹性印模材料或热塑性聚合物制成,如图35.4所示。材料首先必须柔软,以便调整成"理想"的形状。然后,材料凝固或冷却并变成半固体,形成理想形状的牙齿的阴面,如图35.5A所示。制备临时冠时,用模型形成外表面。

(3)接下来,将树脂体系混合并放置在模型中。如图35.5B所示,将模型放在口腔中预备好的牙齿上方,使相邻未预备的牙齿的正面与铸模的反面相匹配。然后材料凝固。移除模型,并移除定型材料。多余的结固材料被整修后制成临时冠。

四、赛璐珞冠形

如图35.2左侧所示,一种透明、轻薄、预制的赛璐

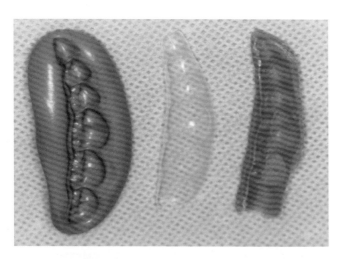

图35.4　由印模泥子(左)、热塑性树脂(中)和蜡(右)制成的模型阴面形状。

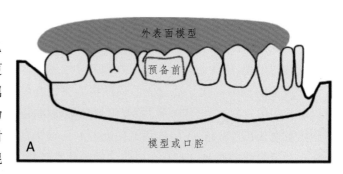

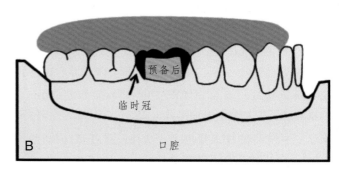

图35.5　剖面图。(A)在牙体预备前取模。(B)在模型上预备牙齿并制作临时冠(黑色区域表示预备前牙冠的原始形状)。

珞冠可作为模具使用。与其他类型的模具一样,赛璐珞冠充填有丙烯酸或其他树脂材料。赛璐珞不受丙烯酸材料的影响,也不与丙烯酸材料结合。赛璐珞是热塑性的,可以被加热和拉伸,以便扩大开口。可通过切割出狭长的切口、重叠边缘,然后用一滴丙酮将重叠部分连接起来而将赛璐珞冠形变得更小。如前所述,它们充填有丙烯酸材料。薄的赛璐珞材料在修整和粘接临时牙冠之前被剥离(去除)。

五、技工室制作的临时冠

口腔技工室可以为复杂病例制作临时牙冠或牙桥。取模并送到技工室。在技工室内,仅最低限度预备模型上的牙齿,并制作了一个临时的"壳"冠。在口腔中,牙体预备后,临时冠衬以丙烯酸树脂。与其他技术一样,对牙冠进行整修和粘接。

六、制作临时牙冠

通过使用"真空成型"铸模和化学活化的丙烯酸树脂,可在牙齿模型上制作临时冠。必需的器材见表35.1。使用未预备的牙齿和预备好的牙齿。制备藻酸盐印模、

灌注和修整模型,以及使用真空成型器的技术在其他章节介绍。

(一)制作热塑性真空成型铸模

(1)用原始的、无预备的牙齿制作牙的模型。

(2)加热塑料片,并将其用到模型上,如第31章中所述。当塑料仍然很热时,使用一种工具,如蜡铲,将塑料压入目标牙齿的四个邻间区域。

(3)修整模型,使其包含几个位于目标牙齿近中侧和远中侧的牙齿。修整到目标牙冠的牙龈边缘。图35.6A展示了牙型上的真空成型模型。

(二)制作临时牙冠

(1)将"预备牙冠"的牙齿插入牙齿模型。

(2)将预备好的牙齿(包括单个牙齿)用凡士林润滑牙模。

(3)将丙烯酸树脂体系的粉末和液体混合至浓稠。

(4)在预备好的牙齿区域充填铸模(图35.6B),待丙烯酸材料达到面团的稠度。

(5)将预备好的牙齿上的材料固定放置在牙模上(图35.6C)。这种材料可能会渗出牙龈,但此时不要试图去除。

(6)允许材料置为半刚性状态。将真空成型铸模和丙烯酸材料从牙模上取下(图35.6D)。

(7)用剪刀修剪任何多余的部分。用锋利的刀片或弯曲的剪刀修剪邻间区域的多余部分。重新固定在牙模上的临时冠,等待丙烯酸树脂变硬。

(三)用机头、牙钻和打磨片修整多余的部分

(1)修整多余的切口,形成适当的牙齿邻接(图35.6E)。

(2)修整边缘处多余的切口。临时冠应在预备牙齿的边缘结束。边缘牙冠的轮廓应与剩余牙齿结构的轮廓一致。

(3)如果临时牙冠边缘较短,则应添加更多材料"修复"临时冠(图35.6F)。

(4)如果需要,用咬合纸和对侧的牙列调整咬合。

(5)用浮石粉或其他抛光材料抛光临时牙冠。现在它已经准备好粘接了。

(6)使用附录2中的能力评估表评估临时冠。

总结

1.准备必要的材料。

2.在牙齿模型上涂凡士林。

3.将丙烯酸材料混合。

4.将材料放入先前制作的牙齿铸模中。

5.将充填好的铸模放在牙模上。

6.取出铸模和丙烯酸树脂,并修剪所有多余部分。

7.让丙烯酸树脂凝固。

8.修剪多余的材料。

9.调整咬合。

10.抛光。

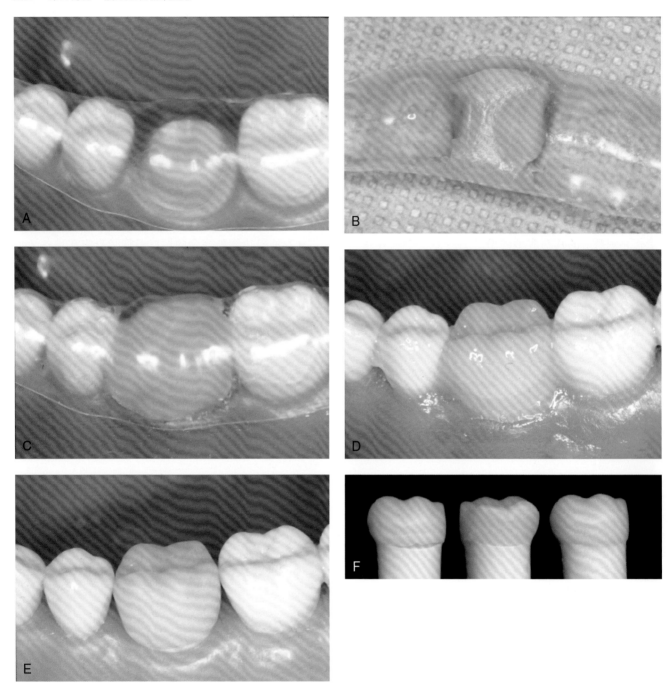

图 35.6　制作临时牙冠的步骤。(A)在预备好牙冠的模型上真空成型压模。(B)在预备好的牙齿区域用新混合的丙烯酸树脂充填真空成型铸模。(C)铸模和丙烯酸树脂固定在预备好的牙齿上。(D)去除真空成型铸模,将丙烯酸树脂留在预备好的牙齿上。(E)修整抛光的临时冠。(F)临时冠的边缘(从左至右):开放的颊侧边缘、可接受的舌侧边缘以及正在修整的颊侧边缘。

复习题

1.临时牙冠的另一个名称是：

a."一种适合所有情况"的冠

b.临时修复体

c.吸入冠

d.树脂冠

2.临时冠的重要接触点包括：

a.咬合

b.邻接

c.都有

d.都没有

3.临时冠的作用是：

a.使患者舒适

b.美学

c.功能

d.以上均正确

e.以上均不正确

第36章

复合树脂的修整完成和抛光

学习目标

1. 解释复合树脂修整完成和抛光的原理。

2. 回顾经过适当修整完成和抛光的复合树脂修复体的优点。

3. 列出修整完成和抛光复合修复体的两个适应证。

4. 讨论不当放置和修整复合树脂的不良影响。

5. 评估一个复合树脂修复体，以确定是否需要更换或重新修整完成和抛光。

6. 区分复合树脂修整完成和抛光的过程。

7. 根据本章提供的标准，评价一个修整完成和抛光得当的复合树脂修复体。

引言

复合树脂作为一种美学修复材料,其应用正在不断扩大。这种材料曾主要被用于前牙区,因为在这一区域,美学是一项关键的考虑因素,而目前,复合树脂被用于多种情况,以恢复整个牙列。出于这种考虑,口腔卫生士必须注意复合树脂的正确维护,以确保牙周健康并预防牙齿疾病。

一、修整完成和抛光的目的

修整完成和抛光树脂修复体的主要目的是制作一个光滑、均一且易于患者清洁的修复体。这反过来又可以延长修复体的寿命,降低继发龋的发生率,促进周围组织健康。有时,患者仅需要对其树脂修复体进行抛光,基本不需要修整完成。

(一)修整完成和抛光的优点

适当修整完成和抛光会有以下效果:
- 平滑、没有可察觉的飞边;
- 抗菌斑的表面;
- 牙龈组织更健康;
- 修复体持久性增加;
- 美感增强;
- 轮廓适当。

(二)达到上述效果的方法

这些效果是通过适当地抛光洞缘、重建功能解剖结构,以及制作一个光滑且无空隙的表面来达到的。光滑的表面是模拟珐琅的高度光泽所必需的。

二、复合树脂的评价

与银汞合金修复不同,复合树脂可以在放置后立即进行修整完成和抛光。放置不当、修整和抛光不完全或正常的磨损和折裂会增加继发龋、牙菌斑、牙周病和修复失败的风险。复合树脂修复体应作为口腔检查的一部分进行评估。有些修复体可能需要修整完成和抛光,另外一些可能需要修理或更换。

(一)修整完成和抛光指征
- 过度延展或飞边;
- 咬合接触过早;
- 悬突;
- 局部着色;
- 局部解剖轮廓修复;
- 小剥落或缺陷。

(二)修理或更换的指征
- 大范围过度延展或悬突;
- 修复体边缘未封闭;
- 折断;
- 大范围染色;
- 继发龋;
- 邻接点开放;
- 缺陷较大。

三、修整完成和抛光注意事项

与第26章中所讨论的汞合金修整完成和抛光类似,修整完成和抛光复合树脂的过程可以看作是两个不同的过程或一个过程的两个步骤。在修整完成过程中,对轮廓进行修整,同时对边缘和不规则性进行了平滑处理。抛光过程应使表面变得光滑有光泽。

如图36.1所示,有多种产品可供选择,如钻头、修整条、修整盘、修整尖、修整杯、抛光膏和抛光刷。许

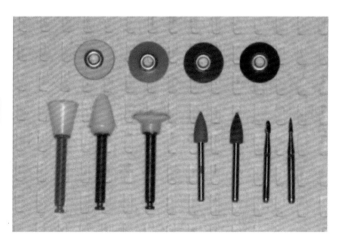

图36.1 用于修整完成和抛光复合树脂的修整盘、修整尖、修整杯和修整钻头。

多制造商甚至会销售他们自己的抛光系统。本章将讨论一些最常见的产品。修整完成和抛光复合树脂的理论和工艺与其他材料一致，已在第16章进行了描述。

在修整完成和抛光过程中必须控制产生的热量。复合树脂的导热系数不像汞合金那样高，但必须考虑到温度升高对牙髓刺激或损伤的风险。建议使用低速手持件，用水作为冷却剂并间歇打磨，以避免热量的积聚和传递。

最后，必须注意不要损伤邻近的牙齿或软组织。用棉卷、三角吸唾片或橡皮障隔离牙齿，以防止对周围组织的医源性伤害。

四、复合树脂修整完成和抛光的过程

（一）评估修复体

口腔复合树脂与牙齿同色，往往难以看到，所以用气-水枪的气流来彻底干燥修复后的牙齿很有用。在修复体干燥后，目视检查外形轮廓是否有适当的解剖形态、碎片、空隙、污迹或缺陷。咬合接触可以使用咬合纸来评估。使用一个探针来轻轻地检查修复的所有边界。近中端表面也可以用探针来评估。用牙线来确定是否有适当的接触和牙龈边缘。

（二）与患者的交流

向患者解释复合树脂修整完成和抛光的原理，并与患者一起探讨操作步骤。应告知患者其在此过程中可能体验到的感觉，尤其是使用低速手机修整钻头时。

（三）准备必要的设备

根据修复和临床医生的习惯选择仪器。设备清单见表36.1。

临床操作建议

- 有效的照明和干燥的表面有助于对不规则表面进行评估。
- 步骤的顺序至关重要。在前一个步骤完成之前，不要继续进行下一个步骤。

表36.1　复合树脂修复体的修整完成和抛光设备

口腔镜
咬合纸
探针
低速手机
气-水枪
棉卷、吸唾片或橡皮障
修整钻头
修整条
弯刀片和手柄
修整和抛光盘、抛光杯和抛光尖
牙线

注意事项

- 如果操作者不小心，邻近的牙齿或牙龈可能会发生医源性损伤。
- 在复合树脂修整完成和抛光过程中，牙齿会迅速产热。
- 使用抛光盘抛光时经常会产生气溶胶。
- 暴露的金属柄或抛光盘中心会划伤复合树脂表面并使其变色。使用抛光盘时应小心。

（四）修整完成、评估、抛光和重新评估修复体

用棉卷或橡皮障隔离区域。按照以下所述的内容进行修整完成和抛光，然后重新评估恢复体。

五、修整完成复合树脂

（一）近中表面

悬突最常见于邻接区。邻接区操作具有挑战性，通常将修整完成和抛光步骤结合在一起。

1.刀片

弧形刀片是去除邻接区悬突和飞边最有效的工具。刀片的使用如图36.2所示。关键是操作者在内侧曲线上使用带有单刃的弯曲刀片。接触牙龈的刀片的外边缘无切削刃，因此，外缘不太可能损伤软组织。小心地保持刀刃呈一个小锐角与齿面接触。刀片由牙齿轮廓引导，并对多余的复合材料进行刮削而不要进行切割。如果口

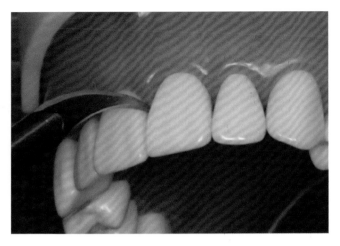

图 36.2 用弧形刀片去除邻面悬突。

腔卫生士对使用刀片感到不舒服,或者不属于国家行医法的范围,则应使用另一种技术或寻求口腔科医生的帮助。使用刀片去除复合突出物与用刮刀清理牙根表面非常相似。

2.火焰形修整钻头

如图 36.3 所示,火焰形状的修整钻头可用于打磨轮廓和边缘,并去除突出部分。与圆盘一样,使用流畅、谨慎、间歇的手法,从牙齿结构移动到修复体。在接触表面时,要保持匀速运动,以防刮伤修复体或牙齿表面。

3.修整盘

当修复体延伸到面部或舌面时,可用修整盘帮助进入该区域。一些制造商生产了一系列用颜色编码的研磨盘,并逐渐由粗到细。常见的一个修整盘系统是 Sof-

Lex 圆盘(3M-ESPE,St. Paul,MN),如图 16.6 所示,流畅、谨慎、间歇地接触。从牙体组织开始,在修复体表面上移动,使表面光滑并去除突起(图 36.4)。

4.修整条

修整条的中心不含磨料。应小心地拉动或"松开"条带通过邻接。将贴片放置在牙齿结构和修复体上,并轻轻地将贴片拉到修复体的表面或边缘上,如图 36.5 所示。根据需要重复此过程。务必确认修整条置于牙龈和邻接点之间,以免打开触点。

(二)咬合面

咬合清理包括打磨边缘、重塑解剖外形和去除飞边。

1.蛋形或足球形的修整钻头

蛋形或足球形修整钻头几乎可以用来完成所有咬

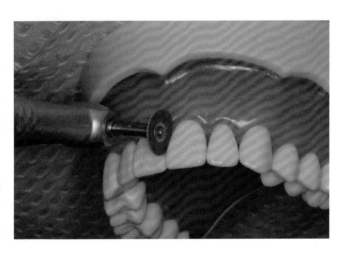

图 36.4 用来修整邻面的修整盘。

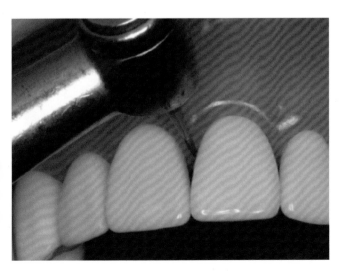

图 36.3 在邻面区域使用的一种火焰形状的修整钻头。

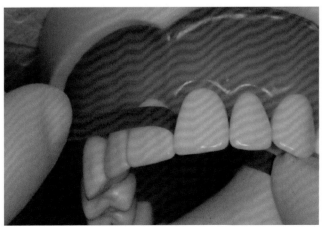

图 36.5 用于调整邻接区的修整条。

合修整。钻头的使用如图 36.6 所示。存留牙齿结构引导钻头穿过三角形的嵴或尖端进入窝沟。在修复体表面上做平滑、间歇的刷状移动。

2.修整尖和修整杯

修整尖或修整杯用于打磨表面和沟槽，如图 36.7 所示。在修复体表面上做平滑、间歇的刷状移动。

(三)唇面和舌面

对唇面和舌面进行修整完成，使边缘平整，重新调整轴向轮廓，去除飞边和表面染色。

1.火焰形修整钻头

火焰形修整钻头可用于轮廓表面、打磨边缘和去除飞边(见图 36.8)。与其他研磨头一样，通过平滑、谨慎、间歇的刷状运动从牙齿结构移动到修复体。接触表面时要保持匀速运动，以防刮伤修复体或牙齿表面。

2.蛋形或足球形修整钻头

蛋形或足球形修整钻头通常用于前牙舌面。它们的形状与前牙舌凹一致。使用现有的牙齿结构来引导钻头。在修复体表面做平滑、间歇的刷状移动。

3.修整盘、修整尖和修整杯

图 36.9 和图 36.10 所示修整盘和修整杯用于前牙的外唇侧，而修整尖和修整杯用于前牙的舌侧。修整盘、修整尖和修整杯的组合适用于后牙。从牙齿结构移动到修复体表面，做平稳、谨慎、间歇的刷状运动。前牙的唇面要特别注意，因为此处的美观很重要。

(四)评估修整完成过程

使用附录 2 中的能力评估表中列出的标准来评估

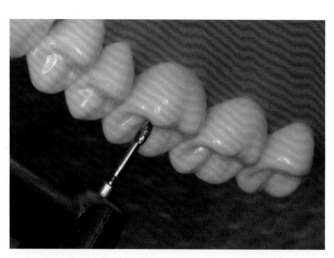

图 36.6　用于调整咬合面的修整钻头。

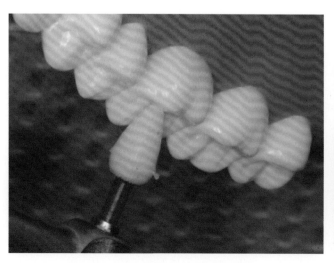

图 36.7　用于打磨咬合面的修整尖。

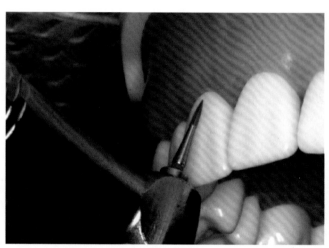

图 36.8　一个用来修整唇面轮廓的修整钻头。

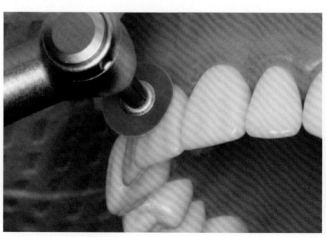

图 36.9　用于修整颊面的修整盘。

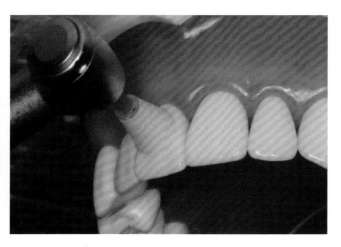

图 36.10　用来打磨唇侧表面的修整杯。

完成过程。在达到这些标准之前，不要进行抛光步骤。除非修整完成过程中的每一步都已经成功完成，否则不可能使表面达到光滑的程度。

六、抛光复合树脂

复合树脂的抛光过程与修整完成过程非常相似。主要的区别包括：使用精细的磨料、去除较少的材料、使表面光亮。有些磨料器械可以同时用于修整和抛光复合树脂。

(一)抛光近中面

抛光过程中使用精细的研磨盘、研磨条或橡胶抛光盘、抛光尖和抛光杯。做平稳、谨慎、间歇式的刷状移动。从牙齿结构开始，越过修复体表面，以产生光滑、高光泽的表面。

(二)抛光咬合面

抛光尖或抛光杯用于最终的抛光过程。在表面做平滑而谨慎的刷状运动。

(三)抛光唇面和舌面

抛光尖、抛光盘或抛光杯都用于最终的抛光过程。同样，在表面做平滑而谨慎的刷状运动。

(四)复合抛光膏

对于一些临床医师来说，最后的抛光步骤是使用一个带有抛光膏的橡胶杯，如图 16.17 所示。这些抛光膏能够形成光泽的表面，以最大限度地保持美观。

(五)评估抛光过程

使用口腔镜、探针和附录 2 中的能力评估表评估抛光后的复合树脂。复合树脂应是光滑、高度抛光的，并具有光泽，且不应对邻近的牙齿结构造成损伤。

七、结论

在每例患者的回访复诊时，应评估复合修复体是否存在复发性龋齿、空洞以及是否需要重新修整完成和抛光。如有需要，此过程可在回访期间执行，或单独安排预约。当复合材料修复体得到适当维护后，会减少菌斑的滞留，从而降低牙周病和龋齿的发生率。此外，修整完成和抛光将增加修复的美观性，从而提高患者满意度。

总结

复合树脂的修整完成和抛光

修整

1.评估修复体(边缘、咬合面、邻接区域)。

2.与患者探讨操作过程。

3.用棉卷或橡胶障隔离工作区域。

4.如有必要，打磨邻接面(用钻头、修整盘和修整条)。

5.清除咬合面多余部分，用钻头清除飞边部分。

6.用钻头形成咬合面的解剖结构。

7.打磨窝洞边缘和咬合面。

8.打磨颊面和舌面。

抛光

1.使用精细的研磨盘、研磨条、抛光杯和抛光尖抛光咬合面、邻面、唇面和舌面。

2.冲洗、干燥和吹干复合树脂。

学习活动

1.在口腔材料技工室,观察已拔除牙齿中的现有复合树脂材料。评估边界和轮廓。

2.在患者评估期间,使用探针、口腔镜和牙线评估复合树脂修复体。

3.在口腔材料技工室,使用预备有洞型的模拟牙模,放置复合树脂修复体。修整完成并抛光树脂修复体。

4.制作一个 5mm×10mm 的复合材料样品,用第16章介绍的方法抛光。抛光过程使用中度、细微和超细的 Sof-Lex 抛光盘。

 复习题

1.在抛光复合树脂材料时,防止牙髓过热的最有效方法是:

a.轻击

b.保持牙齿和复合树脂材料湿润

c.用凡士林润滑

d.先使用细砂磨料

2.理想情况下,应在什么时候修整完成复合树脂修复体:

a.一周后

b.24 小时后

c.2 小时后

d.在安排预约时

3.在复合树脂修整完成和抛光过程中,较粗的研磨盘后应该使用较细的研磨盘。这允许最初更快速地去除复合树脂材料表面中的较大划痕,然后较少侵袭性地去除含有较小划痕的材料。

a.第一句话正确;第二句话错误

b.第一句话错误;第二句话正确

c.两句话都正确

d.两句话都错误

4.复合树脂修复体的修整完成和抛光改善了以下所有方面,除了哪一个?

a.表面光泽

b.牙龈健康

c.边缘飞边

d.过度腐蚀

5.在修整完成前牙舌侧的复合树脂修复体时,最有效的磨料是:

a.修整盘

b.修整杯

c.火焰形修整钻头

d.蛋形/足球形修整钻头

对新晋口腔卫生士的建议

第37章

学习目标

1. 阐述口腔卫生士在促进个人口腔健康方面所扮演的角色。
2. 总结口腔卫生士在治疗方案方面与患者沟通的作用。
3. 阐明成为一名有贡献的、并参与其中的口腔团队成员的重要性。

引言

作者注：目前，并没有太多教科书给刚进入口腔卫生实践的毕业生提供建议。作为一名执业多年且聘用过大量口腔卫生士的特约作者，有很多有价值的信息分享。而作为本文的作者，我们由衷地认同，本书中应包含上述信息。在你的执业管理课程中，可能会看到相同的信息。

一、执业理念

卫生士需要知道在他或她的工作中所包含的执业理念。很多口腔诊所只归一名执业医生所有并运行。这些理念包括目前较常用的工艺、技术和治疗方案，以及未来会进行的改变。口腔科医生相信什么，为什么他或她相信？其优势和短板是什么？什么程序常规适用于专科医生？其对一些做法的看法和态度是什么？例如由一般的口腔科医生开展口腔正畸学、种植、家庭和诊室美白、激光治疗、全瓷冠和黄金全冠，这里仅仅是举几个例子。

如果你清楚口腔执业理念（并认同），那么，口腔卫生士会在为患者推荐治疗方案时发挥积极的作用。如果两人都清楚对方的理念并互相认同，难道不更容易把这些理念传达给第三方吗？这就是一个基本的准则。但在很多病例中，口腔科医生不能把自己的执业理念清楚地传达给口腔卫生士，口腔卫生士也未曾询问。

二、患者对自身口腔条件的认识

众所周知，口腔卫生士的基本责任是对患者进行健康教育。多数情况下，这种教育是围绕家庭口腔卫生护理过程和疾病预防的。什么时候让患者接受有关口腔方面的教育？何时让他们的口腔情况改善？他或她知道自己接受了什么样的修复和使用什么样的材料吗？他们知道这些修复体的情况吗？是否有磨耗、折裂或破损呢？

口内相机的使用可以完美地显示患者牙体缺失、修复体破损、牙齿折裂、龋齿和牙周问题。牙齿需服务于一个人的一生，所以，需要花时间去教育或告知患者牙齿的情况。令人吃惊的是许多患者认为他们的牙齿很好，他们只是担心新的龋齿，事实上，此时整个牙齿结构都可能在损坏的过程中。进一步损害可能导致牙弓损毁甚至其他更严重的问题。有多种多媒体患者教育项目，我们必须在诊室告知患者各种可用的治疗方法。这就引出了另外一些建议。

三、口腔服务的推广

应该清楚患者在见到口腔科医生之前，常会相信牙医助理或口腔卫生士的建议。这源于社会心理学家所说的权力趋近/抑制理论。这说明，相对于口腔卫生士，患者可能对"掌权"的人更谨慎（在本例中指口腔科医生）。患者对（他或她的行为会更信任）口腔助理或口腔卫生士的反应不同于口腔科医生。因为你虽然是一个专业人员，但"权力"不如口腔科医生，他们将更信任你。他们知道你没有财务决定权，因此会很容易问，"如果这是你，你会怎么做"？这就提供了一个机会，来促进给特殊患者提供最佳的治疗方案。作为专业人士，我们应该遵守的道德原则之一是行善，也就是促进好的方面。我们需要同时促进良好的修复治疗以及良好的口腔卫生保健。与此同时，必须明确表示，我们不是"卖"口腔治疗，特别是并非真正需要的治疗。遗憾的是，一些口腔科医生似乎存在不道德的做法，为了自己的经济利益，让患者把钱花费在了不合理的口腔治疗中。

高质量的服务推广是很复杂的。有需要立刻处理的口腔情况，如感染，另外一些可能没有那么紧急。如果口腔卫生士掌握了治疗理念，就可以在财务或其他方面限制超出患者的承受能力时，提供合理的咨询服务。通常，子女的正畸治疗要优先于其母亲的冠修复治疗。口腔卫生士可以解释接受这种治疗计划的优点，以及治疗延迟的风险。

我们目前所需要的推广引发了另一个有争议的问题，那就是口腔卫生士的口腔诊断。我们绝不主张口腔卫生士在诊室中告知患者他们认为患者应该采取的治疗计划。大多数州的口腔诊所法律都禁止口腔卫生士进行口腔诊断，因为这显然超出了其执业范围，但口腔卫生士可以加强和促进执行既定的治疗。一个可接受的情况是：口腔科医生告知患者他或她的诊断和治疗计划，如果口腔科医生离开诊室，患者可能会转向口腔卫生士，去了解他们的意见。因此,这是口腔卫生士的黄金机会,因为如果他们认同口腔科医生的执业理念,可以确认并鼓励患者接受既定的治疗。

四、患者的最大利益

如前所述,整个诊室人员都希望为患者提供最好的治疗和护理。口腔卫生士目前已成为患者的引导者。这也延伸到保险公司。大多数保险公司为治疗支付的金额有限制。支付特定的修复可能还不够。无论保险是否支付所需的治疗费用,都不应该阻止口腔卫生士鼓励患者接受并完成既定的修复治疗。从道德上讲,患者的保险状况不应该是口腔卫生士的关注点。与诊断、与治疗有关的财务方面通常是患者和口腔接待员或诊室负责人应关注的问题。

五、诊室的技术

如果所有人员都熟悉诊室的各种技术,就可以提供最好的服务。还应熟悉计算机系统和软件,这不仅包括口腔卫生士和口腔科医生可能使用的软件,也包括接待员的软件。这样可使口腔卫生士更加胜任工作并进行流畅的操作。应了解诊室使用的所有先进仪器和设备。所有人员了解和掌握相关技术将对患者产生积极

的影响。

六、口腔团队中的成员

这方面内容可能曾经以多种形式介绍。整个工作范围应围绕患者进行。"患者是我们的第一要务"可能是你的课程所倡导的熟悉的座右铭。执业中的所有人员都需要坚持这一理念。诊室内的每个人都各负其责有助于将患者放在第一位。一旦以患者需求为首位,口腔卫生士就会愿意在预约取消时帮助他人而不是站在一旁。不要犹豫,可询问其他人(如口腔助理或诊室负责人)你可以做些什么来提高办公效率、流程和清洁度。作为口腔卫生专业人员,其工作职责远超出牙齿清洁。重要的是不仅要向患者,还要向其他团队成员传递积极信息。口腔卫生士态度不佳和怠慢会对雇主和其他工作人员产生负面影响。当然,患者会意识到诊室的不和谐。与空闲时间相比,忙碌的工作日时间不会过得更快吗?想想你所做的一切好事!

七、结论

希望通过本章简短的介绍,为口腔卫生士未来的执业提供一些建议。通常有人说,"经验是最好的老师",但提前获得一些技巧可以使新工作的适应更加愉快。

第 3 部分

病例研究

引言

本部分提供的病例研究(Case Studies,CS)有助于更好地理解修复或替代牙齿的各种口腔材料。问题讨论不仅局限于口腔材料,同样涉及口腔临床治疗过程中的修复持久性、修复体和口腔组织等。

病例 1

患者,女,63岁,有上颌义齿,见图CS1.1。患者收入有限,但每年都要到口腔科进行彻底的口腔科检查和预防。在此次复诊中,其菌斑和着色较少,在剩余天然牙齿舌面有少量龈上结石。

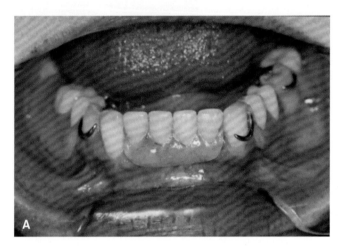
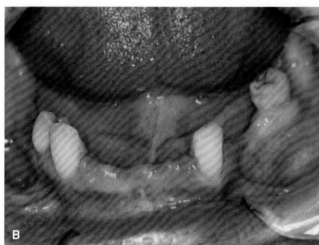
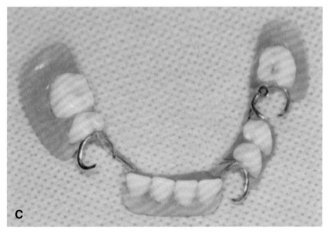

图 CS1.1　(A)患者佩戴修复体。(B)患者未戴修复体。(C)修复体。

问题

1.下颌余留天然牙齿包括：

a.牙齿 #18、#22、#27 和 #28

b.牙齿 #19、#21、#25 和 #26

c.牙齿 #19、#22、#27 和 #28

d.牙齿 #18、#21、#26 和 #27

2.更换的修复装置被称为：

a.一个可摘桥

b.一个可摘局部义齿

c.一个局部

d.一个固定局部义齿

3.修复体的卡环围绕着下列哪颗牙齿？

a.牙齿 #19、#22 和 #27

b.牙齿 #18、#21 和 #26

c.牙齿 #18、#22 和 #28

d.牙齿 #19、#22 和 #28

4.修复体的组成成分包括_____种牙科材料。

a.2

b.3

c.4

d.5

5.为此患者天然牙齿选择的抛光材料应为：

a.浮石粉

b.粗质抛光膏

c.应用于所有牙齿的细质抛光膏

d.选择性抛光有着色的牙齿

6.刮除和抛光天然牙齿后，清洁修复体，并对患者进行牙石形成和去除的教育，适当的复诊推荐应为：

a.持续每年复诊

b.因牙石形成而改为每 6 个月复诊

c.保持每年复诊，但随时密切留意牙石的形成，如需要可改变复诊时间

d.鼓励患者每 4 个月复诊，这样可以密切关注牙石的形成情况

病例 2

　　照片 (图 CS2.1) 显示一名 25 岁男性在预约治疗期间放置了 3 个修复体。患者牙龈很容易出血, 这个象限的探测深度在图 CS2.2 的图表中注明。患者的口腔卫生家庭护理包括每周刷 2~3 次, 不刷时用 Scope 漱口水漱口, 未使用牙线清洁。

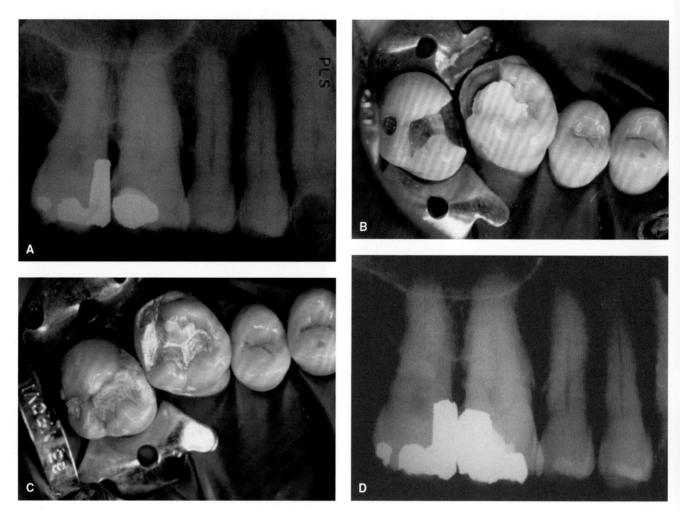

图 CS2.1　(A) 术前影像。(B) 用橡皮障隔离, 预备银汞合金充填。(C) 银汞合金修复体。(D) 术后影像。(Courtesy of Dr. Henry Miller, Martinsburg, WV)

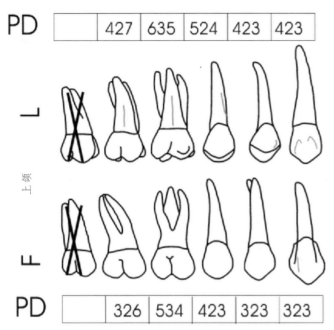

PD		427	635	524	423	423
L						
F						
PD		326	534	423	323	323

图 CS2.2　上图显示牙齿的牙周测量。

问题

1.被修复的牙齿为：
a.牙齿 #2 和 #3
b.牙齿 #14 和 #15
c.牙齿 #13 和 #14
d.牙齿 #1 和 #2

2.在图 CS2.1A 中,第二颗牙齿底部的"白色"材料应为_____,它的作用是_____：
a.洞衬;提供强度和温度绝缘
b.垫底;提供强度和温度绝缘
c.洞衬;保护牙髓不受化学刺激
d.垫底;保护牙髓不受化学刺激

3.从最后一颗牙齿的最远端表面到中间移动,将命名汞合金修复体：
a.远中-殆面(DO)、近中-殆面(MO)和 远中-殆-舌面(DOL)
b.殆面(O)、MO 和 DO
c.O、MO 和 DOL
d.MO、DO 和 DOL

4.该患者还存在哪两种情况?
a.牙髓和牙周病
b.前磨牙殆面染色和牙周病
c.根面牙石和牙龈炎
d.根面牙石和牙周病

5.在患者的修复预约之间,会预约进行必要的口腔卫生护理。假设口腔卫生评估和诊断已经完成,口腔卫生护理的实施将包括：
a.刮治和抛光
b.刮治、根面平整和抛光
c.影像检查、根面平整和抛光
d.刮治、根面平整、抛光和评估

6.新的银汞合金最好用什么修整完成和抛光?
a.浮石和氧化锡
b.氧化锡浆液
c.修整钻,然后是浮石和美白浆液
d.粗质然后是细质抛光膏

7.下列哪些牙齿应进行密切的"牙周监测"?
a.牙齿 #2
b.牙齿 #2 和 #3
c.牙齿 #2、#3 和 #4
d.此病例所有牙齿应以同样的方式监督

病例 3

患者,女,31 岁,其非常在意一颗明显畸形的牙齿。患者每年都会进行口腔科检查,同时预约了口腔卫生护理。患者的口腔家庭护理较好,其最感兴趣的是牙齿"看起来好多了"。图 CS3.1 说明了牙齿修复的过程。

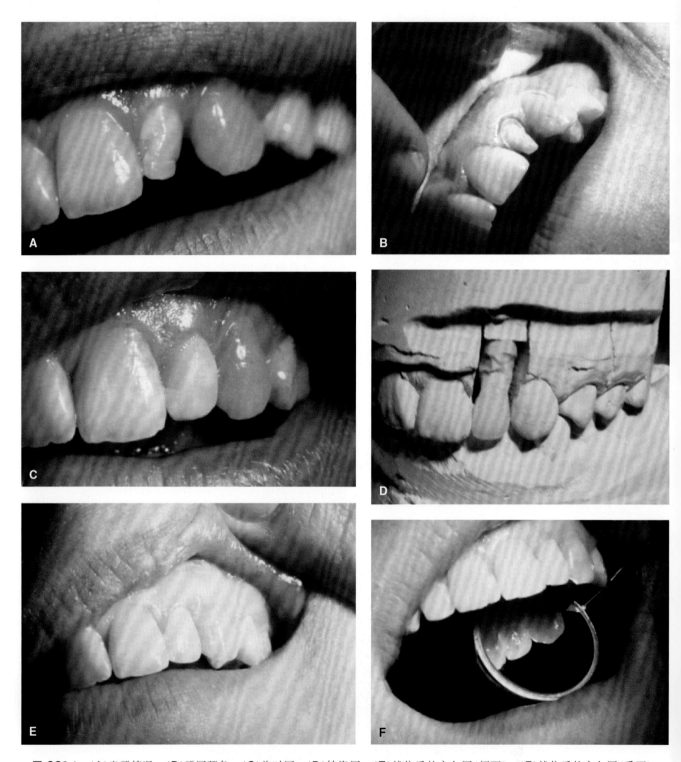

图 CS3.1   (A)患牙情况。(B)牙冠预备。(C)临时冠。(D)铸瓷冠。(E)就位后的永久冠(颊面)。(F)就位后的永久冠(舌面)。

问题

1.牙齿 #10 在图 CS3.1A 中常被称为：

a.融合牙

b.外伤牙

c.过小牙

d.腐蚀

2.最终修复体是一个_____修复体,用于这种特定修复体的修复步骤称为_____技术。

a.可移动;直接

b.固定;间接

c.可移动;间接

d.固定;直接

3.牙冠预备后,患者离开时佩戴的修复体如图 CS3.1C,被称为_____修复体。

a.过度

b.临时

c.永久

d.替代

4.我们可以假设图 CS3.1(E,F)中所示的牙冠不含金属材料。因此,这项技术常用的口腔材料是：

a.冷凝树脂

b.特殊修复水门汀

c.复合材料

d.陶瓷材料

5.对于问题 4 中选择材料的"最佳抛光介质"为：

a.仅牙膏

b."温和"洁牙膏

c.美白浮石粉

d.任何洁牙膏

6.在问题 4 中选择的口腔材料的最理想特征为：

a.透明性

b.抗磨损性(硬度)

c.抗折断性

d.多种颜色选择

7.如果患者在这种情况下牙齿变色并希望在制作新修复体之后使它们变白,那么应何时进行美白?

a.在修复体制作之前

b.在修复体制作之后

c.在修复体制作期间

d.此病例不适宜做美白

病例 4

Wesley Mullins

患者,女,43 岁,病史不明。患者自述每天刷牙两次,偶有牙龈出血,希望"让牙齿保持良好状态并维持"。

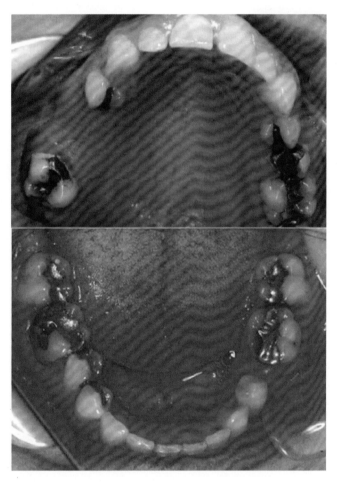

图 CS4.1　上、下牙列照片。(Courtesy of Dr. Wes Mullins, Knoxville, TN.)

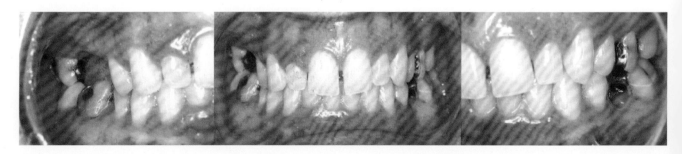

图 CS4.2　侧面和正面照片。(Courtesy of Dr. Wes Mullins, Knoxville, TN.)

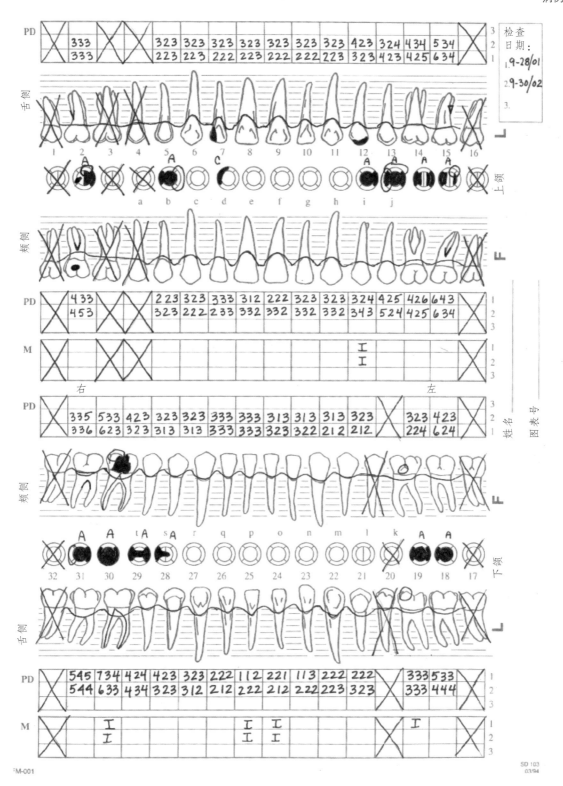

图 CS4.3 两次预约的牙齿和牙周记录。

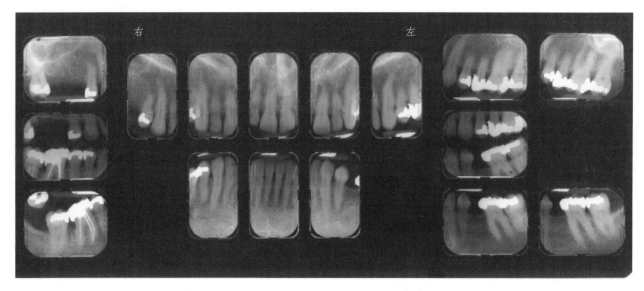

图 CS4.4   全口牙齿照片。

问题

1.牙周方面,和初诊相比,这例患者的牙龈健康_____。

a.大为好转

b.轻度好转

c.未改变

d.轻度恶化

e.明显恶化

2.下列哪颗牙齿有牙折裂迹象?

a.牙齿 #19

b.牙齿 #19 和 #31

c.牙齿 #13 和 #19

d.牙齿 #19 和 #30

e.牙齿 #13、#19 和 #31

3.影像学上,牙齿 #30 有____个根和____个根管。

a.2;2

b.3;2

c.3;3

d.2;3

4.一颗牙齿上可放置多个修复体。从本病例来看,牙齿 #2、#14 和 #15 有多个修复体。

a.第一句话正确;第二句话错误

b.第一句话错误;第二句话正确

c.两句话都正确

d.两句话都错误

5.牙齿 #30 远端和牙齿 #31 近中的银汞合金边缘可被描述为:

a.牙齿 #30 开放;牙齿 #31 过度延展

b.牙齿 #30 过度延展;牙齿 #31 开放

c.两颗牙齿边缘均过度延展

d.两个边缘均开放

6.牙齿 #30 根管充填了_____材料。

a.一种

b.两种

c.三种

d.临时

7.哪颗牙齿有伸长?

a.牙齿 #19

b.牙齿 #21

c.牙齿 #30

d.牙齿 #31

8.根据牙周记录,牙齿 #31 的牙龈退缩至少有_____mm。

a.2

b.3

c.4

d.5

病例 5

　　患者,女,73岁,患有可控性高血压,服用骨质疏松症药物,无口干症状。由于焦虑,患者每周抽4支或5支香烟。患者的口腔家庭护理包括每天刷牙和漱口两次。牙龈很少流血,无敏感症状,患者希望"尽可能保持牙齿的最佳状态",对笑容满意。

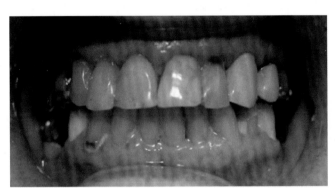

图 CS5.1　前牙咬合照片。

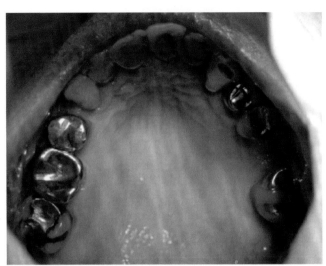

图 CS5.3　上颌牙弓𬌗面照片。

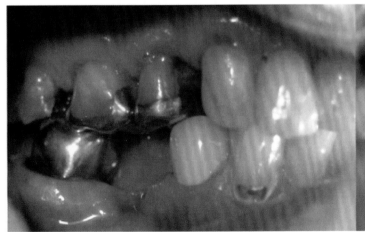

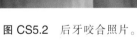

图 CS5.2　后牙咬合照片。

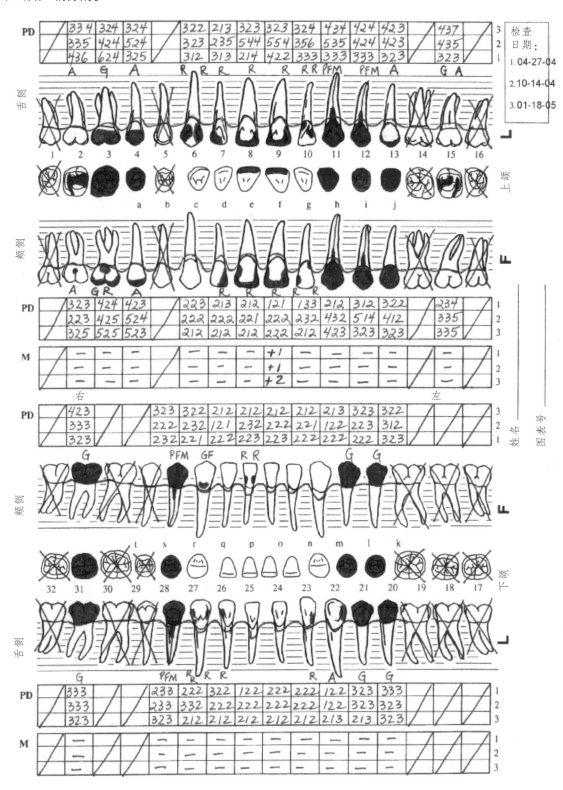

图 CS5.4　三次复诊的牙齿和牙周记录。

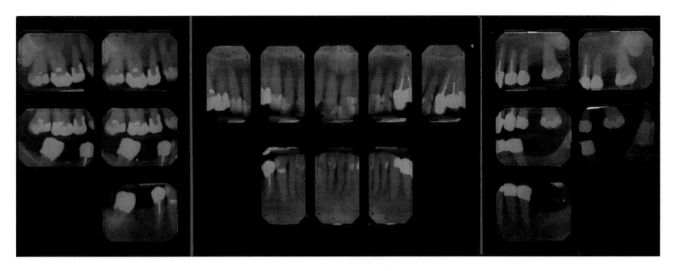

图 CS5.5　全口牙齿照片。

问题

1.从所提供的信息判断,患者哪个牙弓的牙周状况较好?

a.上颌

b.下颌

c.两个牙弓"牙周状况相同"

d.两个牙弓"牙周不健康"

2.患者口内有多少种修复体?

a.2

b.3

c.4

d.5

3.如果患者正在服用治疗骨质疏松症的药物,可能有什么样的口腔表征?

a.坏死性口炎

b.口腔干燥症

c.双膦酸盐诱导的骨坏死

d.增加患龋倾向

4.在了解患者的药物、医疗条件和习惯后,椅旁患者教育应包括下列信息中的:

a.营养咨询

b.点隙窝沟封闭

c.戒烟

d.牙齿美白

5.经过口腔检查,并回顾 X 线片和口腔病史后,对该患者的恰当建议是:

a.在牙齿 #9、#22、#25 和 #26 表面涂氟化物涂料

b.患者自己应用氟化物

c.点隙窝沟封闭

d.唾液替代物

6.牙齿 #15 最大的修复体是:

a.近中-殆面银汞合金

b.近中-殆面金嵌体

c.远中-殆面银汞合金

d.殆面金嵌体

e.远中-殆面金嵌体

7.牙齿 #11、#12 和 #28 有:

a.根管充填、桩和核

b.根管充填和金属烤瓷冠

c.桩、核和金属烤瓷冠

d.根管充填、桩、核和金属烤瓷冠

病例6

John H. Tucker

患者,女,62岁,患有2型糖尿病。患者自述早晚刷牙,但只在晚上使用牙线。患者对牙菌斑控制得很好,多年来一直定期进行口腔科护理。患者对笑容不满意,牙齿 #28 牙冠脱落,并向口腔科医生表述其"上前牙看起来很假",而"下前牙看起来损耗明显"。照片包括预处理、准备和处理后。在即将进行的修复治疗之前记录牙齿和牙周图表。

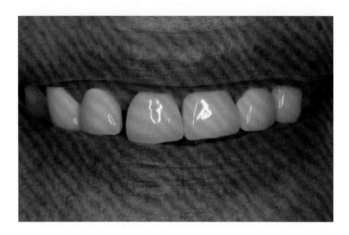

图 CS6.1 上颌前牙影像。

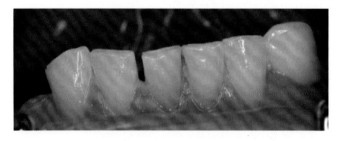

图 CS6.2 下颌前牙影像。

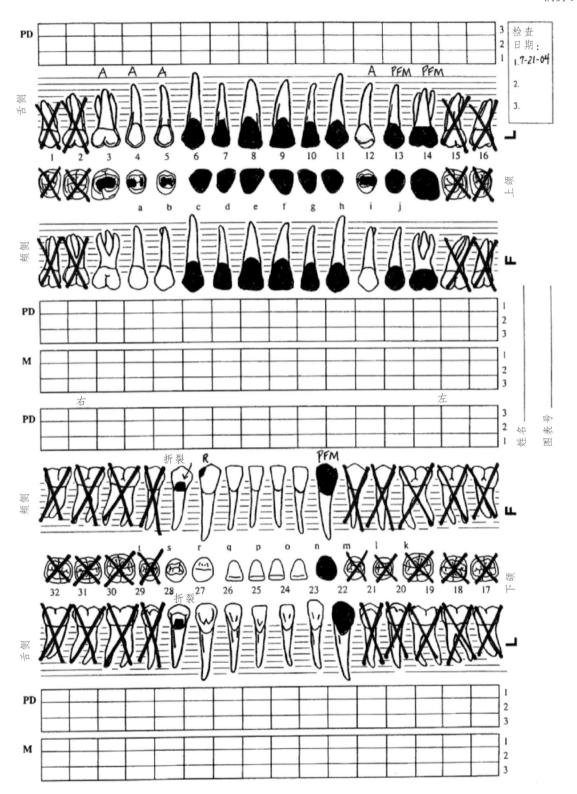

图 CS6.3　术前牙齿记录。

牙周记录表

图 CS6.4 术前牙周记录表。

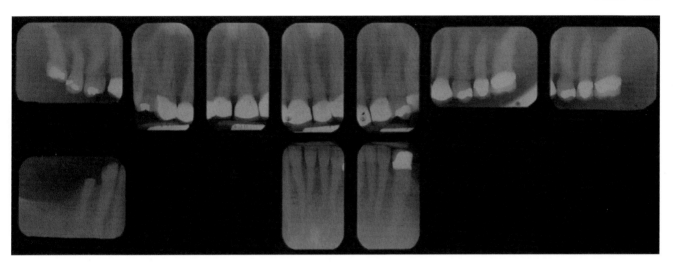

图 CS6.5　术前全口牙齿照片。

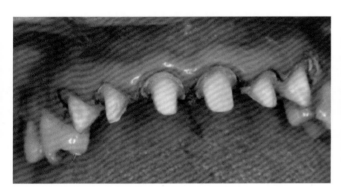

图 CS6.6　上颌前牙预备后的照片。

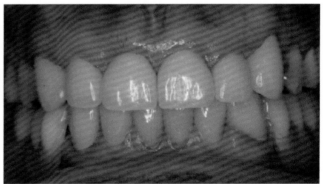

图 CS6.7　前牙治疗后的照片。

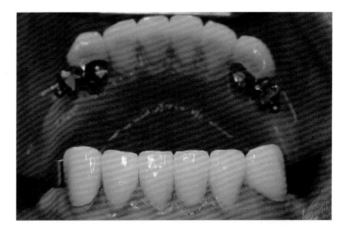

图 CS6.8　下颌前牙治疗后休息位照片和精密附件。

问题

1.患者自述"上前牙看起来很假"。专业表达是患者原来的上颌金属牙冠:

　a.外形过度修饰且不透明

　b.外形过度修饰且过度透明

　c.修饰不足且不透明

　d.修饰不足且过度不透明

2.治疗计划要求牙齿 #23、#24、#25 和 #26 瓷贴面修复。这些将记录在牙科图表上:

　a.记录成瓷冠

　b.通过勾勒出这些牙齿的舌面

　c.通过勾勒出这些牙齿的颊面

　d.通过勾勒出这些牙齿的颊舌面

3.根据提供的信息,该患者的牙龈被认为是:

　a.不好

　b.可接受

　c.非常好

　d.无法确定

4.哪颗牙齿具有弯曲牙的发育条件?

　a.牙齿 #3

　b.牙齿 #4

　c.牙齿 #5

　d.牙齿 #6

5.牙齿 #27 的影像学检查是:

　a.银汞合金修复体

　b.金嵌体

　c.龋坏

　d.复合树脂修复体

6.放在牙齿 #23 至 #26 上的贴面(图 CS6.7 和图 CS6.8)最有可能用_____粘接。

　a.氧化锌丁香油酚

　b.聚羧酸

　c.玻璃离子

　d.复合体

　e.磷酸锌

7.在下颌治疗后照片(图 CS6.8)中,牙齿 #22 和 #27 具有从远端表面延伸的金属凸起。其目的是附加于:

　a.未来的种植修复体

　b.过度(临时)牙

　c.新的局部义齿

　d.正畸保持器

病例 7

Patricia Inks

　　非洲裔美国男性患者,35 岁。自述数年未看过口腔科医生。采集完整病史,并将其归类为 ASA 分类 I 级。在进行各象限的牙周治疗后拍摄照片。

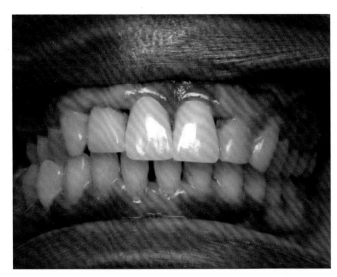

图 CS7.1　前牙咬合时的照片。

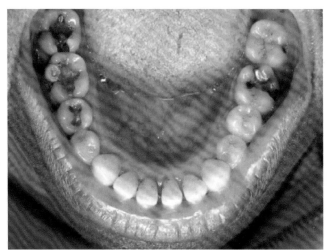

图 CS7.3　下颌牙弓照片。

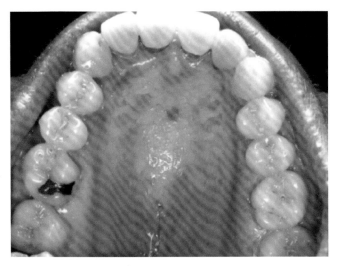

图 CS7.2　上颌牙弓咬合面照片(镜面观)。

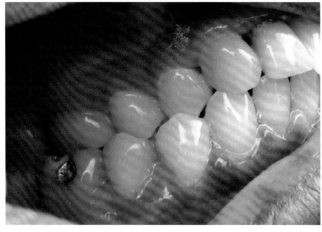

图 CS7.4　右侧后牙咬合照片。

问题

1.牙齿 #8 和 #9 上的修复体是?

a.瓷贴面

b.瓷冠

c.金瓷冠

d.塑料冠

e.牙齿 #8 和 #9 上面无修复体

2.图 CS7.1 和 图 CS7.4 的 Angle 分类是:

a.Ⅰ类

b.Ⅱ类,Ⅰ分类

c.Ⅱ类,Ⅱ分类

d.Ⅲ类

3.将右侧后牙(图 CS7.4)的咬合方式称为:

a.反咬合

b.深覆盖

c.深覆合

d.深咬合

4.牙齿 #3 (图 CS7.2)有一个分类为_____的银汞合金修复体。

a.Ⅰ类

b.Ⅱ类

c.Ⅴ类

d.Ⅵ类

5.患者主诉在进食时疼痛和对冷热敏感。口腔的哪个象限最可能是引起疼痛的区域?

a.上颌右侧(象限 #1)

b.上颌左侧(象限 #2)

c.下颌左侧(象限 #3)

d.下颌右侧(象限 #4)

6.下列都是适用于牙齿 #31 的诊断方法(图 CS7.3),除外:

a.视诊

b.扣诊

c.荧光

d.根尖周影像

7._____可能是一个适合前牙楔形缺损的口腔卫生辅助措施。

a.末端刷

b.间隙刷(代用刷)

c.无蜡细牙线

d.橡胶头

病例 8

Maryfrances Cummins

　　患者,男,47岁,身高6英尺(1英尺≈0.3m),体重220磅(1磅≈0.45kg),右上方有牙线。血压为135/85mmHg(1mmHg≈0.133kPa),脉搏为70 bpm,呼吸为18次。患者接受了2型糖尿病的护理并有青霉素过敏,目前服用二甲双胍和胰岛素,于2007年接受了脊柱手术。

　　口腔病史:该患者进行了口腔修复治疗,包括牙髓治疗。在过去的7年里,患者只接受了偶尔几次和急症的口腔科护理。最后一次口腔治疗是2年前牙齿#3的牙周脓肿,通过牙龈切口排出脓液,应用过抗生素,未继续进行后续护理。

　　生活史:患者已婚,是一名公交车司机。医生建议戒烟,但患者仍然每天抽一包香烟。此外,背部手术后,患者饮食习惯不健康且身体活动有限。

　　患者主诉:"牙龈退缩,牙齿之间的缝隙似乎在增长。牙齿变得对寒冷敏感,持续口臭。"

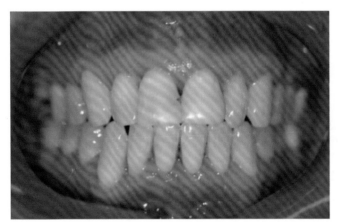

图 CS8.1　前牙咬合面照片。

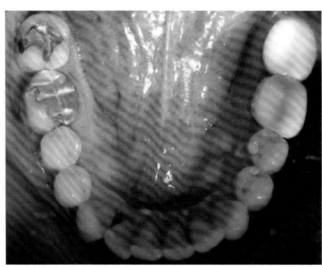

图 CS8.3　下颌牙弓照片。

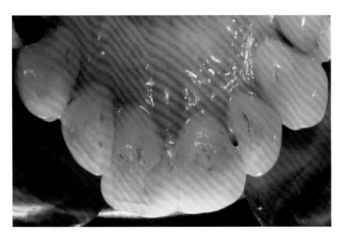

图 CS8.2　上颌前牙齿咬合面照片(镜面观)。

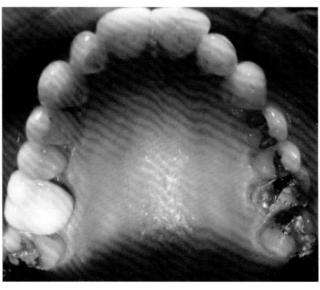

图 CS8.4　下颌牙弓照片(镜面观)。

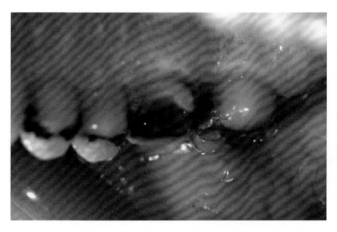

图 CS8.5　右上颌后牙的照片,腭侧观。

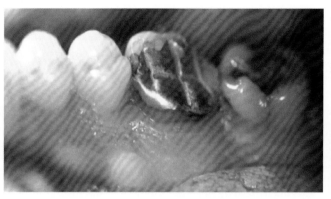

图 CS8.6　右下颌后牙的照片,舌侧观。

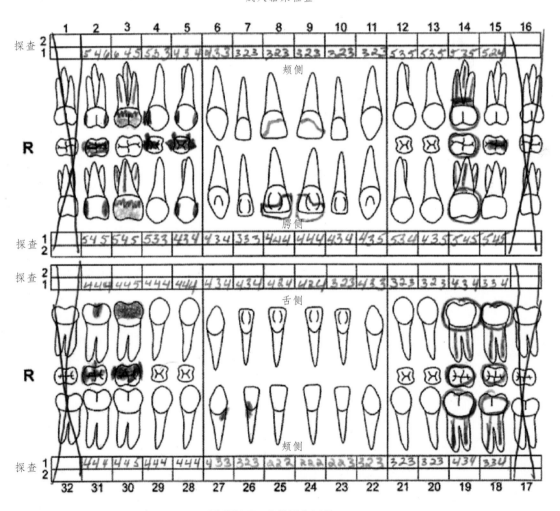

图 CS8.7　术前牙齿记录。

问题

1.以下哪项最有可能是牙齿 #5 牙周受累及的因素？

a.龋病

b.银汞悬突

c.龈下牙石

d.咬合

2.以下有关牙齿 #3 上牙冠断裂的原因,哪一个除外？

a.龋病

b.牙体治疗后无修复

c.咬合创伤

d.骨质流失

3.上颌中切牙的 G.V. Black 龋分类是：

a.Ⅲ类

b.Ⅳ类

c.Ⅴ类

d.Ⅵ类

4.下颌右前第一前磨牙(#28)在舌侧有 3mm 的牙龈退缩。这种牙齿的临床附着损失是多少？

a.3mm

b.5mm

c.7mm

d.9mm

5.患者选择不恢复牙齿 #3 并希望将其拔除。拔除牙齿后,不能选择以下哪一项？

a.可摘局部义齿

b.种植体和冠

c.上颌全口义齿

d.三单元局部固定义齿(固定桥)

6.考虑到主诉中的牙齿敏感症状,口腔卫生士应为该患者推荐哪种外用氟化物？

a.1.23%酸化磷酸盐氟化物凝胶

b.8%亚砜氟化物凝胶

c.5%氟化钠凝胶

d.上述任何一个

e.非上述任何一个

病例 9

Maryfrances Cummins

患者,女,48 岁。身高 5 英尺 7 英寸,体重 135 磅,血压 124/84mmHg,脉搏 72bpm,呼吸 20 次/分。患者自述 15 年前曾服用"减肥药"并对磺胺类药物、吗啡和可待因过敏。目前服用阿莫西林,每天两次,每次 1000mg,用于治疗喉咙痛。有药物和乙醇成瘾诊疗史。

口腔病史:曾接受过口腔修复治疗,包括牙髓治疗、桩核和牙冠修复。患者无固定家庭牙医,过去 3 年内只接受过口腔紧急护理。

生活史:最近与年龄分别为 70 岁和 75 岁身体健康的父母同住,因吸毒正在接受治疗,饮食习惯不健康,喜甜食,每天抽两包香烟。

主诉:"我想让牙齿恢复正常。"

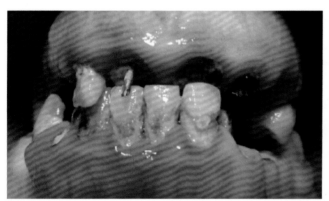

图 CS9.1 前牙咬合照片。

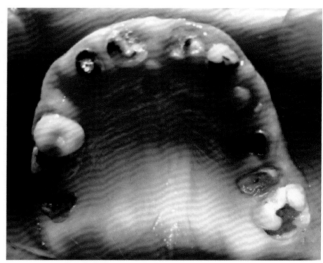

图 CS9.3 上颌牙弓照片(镜面观)。

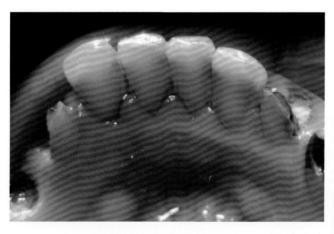

图 CS9.2 下颌前牙照片。

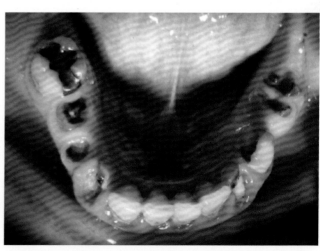

图 CS9.4 下颌牙弓照片(镜面观)。

成人临床检查

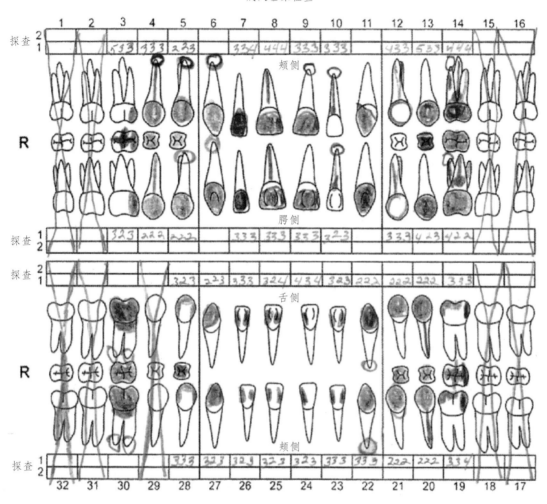

图 CS9.5　牙齿记录。

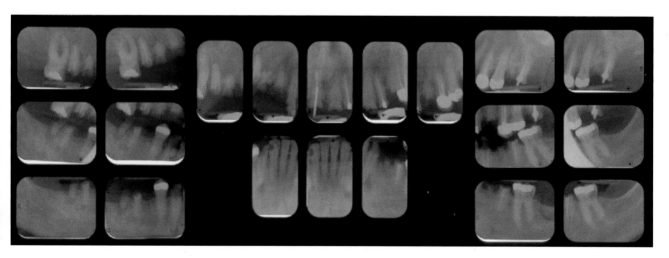

图 CS9.6　全口牙齿照片。

问题

1.哪些牙齿有牙体牙髓治疗史？

a.牙齿 #6、#7、#8

b.牙齿 #8、#10、#20

c.牙齿 #22、#23、#24

2.以下所有都与"冰毒嘴"相关联,除外：

a.口腔卫生差

b.牙齿缺损

c.骨缺损

d.爱吃甜食

3.哪些牙齿有根尖透射影?

a.牙齿 #4、#5、#10

b.牙齿 #3、#6、#12

c.牙齿 #23、#24、#30

d.牙齿 #22、#24、#27

4.该患者的一个治疗计划是全口拔牙。以下所有内容均包含在治疗计划中,除外：

a.口腔卫生指导

b.牙周清创

c.银汞抛光

d.以上全部均包含在治疗计划中

5.照片和影像学照片是在同一次就诊时拍摄吗?

a.是

b.否

c.无法判断

病例 10

Andrea Warzynski

　　患者,女,61岁,每6个月进行定期的口腔预防和检查,为两次癌症幸存者。几年前,患者曾被诊断出患有乳腺癌,并接受了左乳房切除术以及化疗。最近,患者左臂淋巴结中再次出现癌细胞,接受了手术切除淋巴结以及放疗和化疗,现正在恢复期。目前,患者左臂上有一个压缩套管,以减少肿胀。患者曾经吸烟,近20多年来一直未吸烟。

　　患者目前服用的药物包括氯硝西泮、氯沙坦、Zofran ODT、泮托拉唑、吡啶、Senokot、他莫昔芬、维生素 B₁₂、维生素 B₆ 和维生素 D,以及钙制剂。在患者手术靶点上使用 EMLA 乳膏和制霉菌素外用粉末。

　　最初的口腔检查显示局部牙龈炎,探查有出血,后牙区有局部龈下邻间牙结石。最近在牙齿 #19 上有瘘管,并且有一些牙齿疼痛。使用个性化的氟化物托盘和3%氟化物凝胶涂布牙齿。口腔科建议患者晚上睡觉前完成氟化物治疗,但患者并未正常完成。

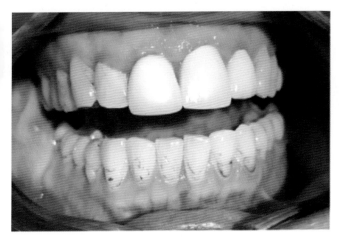

图 CS10.1　前牙照片。

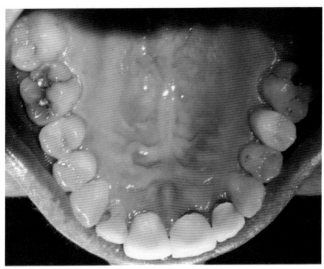

图 CS10.2　上颌弓照片。

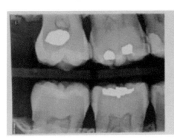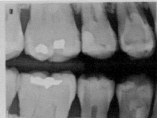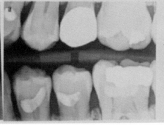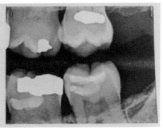

图 CS10.3　牙齿 #19 根管治疗之前的咬翼片。

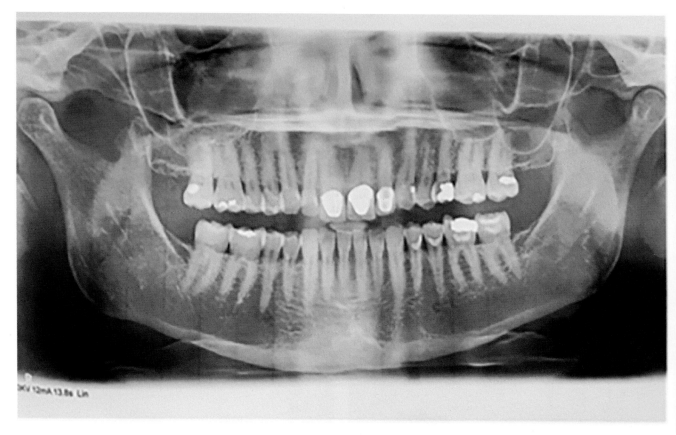

图 CS10.4 全景牙片,以及牙齿 #19 的根管治疗。

问题

1.基于照片,上颌牙弓有多少冠?

a.2

b.3

c.4

d.5

2.牙齿 #9 的牙冠最可能的材质是什么?

a.复合材料

b.复合材料和金属

c.瓷

d.瓷和金属

3.牙齿 #22 的 GV Black 龋分类是?

a. I

b. II

c. III

d. IV

e. V

4.患者右侧缺失牙尖提示:

a.磨牙

b.龋损

c.美学修复

d.刷牙习惯

5.根据咬合片,牙齿 #3 有腐烂现象。牙齿哪个表面将作为修复体的一部分包括在内?

a.近中

b.颊面

c.殆面

d.近中和殆面

e.颊面和殆面

6.在咬翼片上,牙齿 #19 是修复过的,下列哪项是对此修复体最贴切的描述?

a.一个银汞合金

b.一个有垫底的银汞合金

c.两个复合修复体

d.两个修复体,一个复合材料和一个银汞材料

e.三个修复体,两个复合材料和一个银汞材料

7.牙齿 #4 有修复体吗? 若有,是什么?

a.是;殆面复合材料

b.是;远中-殆面复合材料

c.是;远中-殆舌面复合材料

d.无修复体

8.患者在家中使用定制的氟化物托盘。什么样的印模材料最有可能用于构建托盘?

a.藻酸盐

b.琼脂

c.氧化锌印模膏

d.聚硫胶

9.根据该患者的病史,该患者使用家庭氟化物治疗的最佳理由是什么?

a.猖獗龋

b.牙周病

c.癌症治疗

d.牙龈退缩

10.下列哪种药物被用于减轻胃酸?

a.氯硝西泮

b.氯沙坦

c.泮托拉唑

d.昂丹司琼

病例 11

Michael Hanna

　　初步检查:白人女性患儿,4岁。除患儿存在铁水平低和心脏杂音史外,患儿身体健康。患儿未服用任何药物,对头孢菌素抗生素头孢克肟过敏。患儿由于破坏性行为和牙齿大量腐烂被当地口腔科诊所转诊。检查期间,患儿由母亲照顾,无法进行沟通。检查确认患儿存在广泛龋坏和破坏性行为。患儿经常在床上用奶瓶吃奶,以及经常带着装有牛奶的婴儿奶瓶上床。家庭使用氟化水。与患儿母亲沟通,对患儿进行全身麻醉下口腔治疗,已告知其风险与不良反应。经同意后,患儿在手术室接受治疗。

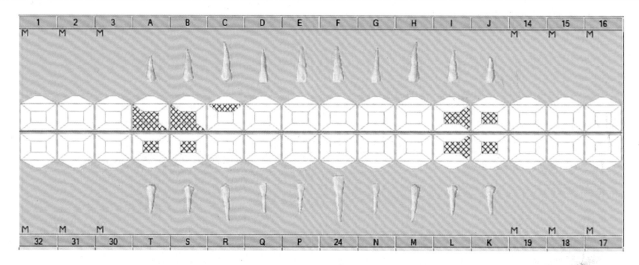

图 CS11.1　初诊时牙齿和龋齿图表。

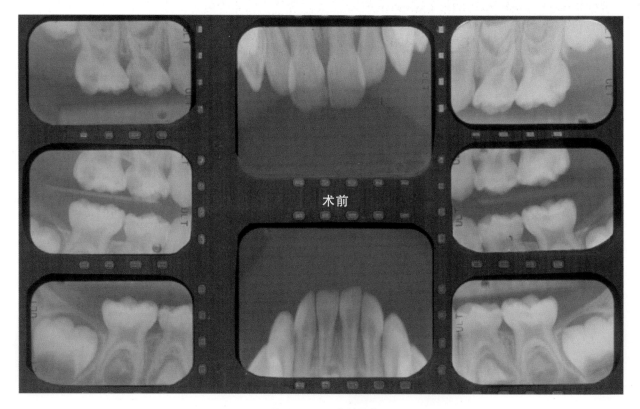

图 CS11.2　术前影像。

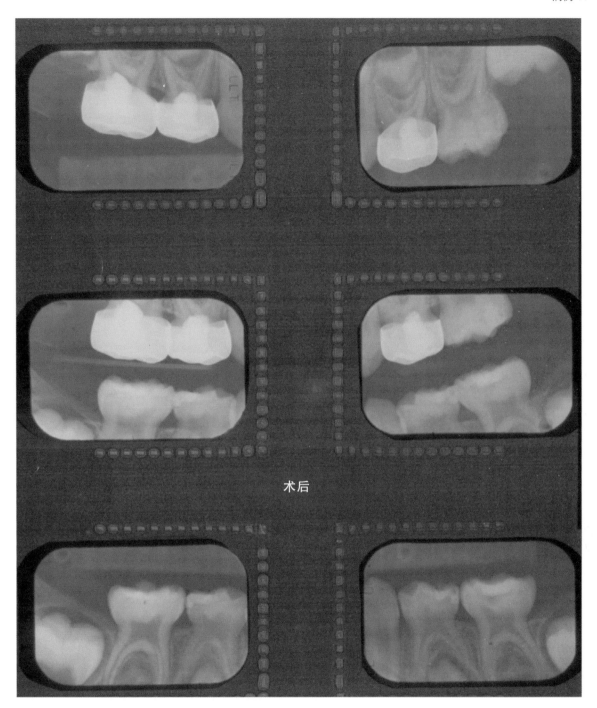

术后

图 CS11.3　术后 8 个月的影像。

问题

1.初诊表现出的大范围龋坏是由于：

a.患者膳食中的含糖量

b.进食糖的频率

c.患者家中饮用水的氟含量低

d.较少应用牙线

2.牙齿 #A 和 #B 的修复体为：

a.金瓷冠

b.复合树脂冠

c.不锈钢冠

d.瓷冠

3.牙齿 #A、#B, 和 #I 的冠髓移除术是：

a.活髓切断术

b.根管治疗

c.直接盖髓术

d.间接盖髓术

4.修复牙齿 #A 需要：

a.为牙齿 #4 的萌出保持牙弓中的间隙

b.预防牙齿 #3 萌出时近中移位

c.a 和 b 均正确

d.a 和 b 均不正确

5.所有 8 个乳牙都有龋齿。关于乳齿的萌出日期，以下正确的是：

第一乳磨牙，上颌和下颌萌出基本上是在同一时间。对于第二乳磨牙，下颌通常在上颌之前萌出。

a.第一句话正确,第二句话错误

b.第一句话错误,第二句话正确

c.两句话都正确

d.两句话都错误

6.在病例背景中陈述了患者有低铁病史。铁缺乏通常与以下哪项有关?

a.中性粒细胞减少

b.白细胞增多

c.血友病

d.贫血

复习题及病例研究的答案和解析

第 1 章

1.b。FDA 是监管机构,而 ADA 则制订和管理这些标准和指南。AADR 是口腔研究人员的专业组织。OSHA 要求对血源性病原体采取标准的(普遍的)预防措施。

2.c。为患者选择修复材料不属于口腔卫生士实践的范围,这是口腔科医生的责任。了解口腔材料的特点,对患者进行教育和评估,才是口腔卫生士对患者的护理责任。

3.e。无论是前牙还是后牙,舌面和唇面龈 1/3 的龋坏都被定义为 V 类。

4.c。牙齿和口腔材料的退化、生物相容、咬合力、患者的美学需求,以及温度的变化都是口腔材料使用的限制因素。

5.d。当口腔温度变化时,没有哪个口腔材料的膨胀和收缩量与天然牙体组织完全相同。随着时间的推移,这种膨胀和收缩可能会导致修复体周围的渗漏和牙齿敏感。

6.c。牙周组织在稳定的情况下支持牙齿,并对牙齿所受的力给予反馈。牙龈组织隔绝不需要的药物并附着在牙齿上,形成一个屏障。牙髓对热刺激起反应作用,因为它含有神经细胞。

7.a。当某一颗牙齿缺失大量的牙体组织时,全冠就会环绕并支撑剩下的牙体组织。桥体是固定桥上的"假牙",而种植牙代替了整颗牙,包括牙根。固定局部义齿代替可能在牙弓中缺失的牙齿,并粘固在适当的位置。

8.a。的确,窝形预备设计有助于确保修复体不脱位。但是,由于金铸件(如嵌体)是用粘接固位的,而且

必须首先在不使用水门汀的情况下"试戴"就位,所以洞壁必须敞开才能拆得下来,然后再用水门汀粘固。为银汞合金修复制备的聚合壁,以及添加的倒凹区域,有助于将其固位在预备的洞内。

9.b。从技术上讲,唯一可以互换的术语是研究模型和诊断模型。这一复型被用来研究口腔组织的大小和位置。如果一个修复体是在被复制品上制作出来的,它被称为铸型。

10.d。银汞合金、复合材料和玻璃离子水门汀都是直接修复材料,把所有的龋坏都清除后,它们就会被直接充填到窝洞预备中。陶瓷材料必须在口腔技工室中制造,因为它们是在高温烤炉中烧制的。临时修复体通常是给患者在预约期间使用,这段时间内间接修复体正在制作。

11.c。Ⅲ 级器械是最受监管的,上市前需要批准。Ⅰ 级器械管制最少。没有 Ⅳ 级器械。

12.a。牙齿 #2 的远中面可见结石,而其他的则未看见。不要把骨嵴和结石混淆。牙齿放射检查正确,在曝光过程中没有发生变形。

第 2 章

1.d。玻璃窗具有较强的原子键,但有与液体相似的短程有序。分子间一致的空间关系是 5~10 个相邻的分子。短距有序是玻璃有时会流动的原因;例如在一个非常古老的房子,窗户玻璃的下半部分可能比上半部分略厚。

2.b。当电子被所有原子共享时,金属键就形成了。当两个原子共用一对电子时,共价键就会产生。当电子被一个原子"放弃"又被另一个原子接受时,就会出现离

子键。次级键涉及电子的不均匀分布,会产生部分电荷。

3.a。金属键中的价电子在原子之间共享。金属具有独特的性质,这是它们的原子键的结果。"负电子云"与"正核"形成了许多弱的多向初级键,反过来也就产生了一种坚固的材料。当电子在原子或分子周围不均匀分布而产生部分电荷时,就会形成次级键。当两个原子共用一对电子时,共价键就会产生。当一个电子被一个原子"放弃",然后被另一个原子所接受时,就会发生离子键。

4.b。半透明材料是一种允许某些光通过的材料,例如前牙的切牙 1/3 区。口腔陶瓷可以在半透明和颜色上匹配,以取代天然的牙齿。陶瓷口腔修复材料既不是透明的(所有的光都通过),也不是不透明的(没有光通过)。脆性是陶瓷作为口腔修复材料的一个缺点。

5.c。交联不仅增加了材料的强度,而且交联越多,材料就越坚硬。如果聚合物没有或只有很少的交联,它们会拉伸和缩回,就像"弹簧"的运动一样。

6.d。锡箔是一种被压成薄膜的纯金属。列出的其他材料由两种或两种以上的不同材料组成。与任何一种材料相比,这种材料的性能都有所改善。

7.a。永久偶极子是一种带有永久部分电荷的键。固有偶极形成弱的次级键。波动偶极子中的化学键是电子在原子或分子周围间歇性、不均匀分布的结果。氢键是特殊的固有偶极,因为它只有一个电子。初级键是原子间的强键,涉及电子的转移或共享。

8.a。在金属中,每个正核被一个电子云包围,当一个原子滑过另一个原子时,核心"感觉"没有什么不同。因为周围环境(原子键)不会改变,性质也没有改变。如果一个负离子向另一个负离子滑动,由于离子键和由此产生的电子斥力,陶瓷会在弯曲过程中断裂。聚合物可能容易弯曲或断裂,这取决于链之间的结合。

9.b。复合材料是由两种或两种以上不同的固体材料制成的材料。胶体是气体、液体或固体在微观水平上的混合物,是一种材料在另一种材料中的悬浮液。溶液是一种物质完全溶解在另一种物质中,而乳液是一种由两种液体组成的胶体,它们不会混合在一起形成一种液体。它们混合后的稳定性通常只是暂时的。

10.c。当两个原子共用一对电子时,就产生了共价键,它是三种初级键之一。当一个原子放弃一个电子而另一个原子接受它时,就会产生离子键。金属键是对象中的所有原子(而不仅仅是两个原子)共享价电子的初级键。次级键是电子在原子或分子周围不均匀分布所产生的部分电荷的结果。

第 3 章

1.c。良好的润湿表明粘接剂与被粘物接触非常紧密,形成了一个低接触角。而较差的润湿"停留为一滴",形成了一个高接触角。

2.d。张力是一种拉或伸应力,常常被称为拉伸应力。压缩是一种挤压或推压应力。扭转是一种扭转应力,而剪切是一种滑动应力。

3.c。弹性模量越高,材料越硬。模量是衡量柔韧性的一种度量。橡皮筋模量低,口镜模量高。材料在不变形的情况下吸收能量的能力称为回弹性,而韧性是指材料吸收能量直至并包括破坏或断裂的能力。

4.c。几乎所有的材料在冷却时都会收缩(有时很小),加热时会膨胀。测量这种尺寸(体积)随温度变化的变化称为热膨胀系数。在口腔医学中,这一性质很重要,因为理想的情况下,牙体组织和修复材料的膨胀和收缩量应该是等量的。

5.b。不可能只有应力(负荷)而没有应变(长度的变化)。它们一起发生。当它们成比例时,如图 3.8 所示,它是一条直线。随着我们增加载荷,最终,弹簧将不会回到原来的长度。这种应力不再与应变成正比。我们已经达到了图上的屈服强度,这条线开始弯曲。

6.a。弹性模量定义为应力除以应变(应力–应变图的线性部分)。

7.a。其他物理性能的例子是颜色和热导率。强度和刚度是力学性能,而固化反应是化学性能。

8.d。扭转力是一种扭转应力,例如转动门把手。当物体的各部分相互滑动时,就会产生剪切应力。张力是拉伸应力,弯曲是压缩力、张力和剪切力的组合。

9.c。溶解度计算为在给定时间内溶解的物质量。黏度是物质流动的能力。吸水是一种物质吸收水的能力。润湿是液体与表面的相互作用。

10.b。力学性能包括应力、应变、回弹、韧性、疲劳和弹性等。物理性能包括导热系数、热容量、蒸气压、黏度、硬度,还有更多。化学性能包括固化反应、衰变和降解。生物性能是材料对活体组织的影响。

11.d。导热系数是指材料的热传导率。它的测量为随时间的热流量。热容量是衡量一种材料所能储存的热能量,而熔化热则是熔化一种物质所需的能量。热膨胀系数是测量体积随温度变化的指标。

12.b。上一题描述了这四个属性的定义。复合树脂修复材料的膨胀和收缩率与牙釉质和牙本质不同。随着时间的推移,当收缩时(喝冷饮)在牙齿和修复体之间出现一个缺隙,喝热汤的时候缺隙又会关闭。这一过程称为渗漏,可能导致微渗漏、牙齿敏感和继发龋。

13.a。那些作为溶剂并容易蒸发的液体具有较高的蒸气压。低蒸气压的材料不会很快蒸发。所有液体都有一定程度的蒸气压。液体的蒸气压是一个常数,不会变化。因此,不可能"断断续续"。

14.b。压缩定义为"一种推或压应力"。用银汞合金充填器给银汞合金加压就是一个压缩实例。

15.a。溶解度是物质溶于水的能力的一种度量。口腔水门汀溶解度低,在患者口腔内长时间不溶解,可为患者提供良好的服务。水门汀是所有材料中要求最高的。

16.c。应力集中发生在空洞、凹坑和裂纹附近。应力集中可能导致断裂和折裂,其应力比不存在集中时要低得多。

第 4 章

1.a。黏性材料,或把邮票贴在信封上的黏合材料,称为粘接剂。邮票和信封被称为粘接体。

2.c。如果托槽在粘接材料和牙釉质表面之间干净地断裂,就称为粘接失效。当粘接材料内部发生断裂或失效时,称为内聚失效,在托槽和牙面都有残余的粘接材料。

3.正确顺序的数字是 2、5、7、1、3、6、8 和 4。在放酸蚀剂之前,必须先清洗牙齿表面,然后冲洗和干燥。接下来,酸蚀剂放置 15~30 秒。之后也必须要彻底冲洗和轻轻干燥。然后涂上粘接树脂,流入釉质微孔。修复材料最后使用,并与先前放置的粘接树脂结合。

4.c。通常使用 37% 的正磷酸。已经测试过较低的浓度,但浓度往往过低。浓度过高又太过强烈。

5.d。乳牙釉柱的排列不像恒牙那么规则。所以表面必须酸蚀更长时间,以确保粘接(树脂)材料能被保留。

6.a。酸蚀剂形成的微孔太小,肉眼看不见,所以这种粘接过程称为微机械粘接。由于未凝固的粘接树脂在脱矿的胶原纤维周围流动然后固化,形成了次级键,而非初级键,从而使两个分子链在没有初级键的情况下纠缠在一起。次级键促进了这种纠缠。

7.b。这一层"牙本质碎屑"不仅留在表面,而且延伸到牙本质小管。它类似于黏稠的、沙皮状的松木锯尘,附着在新切割的表面上。用酸蚀去除玷污层后,涂上一层底漆,流入酸蚀牙本质的开放小管。粘接剂(层)是一种低黏度树脂,其固化与釉质粘接树脂类似。

8.b。粘接机制可减少微渗漏,这就降低了继发龋的可能性。粘接剂将牙齿和修复体之间的空隙封闭起来,不仅保护了界面区域不受微渗漏的影响,而且也防止了术后敏感。

9.d。混合层是树脂粘接剂与脱矿牙本质的结合层。在腐蚀过程中,牙本质脱矿。当胶原纤维(牙本质的有机成分)被包围并嵌入树脂粘接剂材料中时,就形成了一种粘接。牙釉质组织不是混合层的一部分,而玷污层实际上是牙钻留下的"牙本质碎屑"。

10.c。目前有一种观点认为,玷污层是在牙体准备过程中切削牙本质组织形成的(见上文第 7 条)。复合材料不会刺激牙髓,而是复合材料的微渗漏引起了这种刺激。牙本质的酸蚀不会刺激牙髓组织,也不需要保留玷污层。

第 5 章

1.d。修复树脂的热膨胀系数可达牙体组织的 2~10 倍。反复的膨胀和收缩可以打开和关闭修复体边缘的缝隙。树脂的其他问题包括聚合收缩和缺乏耐磨性。

2.c。硅烷偶联剂覆盖复合材料的填料颗粒,在化学上与充填相和树脂相兼容,并将应力从较弱的树脂相转移到较强的充填相。基质由软树脂组成,强度小,易磨损。填料颗粒由"工程"玻璃制成,为修复体增加了强度。聚合物是塑料的另一个名字,粘接剂是一种可以粘在平面上或将两个平面粘在一起的材料(这些内容已在第 4 章中讨论)。

3.b。由于其非常小的颗粒尺寸,微填料型比任何其他类型的复合材料更好地精修和抛光。然而,它们的热膨胀系数高,强度低,填料含量低(40%~50%)。

4.c。对于化学固化材料,需要将两种糊剂混合,通过化学反应固化。这限制了操作者的操作时间,也有可能在混合过程中加入气泡。许多产品比光固化产品含有更多的基质材料和更少的充填物。

5.a。固化深度是指复合树脂在光源的作用下能够成功固化的量或增量。增量聚合是指在充填洞形过程中每次只添加和固化少量复合材料。

6.d。填料的粒径越小,修复体表面的光洁度和抛光度越好。越小的颗粒越不容易分解并从树脂基质中脱落,从而留下粗糙的表面来积累污渍和碎屑。充填颗粒的大小不影响聚合反应、添加增量技术或酸蚀时间。

7.c。填料含量的减少降低了材料的黏性,因此增加了“流动性”,让口腔科医生的充填更容易。流动性复合树脂通常放在混合复合树脂的下面。可压缩复合树脂通过抑制填料颗粒相互滑动来帮助充填,这使它们感觉比典型的复合树脂更硬、更厚。混合复合树脂包含几种颗粒尺寸,以创造出一种具有优异强度和抛光性能的材料。

8.b。混合填料复合树脂用于中等应力的修复体,其强度和耐磨性比表面光泽更重要。对于低应力区域、高表面光泽和V类修复体,采用微填料复合树脂。

9.d。预防性树脂修复结合了窝沟封闭剂和复合树脂修复。首先放置复合树脂,再用封闭材料覆盖所有剩余的窝沟。复合体是玻璃离子和复合树脂的混合物。流动性复合树脂由于黏度较低,会“流”到窝洞预备中。可压实复合树脂含有填料颗粒,可以防止它们相互滑动,形成一种“更硬、更厚”的感觉。这种一致性使充填更容易。

10.d。与其他复合材料类型相比,混合填料复合树脂具有更好的耐磨性。耐磨性较差的是大填料复合树脂。

11.a。微填料复合树脂的热膨胀性能较差。而混合填料复合树脂的热膨胀性能很好。

12.b。混合填料复合树脂按重量有75%~80%的填料,微填料型有40%~50%,大填料型有70%~75%,流动性树脂有50%。

13.c。光活化复合树脂以单一的糊状物形式提供,不需要混合。直到材料暴露在非常明亮的光源下,聚合才会开始。因为可以“按需固化”(口腔科医生控制固化时间),这种材料在口腔科医生中很受欢迎。化学活化材料通常是双组分糊剂系统,必须混合在一起才能开始聚合。一旦混合开始,反应就会发生,直到固化的(硬)产品形成。

14.c。复合体粘接和固化与复合树脂类似,但早期能释放出氟化物(类似于玻璃离子)。流动性复合树脂是那些由于填料含量降低而黏度较低的复合材料。可压实复合树脂有“更厚、更硬”的感觉,这样可能让加压充填更容易。预防性树脂修复是将窝沟密封剂与复合树脂修复相结合;先放置复合树脂,然后封闭区域内的其余部分。

15.d。微填料复合树脂粒径范围在0.03~0.5μm之间,强度低,耐磨性好,具有很好的抛光性。大填料复合树脂的颗粒尺寸为10~25μm,强度一般,耐磨性差,抛光性差。混合填料复合树脂的粒径范围为0.5~1μm,强度高,具有较好的耐磨性和抛光性。

第6章

1.d。请记住,口腔银汞合金是由汞和汞合金组成的,各约占50%。有人说银(Ag)占合金的65%,但这只是口腔银汞合金中50%的汞合金成分中的65%。铜(Cu)和锡(Sn)也是如此。口腔银汞合金中没有铝(Al)。

2.c。银汞合金具有较高的压缩强度,但拉伸强度和剪切强度相对较低。弯曲强度是拉伸强度和压缩强度的结合,也很低。

3.c。锡-汞是低铜(传统)口腔银汞合金凝固反应的$\gamma 2$相。用“γ”表示银-锡(Ag-Sn)相。“γ_1”用来表示银-汞相(Ag-Hg)。银汞合金的固化反应中不存在锡-锡化合物。

4.b。银会导致凝固膨胀,增加强度和耐腐蚀性。锌能减少氧化。锡会降低强度和耐腐蚀性,并使氧化最大化。

5.b。降低汞含量会增加强度,减少边缘破坏。汞含量的增加会降低强度,边缘更容易破坏。

6.b。随着时间的推移,牙齿内表面和修复体(界面)之间能够形成腐蚀产物的边缘密封,这是让银汞合金成为成功修复材料的一大特点。经济性和操作简单也是优点,但它们并不能说明银汞合金作为一种修复材料是成功的。修整完成和抛光可以延长修复体的服务时间,但界面上的封闭才是它成功的最重要特性。

7.c。正确的研磨技术由口腔科医生控制,而合金成分、固化反应率、颗粒形状和粒径则由制造商控制。

8.f。一个已经修整完成和抛光的银汞合金修复体能够降低牙菌斑的黏附能力,抵抗变色和腐蚀,并且更有可能形成与牙体组织的连续边缘。修复体内的空洞是临床医生压缩技术不当的结果,与修整完成和抛光无关。

9.b。在高铜银汞合金反应中,锡与铜发生反应,而不是与汞反应。这消除了不希望出现的的 γ_2 相。锡与银反应形成 γ 相,这是一种 Ag-Sn 化合物。在低铜(传统)固化反应中,锡与汞反应生成 γ_2 相。如果存在锌的话,还能减少其他金属在合金中的氧化。

10.a。银汞合金修复体的预期寿命与修复的大小有间接关系。随着修复体尺寸的增大,内部应力也随之增加,从而降低了寿命。

11.a。使用车床切割合金颗粒的银汞合金在加压过程中需要更大的力, 因为这些颗粒粗糙且不易相互滑动。相反,球形颗粒有柔软和“糊状”的感觉,而且充填器可以很容易地推动大块的材料。混合合金颗粒具有介于球形颗粒和车床切割颗粒之间的稠度, 或者说是“感觉”。

12.b。过度研磨的银汞合金难以压缩,操作时间缩短,容易破碎。研磨不足的银汞合金有糊状或者砂粒状的感觉,有时也可能看起来像汤汁一样,很难压缩恰当。经过正确研磨的汞合金具有黏性、光滑性和可塑性。汞合金配比是由制造商设定和配比的,通常不会导致稠度差和固化时间缩短。

13.d。银汞合金是一种性价比很高的修复材料,在相当长的时间内提供了良好的服务。可以用于银汞合金核、牙齿折裂和前牙舌面隆凸的缺损。也用于第 Ⅰ、Ⅱ、Ⅴ和Ⅵ类洞的龋损,但是很少用于Ⅲ类和Ⅳ类洞的龋损,因为在邻面和唇面区域可以看到“银色”颜色。

14.c。只有千分之一的人对汞确实存在过敏。因此,对绝大多数患者来说,汞的毒性并不是一个问题。

15.b。如果放置得当,直接黄金或金箔是一种持久的修复方式,通过将其压缩到窝洞预备中来放置。它虽然具有经济性,但放置黄金的劳动力力成本很高。黄金的一个缺点是与其他金属修复相比,其强度较低。

第 7 章

1.d。玻璃离子是目前最常见的水门汀,它以胶囊的形式供应,并在汞合金搅拌机中混合。

2.e。玻璃离子和 ZOE 用于龋病的控制。玻璃离子水门汀浸出能抑制龋病的氟化物。ZOE 对牙髓有明显的影响,当龋病较深时,其优势便体现出来了。其他水

门汀则没有这些优点。

3.a。只有玻璃离子水门汀释放氟化物。然而,ZOE 确实能保护和安抚牙髓,但与其他水门汀相比,它很脆弱,而且长期强度不足。

4.c。除了缺乏强度之外,与玻璃离子、磷酸锌和聚羧酸盐相比,ZOE 是最易溶解的。玻璃离子的可溶度最低,磷酸锌和聚羧酸盐抗溶解性的能力分别居第二位和第三位。

5.b。玻璃离子必须在 1 分钟内调拌好,以达到正确的稠度。用作粘接时还必须有一个光泽的外观,以保持最大的粘接力。

6.a。在口腔液体环境中,水门汀类比金合金、瓷或烤瓷修复体的溶解性要高得多。

7.d。因为磷酸锌在操作过程中会产生放热反应,所以在调拌过程中释放这种热量是很重要的。将混合物分散到调拌板的整个表面,这样就实现了散热。ZOE、聚羧酸盐或玻璃离子的调拌没必要使用这种技术。

8.c。氢氧化钙促进继发性牙本质的形成。硅酸盐水门汀、临时水门汀和复合水门汀不能促进继发性牙本质的形成。

9.b。在某些水门汀的原料中加入氟化物,使玻璃粉的制造更容易。另外一个临床好处是氟化物的浸出,以及可加入牙本质和牙釉质中,这可以防止继发性龋病。

10.d。复合水门汀直接将瓷性修复体与牙体组织结合在一起,是理想的粘接剂(假设在使用水门汀之前使用牙本质粘接系统)。复合水门汀又称树脂水门汀。磷酸锌和聚羧酸盐更不透明,而且往往会“破坏”陶瓷的美学和半透明特性。ZOE 也是不透明的,但由于其强度低、溶解度高,只能作为临时粘接剂。

11.a。聚羧酸盐水门汀的优点是其粘接牙体组织的能力(最强之一)及其生物相容性。它通常用作粘接水门汀和中间基层。其缺点是强度不足,溶解度适中。

12.g。ZOE 为口腔患者提供了许多用途。ZOE 可用于粘接临时冠、临时修复体和永久修复下的中间基层。它是可溶的,缺乏强度,所以它不推荐作为永久修复材料或永久冠的粘接剂。

第 8 章

1.b。藻酸盐印模材料的一个主要优点是使用方便,

它也相当便宜。藻酸盐在很大程度上受水分得失的影响。由于它缺乏稳定性，印模之后应该尽快灌注模型。

2.b。弹性印模材料，或弹性体，是有弹性的，可以在变形后又恢复到原来的形状。热塑性印模材料可以是弹性的，也可以是非弹性的。它们经过冷却时的物理变化而固化。非弹性材料不能拉伸，它们是刚性的。从定义上讲，树脂是刚性聚合物。

3.d。水温的升高会提高固化速率或缩短凝胶时间。不管水温如何，只要有足够的操作时间，这种混合物仍然可以使用。

4.d。"Aqueous"是指水。因此，印模材料必须是水基的。在口腔材料中，有两种这样的材料，即可逆性和不可逆性水胶体。本题答案中，只有不可逆性水胶体是水基的。聚硫和硅橡胶是弹性体。印模膏很像蜡。ZOE印模材料是一种非弹性材料，其成分中不含水。

5.b。聚硫印模材料中的棕色糊剂是催化剂，白色糊剂是基料。缓凝剂是添加到材料中降低固化速率的化学物质。在糊剂中加入填料以控制稠度。

6.d。口腔印模膏是一种热塑性材料，可反复加热软化。藻酸盐是一种不可逆材料，一旦凝固，就不能再被软化了。其他选项，如塑化性和水弹性，不用于描述印模材料。

7.b。ZOE印模糊剂会固化成硬而易碎的块状，所以它是非弹性的（或没有弹性的）。聚硫化物和硅橡胶是弹性体（它们是弹性的，能够弯曲）。藻酸盐也能固化成弹性材料。

8.d。水胶体、藻酸盐和琼脂，通过由溶胶转变成凝胶而结固，这种结固过程叫作凝胶化。石膏制品（第9章）是由结晶过程而结固，而弹性印模材料则是由聚合而成。在口腔材料中，固化是聚合的另一个术语。

9.b。琼脂印模材料的使用确实需要特殊的设备，但印模材料的价格非常合理。细节的再现效果很好，做出来的印模也比弹性印模材料更很容易倒出来。

10.c。水的收缩和渗出是协同作用的。当印模吸收水时，如长时间接触消毒液时，就会发生浸润。凝胶化是对水胶体材料结固过程的定义。迟滞是指一种材料的熔化温度与其凝胶温度不同的特性。

11.a。加成型硅橡胶是最受欢迎的弹性印模材料，不是因为价格低廉。它的价格较为昂贵，但是使用方便，性能优良，还是让它备受青睐。

12.c。要制作精确贴合患者口腔组织的个性化托盘需要先做一个模型。因此，通常使用藻酸盐取印模，再用石膏产品（石料或石膏）灌制，然后在研究模型上制作个性化托盘。

13.b。藻酸盐是这些印模的首选材料，印模用人造石倒模之后，用于诊断和制订治疗计划，藻酸盐的准确度足以满足这一目的，但不作为最终印模。琼脂和弹性印模材料是终印模材料，这意味着用于制作修复体的铸型和代型是通过这些印模制成的。口腔印模膏用于义齿的制作。

14.c。用三联托盘，可以得到三个"记录"：预备的牙齿、咬合记录以及对颌牙的印模。它被认为是一种特殊的托盘。个性化托盘是在患者的牙弓模型上用丙烯酸树脂制成的，由口腔专业人士专门定制。库存托盘是"现成的"托盘，可以买到各种形状、大小和材料的库存托盘。咬合记录托盘是另一种特殊用途托盘，可以同时记录两个牙弓的咬合面。

15.a。ZOE、藻酸盐和加成型硅橡胶印模材料都是由化学反应固化的。印模用蜡、琼脂和印模膏是由物理改变而固化，冷却时结固或凝胶化，这些也称作是热塑性材料。

第9章

1.a。石膏制品加水量与其强度直接相关。W/P比越高，石膏制品就越软、越弱。

2.d。硫酸钾是石膏产品的常用促凝剂，硼砂是缓凝剂。不使用油酸、甘油和乙醇来改变石膏制品的固化时间。

3.d。高强度石也可称为超硬石膏、改良人造石、Ⅳ型石膏、丹斯石或改性α-半水合物。熟石膏指的是β-半水合物或Ⅱ型石膏。人造石也可以称为水合物、Ⅲ型石膏或α-半水合物。

4.b。石膏制品的标准固化时间是30~45分钟，可以吉尔摩仪（或指甲）能否在石膏上留下痕迹，来确定最终固化时间。

5.b。50g人造石，需要14~15mL的水。100g人造石，需要28~30mL的水。而50g改良人造石，需要10~12mL的水。100g熟石膏，需要45~50mL的水。

6.c。研究模型用于观察、诊断和制订治疗计划。修复体或矫治器不在研究模型上面制造,因为它们通常是用较弱的石膏制品制作的。铸型通常用改良人造石制造,矫治器和修复体都是在它上面制作的。代型是单颗牙齿的操作复型,通常是铸型的一部分。

7.a。提高凝固时间将意味着产品需要更长的时间才能凝固。因此,减少凝固时间会使产品的凝固速度更快,凝固所需的时间更短。改变凝固时间并不能提高石膏制品的性能,实际上,这样反而可能对它们有害。

8.c。由于熟石膏需要最多的水才能达到正确的混合(适当的 W/P 比),使它成为三种常见石膏产品中最弱、最软、最多孔的一个。改良人造石最致密和最强壮,人造石的性能介于熟石膏和改良人造石之间。

9.b。干强度是指不存在多余水分时的强度,其是湿强度的 2~3 倍。湿强度在最终固化时(30~45 分钟)测量。当石膏失去光泽时,出现初始强度,表示到达了操作时间。

10.c。建议先在调拌碗中加入水,然后加粉,这样能使更少的空气混入碗内。不建议使用"目测法",因为这样的 W/P 比是不准确的,容易出现劣质产品。在粉末中加入水或在碗中同时加入粉末和水,会增加混合物的孔隙率。

11.d。终凝时间可以通过用钝的仪器或指甲刺入材料来确定。当材料失去光泽时,就认为初凝时间已经达到。终凝时间需要 30~45 分钟。从湿强度到干强度的变化通常发生在 8 小时后。

12.a。当凝固时间增加时,材料需要更长的时间来凝固。缩短凝固时间会使材料的凝固时间更加短,或者说需要较少的时间来凝固。如果凝固反应变慢,则材料将需要更长的时间来凝固;如果它加快,则只需要较少的时间凝固。

第 10 章

1.c。组成模具的石膏包埋材料必须能够膨胀,以精确补偿金属铸件的收缩。否则,铸造修复体将不适合患者牙齿的预备形。

2.c。在铸造过程中,模具(包埋)必须膨胀,为金属收缩提供补偿。然而在铸造过程中,包埋的主要目的,显然是用蜡型来制造一个模具。

3.c。陶瓷具有优异的美学特性,如半透明和逼真的外观。然而,它非常脆弱,当受到较大的咬合力时,可能

会断裂。建议用于前牙的贴面和低应力牙冠,如上颌侧切牙。

4.b。口腔固定桥的"冠"部分称为固位体。与固位体相连的是人造的替代牙,称为桥体。预备牙齿称为基牙,桥粘接在它上面。

5.e。嵌体蜡用于铸造工艺,它在燃尽过程中不留下残留物,具有较高的熔化温度,也比其他的口腔蜡更硬。黏蜡也是在较高的温度下融化的硬蜡,但这种蜡被用作一种"附着介质",例如将铸道附着在蜡型上。围模蜡用于浇注印模,基底蜡用于义齿的制作。

6.c。在铸造过程中燃尽是为了消除蜡型,并为熔化的金属创造一个模具空间。包埋材料覆盖铸圈内已安装好铸道的蜡型。当固态铸造金属熔化并转化为液态时,坩埚就会受热,但它是金属熔化的辅助物。模具的收缩补偿是必要的;必须膨胀到金属在铸造过程中收缩的确切量。

7.a。一旦蜡型完成,就用嵌体蜡或黏蜡轻轻地附上铸道,然后将其放入坩埚中(也称为铸道基)。接下来,石膏包埋料在真空中混合,再倒入含有蜡型的铸圈(包埋过程)。在铸圈"燃尽"后,熔化金属并送入铸圈(铸造)。

8.c。1000 中的 33% 是 333,纯度以每 1000 来描述,因此,33% 的金合金可表示为 333 度或 8K。50% 的金合金是 500 纯度或 12K。

9.b。将陶瓷粉末变成固体称为烧结,粉末不熔化,因此保持了修复体的形状。抛光是指将金属推向牙齿以关闭铸件和牙齿之间的间隙。包埋是用混合的石膏制品(包埋料)覆盖安装在铸圈内的蜡型。

10.a。的确,铸造玻璃是一种全瓷修复。全瓷修复体在强度上并不优于烤瓷修复体,所以第二句是错误的。

11.c。银汞合金、金箔和复合树脂修复是直接修复体,这意味着它们是直接在口腔中构建的。它通常是"直接"放置修复材料到窝洞预备。其他修复体,如嵌体、高嵌体、冠和桥等,都是在口腔外,在技工室中制作的。因此,它们被称为"间接"修复。"固定"一词用来表示修复体是不可移动的,因为它是靠粘接固位的。患者无法取下固定修复体。

12.b。贴面是覆盖另一种材料的薄层材料,在口腔医学领域,这是一种修复体,它被放置在前牙的表面以覆盖或"贴面"美学问题。核是当牙齿的冠被破坏到需要"重建"来支持最终修复体时制作的。基底冠是在烤瓷修

复体中支撑瓷层的金属底座。桥体替代牙齿。

13.d。临时冠是暂时冠恰当的专业名称(特别是修复医生用得多)。

14.c。稀有金属包括贵金属和银。贵金属是金、铂和钯。非贵金属是指不含任何珍贵元素的金属。高贵金属包含 60% 以上的黄金和其他珍贵元素。

15.a。金属烤瓷修复体中陶瓷与金属的结合精确贴合了制备的牙齿结构。缺点是因金属所造成的不透明性。在患者清除菌斑的能力方面,全瓷冠或金属烤瓷冠之间没有差别。

第 11 章

1.b。把义齿牙齿安放在蜡堤上,称为排牙。其他项不用于描述义齿制造的这一步骤,属于干扰项。

2.a。先磨去一层薄层材料,用单体溶解一些凝固的材料(溶解聚合物的一端仍嵌在丙烯酸义齿树脂中),然后混合并放置新材料,这样新的聚合链也就与旧的溶解链纠缠在一起了。在表面添加单体不会影响凝固反应、精加工和抛光,也不影响义齿颜色。

3.d。热活化丙烯酸树脂体系与化学活化丙烯酸树脂体系的主要区别在于,热活化树脂的液体中不存在化学活化剂。热活化树脂的强度比化学活化树脂高,液体中的抑制剂也较少,而不是更多。

4.a。现在的义齿通常是丙烯酸的,而不是瓷的,因为瓷牙比丙烯酸牙坚硬,会对天然对颌牙造成过度磨损。

5.c。局部义齿支架通常包括卡环、连接体和网格。尽管义齿基托和牙齿是可摘局部义齿的一部分,但它们不属于支架。

6.b。韧性是一种材料吸收超过屈服点,直至失效点能量的能力。弹性是指在到达屈服点之前吸收能量而不变形的能力。疲劳是物体长时间反复受力后的失效。蠕变是物体连续受压时形状的微小变化。

7.b。上颌义齿比下颌义齿更容易佩戴,因为上颌义齿的边界延伸更宽(这有助于创建密封),表面承托区更大。唾液有助于达到密封和提高吸附力。

8.d。蜡堤有许多用途。它们被用来确定患者的中线、咬合平面以及所需义齿的大小。

9.c。除了丙烯酸树脂必须流入并围绕支架的网格,

局部义齿的加工方式与全口义齿相同。修整完成、抛光及加工工艺所需的时间大致相同。

10.答:3、6、8、5、7、1、10、2、9 和 4。用患者的印模制成工作模型后,在其上制作化学活化树脂基托和蜡堤。基托和蜡堤在患者口内试戴后,用于将工作模型安装在咬合架上。接下来,用蜡固定义齿牙齿。这种"蜡义齿"叫作排列牙,把它戴入患者口中进行"试蜡"。一旦口腔科医生和患者对匹配性、咬合、功能、美观和发音都满意,就把工作模型和义齿用石膏包埋在义齿型盒内。用热水加热型盒,把蜡冲洗出来,这样就创造了一个模具空间。义齿仍嵌在石膏中,丙烯酸树脂混合后放入模具,然后压缩模具。封闭的模具在水浴中加热以激活树脂。经过加工后,将义齿从模具中取出,再修整完成、抛光和消毒。

第 12 章

1.d。骨内或齿形种植体被拧入或压入在骨内开的洞中。穿骨或钉板种植体包括一个横过下颌骨前牙区的板和螺栓。骨膜下种植体需经过两次手术,一次是印模、铸造,另一次是放置金属支架。

2.c。在第二次手术中,将愈合帽放在种植体上。它从黏膜延伸到口腔。一旦愈合和上皮组织成形,愈合帽就被移除,再放置基台。在完成治疗之前,可能需要做一些印模,但在第二次手术中无须这样做。在这两次手术中,都不需要测量骨结合。

3.b。患者必须保持良好的菌斑控制,进行频繁和有效的口腔卫生管理,以确保种植体的寿命。口腔科医生会调整和监测种植体与对颌牙的咬合情况。氟化物在家庭中的应用对于种植体的维护来说并不典型。

4.d。当使用外科手机时,骨的温度不得超过 117°F 或 47°C,骨温度可略高于体温(98.6°F)。117°C 相当于 243°F,会完全破坏骨组织。

5.a。患有系统性疾病的患者(如糖尿病),禁止使用口腔种植体。吸烟者和口腔卫生不良的患者也不太适合使用种植体。继发龋与口腔种植体的禁忌证无关。

6.c。的确,与其他金属相比,钛非常难于铸造,而且强度也不高。但是钛的强度足够用于种植体了,而且能与骨结合。

7.b。没有牙齿的牙槽嵴称作无牙颌。在大多数情况

下,当下颌弓萎缩时,牙槽嵴的大小会随着年龄的增长而变小。萎缩的无牙下颌骨没有牙齿,又"低"又小,将不足以支撑义齿。"医源性"一词的意思是"由专业人员意外造成的",而"有牙"一词的意思是"存在牙齿"。

8.c。患者的家庭护理方案可能只包括牙刷和牙线,或多种辅助设备。口腔卫生士将与患者一起选择合适的辅助方法,并且指导他们使用,以完成必要的菌斑清除工作。要做到这一点,可能需要多次预约复诊。患者的菌斑清除工作对种植体的健康和寿命至关重要。如果没有良好的家庭护理来维护,种植体可能会随着时间的推移而失败。

9.d。在第一次手术中时,放入植入体。在下一次手术时,放置一个向口腔环境暴露的愈合帽。然后,取出愈合帽,把基台放置在种植体上,它起到类似桥墩的作用,支撑义齿。然后把一个柱形体放在基台上面,冠放置在柱形体缸上。所有这些附件如图 12.4 所示。

10.c。口腔卫生士的执业范围不包括选择牙齿修复体的修复材料。然而,口腔卫生士的一个重要作用是进行患者教育,确定口腔卫生检查的时间,以及选择最佳的辅助设备,为患者实现最佳的菌斑清除效果。

第 13 章

1.b。充填是指在牙髓组织去除后,对根管进行充填和封闭。进入根管意味着通过牙齿创建一个通往髓室的开口,这一步用牙科手机和车针来完成。

2.b。与微颗粒型和混合型相比,大颗粒型复合树脂具有较大的填料颗粒。金属器械划过残余复合材料将形成一条灰线。树脂的填料颗粒比金属探针更硬,会磨损金属尖端,从而在剩余的复合材料上留下金属残留物(灰线)。微颗粒型和混合型复合材料的填料颗粒比大颗粒型小得多,它们可能不会留下灰线。

3.d。根尖切除术切除根尖 1~3mm。倒充填是预备,然后充填、封闭根尖。牙根切除术是另一种外科手术,是切除多根牙的一个整根。根管再治疗是再次行根管治疗。

4.c。冲洗液是用于消毒根管系统的水溶液。常见的冲洗液是次氯酸钠、生理盐水和葡萄糖酸氯己定。纸尖是用来干燥根管的。封闭剂是一种水门汀,用于覆盖根管和充填根管壁与古塔胶之间的空隙。古塔胶是一种

添加了氧化锌和硫酸钡的聚合材料。

5.d。保持器是一种固定的(粘接)或可摘的矫治器,用于防止主动正畸治疗完成后复发。托槽是一种小型的金属、陶瓷或聚合物材料,有一个位于中心的水平槽。弓丝进入每个托槽的槽沟内,通常跨越整个牙弓。结扎丝,无论是钢丝还是弹性圈,用于将弓丝固定在托槽槽沟内。

6.a。托槽通过酸蚀和复合树脂固定在牙齿表面。口腔水门汀可用于把带环固定在牙齿(磨牙)上。化学活化树脂用于个性化托盘和义齿的制作与修复。结扎丝将弓丝固定在托槽内。

7.d。侧方加压用于古塔胶充填根管。加压是一个口腔术语,用于描述将牙齿的小面积(如一个窝洞预备或根管)压紧和充填的方法。在所有的答案中,这个是最合适的。

8.a。对于恒磨牙,牙髓切断术是一种暂时性的手术,随后进行做根管治疗。对于乳磨牙,这是一种永久性的手术,要用不锈钢冠修复,这样能保持间隙和功能,直到恒磨牙取代它的位置。

9.b。正畸托槽粘在唇颊面表面,并将弓丝固定在牙弓中的每颗牙齿上,把金属丝、弹簧和弹性圈的力量传递到牙齿上。带环环抱牙冠,用于磨牙上,因为与其他牙齿相比,它们需要更大的移动力。保持器用于防止治疗后复发。复合树脂用于将托槽附着在牙齿表面。

10.c。外科丝线是不可吸收的,必须在以后的预约中拆除。可吸收缝线通常放置在体内,因为身体可将其吸收,不必进行后续的预约拆线。外科肠线是一种可吸收的缝线。

第 14 章

1.c。玻璃离子、陶瓷材料和复合树脂是可被酸化磷酸盐氟化物(APF)影响的修复材料。因为玻璃是这些材料都有的成分,APF 可以蚀刻这些材料表面,导致外观暗淡,光泽减弱。

2.c。当在铸金边缘周围使用洁治器和刮治器时,推荐使用水平或倾斜角度,而不是垂直角度。垂直角度有"拉升"紧贴牙齿结构的黄金边缘的倾向。后牙器械推荐用于后牙。声波和超声刮治器不推荐在粘接铸件上使用,因为它们会破坏下面的水门汀。

3.d。探针在复合树脂和玻璃离子上发出沉闷的声

音。尖锐的声音来自金箔、贱金属合金、牙釉质、牙本质、银汞合金和铸金。

4.d。触觉敏感性来源于触觉。当临床医生轻轻地拿着一种仪器,例如探针时,表面的特征就会从针尖传到手柄上，然后通过手柄进入临床医生的指尖。因此,临床医生能区分粗糙和光滑的表面。区分钝音与锐音靠听觉能力,或听觉;光亮与暗淡靠视觉;不透明与半透明是射线的特征。

5.b。当银汞合金抛光过程中产生高热时,若温度达到或超过 140°F,表面特性会发生变化。在高温下,银汞合金中的汞会被释放出来,导致加速(而不是停止)腐蚀和边缘破坏。经过修整完成和抛光后,表面应该更光滑,而不是更粗糙。触觉敏感性才是描述抛光(从粗糙的表面到光滑)的最好标准,而不是听觉敏感性(比较"钝音"与"锐音")。

6.a。口内黄金冠终抛光剂的选择是硅石和氧化锡。开始时使用棕色和绿色的抛光尖。复合材料采用氧化铝抛光盘,陶瓷用抛光膏。

7.a。与干燥时相比,使用湿的或湿润的磨料或抛光剂时，产生的热量要少得多。当使用湿润的抛光剂时,吞咽和冲洗并不起主要作用。实际上,干抛光剂比湿抛光剂能更快地去除污渍。

8.b。当铸金修复体的边缘被着边时,这意味着口腔科医生使用手工器械将修复体的边缘与预备体紧密地贴合在一起了。"试戴"用于在粘接前描述铸造体是否精确贴合预备体。着边和边缘嵴几乎没有什么共同之处。边缘嵴是咬合面的近边中远界。龈缘是离切端或咬合面最近的牙龈边缘。

9.b。因为金和(或)金箔是金属修复体,就像银汞合金一样,它们可以类似的方式抛光。玻璃离子和复合材料的表面硬度较低,用于黄金的磨料对于它们来说太粗糙了。PFM 修复体上的瓷层本质上可以用瓷抛光尖抛光;金属部分的抛光类似于银汞合金或黄金。

10.d。由于玻璃离子、陶瓷和复合树脂都是由玻璃颗粒或与玻璃非常相似的颗粒制成的,酸化氟化物会蚀刻外表面,并造成修复体光泽丧失或者外观黯淡。

第 15 章

1.b。口腔卫生士必须收集和评估数据,以制订口腔卫生诊断。他们必须从临床和 X 线片两个方面识别解剖、标志点和修复体,以鉴别正常和异常。口腔卫生士向患者提供最终诊断或开具放射学影像处方是不合法的。

2.c。不同物体在口腔中的 X 线片对比度取决于物体或材料的厚度和组成。非常致密的物体或材料吸收或衰减更多的 X 射线，从而允许较少的初级光束击中胶片,以及更少的卤化银晶体被曝光。

3.d。密度较小的物体或材料吸收的 X 射线较少,在 X 线片上呈透射性。更密集的物体在 X 线片上呈阻射性。

4.a。古塔胶虽然不是一种致密的材料,但加入了使其更加致密和不透明的填料。

5.a。瓷是透射性的,金属是阻射性的。当这两种材料结合在一起制作冠(PFM)时,不透明度和透明度都可以看到。这是因为金属的致密性和不太致密的陶瓷材料同时存在。

6.b。正畸带环是金属的,在放射学上具有阻射性。因为带环环绕了整颗牙齿,所以它让操作者不能在 X 线片上观察到牙齿的近中面或咬合面。带环是否是通过粘接放在牙齿上的并没有什么区别。胶片上的灰雾看起来是透射性的,而非阻射性。

7.c。用于再生和(或)修复的可吸收牙周材料不够致密,无法在 X 线片上看到。可被视为透射性的是牙周骨质的丢失。在愈合或修复过程中,牙槽骨用新骨"填入",这被视为阻射性。

8.c。基托稍致密,因为它具有透射性。然而,基托不像金属修复体那么致密，因此，一些 X 射线能穿过基托,曝光胶片上的卤化银晶体。对于金属修复体来说非如此,因为 X 射线被金属吸收(衰减),不允许它们通过,从而出现不透明图像。如果一个物体是半透明的,则意味着你可以看穿它,就像光会穿过它一样。如果一个物体是不透明的,你将无法看穿它。

9.c。重要的是能够区分口腔材料和牙齿组织。因此,放置在牙齿上和牙齿内的材料形状应该与预期的牙齿解剖有所不同。在区分不透明的口腔材料和牙齿组织时,修复材料的组成、大小或数量不是在放射学上进行区别的关键特征。

10.c。当通过 X 射线观察时,填料颗粒的组成和数量增加了材料的密度。这种密度使它们更具阻射性,从而区别于龋损。压缩强度、弹性和热膨胀系数与修复体的 X 线表现无关。

第 16 章

1.d。刚玉是一种磨料,有时被称为金刚砂,是氧化铝的一种天然形式,呈灰黑色。二氧化锡和浮石是研磨粉,石榴石是一种深红色的磨料,通常涂覆在抛光盘上。

2.b。浮石是一种类似硅的火山玻璃,用于抛光牙釉质、金箔、银汞合金和丙烯酸义齿基托。氧化铝是刚玉的别名。砂石是石英的一种形式,可以是各种颜色的,并黏附在用于研磨金属和塑料的纸盘上。硅酸锆是牙膏中一种常见的磨料。

3.b。碳酸钙也称白垩或铅白粉。它是一种温和的磨料,通常以粉末的形式供应,并与"介质"(液体)混合制成浆料。硅石和浮石以同样的方式使用。氧化铝是一种磨料,存在于许多磨粒中,粘在抛光盘和抛光条上,浸入橡皮轮和抛光尖中。

4.a。磨料颗粒必须比被磨的表面更坚硬,才能达到预期的效果。如果它更软,想要摩擦的表面就不会有效果,相反,磨料还会被磨掉。

5.d。磨料颗粒的硬度、粒度、颗粒形状、压力、速度和使用的润滑,都会影响磨料的磨损率。用于结合和涂覆的磨料有很多种。它们通常被结合、浸渍或涂覆在抛光盘、抛光条、抛光尖、橡皮轮、车针或抛光石上。

6.d。修整完成是指形成修复体的最终外形和轮廓。抛光是对表面的磨擦,以减少划痕的大小,直到表面出现光泽。研磨是对表面的磨除。切割是通过剪切来去除材料,切割的例子有铣削、机械加工或钻孔。

7.c。"介质"通常是液体,与粉末一起用于制成浆料。与粉末一起使用的介质例子包括水、甘油、乙醇和漱口水。橡皮杯、抛光刷和绒锥是用来抛光牙齿和口腔矫治器的装置。

8.c。这两种说法都是正确的。在抛光过程中,磨料按序列使用 (最粗糙到最细腻)。可能使用相同的磨料(从较大的颗粒到较小的颗粒)或不同的磨料(最粗糙到最细腻)。随着选择的磨料越来越细腻,划痕会越来越小,一直到划痕小于可见光的波长为止。这样大小的划痕会让表面看起来很光亮。

9.b。文献记载,在用浮石抛光时,可去除 3~4μm 的釉质。牙齿的牙冠部分是富含氟化物的釉质层,釉质从各种途径吸收氟化物,包括食物、水、牙膏和局部氟化物的应用。

10.d。理想的抛光膏应具有高抛光、低磨损的特点。高抛光后能产生光滑表面,低磨损指的是膏剂内部的磨料颗粒和"抛光"后在表面留下的"划痕"。

11.a。表 16.1 按硬度列出了修复材料、磨料和牙齿组织的排序。浮石比釉质坚硬,但银汞合金、复合树脂和金合金都比釉质软。

12.b。空气粉末抛光是为了去除菌斑、生物膜(软垢)和着色。这种设备不像声波或超声洁治器可以去除结石。它被设计为一种"抛光器",在压力下将空气、水和磨料混合在一起。

13.c。二氧化硅是洁治剂中最常用的研磨材料,近年来牙膏中使用的其他两种磨料是磷酸盐和碳酸盐。

14.c。磨细的金刚石粉末可以用来抛光美学修复体。碳酸钙和浮石可以在特定的传统抛光膏中找到。金刚砂是一种主要用于技工室操作的磨料。

15.a。传统的抛光膏可用于天然牙齿的着色。金合金推荐使用二氧化锡,而美学修复体使用的抛光剂也可以用在复合树脂修复体。浮石和硅石过去曾被用来去除天然牙齿上的较重的着色,也被用来抛光银汞合金。在修复体和天然牙齿的抛光剂选择上,尽量用最细的磨料来去除沉积物是很重要的。

第 17 章

1.d。死髓牙是指牙齿中的牙髓不再存活。牙髓可能存在,但已经坏死、缺失或替换为根管充填材料。

2.b。必须去除一定的牙体组织以获得一个进入无死髓牙髓腔的开口。贴面需要去除表面的牙体组织,而金属烤瓷冠则需要去除每个面的牙体组织。

3.c。过氧化脲比过氧化氢更稳定,只用于活髓牙的美白技术。过氧化脲分解成过氧化氢,使用浓度在 10%~20%。过氧化氢分解为水和氧自由基。

4.a。可以同时治疗任意数量的牙齿。处理全牙弓与处理该牙弓内的一颗牙齿所用的时间是一样的。产品的强度、染色类型和暴露时间都影响漂白操作的成功。

5.d。外源性染色的处理效果优于内源性染色和变色,四环素牙和氟斑牙治疗起来会很困难。

6.b。牙齿敏感是牙齿美白最常见的副作用,通常都是可逆的。停止治疗后,敏感几天内就会消失。硝酸钾和中性氟化钠是常见的局部药物,用于主动治疗牙齿敏感。用硬质材料制成的托盘经常对一个或多个牙齿产生压力,导致敏感。

7.d。口腔美容治疗越来越普及,但目前最常用的治疗是牙齿漂白。

8.a。用含硝酸钾的牙膏刷牙有助于减少美白期间或之后可能发生的牙齿敏感。在强力漂白过程中不应使用麻醉,这样患者就可以对任何可能由操作过热产生的疼痛刺激做出反应。

9.d。漂白前 1~2 周内不能有修复治疗史,最好是 2 周。漂白后,复合材料的粘接性能最初较弱,通常在 1 周后才能恢复。牙齿最初会变亮,但治疗大约 2 周后会倾向于变暗,并保持稳定的颜色。任何早期放置的修复材料都可能出现复合材料与牙体组织不匹配或不贴合的现象。

10.d。除先前使用过夜间漂白系统外,所有条件均为禁忌。使用光敏药物、接受化疗或放疗,或者有黑色素瘤病史的患者,都会增加使用光活化漂白系统的医疗并发症的发生风险。为了达到更好和更快的美白效果,许多患者从使用夜间托盘系统改成了使用光活化系统。

11.d。目前,水洗技术仅适用于棉签。托盘增白剂可能是凝胶形式。水洗技术是一种液体,用棉签进行涂布。本产品不采用条带形式。

12.c。尽管制造商的说明书和 SDS 信息可能包括安全问题,但口腔专业人员应该意识到,关于美白产品的安全性和有效性的不带偏见的声明是可以在 ADA 网站上查阅到的。ADHA 并没有这样的声明。

第 18 章

1.d。口腔矫治器治疗的目的是扩大气道,减少气道的塌陷,以在睡眠中维持足够的气道。缩小气道会使足够通气量的保持更加困难。

2.d。根据发表的研究,睡眠期间佩戴口腔矫治器的患者,其牙周健康没有变化。使用口腔矫治器后,牙周状况或疾病没有增加。

3.c。运动防护牙套如果佩戴正确而且一直使用,可以辅助吸收头部创伤的动态压力,预防脑震荡。

4.b。夜间咬合垫是通过吸收睡眠中磨牙产生的咬合压力来减轻牙齿表面磨损的。没有关于夜间咬合垫

能够减少龋齿的报道。正畸矫治器可以用来给予少量的牙齿移动或稳定牙齿。间隙保持器用于暂时保持牙齿的位置。

5.d。普通型防护牙套是预先制作的,大小不一,可以在运动商店和百货公司购买。个性化防护牙套由口腔专业人员制作,贴合患者的牙弓;这种防护牙套需要先印模和制作模型。

6.a。热塑性材料在加热时软化,冷却后再硬化。这使得它们很适合用于个别的牙列。

7.a。建议用湿的、软毛的牙刷清洁口腔矫治器。商用液体清洁剂也可用于浸泡。不推荐使用热水浸泡,因为可能会使矫治器变形。

8.d。口腔防护用品可以由口腔专业人士定制,也可以在商店选择购买预成大小的防护牙套(普通型防护牙套),还可以由个人通过“煮咬式”的方法制作。

9.c。间隙保持器用来暂时保持牙齿的位置。例如,如果乳牙磨牙过早脱落,可以使用间隙保持器来防止相邻的牙齿移动到缺牙间隙中。夜间咬合垫可以减轻磨牙症。个性化美白托盘是设计用来装漂白溶液的。睡眠呼吸暂停可以通过一种能扩大气道的矫治器来缓解。

10.a。运动防护牙套必须与运动员的牙列相匹配,这样防护牙套才能吸收力量,运动员才更愿意在需要的时候戴上它。大多数情况下,运动防护牙套是为上颌牙齿制作的。

11.c。牙齿的牙龈轮廓应该精确复制在口腔矫治器,因为它们需要帮助矫治器精准地贴合组织和辅助固位。龈沟和牙周韧带实际上位于牙龈,对矫治器的固位没有帮助。软腭位于硬腭的后部,与牙齿不相邻,因此对矫治器的固位也没有帮助。

12.c。因头颈部癌症接受放射治疗的成年患者患龋齿的风险增加。辐射损伤唾液腺,导致口干,进而导致龋齿。氟化物对于口臭或牙周病的治疗没有帮助。3 岁的儿童在使用个性化托盘时可能依从性很差,而且摄入氟化物的风险也有所增加。

第 19 章

1.b。暗锈是一种腐蚀性攻击,会在金属表面产生一层薄膜。腐蚀是将金属转变为金属氧化物的过程。电化学腐蚀是化学反应和电流流动的结合。电偶腐蚀是一种

在潮湿环境中发生的电化学过程。两种不同的金属和一种电解质溶液会产生电流,这就导致了腐蚀。

2.c。钝化是在器械制造过程中进行的,在器械表面产生一层氧化铬,以保护其免受腐蚀。电镀是通过电流的方式在器械表面镀一层金属膜的过程。电抛光可产生光滑的、高度抛光的效果,不易腐蚀。合金是由两种或两种以上的金属以熔融状态结合而成。

3.d。化学蒸汽灭菌的标准规定是 270°F,20~40psi,至少 20 分钟(而不是"c"选项中的 10 分钟)。高压蒸汽灭菌的规定是 270°F,27psi,至少 6 分钟。干热杀菌需 2 小时,温度 320°F。

4.a。重新磨尖器械时存在风险,但手柄和尖端之间的频繁断裂并不是众多风险中的一种。这些风险包括脱落、污染、失衡和磨损率。

5.b。可以通过 3 个问题来确定什么时候应该磨锐器械:①"我一天用了多少次,或者我会用多少次?"②"在使用这种器械时,我会或我将遇到什么程度的困难?"③"我用这个器械做了什么操作,或者我将要做什么操作?"

6.d。不锈钢合金的主要成分是铁、铬和镍。

7.a。使用贵金属制造器械的缺点是成本高。与不锈钢或碳钢相比,它们非常昂贵。贵金属不会发生点蚀和腐蚀,是理想的器械成分。与碳钢和不锈钢器械相比,"贵金属器械"可能会有更高的磨损率,但这不是主要的缺点。

8.c。当要消毒的物品不能承受压缩蒸汽条件时,使用干热灭菌。碳钢器械建议用不饱和化学蒸汽灭菌,但其缺点是有异味,而且需要通风。高压蒸汽灭菌法的温度为 270°F,干热灭菌的温度为 320°F。因此,不能承受这些热灭菌的材料,应用化学溶液消毒。

9.c。器械维护周期中正确的顺序是使用无菌器械、使用后检查,适当清洗,消毒,再磨锐无菌器械。磨锐器械的最安全时间是在消毒后,即将使用前。

10.b。电抛光是产生高度抛光效果的过程。钝化是形成一种耐腐蚀氧化铬层。低温学是一门关于超低温的科学,远低于水的冰点。热处理是对金属或合金进行定时加热和冷却操作的组合,从而获得所需的力学性能。

第 20 章

1.c。不得在治疗区域外穿戴个人防护设备(PPE),

因为它受到了飞溅物和气雾的污染,是一种感染源。

2.b。非无菌检查手套对于大多数口腔操作来说已经足够了。无菌外科手套只有在有创的(外科)手术过程中才需要。无论是共聚物手套还是通用手套都不能用于任何口内操作。

3.c。由于手套有可能渗漏,所以戴手套之前和脱手套之后,都应洗手。在 2002 年 10 月,CDC 同意使用乙醇类产品来清洁手部,只要双手没有明显的污染。

4.c。通用手套是最厚的手套,并可提供更多的保护,以防止锋利器械的潜在伤害。

5.c。如果是患有高度传染性疾病且会通过气溶胶传播的患者,为其进行治疗时,则必须戴上 HEPA 口罩,以滤除微生物。标准口罩没有足够强的过滤能力。外科手套对气溶胶没有防护作用,而使用面罩时可在面罩下吸入气溶胶。

6.a。锐器必须放在硬的、防刺的容器内,而不能放在纸箱或塑料袋内。

7.e。戊二醛是高级别消毒剂,器械必须浸泡在其中。其毒性太大,不能用于喷洒。

8.c。这两种说法都是正确的。一种可接受的消毒剂必须能杀灭亲水性和亲脂性病毒。与亲脂性病毒相比,亲水性病毒上的蛋白质包被使其更难被杀灭。

9.a。根据 Spaulding 分类,任何有可能穿透软组织或骨骼的物品都被认为是"危险"物品,必须对其进行单独热灭菌。

10.c。如果不先从被消毒或灭菌的物体上去除生物负载,消毒或灭菌也就无从谈起了。

11.c。这段时间是抗体检测的必要时间,是 CDC 推荐的。如果发生血清转化,它将在 2 个月内发生。在不了解血清转化的情况下等待几个月到 1 年,患者可能会易患肝炎。

12.a。CDC 建议每周至少进行一次生物监测,每次灭菌种植体时要进行一次,或者在灭菌器发生故障时尽快进行。监测是确保灭菌的唯一途径。

13.c。安全靴可以保护脚不受坠物的伤害,但在口腔诊室并不常见。灭火器、漏电保护插座、氯丁橡胶手套和护目用具都是常见的。

14.e。汞、消毒剂、乳胶手套和一氧化氮都会对医护人员的健康产生影响。荧光灯则不会。

15.c。口腔诊室里的各种化学物质都能穿透乳胶手套。有关正确的防护手套信息可在安全数据表中找到。

16.c。照明不佳、姿势不好、重复运动会导致肌肉骨骼问题。间接视野的使用有助于保持正确的姿势和降低背部和颈部的压力

17.a。汞蒸气是口腔诊室中最危险的汞形式。它很容易被肺部吸收。液体汞也有危险,因为它有很高的蒸气压。然而,口腔银汞合金是安全的,因为汞与金属化合物结合在一起。汞合金废料也是如此。

第 21 章

1.c。在使用消毒剂之前,所有的血液和唾液都必须清洗干净,因为它们会妨碍消毒。

2.c。只使用无菌手机、车针和磨轮在椅旁进行调整时,就不需要消毒用具。

3.b。不要将器械直接放入超声波装置的溶液中进行清洗。其他说法都必须遵循。然而,在用超声波装置清洗器械时,该器械必须放在防漏的拉链袋或无菌玻璃烧杯内,其中含有新鲜的超声波溶液。然后,将袋子或烧杯放入超声容器的溶液中。这样可以防止清洗过程中的交叉污染。

4.b。陈述和理由都不正确。如果每位患者的义齿都没有使用无菌磨轮,即使义齿在技工室用磨轮进行调整和将义齿送回患者之前都进行了消毒,那么患者之间还是有可能发生交叉污染。

5.c。建议使用含漱口水和水的拉链塑料袋来储存。水是水合作用和防止变形所必需的。漱口水会给患者带来一种愉快的味道。患者的结石无法清洁。个性化的封闭容器(义齿杯)中必须有液体,以防止义齿变形。

6.c。主要目的是防止交叉污染。这包括患者和技工室人员之间的相互保护,以及口腔工作人员和技工室设备的保护。

7.c。使用喷雾时,无法保证与所有的表面都能持续接触。喷消两次并不是一种推荐的方法,只有戊二醛的气雾被认为是有毒的。

第 22 章

1.c。双糊剂管的开口大小有所不同,便于使用等长的糊剂时,能够分配出合适的比例。

2.c。阅读、理解和遵循说明书是很重要的。理解使用材料时所涉及的程序将减少失误的可能性。

3.c。口腔材料在口内的凝固速度比在操作台上的托盘快。口腔温度升高会加速凝固。其他三种说法都是正确的。

4.d。口腔材料应用力调拌,因为它们不会受到伤害或损坏。缓慢调拌或增量(对于大多数材料)可能会影响材料的凝固率和特性。

第 23 章

1.c。氢氧化钙和 ZOE 的固化都会因湿度的增加而显著加速,因为水增加了材料成分的电离度,从而使之稳定下来。

2.b。ZOE 对牙髓有镇静和安抚作用。氢氧化钙和玻璃离子是相对中性的,而磷酸锌最初是有刺激性的。

3.c。缓慢调拌磷酸锌水门汀以驱散固化反应的热量。ZOE 需要更长的调拌时间,以结合足量的粉末。氢氧化钙和玻璃离子水门汀的调拌则要迅速。

4.d。玻璃离子水门汀要在它们失去光泽之前使用。如果水门汀失去光泽,固化反应可能已经发展到黏附力降低的程度了。

5.a。作为有用的口腔材料,固化的口腔水门汀必须不溶于水,因此其不能被肥皂和水清洗掉。在这些材料固化之前,清洗要容易得多,可以用器械刮去,也可用肥皂和水洗掉。

6.a。复合树脂水门汀可以用相同的粘接系统粘接到牙体组织上,即用于粘接复合树脂修复体到牙本质和牙釉质上的粘接系统。ZOE 和磷酸锌不与牙体组织结合。玻璃离子具有自粘接的特性。

第 24 章

1.b。6 英寸×6 英寸是橡皮障材料中最常见的预切尺寸,5 英寸×5 英寸用于乳牙或前牙。

2.e. 以上都可用于去除橡皮障,参见表 24.2。

3.c。如果可能的话,治疗牙要在锚定牙的近中,以便口内操作时不受夹子干扰。如果治疗牙位于锚定牙的远中,在治疗过程中夹子就会干扰操作路径。

4.c。严重哮喘患者不得使用橡皮障。能见度、患者

保护和湿度控制都是放置橡皮障的适应证。

5.c。蝶形橡皮障夹用于分离前牙唇面和部分后牙，并能排开邻近的牙龈。。

第 25 章

1.c。口腔封闭剂可以消除患者口腔卫生中难以清洁的区域，能有效预防龋齿。它们不能使牙体组织发生再矿化，因此，不能逆转龋坏或恢复釉质完整性。

2.b。适当酸蚀后，釉质呈白垩色，因为其表面在微观上变粗糙了。酸蚀的表面就像磨花了的玻璃一样散射光，而不是像光滑的镜子反射光。

3.c。放置封闭剂后，要用咬合纸检查高咬合接触，用牙线打开邻接区。

4.b。建议液体酸蚀剂冲洗 10~15 秒，凝胶酸蚀剂则至少需要 30 秒。不彻底去除酸蚀剂会导致封闭剂固位不良。

5.a。许多时候，充填的封闭剂需要调整咬合。然而，使用咬合纸和 #6 或 #8 圆钻并不是唯一可以接受的方法。临床医生也可以使用绿色或白色的抛光石与咬合纸。

第 26 章

1.b。Ⅱ类洞缺乏必要的盒状洞形，因此需要一个成形片来完成所需的形状。Ⅰ类和Ⅴ类洞具有盒状洞形。Ⅲ类和Ⅳ类洞通常用复合树脂修复。金属成型片会阻挡光活化聚合。

2.b。将软泥状银汞合金材料推入窝洞预备内，相互压缩各种增量以减小空隙。未凝固的材料太厚，不能流动。充填器的剪切、拉伸或旋转不能产生所需的密度。

3.b。二氧化锡用作抛光剂，能使银汞合金修复体产生较亮的光泽。由于磨料颗粒更大，氧化铝、硅酸锆和浮石粉末不能产生较亮的光泽。

4.d。过热可能会增加破碎和腐蚀的易感性。牙髓损伤、汞向表面的释放，以及暗沉的外观都可能是由于银汞合金过热造成的。

5.b。表面变色了。玷污是银汞合金表面上一层可去除的薄膜或变色。它不影响修复体的内部完整性。

6.c。这两种说法都是正确的。先用粗磨料，再逐步过渡到细磨料是很重要的。粗磨料会产生更大的划痕，

随着操作者过渡到较细的磨料时，粗划痕就会变得越来越浅。

7.b。理想情况下，所有银汞合金修复体应在放置 24 小时后进行修整完成和抛光。这有助于纠正放置过程中出现的问题或状况，从而减少菌斑的积累。

8.a。修整完成和抛光银汞合金的主要目的是产生光滑的表面，没有空隙，使得银汞合金不易玷污或腐蚀。

9.a。边缘下区指的是预备形暴露的内壁，最可能是由于银汞合金过度雕刻引起的。开放边缘是指银汞合金与牙齿表面之间的空隙。过度延伸或飞边指的是一层薄的银汞合金延伸到腔面边缘以外。

10.c。在银汞合金修复体的修整完成过程中，保持修复体原有的解剖形态，以保证功能解剖是非常重要的。

11.d。腐蚀是发生在银汞合金修复体表面或表面下的化学退化。修整完成和抛光不能改善银汞合金内部过度腐蚀的缺陷。

12.c。绿色和棕色的抛光尖和抛光杯用于产生银汞合金修复体的光滑纹理和光泽表面。它们只用于抛光，不用于修整完成。修整钻和修整石是用来去除表面不规则点或去除较大的接触区域。在使用修整钻之前，不需要进行银汞合金表面预备。

第 27 章

1.f。所有这些程序都应该在印模之前完成。衣服要用餐巾纸保护好，患者应直立，以尽量减少恶心。取下矫治器，以免被印模粘走。漱口水能够减少给操作者和技工室技术人员带来的微生物数量。

2.c。上颌印模的 11 点钟位置可以使操作者最好地接触和控制患者，并有助于确保最好的结果。操作者可在 7 点钟位置给下颌牙弓取印模。对于左优势手者，上颌印模在 1 点钟位置获取，下颌印模在 5 点钟位置。

3.b。把粉末加到水中，以确保恰当的调拌和最佳的效果。人们认为，在粉末中加入水会增加将气泡混入调拌的概率。

4.d。的确，冷却水会增加或延长操作者对材料的操作时间。相反，温水会减少或缩短操作时间。粉末和水一接触，操作时间也就开始了。

5.b。调拌时间通常只有 1 分钟，要完成调拌材料、填托盘和就位印模。对于常规凝固，凝固时间通常是 3~4

分钟。

第 28 章

1.b。在第二次灌模之前，第一次灌模已经初步固化，这样有助于预防变形。比起单次灌模和围模蜡技术，这种技术需要花更多的时间。不同灌模方法制备的模型在质量上并无差别。

2.a。失去光泽(铸模或模型不再有光泽)意味着初始固化时间接近，通常是在初灌注10分钟后。弹性这一性质不用于石膏制品。随着石膏制品凝固，抗压强度增加而不是降低。

3.b。在保持口腔结构完整的同时，这种高度的组合在美学上是最令人愉悦的。选项a和c意味着模型没有或者只有很少的基底。最后一个选项是3.0~3.5英寸的整体高度，会使模型的基底较厚。

4.答：3、5、1、6、7、2和4是模型修整步骤的正确顺序。

第 29 章

1.b。个性化托盘被用来记录像骨隆突这样的解剖特征。由于操作人员会对托盘制造的各个方面进行控制，多数解剖异常都涉及。个性化托盘能更好地保证印模材料的厚度均匀，可再次用于同一患者，且比成品托盘更稳定。

2.c。终印模的精度性受印模材料厚度的影响。为确保适当的厚度，在制作过程中，印模托盘与铸件之间应有2~3mm的间距。0.5~1mm空间不够，4~6mm空间太大。

3.b。个性化托盘树脂从牙龈边缘延伸到组织上3~4mm，是为了获取所有必要牙齿和支持牙龈的解剖形态。在印模区过度延伸树脂，会使固化了的托盘难以就位，且需要在实验室内进行大量修整。托盘厚度不应过薄，否则其可能会在使用过程中发生断裂。理想情况下，最终的厚度应该是均匀一致的，为2~3mm，而不是6~7mm。托盘过短无法控制印模材料的流动，由此产生的印模可能缺乏制作最终修复体所必需的解剖特征的完整性。

4.a。取终印模时，咬合止点让牙医能确认托盘在口腔中已经完全就位且稳定，这就使得预备好的牙齿或其他牙齿周围有一层均匀且厚度适当的印模材料。上颌弓和下颌弓托盘均有止点，它们不会放在功能尖上，以免这一关键区域的印模准确性降低。

5.a。要经常用手指检查个性化托盘边缘，查看边缘是否光滑、连续和圆钝。记住，这些边缘将与患者口腔的软组织接触。直角、粗糙或锋利的边缘会损伤软组织。

第 30 章

1.c。印模托盘必须放置5~7分钟，以使托盘材料和注射器材料能够恰当地结合和固化。遵循制造商的指示非常重要。

2.d。使用这种材料可确保稳定性、准确性且易于清理，并允许在以后的日期灌模。尽管比其他印模材料贵，很多牙医还是觉得硅橡胶的好处大于成本。

3.b。要由两人参与硅橡胶印模材料的制备。一人充填托盘，另一人同时使用注射材料。一旦注射材料被注射到感兴趣的区域周围，立即把托盘材料放在其上面。

4.c。手掌温度的升高会加速或缩短印模材料的凝固时间。使用指尖能保证适当的工作和凝固时间。这种材料不会弄脏操作者的手，也不会很难从皮肤表面去除。

5.d。多数情况下，印模托盘内的托盘黏合剂会在10分钟内干燥。

第 31 章

1.c。强力(光/热活化)漂白剂是专业应用的漂白材料。夜间漂白剂可以得到专业的监督，但需要患者操作。牙膏和漱口水是非处方和患者应用的材料。

2.c。定制的乙烯基托盘用于夜间漂白。煮沸咬合护牙托和运动护牙托过于笨重。氟化物托盘无法紧密贴合漂白材料。

3.d。使用扇贝托盘和在托盘的唇颊面少量使用漂白剂将有助于防止材料浸出牙龈组织。无证据表明漂白前漱口可消除牙龈刺激。含乙醇的漱口水可能会引起牙龈刺激。

4.d。以上都是。为了观察和准确地记录结果，在漂白过程的最初和结束后,都需要有一张比色板指引的照片。

5.a。牙齿必须隔离,以限制漂白剂只在牙齿表面。也必须保护牙龈组织,使其免受漂白剂的刺激。漂白剂由光或热激活。在这一过程中, 牙齿和组织并未吸水,而是脱水。树脂坝材料中无已知的营养成分。

6.d。所有选项都是牙齿漂白的禁忌证。

第 32 章

1.b。推荐的车针是锥形平切精修钻。它应该与低速手机一起使用,以更好地操作和控制。此外,在大多数州的实践中, 口腔卫生士是不允许使用高速手机的。不存在锥形横切修整钻。直裂平切钻和横切钻的设计是为了去除比修整钻更多的表面, 因此不推荐用于脱粘。

2.c。的确,所有脱粘方法都会去除一些牙釉质,有些方法去除得更多。口腔卫生士有责任选择破坏性最小的树脂去除方法。

3.d。脱粘钻的方向应指向切端或咬合面,以免意外损伤牙龈。由于有组织损伤的可能,操作者不会有意朝着牙龈方向使用钻。也不建议向着邻间隙/楔状隙表面使用钻。一个方向可能就够了(如朝向近中),但它可能不在另一个方向也有效(朝向远中)。

4.a。所有复合树脂材料都应去除,以避免牙龈炎症、染色、菌斑、不良美学、脱矿或龋齿形成,以及黏膜对粗糙树脂的反应。为了粘接正畸托槽而留下的树脂,不应影响患者的咬合。

5.b。应经常使用压缩空气,并对表面进行目视检查,以确定表面是否不含树脂。让患者用舌头舔舐牙面也有助于检测残留树脂。使用车针的方式要像用刷子一样,且在使用中不应有明确的时间限制。在大多数情况下,没有必要在一例患者完成处理前更换车针。在严重病例,每例患者可能都需要一个新的车针。

第 33 章

1.c。敷料通过保持初始血凝块和愈合组织的稳定,有助于控制术后出血。这在移植和皮瓣术中尤为重要。加或不加敷料,术后愈合都会以正常速度进行。在敷料放置前,术区不应再出血。外科敷料无法"消毒"手术部位。尽管光滑的表面会减少敷料中的菌斑,敷料下还是能够发现细菌和食物颗粒。此外,在进食和说话过程中,敷料的存在确实为摩擦提供了物理屏障,从而给患者带来了一些安慰。

2.a。放置敷料时,向牙间隙施加压力,把敷料用力挤到牙齿之间,从而提供物理或机械上的固位。敷料无粘接性。缝线是用来定位软组织的,而非保留敷料。缝线不应嵌入敷料,否则会使敷料拆除更加困难且更加疼痛。

3.d。适当放置的敷料应是光滑的,边缘呈锥形,并且有刚好足够的体积来提供刚性。手术部位应被覆盖,但无须把敷料延伸到咬合面上。这种过度延伸可能会干扰咬合,使患者感到不安,并可能破坏敷料的完整性。延伸到前庭深部也会引起不适。非丁香酚金属氧化物敷料通过机械固位保持在适当的位置,因此需要在牙体间的楔状隙中进行联锁,以形成固位。填补牙间隙可能会撞击愈合组织,并使敷料拆除困难。

4.d。氰基丙烯酸酯敷料在美学上可被接受,其体积小,且可生物降解。单纯盐水冲洗可能无法为患者提供足够的舒适度。非丁香酚-氧化锌敷料体积过大,美观性也是一个问题。可见光激活的手术敷料在美学上可被接受,但在术后两周内随访中需要将其取出。

5.b。如果一块敷料破裂且引起不适,患者需要回到诊室做维护,但无须立即返回诊室。如果一小块敷料碎裂,一般没有什么后果,将其丢掉就可以了。把敷料暴露在温水或温热的食物中可能会使敷料变软。吸烟也会使敷料暴露在高温下(这也延迟了愈合)。

第 34 章

1.a。通过在敷料的边缘插入一个坚固的、钝的器械并施加稳定的控制运动来去除外科敷料。器械与脆弱软组织相对的一面应光滑。在敷料上施加的压力应是稳定且可控的,以防缝线材料被纳入敷料中。这些缝线需要剪断,以便去除敷料。

2.c。治疗不仅不受年龄的影响,在患者糖尿病得到很好控制的情况下也不会受到影响。残留的结石很可能会导致珠状肉芽组织的过度生长。最主要的原因是上颌前庭后部被忽略的缝线。

3.d。残余结石的区域会在手术后去除,以便组织愈合。

4.c。注意不要把线结从浸入组织的缝线材料上完全剪掉,这样可能会导致缝合材料完全淹没,无法回收。将剪刀的一片刃插入线结下形成的开口中,只剪断缝线的一端。

5.c。铬肠线和聚乳酸缝合材料是可吸收的,"较细"的缝合材料应是 5-0(00000)或更多 0。3-0 大小的缝合材料要比 4-0 缝线更粗。

第 35 章

1.b。临时冠也即临时修复体,由丙烯酸或其他树脂材料制成,并且是定制到牙齿上的。它们是用吸塑模和丙烯酸树脂材料制作出来的。

2.c。临时冠的适当咬合和邻面接触很重要。如果咬合接触过高,患者可能会因咬合过高导致牙齿酸痛而返回诊室。如果咬合过低,牙齿可能会向上(向下)漂移到咬合处,从而需要大量调整永久冠。要适当调整邻面接触,这样牙齿就不会向近中或远中移动,导致永久冠的接触过紧或过松。

3.d。制作良好的临时冠能改善患者的舒适度、美学和功能。一颗为冠修复预备的牙齿可能会给舌头带来非常奇怪的感觉,对热和冷很敏感,看起来非常小或畸形,无法正常吃东西。

第 36 章

1.b。在抛光复合材料时,防止牙髓过热的最有效方法是用喷水或冲洗来保持牙齿和复合材料的湿润。轻击会有帮助,但橡皮抛光尖很快就会过热。凡士林的作用不如水。细粒磨料应在最后使用,而不是首先使用。

2.d。理想情况下,复合修复体应在安排预约时进行修整完成和抛光。复合材料在聚合时获得其大部分强度,因此无须再等一段时间再修整完成和抛光。延迟修整完成和抛光会对牙菌斑驻留和美观产生负面影响。

3.c。较粗的抛光盘之后应该是更细的抛光盘,以初步去除复合材料表面有微大划痕和缺陷的材料。需要对复合材料表面进行微小的修整,以去除残留的小划痕。

4.d。复合材料是由充填瓷材料的聚合物制成的。两种成分都不像金属那样容易腐蚀。修整完成和抛光复合材料确实提高了表面光泽度和边缘轮廓,从而改善牙龈健康。

5.d。蛋形或足球形修整钻头最接近于预期的前牙舌面解剖形状,因此是最有效的磨料。

病例 1

1.c。剩余自然牙为右下颌第一前磨牙(牙齿 #28)和尖牙(牙齿 #27)、左下颌尖牙(牙齿 #22)和第一磨牙(牙齿 #19)。如果你看照片 C 中的活动装置,就可以轻易看到这个牙齿排列。

2.b。这种装置的正确术语是"可摘局部义齿"。桥通常是指固定装置。"局部"是一个常用的名字,由正确的单词缩写而成。然而,它不是固定的局部义齿,因为患者可以将其取出。

3.d。该装置的卡环环绕右下颌第二前磨牙(牙齿 #28)、左下颌尖牙(牙齿 #22)和左下颌第一磨牙(牙齿 #19)。

4.b。如果装置含有瓷牙,它将有 3 种材料:瓷、金属支架和树脂基托。如果牙齿是树脂的(与义齿基托树脂不同),这一装置仍然可以说是由 3 种材料组成的。

5.d。病例中提供的信息表明,患者的菌斑和污渍较少。患者最好在洗牙之后仔细检查牙齿,以确定哪些牙齿有外源性染色以及是否需要抛光。其他药剂含有一种磨料(甚至是精细的膏),这比患者清洁牙齿表面所需的还要多。

6.c。记住患者有限的收入,并在图表中做详尽记录,你可以看到患者教育是否会减少下次回访时的牙石积累量。如果是,在 1 年时回访;如果没有,在 6 个月时回访。

病例 2

1.a。照片中的预备牙为右上颌第二(牙齿 #2)和第一(牙齿 #3)磨牙。牙齿解剖和 X 线片帮助观察者识别这些牙齿。牙根和窦腔有助于确定牙弓,狭窄的咬合轮廓有助于区分左和右。

2.b。基托材料通常很厚,这样才能提供足够的强度,并且对冷热食物和液体产生隔热作用。衬里通常很薄，用于保护牙髓不受化学刺激（如酸蚀）。

3.c。从最远中面向近中，预备洞形的名称依次是拾面（O）、近中–拾面（MO）和远中–拾–舌面（DOL）。最远中的预备形（拾面的远中点隙）不是远中–拾面（DO），尽管可能看起来很像，但它的边缘嵴尚未预备，因此，是一个拾面洞。

4.d。除修复需要外，患者牙齿 #2 远中也有根面结石和明显的骨量丢失。骨丢失和牙石是牙周病的症状。患者也可能有牙龈炎。图 B 和图 C 显示患者戴着橡胶障，因此无法看到其龈炎症状。龈炎从来不会在 X 线片中表现出来。

5.d。根面有结石表示需要根面平整术。根面平整在几次预约中可能需要于局部麻醉下操作。理想情况下，在所有清创工作完成后，还要安排一次再评估预约，检查一下组织和牙石情况，以及患者的家庭护理方案。在此次预约中，做不做抛光都可以。

6.c。先用修整钻，再依次用浮石砂浆和氧化锡抛光，是典型的抛光银汞合金的技术。使用修整钻能够为抛光提供一个平滑的精修面。单独使用氧化锡作为磨料并不够，抛光膏的设计是为了去除天然牙上的污渍，而不是提供我们希望银汞合金修复达到的光滑表面和高光泽。

7.c。监测所有牙齿并不一定是一种错误的方法，但如果已知牙齿 #2、#3 和 #4 上的探测深度为 5~7mm，那么用频繁的基线记录和规定的 X 线片密切监测这些牙就看似合理了。如我们所知，探测深度在 4mm 或以下的牙齿可以由患者的口腔家庭护理方案成功地处理。

病例 3

1.c。侧切牙通常是以"桩钉"形状发育的牙齿。融合是指在发育过程中两颗牙齿连接成了一颗。腐蚀是酸性物质消蚀釉质的结果，如会发生于经常食用柠檬的情况中。

2.b。当一个永久冠被粘固就位后，它就是"固定的"（或不可移动的）。间接技术是一种制作工艺，包括印模、石膏模型或模具，以及铸造或烧制过程。制作是"间接"的，意味着此时患者无须坐在椅子上。在使用这一技术时，患者必须戴一个临时修复体。直接修复技术的例子

包括银汞合金和复合材料等修复技术，在这些修复技术中，修复物通常在一次预约中直接"制作"（或放置）于患者口中。

3.b。临时修复体是计划在短时间内被替换的修复体。过渡修复是一种"长期"的临时修复，需要解决现有情况之后，再放置永久修复体。永久修复体是指不计划在某一特定时期内更换的修复体。

4.d。在这个病例中，冠的舌面可见（使用口镜）。仔细看，牙冠有明显的半透明性。如果前牙冠无金属，可以假定使用的材料是陶瓷材料。

5.d。瓷是在较高温度下"烧制的"，所以它会产生非常坚硬的表面，可以耐受大部分抛光膏的沙粒。对于其他牙色修复材料来说，如复合树脂和玻璃离子，情况就并非如此了。对于这些材料，应使用温和的磨料和抛光剂。

6.a。瓷最理想的特点是其如釉质一般的美学特性，特别是半透明性。瓷材料有多种颜色，但其他牙色修复材料也有广泛的颜色选择空间。陶瓷的硬度和低断裂韧性是不良性质。事实上，瓷较硬，以至于会磨损对颌天然釉质，且瓷很脆，容易破裂。

7.a。修复前应进行漂白处理，使瓷的颜色与天然牙齿相匹配。在如根面敏感、不实际期望、妊娠、18 岁以下和吸烟成瘾的情况下，禁忌漂白牙齿。有时，为了保持颜色，患者需要再次使用漂白剂。

病例 4

1.b。如牙周图所示，初诊时 5mm、6mm 和 7mm 的区域略有改善或保持不变。这些是临床医生会首先观察的区域，以确定牙周病的进展。

2.c。从口腔内照片可以看出，左上颌第二前磨牙和左下颌第一磨牙的舌面均有牙尖折断。

3.d。牙齿 #30，右下颌第一磨牙，有两个根。近中根有双根管。近中根管充填的材料（古塔胶）不同于远中根管（银尖）。这两种材料呈放射不透明，银尖比古塔胶更不透明。上颌磨牙通常有三个根。

4.c。单颗牙齿有多个修复体并不少见。如患者的记录，特别是牙齿图所示，牙齿 #2、#14 和 #15 都有两种修复体。记住，上颌磨牙的斜嵴要尽量保留。这个嵴为牙齿提供了力量。因此，你最可能看到的是 MO 和 DO，而不

是 MOD 修复。

5.c。两种银汞合金边缘都在邻接区过度伸长。这些通常被称为"银汞合金悬突"。开放边缘可被描述为牙齿和修复体之间的空隙，探针从牙齿到修复体，和从修复体到牙齿这两个方向都能探查到。当预备洞形充填不足时，就会存在一个边缘下区，可用探针从修复体向牙齿方向探查到。

6.b。用两种不同的充填材料充填三个根管。在牙齿 #30 的 X 线片下可以明显看到，根管内材料的放射阻射性是不同的。这两种材料都是永久性根管充填材料。

7.c。当一颗牙齿在对颌牙弓中无对着的牙齿时，就会发生超萌。这颗牙的萌出会超过𬌗平面。这例患者没有牙齿 #3 和 #4，因此，牙齿 #30 无对颌接触。X 线片显示了牙齿 #30 超萌的明显程度。

8.b。牙周图根尖部的每一条线都以每 2mm 的增量标记。在牙齿 #31 上画的线刚好超过第一根线，意味着它至少为 3mm。你可对下一增量进行"向上阅读"，并读出 4，但图表上的绘图应尽可能准确。

病例 5

1.b。观察牙周图，你可以看到牙齿 #15 的牙周袋达到 7mm，且牙齿 #9 的动度增加了。上下牙弓都有牙龈退缩。下颌牙弓的探诊深度在正常范围内。因此，下颌牙弓比上颌牙弓"牙周更健康"。

2.d。可观察到这例患者有五种口腔修复体，包括银汞合金、黄金、复合树脂、金箔（或黏附金）和烤瓷。

3.c。患者有发生双膦酸盐性骨坏死的倾向，特别是其如果曾做过牙周手术、拔牙术或种植手术的话。口腔卫生士应为患者做完整的口腔检查，使患者处于尽可能好的牙周健康状况下。至少每 3~6 个月为患者评估口腔软硬组织，以及所有口腔修复体的合适性。

4.c。如果患者告知其有吸烟习惯，口腔卫生家庭护理建议应包括关于戒烟方面的信息。不建议这例患者做牙齿漂白、窝沟封闭和营养咨询。

5.b。我们可以从患者的口腔图看出其口内有多种修复体。在列出的选项中，患者使用自用型氟化物受益最大。即使牙齿 #9、#22、#25 和 #26 都有牙龈退缩，患者也未说有敏感现象，所以不建议其使用含氟涂料。患者未主诉有口干症状，因此无须唾液替代品。患者无须

封闭剂，因为所有后牙𬌗面要么已经被修复，要么已经消失。

6.b。牙齿 #15 上的大修复体是一个近𬌗黄金嵌体，它在图上标为"G"，在图的𬌗面观上绘制的修复体，到达了左侧外线，表示一个近𬌗修复。这个"MO"也可以在照片中看到。银汞合金修复从𬌗面延伸到舌面。

7.d。牙齿 #11、#12 和 #28 都接受过根管治疗，放置桩核，并用烤瓷冠进行了修复。"PFM"标记于口腔图上。这些根管中的根尖部分有古塔胶（放射透明性较低），而桩（更不透明）充填了根管的剩余部分。

病例 6

1.a。如果烤瓷冠做得太大或颜色不透明，往往看起来会"很假"或不自然。之所以会发生这种情况，是因为技工室为了掩盖底下的金属帽，可能不得不添加多层陶瓷。结果就是一颗"笨重"的牙齿，多瓷层使瓷的半透明特性消失，因此牙齿变得不透明。

2.c。在大多数口腔和口腔卫生士教育课程中，绘制美学贴面只需在图上勾勒出牙齿唇颊面的轮廓即可。

3.c。从病例资料中，我们得知患者已经 62 岁了。从牙周图可以看出，牙龈有少量退缩。然而，探诊深度完全在正常范围内。众所周知，牙龈退缩是老年人口腔中的一种常见情况。因此，考虑到上述所有因素，可以认为患者的牙龈情况"非常好"。

4.b。在 X 线片中可以明显看到牙 #4 的根是弯曲的。你可能还记得，弯曲牙是一种牙齿形状发育障碍。它指的是牙齿根部形成一个角度，或一个尖锐的弯曲或曲线。

5.d。牙齿 #27 远中的放射透性是一种复合树脂。从这些病例中可以看到，复合树脂的 X 线特点可根据树脂材料的不同组成而有很大不同，有些较不透光，而有些很透光。像银汞合金或黄金这样的金属总是不透明的。与龋病的影像学表现相比，复合修复体的轮廓更加清晰。

6.d。复合树脂水门汀常用于将瓷贴面附着在牙齿表面上。这种水门汀采用酸蚀技术，与聚羧酸盐和磷酸锌相比，具有半透明特性。也可用玻璃离子，但玻璃离子无酸蚀效果。

7.c。牙齿 #22 和 #27 远中面的凸出物是精密附着体,用于将新的可摘局部义齿固位在天然牙上。这些附着体无尖牙唇面可见的固位臂。正畸保持器和牙种植体均不使用这些类型的固位。

病例 7

1.c。如图 CS 7.2,在牙齿 #8 和 #9 的舌侧龈缘可以看到有金属。瓷在实验室时就已经熔附到金属底座,因此被称为烤瓷熔附金属全冠修复体。瓷贴面只覆盖唇颊面,有时还覆盖切端。瓷套冠更透明,其内无任何金属。由于龈缘可见金属,牙齿 #8 和 #9 显然是修复过的。

2.b。在安氏 Ⅱ 类 Ⅰ 分类咬合中,上颌第一磨牙的近中颊尖咬在下颌第一磨牙颊沟的近中,上颌切牙唇向倾斜,伴有深覆盖。在安氏 Ⅱ 类 Ⅱ 分类咬合中(不常见),磨牙关系是一样的,但上切牙舌向倾斜,且存在深覆𬌗。在安氏 Ⅰ 类咬合中,上颌第一磨牙的近中颊尖与下颌第一磨牙的颊沟相咬合。在安氏 Ⅲ 类咬合中,上颌第一磨牙的近中颊尖位于下颌第一磨牙颊沟的远中。

3.a。在图 CS 7.4 中,上颌牙位于下颌牙的舌侧。这种关系被称为"反咬"。覆盖、覆𬌗和深覆𬌗都是指前牙关系。覆盖是指下颌切牙唇面与上颌切牙舌面之间的水平距离。覆𬌗和深覆𬌗都是指上颌切牙和下颌切牙的垂直重叠。上颌切牙与下颌切牙的切 1/3 重叠,形成正常的覆𬌗。

4.a。根据 GV Black 分类,𬌗面、舌面或颊面的窝沟的修复属于 Ⅰ 类修复。Ⅱ 类修复涉及后牙邻面。前牙或后牙的唇颊面或舌面的龈 1/3 定义为 Ⅴ 类修复。Ⅵ 类修复包括牙尖和切缘。

5.d。牙齿 #31 有明显的缺损修复,修复周围似乎也出现了新的龋坏,这是最有可能导致疼痛的原因。但由于无更多的信息,疼痛也可能来自另一位置。

6.c。视诊、牙髓检查和根尖周 X 线片都可提供有关牙齿 #31 的信息。有明显缺陷的牙无须使用激光或荧光技术。

7.b。牙间隙刷可以较好地清洁外展隙区域,口腔专业人员可选择适合外展隙的大小和形状。末端刷可能适合于外展隙,但无法有效清洁邻面。橡皮头能最有效地刺激和按摩牙龈,细牙线无法像牙间隙刷一样有效清洁牙根表面。

病例 8

1.b。如背景资料的主诉部分所述,牙线在该区域被感染,通过检查口腔图,我们可以假设患者由于银汞合金悬突而无法彻底清洁该区域,从而导致牙周受累。

2.d。只是骨丢失并不会导致牙冠折断。但龋齿、咬合创伤或在牙髓治疗后未永久修复(或任意几种结合起来)可能导致牙齿折断。

3.b。G.V. Black 医生将最常见的龋齿部位进行了分类。第 Ⅲ 类包括前牙邻面,但不包括切角。第 Ⅳ 类包括前牙邻面及切角。这例患者在切角有修复,包括牙齿唇部 1/3 和舌部 1/3。第 Ⅴ 类涉及龈 1/3,而第 Ⅵ 类涉及牙尖或切缘。

4.c。附着丧失的测量方法是将 3mm 的龈退缩和 4mm 的探诊深度相加(从口腔图的基线探测),得到 7mm 的总和。

5.c。希望牙医和患者都不会鼓励在只有一颗牙齿受到影响的情况下拔除所有牙齿(以容纳一个完整的上颌义齿)。只需要更换一颗牙齿。选项 a、b、d 都是替换这颗牙齿的可能方式。

6.c。氟化钠涂料被批准为 Ⅱ 类医疗器械,用作牙齿脱敏剂。含氟涂料是降低本病例这一类患者敏感性的首选药剂。APF 和 NaF 凝胶不会像涂料那样通过延长与牙齿接触的时间来降低敏感性。

病例 9

1.b。仔细观察口腔全景 X 线片,可以看到在这些特殊牙齿的根管部分有放射不透明的充填材料。

2.c。骨折与"冰毒嘴"无关。吸毒者是自我忽视的典型受害者,包括其口腔卫生。他们的牙齿经常会由于反复咬合和摩擦而开裂,一些甲基苯丙胺使用者渴望食用甜食。冰毒嘴的另一种表现是由缺乏正常分泌物而引起的口腔干燥。

3.a。在图表和牙片中,牙齿 #4、#5 和 #10 对口腔保健人员来说是显而易见的。然而,牙齿 #22 和 #27 的 X 线片中也可能会有颊孔。

4.c。如果要拔牙,就没有必要再抛光上面原有的银汞合金了。拔牙前的牙周清创和口腔卫生指导能够帮助减少细菌数量,从而有助于愈合。

5.b。X线片上看到牙齿 #12 有一个修复体,但照片显示牙冠在牙龈线处断裂。比较临床照片和X线片以及各自的拍摄时间,以此确定最新和最准确的记录很重要。

病例 10

1.c。患者上颌弓上有四个牙冠,分别是牙齿 #8、#9、#10 和 #13。从照片上看,这些牙齿看起来比半透明的天然牙齿更不透明。金属的"底层"称为帽,经常可在舌侧龈缘附近看到。这是全覆盖冠的两个典型特征。

2.d。牙齿 #9 是一颗中切牙,由金属和瓷制成。这可以通过观察X线片来确定。金属底层(帽)看上去放射不透明,而瓷则是透明的。全瓷冠或一些复合树脂冠看上去会是完全放射透明的,但目前,已经不会常规制作复合树脂冠和金属冠了。

3.e。牙齿 #22 的修复属于V类,前牙和后牙唇的颊面和舌面龈 1/3 是 V 类龋和修复。它们可以用复合材料、银汞合金或金箔来修复。第 I 类是牙齿的凹坑和裂隙,而第 II 类涉及后牙邻面。第 III 类涉及前牙邻面,第 IV 类也出现在前牙,但涉及邻面和切端。

4.a。牙尖缺失是磨牙症或习惯性磨牙的一种表现。龋齿和美学修复不会导致任何一面的牙尖磨损,而牙刷磨损(靠近龈缘横向刷牙)发生于牙齿的颈 1/3,而非牙尖。

5.d。近中面和咬合面部分会在龋坏清除后修复。口腔医生会使用牙钻和手机来去除咬合面的龋坏。为了去除近中面的龋坏,医生必须从𬌗面的近中边缘嵴切入并创造一个"近中盒"。咬合面部分连接到近中盒,是典型的 II 类修复设计。第 II 类口腔预备和修复的例子见第 1 章的图 1.9。由于未受到龋坏的影响,颊面将保持完整。

6.d。此处有两种修复体,一种是银汞合金,另一种是复合材料。银汞合金涉及两个面,远中面和𬌗面。复合材料只有一个面,即颊面。许多更大的修复会在其下面放一层垫底以保护牙髓,但这一病例未放置。由于前磨牙咬翼片的角度,复合材料看起来就像在银汞合金正下面,类似于基底。磨牙咬片显示了两种修复体的更精确

的位置,并且表明它们是两个独立的实体。

7.b。从咬翼X线片、全景片和口腔内照片中可以看出,牙齿 #4 有一个双面(DO)树脂修复体,边缘未延伸到颊面或舌面。

8.a。藻酸盐因其易用性、可用性、固化时间较短以及很多氟化物托盘的必要细节而成为最好的印模选择。琼脂需要特殊的设备和详细的准备技术,不适合用于印模。ZOE 印模材料固化后会形成一个又硬又脆的团块,限制了其在无牙颌牙槽嵴上的使用。聚硫印模材料的工作时间较长,为 4~6 分钟(这可能是一种优势),但其口内固化时间长达 15 分钟。它们也有令人讨厌的气味和味道,且还会弄脏衣服。

9.c。癌症治疗包括口服药物、化疗和放疗,所有这些都会导致口腔过度干燥,常规氟化物治疗可能有助于预防龋齿的发展。氟化物治疗可用于牙龈萎缩的情况,但通常不推荐用于萎缩较少的患者。这种情况下不会出现猖獗龋。氟托盘不用于治疗牙周病。

10.c。泮托拉唑是一种质子泵抑制剂,可减少胃酸的产生。氯硝西泮是一种癫痫药物,也可用于治疗焦虑。氯沙坦是一种抗过敏药,用于降低血压。昂丹司琼是一种 5-HT3 拮抗剂,用于预防由化疗和放疗引起的恶心和呕吐。5-HT3 拮抗剂抑制大脑和小肠呕吐中枢的 5-HT 受体。

病例 11

1.b。在夜间使用含糖液(如牛奶)的奶瓶会导致蛀牙并滋生细菌。"婴儿奶瓶龋"是由反复暴露在含糖环境而导致的,而不是具体的糖量。牙线无法清洁有龋坏的咬合面。氟化物可减少龋齿,但当 pH 值低于氟磷灰石的临界 pH 值时,会有明显脱矿。

2.c。将术后X线片与图 13.11C 进行比较,部分放射透性提示为不锈钢冠。还可以查看图 1.5C 中的冠和图 15.13 中的大块复合材料。.

3.a。牙髓切断术去除牙髓的牙冠部分,而根管治疗则去除整个牙髓。直接或间接盖髓术不去除牙髓组织,盖髓术衬里材料直接放置在牙髓组织上或间接放在本质上。

4.c。修复牙 #A 既为牙齿 #4 保留空间,又能防止牙齿 #3 近中漂移。如果牙弓中无牙齿 #A,空间就会丧失

且很可能出现拥挤。如果牙齿 #A 是被拔除而非修复，需要矫正治疗的可能性会增加。

5.c。两句话都是正确的。上颌和下颌第一乳磨牙通常在 16 月龄时同时萌出。然而，对于第二乳磨牙，下颌第二乳磨牙通常先萌出(27 月龄)，然后上颌第二乳磨牙稍晚萌出(29 月龄)。这些时间框架是平均值。

6.d。贫血定义为红细胞低于正常水平。有不同类型的贫血，缺铁性贫血是其中之一。白细胞增多是循环白细胞数量的增加。血友病是由低水平或缺乏凝血所必需的血液蛋白。中性粒细胞减少是血液中中性粒细胞的异常低水平。中性粒细胞是一种常见的白细胞，对于抵抗感染很重要。

能力评估

第23章

调拌用于粘接和垫底稠度的磷酸锌水门汀

期待该技工室/临床技能的满意表现。学生在标有"学生"的栏下自我评价他/她的表现,方法是在满意(S)栏或不满意(U)栏中给每个标准打"√"。接下来,在"教师"栏下进行评估之前,学生将"学生"部分向后折。教师评估后,在这两种评估的基础上讨论技能表现。

如果满意,技能评估完成。如果不满意,将进行补习,直到标准执行得令人满意为止。

标准	教师		学生	
	S	U	S	U
1.粘接稠度				
a.粉剂被恰当地混入液剂				
b.在指定时间内完成调拌				
c.混合物要能在调拌刀和平板之间能拉出1英寸长的细丝				
2.垫底稠度				
a.粉剂被恰当地混入液剂				
b.在指定时间内完成调拌				
c.混合物比较厚,泥子样,形状呈球状				

(反折线)

请教师确认最低技工室和临床能力水平:

技工室:　#_____标准必须令人满意。

临床:　#_____标准必须令人满意。

开始时间:_____　　完成时间:_____

教师:_____

建议/评论:

第23章

调拌玻璃离子水门汀——粘接稠度

期待该技工室/临床技能的满意表现。学生在标有"学生"的栏下自我评价他/她的表现,方法是在满意(S)栏或不满意(U)栏中给每个标准打"√"。接下来,在"教师"栏下进行评估之前,学生将"学生"部分向后折。教师评估后,在这两种评估的基础上讨论技能表现。

如果满意,技能评估完成。如果不满意,将进行补习,直到标准执行得令人满意为止。

	教师		学生	
标准	S	U	S	U
1.粉剂被恰当地混入液剂				
2.在指定时间内完成调拌				

(反折线)

请教师确认最低技工室和临床能力水平:

技工室: #_____标准必须令人满意。

临床: #_____标准必须令人满意。

开始时间:_____ 完成时间:_____

教师:_____

建议/评论:

第 23 章

调拌用作垫底或者暂时修复的氧化锌丁香酚

期待该技工室/临床技能的满意表现。学生在标有"学生"的栏下自我评价他/她的表现,方法是在满意(S)栏或不满意(U)栏中给每个标准打"√"。接下来,在"教师"栏下进行评估之前,学生将"学生"部分向后折。教师评估后,在这两种评估的基础上讨论技能表现。

如果满意,技能评估完成。如果不满意,将进行补习,直到标准执行得令人满意为止。

标准	教师		学生	
	S	U	S	U
1.粉剂与液剂混合恰当				
2.混合物均匀一致,呈泥子样				
3.90 秒内完成调拌				

(反折线)

请教师确认最低技工室和临床能力水平:

技工室:　#_____标准必须令人满意。

临床:　#_____标准必须令人满意。

开始时间:_____　完成时间:_____

教师:_____

建议/评论:

第 24 章

橡皮障的放置和去除

期待该技工室/临床技能的满意表现。学生在标有"学生"的栏下自我评价他/她的表现,方法是在满意(S)栏或不满意(U)栏中给每个标准打"√"。接下来,在"教师"栏下进行评估之前,学生将"学生"部分向后折。教师评估后,在这两种评估的基础上讨论技能表现。

如果满意,技能评估完成。如果不满意,将进行补习,直到标准执行得令人满意为止。

标准	教师		学生	
	S	U	S	U
放置				
1.橡皮障打孔准确				
2.夹子连接固定恰当				
3.橡皮障在隔离牙周围翻转				
4.橡胶障光滑无撕裂				
5.框架摆放恰当且居中				
拆除				
1.橡皮障与框架作为一个整体同时拆下				
2.邻间隙不能有橡皮障残留				

(反折线)

请教师确认最低技工室和临床能力水平:

技工室:　#_____标准必须令人满意。

临床:　#_____标准必须令人满意。

开始时间:_____　　完成时间:_____

教师:_____

建议/评论:

第25章

窝沟封闭剂

期待该技工室/临床技能的满意表现。学生在标有"学生"的栏下自我评价他/她的表现,方法是在满意(S)栏或不满意(U)栏中给每个标准打"√"。接下来,在"教师"栏下进行评估之前,学生将"学生"部分向后折。教师评估后,在这两种评估的基础上讨论技能表现。

如果满意,技能评估完成。如果不满意,将进行补习,直到标准执行得令人满意为止。

标准	教师		学生	
	S	U	S	U
1.牙面无菌斑				
2.充分隔离牙齿				
3.酸蚀面呈白垩色				
4.密封剂覆盖所有指示放置的区域				
5.不存在气泡、空洞和缺陷				
6.邻间区保持开放与"未封闭"				
7.封闭剂不会干扰咬合				

(反折线)

请教师确认最低技工室和临床能力水平:

技工室: #_____标准必须令人满意。

临床: #_____标准必须令人满意。

开始时间:_____ 完成时间:_____

教师:_____

建议/评论:

_____

_____

_____

第 26 章

银汞合金的放置和塑型

　　期待该技工室/临床技能的满意表现。学生在标有"学生"的栏下自我评价他/她的表现,方法是在满意(S)栏或不满意(U)栏中给每个标准打"√"。接下来,在"教师"栏下进行评估之前,学生将"学生"部分向后折。教师评估后,在这两种评估的基础上讨论技能表现。

　　如果满意,技能评估完成。如果不满意,将进行补习,直到标准执行得令人满意为止。

标准	教师		学生	
	S	U	S	U
1.放置银汞合金				
a.如果需要成型的话,摆放要恰当并且要楔紧				
b.正确调拌和压实银汞合金,无空洞				
2.雕刻银汞合金				
a.所有边缘要雕刻得与相邻牙齿结构平齐				
b.如果预备包括了邻面,要恢复接触区				
c.雕刻咬合面解剖形态,以再现正确的牙齿外形(解剖)				
d.雕刻咬合面解剖形态,以再现正确的牙齿功能,无干扰				

(反折线)

请教师确认最低技工室和临床能力水平:

　　　　技工室: #_____标准必须令人满意。

　　　　临床: #_____标准必须令人满意。

开始时间:_____　　　　完成时间:_____

教师:_____

建议/评论:

第 26 章

银汞合金的修整完成与抛光

期待该技工室/临床技能的满意表现。学生在标有"学生"的栏下自我评价他/她的表现,方法是在满意(S)栏或不满意(U)栏中给每个标准打"√"。接下来,在"教师"栏下进行评估之前,学生将"学生"部分向后折。教师评估后,在这两种评估的基础上讨论技能表现。

如果满意,技能评估完成。如果不满意,将进行补习,直到标准执行得令人满意为止。

标准	教师		学生	
	S	U	S	U
修整完成				
1.洞缘的多余银汞合金已去除				
2.银汞合金看起来很光滑				
3.咬合印记均匀恰当				
4.咬合和边缘解剖结构清楚				
5.气孔和凹陷已去除				
6.修复体的轮廓接近牙齿的原始轮廓				
7.相邻的牙齿结构未损坏				
抛光				
1.银汞合金无划痕,表面光滑				
2.银汞合金表面高度抛光,有光泽				
3.相邻的牙齿结构未损坏				
4.充分利用时间				

(反折线)

请教师确认最低技工室和临床能力水平:

技工室: #_____ 标准必须令人满意。

临床: #_____ 标准必须令人满意。

开始时间:_____ 完成时间:_____

教师:_____

建议/评论:

第 27 章

藻酸盐印模

期待该技工室/临床技能的满意表现。学生在标有"学生"的栏下自我评价他/她的表现,方法是在满意(S)栏或不满意(U)栏中给每个标准打"√"。接下来,在"教师"栏下进行评估之前,学生将"学生"部分向后折。教师评估后,在这两种评估的基础上讨论技能表现。

如果满意,技能评估完成。如果不满意,将进行补习,直到标准执行得令人满意为止。

标准	教师		学生	
	S	U	S	U
1.呈现出所有牙齿,关键区域无空洞或气泡				
2.呈现出所有的无牙区牙槽嵴/间隙				
3.所有前庭区都要完整展现				
4.所有系带和肌肉附着都要完整展现				
5.以最小的破坏展现所有的龈乳头间隙				
6.关键区域无空洞:上腭、口底、前庭区,印模材料不能包裹托盘				
7.印模要稳固,藻酸盐良好地附着于托盘				
8.充分扩展,包括磨牙后区				
9.适当的感染控制程序:橡皮碗、调拌刀、印模				

(反折线)

请教师确认最低技工室和临床能力水平:

技工室:　#_____标准必须令人满意。

临床:　#_____标准必须令人满意。

开始时间:_____　　完成时间:_____

教师:_____

建议/评论:

第28章

修剪和修整完成研究模型

学生		研究模型			教员	
上颌	下颌				上颌	下颌
		总体				
		1.所有牙齿和解剖结构都被保存下来（没有被修剪来去除；没有断掉的或有缺口的牙齿）				
		2.石膏表面光滑，无>1mm的空隙或气泡；无灰尘和修剪残渣				
		基底				
		3.对合后的模型和咬合平面平行于工作台面，高度相差>1/8英寸(3mm)				
		4.底部平整光滑；无凸凹变化；不会晃动（指甲锉不会滑下）				
		5.模型对合后，高度为2.0~2.5英寸(50~60mm)				
		6.前牙区底是高度的1/3,解剖结构是高度的2/3				
		边界				
		7.后缘平整，放上对颌模型后咬合不至于打开(<1mm)				
		8.牙弓长度延伸至少超过多数后牙0.25英寸(6mm)，不能去除上颌结节、翼上颌切迹或下颌磨牙后区				
		9.上颌模型背面垂直于正中线(<3°)				
		10.前庭不会通过修剪而被移除				
		11.侧面平整光滑				
		其他				
		12.舌侧平整光滑，未去除任何解剖形状				
		13.模型以学生或患者的名字标记,注明日期				

（反折线）

技工室：　#_____标准必须令人满意。

教师：_____

第 29 章

个性化印模托盘

　　期待该技工室/临床技能的满意表现。学生在标有"学生"的栏下自我评价他/她的表现,方法是在满意(S)栏或不满意(U)栏中给每个标准打"√"。接下来,在"教师"栏下进行评估之前,学生将"学生"部分向后折。教师评估后,在这两种评估的基础上讨论技能表现。

　　如果满意,技能评估完成。如果不满意,将进行补习,直到标准执行得令人满意为止。

标准	教师		学生	
	S	U	S	U
1.托盘厚度均匀				
2.托盘较光滑				
3.终止线位置恰当				
4.终止线内的面积足够				
5.手柄大小可以接受				
6.手柄位置可以接受				

(反折线)

请教师确认最低技工室和临床能力水平:

　　　　技工室:　#_____标准必须令人满意。

　　　　临床:　#_____标准必须令人满意。

开始时间:_____　　完成时间:_____

教师:_____

建议/评论:

第 30 章

弹性印模

期待该技工室/临床技能的满意表现。学生在标有"学生"的栏下自我评价他/她的表现,方法是在满意(S)栏或不满意(U)栏中给每个标准打"√"。接下来,在"教师"栏下进行评估之前,学生将"学生"部分向后折。教师评估后,在这两种评估的基础上讨论技能表现。

如果满意,技能评估完成。如果不满意,将进行补习,直到标准执行得令人满意为止。

	教师		学生	
标准	S	U	S	U
1.关键区域无气泡或空腔				
2.印模未扭曲变形				
3.复制出了所有关键区域				
4.关键区域无撕裂				

(反折线)

请教师确认最低技工室和临床能力水平:

技工室: #_____标准必须令人满意。

临床: #_____标准必须令人满意。

开始时间:_____ 完成时间:_____

教师:_____

建议/评论:

第 31 章

制作漂白托盘——临床步骤

期待该技工室/临床技能的满意表现。学生在标有"学生"的栏下自我评价他/她的表现,方法是在满意(S)栏或不满意(U)栏中给每个标准打"√"。接下来,在"教师"栏下进行评估之前,学生将"学生"部分向后折。教师评估后,在这两种评估的基础上讨论技能表现。

如果满意,技能评估完成。如果不满意,将进行补习,直到标准执行得令人满意为止。

标准	教师		学生	
	S	U	S	U
1.病史已完成				
2.已解释知情同意书,并由患者签署				
3.已完成治疗前的口内检查				
4.预防工作已经完成				
5.放置合适的比色板来完成口内摄影				
6.已取全牙弓藻酸盐印模				
7.石膏铸型已经制作并修整好				
8.在需要增白的牙齿唇颊面应用封闭树脂并固化				
9.树脂托盘制作和修整成特定形态				
10.指导患者用托盘来使用增白剂				
11.后续检查已完成,必要时再治疗				
12.放置合适的比色板来完成治疗后口内摄影				

(反折线)

请教师确认最低技工室和临床能力水平:

技工室: #_____标准必须令人满意。

临床: #_____标准必须令人满意。

开始时间:_____ 完成时间:_____

教师:_____

建议/评论:

第 32 章

去除正畸树脂

期待该技工室/临床技能的满意表现。学生在标有"学生"的栏下自我评价他/她的表现,方法是在满意(S)栏或不满意(U)栏中给每个标准打"√"。接下来,在"教师"栏下进行评估之前,学生将"学生"部分向后折。教师评估后,在这两种评估的基础上讨论技能表现。

如果满意,技能评估完成。如果不满意,将进行补习,直到标准执行得令人满意为止。

标准	教师		学生	
	S	U	S	U
1.釉质无凿痕或刮痕				
2.牙面无树脂残留				
3.釉质吹干后会显得有光泽				
4.釉质在探针下感觉光滑如镜面				
5.显示液不会粘在剩余的树脂上				
6.患者用舌头感觉釉质光滑				

(反折线)

请教师确认最低技工室和临床能力水平:

技工室:　#＿＿＿＿＿标准必须令人满意。

临床:　#＿＿＿＿＿标准必须令人满意。

开始时间:＿＿＿＿＿　完成时间:＿＿＿＿＿

教师:＿＿＿＿＿＿＿＿＿＿＿＿＿＿＿＿＿

建议/评论:

第33章

放置牙周塞治剂

期待该技工室/临床技能的满意表现。学生在标有"学生"的栏下自我评价他/她的表现,方法是在满意(S)栏或不满意(U)栏中给每个标准打"√"。接下来,在"教师"栏下进行评估之前,学生将"学生"部分向后折。教师评估后,在这两种评估的基础上讨论技能表现。

如果满意,技能评估完成。如果不满意,将进行补习,直到标准执行得令人满意为止。

标准	教师		学生	
	S	U	S	U
1.配比塞治材料,调拌至颜色均匀一致				
2.塞治材料适当固化,便于操作				
3.塞治剂最厚处为 3~4mm				
4.塞治剂宽度为 8~10mm				
5.塞治剂表面光滑,边缘呈锥形(即无断面或裂缝)				
6.塞治剂以邻间隙固位				
7.塞治剂不干扰肌肉附着				
8.塞治剂不超过牙冠的颈 1/3(外形高点)				
9.塞治区至少包含四颗牙				

(反折线)

请教师确认最低技工室和临床能力水平:

技工室: #_____标准必须令人满意。

临床: #_____标准必须令人满意。

开始时间:_____ 完成时间:_____

教师:_____

建议/评论:

第34章

去除牙周塞治剂

期待该技工室/临床技能的满意表现。学生在标有"学生"的栏下自我评价他/她的表现,方法是在满意(S)栏或不满意(U)栏中给每个标准打"√"。接下来,在"教师"栏下进行评估之前,学生将"学生"部分向后折。教师评估后,在这两种评估的基础上讨论技能表现。

如果满意,技能评估完成。如果不满意,将进行补习,直到标准执行得令人满意为止。

标准	教师		学生	
	S	U	S	U
1.以恒定、可控的侧向压力去除塞治剂				
2.完整去除塞治材料				
3.用消毒漱口水擦洗牙齿和组织,然后冲洗干净				

(反折线)

请教师确认最低技工室和临床能力水平:

技工室:　#_____标准必须令人满意。

临床:　#_____标准必须令人满意。

开始时间:_____　完成时间:_____

教师:_____

建议/评论:

_____

_____

第 34 章

拆除缝线

期待该技工室/临床技能的满意表现。学生在标有"学生"的栏下自我评价他/她的表现,方法是在满意(S)栏或不满意(U)栏中给每个标准打"√"。接下来,在"教师"栏下进行评估之前,学生将"学生"部分向后折。教师评估后,在这两种评估的基础上讨论技能表现。

如果满意,技能评估完成。如果不满意,将进行补习,直到标准执行得令人满意为止。

标准	教师		学生	
	S	U	S	U
1.缝线被适当地从组织中提起				
2.剪线时有支点或支撑				
3.缝线只有一个"末端"被剪断				
4.缝线在近组织端剪断,在之前被组织覆盖的区域,不能有组织损伤				
5.以平滑、连续的动作去除缝线				
6.检查并登记取出的缝线数目				

(反折线)

请教师确认最低技工室和临床能力水平:

技工室: #_____标准必须令人满意。

临床: #_____标准必须令人满意。

开始时间:_____ 完成时间:_____

教师:_____

建议/评论:

第 35 章

制作临时冠

　　期待该技工室/临床技能的满意表现。学生在标有"学生"的栏下自我评价他/她的表现,方法是在满意(S)栏或不满意(U)栏中给每个标准打"√"。接下来,在"教师"栏下进行评估之前,学生将"学生"部分向后折。教师评估后,在这两种评估的基础上讨论技能表现。

　　如果满意,技能评估完成。如果不满意,将进行补习,直到标准执行得令人满意为止。

标准	教师		学生	
	S	U	S	U
1.近中和远中接触不能打开,不能有光线透过接触区				
2.外形与原来牙齿相似				
3.关闭所有边缘				
4.不能有>1mm 的空洞				
5.(可选项)咬合接触与邻牙相似				

(反折线)

请教师确认最低技工室和临床能力水平:

　　　　技工室:　#_____标准必须令人满意。

　　　　临床:　　#_____标准必须令人满意。

开始时间:_____　　完成时间:_____

教师:_____

建议/评论:

_____

_____

_____

第 36 章

复合树脂的修整完成和抛光

期待该技工室/临床技能的满意表现。学生在标有"学生"的栏下自我评价他/她的表现,方法是在满意(S)栏或不满意(U)栏中给每个标准打"√"。接下来,在"教师"栏下进行评估之前,学生将"学生"部分向后折。教师评估后,在这两种评估的基础上讨论技能表现。

如果满意,技能评估完成。如果不满意,将进行补习,直到标准执行得令人满意为止。

标准	教师		学生	
	S	U	S	U
修整完成				
1.洞缘的多余复合树脂已去除				
2.复合树脂看起来很光滑				
3.咬合印记均匀恰当				
4.咬合和边缘解剖结构清楚				
5.气孔和凹陷已去除				
6.修复体的轮廓接近牙齿的原始轮廓				
7.相邻的牙齿结构未被损坏				
抛光				
1.复合树脂无划痕,表面光滑				
2.树脂表面高度抛光				
3.相邻的牙齿结构未被损坏				
4.充分利用时间				

(反折线)

请教师确认最低技工室和临床能力水平:

技工室: #_____标准必须令人满意。

临床: #_____标准必须令人满意。

开始时间:_____   完成时间:_____

教师:_____

建议/评论:

索 引

共同交流探讨　提升专业能力

扫描本书二维码，获取以下专属资源

学习干货　掌握口腔知识，提升临床诊疗技能

交流社群　加入读者社群，交流探讨专业知识

推荐书单　查看专业好书，不断精进专业知识

操作步骤指南

微信扫描右方二维码，选取所需资源。如需重复使用，可再次扫码或将其添加到微信"📦收藏"。

扫码添加智能阅读向导
助你实现高效阅读